SAÚDE SEXUAL

PRÁTICA CLÍNICA
EM SAÚDE MENTAL

MEDICINA USP

Hospital das Clínicas Fmusp

IPq Instituto de Psiquiatria HCFMUSP

SAÚDE SEXUAL

PRÁTICA CLÍNICA EM SAÚDE MENTAL

EDITOR

Marco de Tubino Scanavino

manole editora

A edição desta obra foi financiada com recursos da Editora Manole Ltda., um projeto de iniciativa da Fundação Faculdade de Medicina em conjunto e com a anuência da Faculdade de Medicina da Universidade de São Paulo – FMUSP.

Capa: Ricardo Yoshiaki Nitta Rodrigues
Imagem da capa: istockphoto.com
Projeto gráfico: Departamento Editorial da Editora Manole
Produção editorial: Juliana Waku
Editoração eletrônica e ilustrações: Formato

CIP-BRASIL. CATALOGAÇÃO NA PUBLICAÇÃO
SINDICATO NACIONAL DOS EDITORES DE LIVROS, RJ

S272
Saúde sexual : prática clínica em saúde mental / editor Marco de Tubino Scanavino. - 1. ed. - Santana de Parnaíba [SP] : Manole, 2024.
23 cm.

Inclui bibliografia e índice
ISBN 978-85-204-6498-4

1. Saúde sexual. 2. Saúde mental. 3. Compulsão sexual - Diagnóstico. 4. Compulsão sexual - Tratamento. I. Scanavino, Marco de Tubino.

23-86515 CDD: 616.858
CDU: 616.89-008.442

Gabriela Faray Ferreira Lopes - Bibliotecária - CRB-7/6643

Editora Manole Ltda.
Alameda América, 876
Tamboré – Santana de Parnaíba – SP – Brasil
CEP: 06543-315
Fone: (11) 4196-6000
www.manole.com.br | https://atendimento.manole.com.br/

Impresso no Brasil | *Printed in Brazil*

Editor

Marco de Tubino Scanavino
Médico pela Universidade Federal de Ciências da Saúde de Porto Alegre (UFCSPA). Mestre e Doutor em Ciências da Saúde, na Área de Concentração da Psiquiatria. Colaborador do Programa Ambulatorial Integrado dos Transtornos do Impulso (ProAMITI) do Instituto de Psiquiatria do Hospital das Clínicas da Faculdade de Medicina da Universidade de São Paulo (IPq-HCFMUSP). Pós-Doutor na área de concentração das Moléstias Infecciosas e Parasitárias, pela FMUSP. Médico assistente do IPq-HCFMUSP no Centro de Reabilitação e Hospital-Dia (CRHD). Fundador e Coordenador do Ambulatório de Impulso Sexual Excessivo e de Prevenção aos Desfechos Negativos associados ao Comportamento Sexual (AISEP-IPq-HCFMUSP). Ex-Professor do Departamento de Psiquiatria da FMUSP. Orientador Pleno da Pós-graduação em Fisiopatologia Experimental da FMUSP. Professor Assistente do Departamento de Psiquiatria da Schulich School of Medicine & Dentistry, Western University, St. Joseph's Health Care London and London Health Sciences Centre, London, Canada. Cientista Associado do Lawson Health Research Institute, London, Canada.

Coordenador editorial

Rafael da Silva Pereira Lima
Bacharel em Psicologia pelo Instituto de Psicologia da Universidade de São Paulo.

Autores

Alexander Saadeh

Psiquiatra Coordenador do Ambulatório Transdisciplinar de Identidade de Gênero e Orientação Sexual (AMTIGOS) do Instituto de Psiquiatria do Hospital das Clínicas da Faculdade de Medicina da Universidade de São Paulo (IPq-HCFMUSP). Professor Colaborador do Departamento de Psiquiatria da FMUSP. Professor Doutor do Curso de Psicologia da Faculdade de Ciências Humanas e da Saúde da Pontifícia Universidade Católica de São Paulo (FaCHS-PUC-SP). Membro da WPATH desde 2018.

Aluisio Cotrim Segurado

Professor Titular do Departamento de Moléstias Infecciosas e Parasitárias da Faculdade de Medicina da Universidade de São Paulo (FMUSP).

Ana Lucia de Moraes Horta

Pós-doutora em Psicologia Clínica. Professora Titular do Departamento de Saúde Coletiva da Universidade Federal de São Paulo (UNIFESP). Terapeuta de casal e família. Psicodramatista. Líder do Grupo de Pesquisa Família e Comunidade/UNIFESP.

Analin Ono Baraniuk

Psiquiatra formada pelo Hospital de Clínicas de Porto Alegre (HCPA). Psiquiatra da Infância e Adolescência formada pelo Instituto de Psiquiatria do Hospital das Clínicas da Faculdade de Medicina da Universidade de São Paulo (IPq-HCFMUSP). Trabalha como supervisora no ambulatório Equilíbrio do HCFMUSP, voltado para o atendimento de crianças e adolescentes em situação de vulnerabilidade social.

Andre Malbergier

Médico formado pela Faculdade de Medicina da Universidade de São Paulo (FMUSP). Mestrado em Saúde Pública pela Faculdade de Saúde Pública da Universidade de Illinois em Chicago (EUA) – MPH. Doutorado pelo Departamento de Psiquiatria da FMUSP. Professor Colaborador Médico do Departamento de Psiquiatria da FMUSP. Coordenador executivo do Grupo Interdisciplinar de Estudos de Álcool e Drogas (GREA) do Instituto Perdizes do Hospital das Clínicas da FMUSP.

Anne Caroline Dias

Médica e Psiquiatra pela Faculdade de Medicina da Universidade de São Paulo (FMUSP). Colaboradora do Ambulatório de Impulso Sexual Excessivo e de Prevenção aos Desfechos Negativos associados ao Comportamento Sexual (AISEP) do Instituto de Psiquiatria do Hospital das Clínicas da Faculdade de Medicina da Universidade de São Paulo (IPq-HCFMUSP).

Antonio de Pádua Serafim

Professor do Departamento de Psicologia da Aprendizagem, do Desenvolvimento e da Personalidade e Professor do Programa de Neurociências e Comportamento no Instituto de Psicologia da Universidade de São Paulo (IPUSP). Coordenador do Laboratório de Estudos e Pesquisas em Avaliação Psicológica e Neuropsicológica (LEANPSI) do IPUSP. Professor Supervisor no Núcleo Forense do Instituto de Psiquiatria do Hospital das Clínicas da Faculdade de Medicina da Universidade de São Paulo (IPq-HCFMUSP) entre 2014 e 2022.

Bianca de Oliveira Ferreira

Biomédica pela Universidade Anhembi Morumbi. Especialista em Pesquisa Clínica pelo Hospital A. C. Camargo. Mestre em Ciências da Saúde com foco em Medicina Molecular pela Faculdade Israelita Albert Einstein. Doutoranda em Ciências da Saúde pelo Programa de Pós-graduação em Fisiopatologia Experimental da Faculdade de Medicina da Universidade de São Paulo (FMUSP).

Bruno de Jesus Teixeira

Bacharelando em Medicina pela Universidade de São Paulo.

Carmita H. N. Abdo

Psiquiatra, Livre-Docente e Professora Associada do Departamento de Psiquiatria da Faculdade de Medicina da Universidade de São Paulo (FMUSP). Coordenadora do Programa de Estudos em Sexualidade (ProSex) do Instituto de Psiquiatria do Hospital das Clínicas da FMUSP. Membro do Comitê de Ética da International Society for Sexual Medicine.

Claudio Cohen

Médico Psiquiatra e Psicanalista. Mestre e Doutor em Psicologia Social pelo Instituto de Psicologia da Universidade de São Paulo. Livre-Docente em Ética Médica pela Faculdade de Medicina da Universidade de São Paulo (FMUSP). Professor Associado da FMUSP. Coordenador do Centro de Estudos e Atendimento Relativos ao Abuso Sexual (CEARAS) e Vice-Chefe do Departamento de Medicina Legal, Bioética, Medicina do Trabalho e Medicina Física e Reabilitação da FMUSP.

Cristina Hatsumi Yui

Fisioterapeuta graduada pela Universidade Estadual de Londrina (UEL). Doutoranda em Ciências da Saúde pela Faculdade de Medicina da Universidade de São Paulo (FMUSP). Pós-graduação *latu-sensu* em Metodologia do Ensino Superior pelo Centro de Ensino Unificado de Brasília (CEUB). Idealizadora do método Toque Integrativo Somato Emocional® – T.I.S.E.® no Centro de Reabilitação e Hospital Dia Adulto do Instituto de Psiquiatria do Hospital das Clínicas da FMUSP (CRHD-IPq-HCFMUSP).

Dângela Layne Silva Lassi

Médica formada pela Universidade Federal de Uberlândia. Residência médica em Psiquiatria pela Irmandade Santa Casa de Misericórdia de São Paulo (ISCMSP). Especialização em Cuidado Integral ao Uso de Álcool e outras Drogas pela Universidade de São Paulo (USP). Médica Coordenadora do Instituto Perdizes do Hospital das Clínicas da FMUSP.

Daniel Augusto Mori Gagliotti

Médico Psiquiatra pelo Instituto de Psiquiatria do Hospital das Clínicas da Faculdade de Medicina da Universidade de São Paulo (IPq-HCFMUSP). Pós-graduando do Departamento de Psiquiatria da FMUSP. Psiquiatra do Ambulatório Transdisciplinar de Identidade de Gênero e Orientação Sexual (AMTIGOS) do IPq-HCFMUSP e do Grupo de Apoio Psicológico ao Aluno FMUSP (GRAPAL). Atua também em consultório privado. Membro da World Professional Association for Transgender Health (WPATH), Associação Brasileira de Psiquiatria (ABP) e American Psychiatric Association (APA).

Denise Miranda de Figueiredo

Doutora em Psicologia Clínica. Mestre em Psicologia Social. Terapeuta de Casal e Família. Cofundadora do Instituto do Casal. Especialista em EMDR. Pesquisadora no Grupo de Estudo e Pesquisa Família e Comunidade (GEPFAC) da Universidade Federal de São Paulo (UNIFESP).

Edson Maciel Costa

Graduação em Comunicação Social pela Universidade Metodista de São Paulo (UMESP). Mestrando em Fisiopatologia Experimental pela Faculdade de Medicina da Universidade de São Paulo (FMUSP). Professor de Yoga formado pelo Kundalini Research Institute (KRI) – BRA/EUA, Nada Yoga School – IND e Yoga Alliance – EUA. Professor de Yoga Colaborador do Centro de Reabilitação Hospital Dia (CRHD), das Enfermarias de Ansiedade e Depressão (EAND), do Comportamento Impulsivo (ECIM), de Casos Agudos (E1N), de Comportamento Alimentar (ECAL) e do Impulso Sexual Excessivo (AISEP) do Instituto de Psiquiatria do Hospital das Clínicas da FMUSP (IPq-HCFMUSP). Coordenador de Yoga do Núcleo de Cuidados Complementares e Integrativos (NUCCI) do CRHD-IPq-HCFMUSP. Supervisor do Curso de Capacitação em Serviço de Práticas Integrativas e Complementares em Saúde, na modalidade de Yoga pela Escola de Educação Permanente (EEP) no IPq-HCFMUSP.

Fernanda Garcia Varga de Sobral

Psicóloga formada pela Universidade Presbiteriana Mackenzie (UPM). Mestranda pelo Programa de Fisiopatologia Experimental da Faculdade de Medicina da Universidade de São Paulo (FMUSP). Qualificada em Clínica Analítico-comportamental pelo Centro Paradigma de Ciências e Tecnologias em Comportamento. Pesquisadora em violência sexual associada ao risco de suicídio e psicóloga voluntária assistencial no Ambulatório de Impulso Sexual Excessivo e Prevenção dos Desfechos Negativos associados ao Comportamento Sexual (AISEP) do Instituto de Psiquiatria do Hospital das Clínicas da Faculdade de Medicina da Universidade de São Paulo (IPq-HCFMUSP).

Gisele Joana Gobbetti

Psicóloga pelo Instituto de Psicologia da Universidade de São Paulo. Mestre e Doutora pela Faculdade de Medicina da Universidade de São Paulo (FMUSP). Psicóloga da FMUSP. Psicóloga Responsável do Centro de Estudos e Atendimento Referentes ao Abuso Sexual (CEARAS) da FMUSP. Professora de Bioética e Pesquisadora nas áreas de Bioética, Abuso Sexual e Incesto.

Isabelle Vera Vichr Nisida

Médica infectologista da Divisão de Clínica de Moléstias Infecciosas e Parasitárias do Hospital das Clínicas da Faculdade de Medicina da Universidade de São Paulo (HCFMUSP).

Isadora Id Limongelli

Médica infectologista do Serviço de Extensão ao Atendimento de pacientes vivendo com HIV (SEAP), Divisão de Clínica de Moléstias Infecciosas e Parasitárias do Hospital das Clínicas da Faculdade de Medicina da Universidade de São Paulo (HCFMUSP).

João Paulo Lian Branco Martins

Médico pela Faculdade de Medicina de Santo Amaro. Psiquiatra pelo Hospital do Servidor Público Estadual "Francisco Morato de Oliveira" (IAMSPE) – São Paulo. Psicanalista pelo Instituto Sedes Sapientiae. Professor do Curso de Extensão "Saúde Sexual: Prevenção dos Desfechos Negativos Associados ao Comportamento Sexual" do Ambulatório de Impulso Sexual Excessivo e de Prevenção aos Desfechos Negativos associados ao Comportamento Sexual (AISEP) do Instituto de Psiquiatria do Hospital das Clínicas da Faculdade de Medicina da Universidade de São Paulo (IPq-HCFMUSP). Coordenador do Grupo Multidisciplinar da clínica Renal Class.

Leda Leme Talib

Bacharel em Farmácia e Bioquímica pela UNIARARAS. Mestre e Doutora em Ciências pela Faculdade de Medicina da Universidade de São Paulo (FMUSP). Pós-doutoranda e Pesquisadora no Laboratório de Neurociências (LIM-27), Departamento e Instituto de Psiquiatria do Hospital das Clínicas da FMUSP. Orientadora pela Pós-graduação em Psiquiatria da FMUSP.

Lilia Blima Schraiber

Professora Associada da Faculdade de Medicina da Universidade de São Paulo junto ao Departamento de Medicina Preventiva. Médica, especialista em Saúde Pública e em Planejamento para o setor Saúde. Mestre, Doutora e Livre-Docente em Medicina Preventiva. Ex-membro da Cátedra UNESCO de Educação para a Paz, Direitos Humanos, Democracia e Tolerância da Universidade de São Paulo e ex-membro do Conselho

Consultivo do Núcleo de Estudos da Violência da USP. Editora científica do periódico *Interface: Comunicação, Saúde e Educação.* Bolsista 1A de produtividade do Conselho Nacional de Pesquisa (CNPq) de 2014 a 2022 e ex-membro do Comitê Assessor de Saúde Coletiva e Nutrição (CA-SN).

Lucas Naufal Macedo

Médico e Psiquiatra pela Faculdade de Medicina da Universidade de São Paulo (FMUSP). Coordenador do Ambulatório de Impulso Sexual Excessivo e de Prevenção aos Desfechos Negativos associados ao Comportamento Sexual (AISEP) e do Programa de Assistência Multiprofissional à Violência Doméstica (PROVID) do Instituto de Psiquiatria do Hospital das Clínicas da Faculdade de Medicina da Universidade de São Paulo (IPq-HCFMUSP).

Luiza Arcas Gonçalves

Médica formada pela Faculdade de Ciências Médicas da Santa Casa de São Paulo. Residente do terceiro ano de Infectologia do Departamento de Moléstias Infecciosas e Parasitárias do Hospital das Clínicas da Faculdade de Medicina da Universidade de São Paulo.

Marco de Tubino Scanavino

Médico pela Universidade Federal de Ciências da Saúde de Porto Alegre (UFCSPA). Mestre e Doutor em Ciências da Saúde, na Área de Concentração da Psiquiatria. Colaborador do Programa Ambulatorial Integrado dos Transtornos do Impulso (ProAMITI) do Instituto de Psiquiatria do Hospital das Clínicas da Faculdade de Medicina da Universidade de São Paulo (IPq-HCFMUSP). Pós-Doutor na área de concentração das Moléstias Infecciosas e Parasitárias, pela FMUSP. Médico assistente do IPq-HCFMUSP no Centro de Reabilitação e Hospital-Dia (CRHD). Fundador e Coordenador do Ambulatório de Impulso Sexual Excessivo e de Prevenção aos Desfechos Negativos associados ao Comportamento Sexual (AISEP-IPq-HCFMUSP). Ex-Professor do Departamento de Psiquiatria da FMUSP. Orientador Pleno da Pós-graduação em Fisiopatologia Experimental da FMUSP. Professor Assistente do Departamento de Psiquiatria da Schulich School of Medicine & Dentistry, Western University, St. Joseph's Health Care London and London Health Sciences Centre, London, Canada. Cientista Associado do Lawson Health Research Institute, London, Canada.

Maria Cristina Romualdo Galati

Doutora e Mestre em Ciências da Saúde. Psicodramatista. Especialista em Sexualidade Humana. Pesquisadora no Grupo de Estudo e Pesquisa Família e Comunidade (GEPFAC) da Universidade Federal de São Paulo (UNIFESP).

Maria Ivete Castro Boulos

Professora Assistente da Disciplina de Moléstias Infecciosas e Parasitárias da Faculdade de Medicina da Universidade de São Paulo (FMUSP). Chefe do Núcleo de Atendimento a Vítimas de Violência Sexual (NAVIS) do Hospital das Clínicas da FMUSP.

Maria Luiza Sant'Ana do Amaral

Psicóloga. Especialista em Psicologia Junguiana, Psicossomática e Sexualidade Humana. Mestre em Ciências pela Faculdade de Medicina da Universidade de São Paulo (FMUSP).

Marina Simas de Lima

Doutoranda em Ciências da Saúde. Mestre em Psicologia Clínica. Especialista em Sexualidade Humana. Terapeuta de Casal e Família. Cofundadora do Instituto do Casal. Pesquisadora no Grupo de Estudo e Pesquisa Família e Comunidade (GEPFAC) da Universidade Federal de São Paulo (UNIFESP).

Meireluci Costa Ribeiro

Mestre e Doutora em Ciências da Saúde pela Universidade Federal de São Paulo (UNIFESP). Especialista em Sexualidade Humana pela Faculdade de Medicina da Universidade de São Paulo (FMUSP). Especialista em Saúde da Mulher pela Faculdade de Saúde Pública da Universidade de São Paulo (FSP-USP). Terapeuta Familiar e de Casal pela UNIFESP. Assistente Social e Psicóloga pela UNICID.

Natacha Cerchiari

Médica infectologista do Serviço de Extensão ao Atendimento de Pacientes Vivendo com HIV (SEAP), Divisão de Clínica de Moléstias Infecciosas e Parasitárias do Hospital das Clínicas da Faculdade de Medicina da Universidade de São Paulo (HCFMUSP).

Natalie Torres de Matos

Terapeuta Ocupacional chefe do Serviço de Terapia Ocupacional do Instituto de Psiquiatria do Hospital das Clínicas da Faculdade de Medicina da Universidade de São Paulo (IPq-HCFMUSP). Mestre em Ciências pela Faculdade de Medicina da Universidade de Sao Paulo (USP). Especialista em Gerontologia pela Universidade Federal de São Paulo (UNIFESP) e em Fisiologia do Exercício pela Universidade de São Paulo (USP). Especializada em Saúde Mental, Deficiência Intelectual e Reabilitação Cognitiva-Funcional. Terapeuta Ocupacional do Programa de Tratamento de Transtornos Alimentares (AMBULIM) e da Enfermaria de Comportamentos Impulsivos (ECIM) do IPq-HCFMUSP. Professora do Curso de Especialização de Terapia Ocupacional em Reabilitação Cognitiva Funcional - IPq-HCFMUSP.

Nisa Regina Bubola Lima

Médica pela Universidade do Estado do Pará (UEPA) e Psiquiatra pela Irmandade da Santa Casa de Misericórdia de São Paulo (ISCMSP). Mestre em Ciências pela Faculdade de Medicina da Universidade de São Paulo (FMUSP). Colaboradora do Ambulatório de Impulso Sexual Excessivo e de Prevenção aos Desfechos Negativos associados ao Comportamento Sexual (AISEP) do Instituto de Psiquiatria do Hospital das Clínicas da Faculdade de Medicina da Universidade de São Paulo (IPq-HCFMUSP).

Patrícia Ciffarelli Amaral

Graduação em Psicologia e Especializada em Neuropsicologia pela Faculdade de Ciências Médicas da Santa Casa de São Paulo. Curso de extensão Desfechos Negativos Associados ao Comportamento Sexual. Psicóloga clínica e neuropsicóloga voluntária no Ambulatório de Impulso Sexual Excessivo e de Prevenção aos Desfechos Negativos associados ao Comportamento Sexual (AISEP) do Instituto de Psiquiatria do Hospital das Clínicas da Faculdade de Medicina da Universidade de São Paulo (IPq-HCFMUSP).

Patrícia do Espírito Santo Gonçalves

Psicóloga, Mestra em Ciências da Saúde pela Faculdade de Medicina da Universidade de São Paulo (FMUSP). Especialização em Sexologia pela Fundação do ABC Centro Universitário FMABC. Especialização em Psicologia Jurídica pelo Instituto Sedes Sapientiae. Pesquisadora em comportamento sexual compulsivo e regulação emocional e psicóloga voluntária assistencial no Ambulatório de Impulso Sexual Excessivo e Prevenção dos Desfechos Negativos Associados ao Comportamento Sexual (AISEP) do Instituto de Psiquiatria do Hospital das Clínicas da Faculdade de Medicina da Universidade de São Paulo (IPq-HCFMUSP).

Rafael da Silva Pereira Lima

Bacharel em Psicologia pelo Instituto de Psicologia da Universidade de São Paulo.

Renato Del Sant

Diretor do Hospital Dia de Adultos do Instituto de Psiquiatria do Hospital das Clínicas da Faculdade de Medicina da Universidade de São Paulo (IPq-HCFMUSP).

Rodrigo Ciaralo Marcelino de Souza Morais

Psicólogo humanista de orientação Rogeriana. Especialista em Impulso Sexual e Prevenção aos Desfechos Sexuais Negativos. Especialista em Psicologia Comportamental. Especialista em Psicologia Forense e Criminal. Formação clínica em Psicanálise. Pesquisador da Universidade de São Paulo. Cirurgião dentista pela Universidade de São Caetano do Sul.

Sirlene Caramello dos Reis

Psicóloga. Mestre em Ciências da Saúde pela Faculdade de Medicina da Universidade de São Paulo (FMUSP). Especialista em Sexualidade Humana pela FMUSP. Especialista em Psicologia Analítica pelo Instituto Freedom São Paulo. Coordenadora da ClinicApse (Clínica Psicológica Especializada em Sexualidade).

Sumário

Parte III – Comportamento sexual de risco: principais fatores e contextos, prevenção e intervenção em múltiplos níveis

Parte IV – Desfechos negativos em indivíduos com transtorno mental grave e outros temas relevantes da saúde sexual

Prefácio

A IMPORTÂNCIA DA SAÚDE SEXUAL E MENTAL NA NOVA CLASSIFICAÇÃO DA OMS: UMA OPORTUNIDADE COMO CLÍNICOS PARA TRANSFORMAR O MODO DE TRATAR DIVERSAS POPULAÇÕES TRADICIONALMENTE NEGLIGENCIADAS

A recente decisão da Organização Mundial da Saúde (OMS) de realocar os quadros de incongruência de gênero e disfunções sexuais para a categoria de Saúde Sexual na Classificação Internacional de Doenças (CID-11) é um passo significativo em direção a uma abordagem mais abrangente e holística da saúde. Essa mudança reflete a compreensão de que a saúde sexual está intrinsecamente ligada à saúde mental e emocional.

Profissionais de saúde mental desempenham um papel fundamental nesse contexto. Eles devem ser devidamente treinados para cuidar dos problemas emocionais que frequentemente estão relacionados à saúde sexual. A abordagem conjunta desses aspectos é essencial para promover o equilíbrio e o bem-estar do indivíduo, o que, por sua vez, contribui para uma melhor qualidade de vida.

Não podemos subestimar as implicações da negligência com a saúde sexual. O não cuidado nessa área pode acarretar uma série de consequências para as organizações públicas, incluindo gastos financeiros consideráveis e a necessidade de medidas sociais e econômicas. Portanto, é de extrema importância que os profissionais de saúde estejam preparados para abordar questões relacionadas à saúde sexual de maneira eficaz, sem viés, usando evidências na interação clínica e promovendo e nutrindo o desenvolvimento saudável de todos aqueles que buscam ajuda. Uma atitude negativa de qualquer profissional pode fechar a porta para aqueles que precisam de nossa ajuda.

A obra *Saúde Sexual: Prática Clínica em Saúde Mental* desempenha um papel vital nesse movimento. Ele explora uma série de cenários e realidades nos quais a desregulação sexual e emocional desempenha um papel crucial. Desde o tratamento do transtorno do comportamento sexual compulsivo até a análise de questões como agressores sexuais, pedofilia, incesto e violência sexual, oferece uma visão abrangente desses problemas complexos. O livro dedica atenção especial aos conteúdos relacionados às pessoas com transtorno mental grave e sua saúde sexual. Esse enfoque é crucial nas abordagens em saúde mental, buscando uma intervenção integral para melhorar a saúde dessas pessoas. A obra aborda questões relacionadas a gênero e orientação sexual, que se tornaram mais evidentes no contexto da pandemia, com foco particular na violência sexual intrafamiliar ou por parceiro íntimo. Esse enfoque é vital para a compreensão e resolução desses problemas.

Um destaque importante é a colaboração de especialistas em infectologia, que trazem uma perspectiva importante sobre as infecções sexualmente transmissíveis e sua dimensão psicossocial. Essas contribuições complementam de maneira fundamental o aprendizado nessa área multiprofissional.

A obra é reflexo do trabalho do grupo AISEP, que se dedica ao tratamento e prevenção de desfechos negativos associados ao comportamento sexual, com ênfase no transtorno do comportamento sexual compulsivo. O grupo tem trazido contribuições consistentes e valiosas nessa área, ocupando o primeiro bloco de capítulos do livro. Este trabalho é baseado no Programa do Curso de Extensão do grupo, chamado "Saúde Sexual: Desfechos Negativos Associados ao Comportamento Sexual", que está em sua 8ª edição. O curso oferece aulas *online* em tempo real, ministradas por um corpo de professores especializados no assunto.

A interconexão entre saúde sexual e saúde mental é inegável, e essa mudança na classificação da OMS reflete uma compreensão mais completa dessa relação. É fundamental que profissionais de saúde mental estejam preparados para lidar com questões relacionadas à saúde sexual e, portanto, o livro *Saúde Sexual: Prática Clínica em Saúde Mental* e o curso mencionado desempenham um papel crucial nesse sentido. Eles não apenas fornecem informações valiosas, mas também promovem uma abordagem integrada para melhorar a qualidade de vida de indivíduos e comunidades.

Milton L. Wainberg, MD

Professor of Clinical Psychiatry at Columbia University/New York State Psychiatric Institute; Adjunct Professor, Department of Socio-Medical Sciences, Mailman School of Public Health, Columbia University; Co-Director, Division of Translational Epidemiology and Mental Health Equity; Director, Mental Wellness Equity Center, Columbia University/New York State Psychiatric Institute; Director of the NIMH-funded Columbia University Global Mental Health Implementation Science T32-Post Doctoral Fellowship; NIMH/Fogarty D43 International-funded Portuguese-speaking African countries Mental Health Implementation Research Training Program, and NIMH/Fogarty D43 Capacity Development Research in Asia; Founding Chair of the Caucus of Global Mental Health and Psychiatry of the American Psychiatric Association.

Parte I

TRANSTORNO DO COMPORTAMENTO SEXUAL COMPULSIVO

1

Desfechos negativos associados ao comportamento sexual

Marco de Tubino Scanavino

INTRODUÇÃO

O Ambulatório do Impulso Sexual Excessivo e da Prevenção aos Desfechos Negativos Associados ao Comportamento Sexual (AISEP) começou como Ambulatório do Impulso Sexual Excessivo (ISE) em 2006, atendendo alguns pacientes. Em 2014, de fato ganhou o nome de AISEP, trabalhando com hipersexualidade, disfunções sexuais entre pessoas vivendo com HIV e vítimas de violência sexual e realizando um estudo relacionado a pessoas com transtorno mental grave com dificuldades afetivas sexuais.

Atualmente atende também casos de adolescentes hipersexuais, transtornos parafílicos (que tem crescido na área de atendimento) com pacientes de pedofilia e com história de agressão sexual, bem como foi aberta uma abordagem de escuta dos parceiros de pacientes compulsivos sexuais e parceiros de vítimas de violência sexual.

O AISEP tem as seguintes linhas de pesquisa:

- Impulso sexual excessivo ou transtorno hipersexual ou transtorno do comportamento sexual compulsivo.
- Desfechos sexuais negativos.
- Educação médica.

Contextualização dos desfechos negativos

Outcome significa desfecho em inglês, termo bastante utilizado em textos da literatura, como algo que aparece e termina, uma consequência ou um resultado.

Se a expressão "*sexual negative outcomes*" for buscada na internet, vários trabalhos serão encontrados.

Exemplos de desfechos negativos:

- Compulsão sexual ou hipersexualidade: infecções sexuais transmissíveis (IST), prejuízo em relacionamentos, crimes sexuais, problemas financeiros, impactos no emprego, impacto na saúde, sentimentos negativos relacionados ao comportamento sexual.
- Violência sexual: transtorno do estresse pós-traumático (TEPT), transtorno mental grave (TMG), suicídio, perpetrar a violência sexual (VS), revitimização, disfunção sexual, impacto emocional, prejuízo da confiança impactando os relacionamentos, IST, TCSC e gravidez não desejada.
- Comportamento sexual de risco: IST.
- Pessoas com transtorno mental grave: gravidez indesejada, violência sexual, comportamento sexual de risco (principalmente sob efeito de substâncias), dificuldades de se engajar em relacionamentos, IST e disfunções sexuais.

Vale fazer alguns comentários acerca dos sentimentos relacionados ao comportamento sexual. Frequentemente os pacientes referem que os sentimentos negativos vão aumentando com a progressão da disfunção sexual e com o avançar do tratamento, ou seja, quanto mais o paciente se trata, mais ele tem sentimentos negativos, pois ele toma consciência e reconhece o quadro como algo negativo.

Quando o paciente chega para o tratamento, ele está dividido e ambivalente. À medida que o paciente permanece no tratamento, entra em um processo no qual passa a ampliar a consciência sobre o que acontece com ele e faz ele enxergar essas questões com outros olhos.

Portanto, em pesquisas com escalas aplicadas durante o tratamento, a escala aplicada após um período de tratamento pode mostrar uma piora nesses sentimentos, pois eles têm uma visão completamente diferente da que tinham antes.

É preciso ter muita atenção com relação à afetividade, pois as pessoas que apresentam comportamento sexual compulsivo geralmente têm dificuldade para acessar os sentimentos e processá-los, o que é chamado alexitimia[1]. O tratamento pode ter caráter terapêutico nesse tocante.

Considerando ainda os sentimentos negativos, é comum o arrependimento nos processos aditivos, como o transtorno do uso de substâncias. Apesar de o transtorno do comportamento sexual compulsivo (TCSC) ter uma semelhança com as outras dependências comportamentais e de substâncias, existe um sentimento negativo específico que é a vergonha, muito bem retratado no filme *Shame*[2], no qual fica muito marcado para a personagem a vergonha pelo descontrole sobre o comportamento sexual que evolui de modo crescente ao longo do filme.

O Virtual Knowledge Centre to End Violence Against Women and Girls (https://www.endvawnow.org/en/articles/429-the-health-sector-has-a-responsibility-to-quality-of-care.html) ao revisar os desfechos negativos relacionados à violência sexual e do parceiro íntimo contra a mulher constrói a Tabela 1 inspirada em diversos estudos prévios.

Na Tabela 1, primeiro observam-se os desfechos fatais (p. ex., homicídio, suicídio), seguidos pelos desfechos não fatais relacionados à saúde física aguda (p. ex., choque, machucados), seguidos pelos da saúde física mais crônica (p. ex., infecções crônicas, dores crônicas), seguidos pelos da saúde reprodutiva (p. ex., gravidez indesejada, aborto espontâneo), seguidos pelos da saúde mental (p. ex., TEPT, depressão), seguidos pelos do ponto de vista do bem-estar e social (p. ex., estigma, perda de funções na sociedade).

Isso mostra a dimensão de quantos desfechos existem e de como são abrangentes em termos da saúde global.

Desfechos e pesquisas

O conceito de desfechos (*outcome*) está muito relacionado às pesquisas, portanto, uma das primeiras coisas que se define em termos de pesquisa é a questão de pesquisa (*research question*) que deve atender a interesses científicos e sociais. A definição do *outcome* é o ponto alto do planejamento de estudo, pois quanto mais preciso for o desfecho, maiores chances se têm de encontrar evidências.

Portanto, um bom desfecho deve ser apropriado aos objetivos do estudo, deve ser claro e preciso ao ponto de não dar margem a dúvidas. Pode-se estudar o mesmo objeto por diversas óticas, basta deixar claro no estudo qual a ótica se está utilizando naquele estudo.

O *outcome* deve ser validado, realmente, medindo o objeto do estudo sob interesse. Precisa ser reprodutível, ou seja, o mesmo estudo pode ser repetido em outro local ou cultura. E deve ser confiável, permitindo a comparação desses dados com os de outras pesquisas.

Tabela 1 Exemplos de desfechos relacionados à violência sexual

Exemplos de desfechos fatais relacionados à violência sexual e à violência por parceiro íntimo				
▪ Homicídio ▪ Suicídio ▪ Mortalidade maternal ▪ Mortalidade infantil ▪ Relacionados à aids				
Exemplos de desfechos não fatais relacionados à violência sexual e à violência por parceiro íntimo				
Saúde física aguda	**Saúde física crônica**	**Saúde reprodutiva**	**Saúde mental**	**Saúde social/bem-estar**
▪ Ferimento ▪ Batidas ▪ Doença ▪ Infecção	▪ Deficiência ▪ Queixas somáticas ▪ Infecções crônicas ▪ Dores crônicas ▪ Queixas gastrointestinais ▪ Transtornos alimentares ▪ Transtornos de sono ▪ Abuso de álcool/drogas ▪ Dor de cabeça ▪ Fadiga ▪ Fibromialgia ▪ Obesidade ▪ Anorexia	▪ Aborto ▪ Gravidez indesejada ▪ Aborto inseguro ▪ IST, incluindo HIV ▪ Transtornos menstruais ▪ Complicações da gravidez ▪ Problemas ginecológicos (como doença pélvica inflamatória) ▪ Câncer cervical ▪ Distúrbios sexuais	▪ Estresse pós-traumático ▪ Ansiedade, medo ▪ Depressão ▪ Raiva, agressão ▪ Vergonha, insegurança, ódio e culpa por si mesmo ▪ Ideação suicida ▪ Baixa autoestima	▪ Isolamento ▪ Estigma ▪ Perda de funções sociais (como cuidado com crianças, aquisição de renda) ▪ Comportamento sexual de risco

Fonte: Campbell, 2002; Heise e Garcia-Moreno, 2002; Ellsberg, 2006; Garcia-Moreno e Stöckl, 2009; World Bank Gender-Based Violence, Health and the Role of the Health Sector website page. Disponível em: https://www.endvawnow.org/en/articles/429-the-health-sector-has-a-responsibility-to-quality-of-care.html

Deve ser passível de ser estudado. A sexualidade é um tema muito sensível e nem todo mundo quer ou se sente confortável para falar, sendo um bom desafio para as pesquisas.

Além de sensível e específico, o *outcome* deve ter um significado clínico.

Para desenvolver um instrumento de pesquisa que investigue um *outcome*, é preciso entender:

- A condição ou o problema.
- A história natural do problema.
- As populações.
- As questões do ambiente.

Por vezes, pode-se iniciar fazendo um estudo qualitativo para analisar questões envolvendo aquela população naquele segmento e em um segundo momento desenvolver o instrumento.

Selecionar ou desenvolver buscando primeiro na literatura e bases de dados, revisando artigos e tentando encontrar um instrumento já existente que atenda o foco da pesquisa. Se não for possível encontrar, esse instrumento precisa ser criado.

Para criar o instrumento (ver as Tabelas 2 e 3):

Tabela 2 Roteiro para a medição de resultados centrada no paciente em ensaios clínicos

1. Compreender a doença ou a condição	2. Conceitualizando o benefício do tratamento	3. Seleção/desenvolvimento da medida de resultados
A. História natural da doença ou da condição	A. Identificar conceito de interesse (COI) para benefício de tratamento significativo	A. Procura de COA existente medindo COI em COU
B. Subpopulações de pacientes	B. Definir o contexto de utilização (COU)	B. Iniciar o desenvolvimento de COA
C. Ambiente de cuidados de saúde	C. Avaliação seletiva de resultados clínicos (COA)	C. Desenvolvimento completo do COA
D. Perspectivas do paciente/responsável		

Fonte: U.S. Food and Drug Administration, 2015[6].

Tabela 3 Qualificação das avaliações dos resultados clínicos (COA)

Conceito de informação e reivindicação
1. Identificar o contexto de utilização (COU) e o conceito de interesse (COI)
2. Rascunho de instrumento e avaliação de conteúdo válido
3. Avaliação transversal de outras propriedades de medição
4. Avaliação longitudinal das propriedades de medição/métodos de interpretação
5. Modificar instrumento

Fonte: U.S. Food and Drug Administration, 2015[6].

- Inicialmente identifica-se o contexto de uso e o conceito de interesse.
- Uma primeira versão do instrumento é feita, avaliando a validade do conteúdo, selecionando um grupo de pessoas da área da saúde, por exemplo sorteando 5 pessoas e pedindo para que elas avaliem o instrumento de forma crítica, dizendo se está claro, se contém alguma palavra ofensiva, se as palavras utilizadas são de fácil acesso e entendimento, se a conceituação está de acordo com a área da saúde, e depois distribuir para um grupo fora da área da saúde (pacientes ou população geral) novamente de 5 pessoas. Cada vez que for necessário, reformula-se o instrumento e novamente seleciona-se mais 5 pessoas para aplicar a nova versão do instrumento com os novos elementos.
- Depois de chegar a uma versão final do instrumento, realiza-se um estudo transversal com uma amostra maior, avaliam-se as propriedades do instrumento e finalmente parte-se para um estudo longitudinal.

Contextualização dos desfechos sexuais negativos

No contexto da compulsão sexual, pode-se separar em seis grandes domínios[3]:

- Social: preocupações sexuais que resultam no distanciamento emocional dos entes queridos, na perda de amizades e de relacionamentos familiares.
- Emocional: ansiedade e estresse extremos são comuns nos dependentes de sexo que vivem com bastante medo de serem descobertos. Sentimentos de vergonha e culpa. Sensação de tédio, fadiga pronunciada, desespero e suicídio. De acordo com um estudo realizado em nosso ambulatório, 22% dos pacientes que procuram o tratamento apresentam risco de suicídio[3].
- Físico: algumas das doenças que podem ocorrer em pessoas que apresentam o comportamento sexual compulsivo são IST, câncer cervical, HIV/

aids, herpes, outras doenças sexualmente transmissíveis. Além disso, por vezes podem se colocar em situações de perigo à integridade física, resultando em feridas sérias ou até mesmo morte.

- Legal: muitos tipos de dependência de sexo podem resultar em violação de leis, como assédio sexual, ligações com conteúdo obsceno, comportamento exibicionista, *voyeurismo*, prostituição, estupro, incesto, molestamento de crianças, bem como outras atividades ilegais. Perda de *status* e da licença profissional pode ser resultado do transtorno do comportamento sexual compulsivo.
- Financeiro/ocupacional: as pessoas com transtorno do comportamento sexual compulsivo tendem a ter muitas dívidas, dependendo de seus tipos de comportamento sexual problemático, pagando programas, casas de encontros de sexo e/ou motéis, dívidas indiretas com questões de separação, diminuição da produtividade no trabalho ou perda do emprego.
- Espiritual: refere-se à solidão, ao ressentimento, a se sentir digno de pena e culpa. É algo que influencia muito a saúde mental e a qualidade de vida das pessoas.

O estudo dos desfechos negativos associados ao comportamento sexual compulsivo tem alguns trabalhos importantes. O primeiro deles se entitula "Prever desfechos negativos sexuais usando o Inventário de Comportamento Sexual Compulsivo"[3].

Prever desfechos negativos sexuais usando o Inventário de Comportamento Sexual Compulsivo[3]

Este artigo tem como objetivos:

- Examinar as propriedades psicométricas do Inventário do Comportamento Sexual Compulsivo (ICSC) em uma amostra não clínica.
- Comparar e examinar as propriedades psicométricas de uma nova escala criada para investigar desfechos cognitivos e comportamentais da conduta sexual com a anterior.
- Verificar a relação entre o ICSC (compulsão sexual) e comportamentos sexuais de risco.
- Investigar o quanto esse inventário é preditivo de desfechos cognitivos e comportamentais da conduta sexual.

A nova escala foi construída com base nos seis domínios de impacto do comportamento sexual compulsivo (CSC):

- Financeiro/ocupacional.
- Legal.
- Físico.
- Psicológico.
- Espiritual.
- Social.

A amostra foi composta de 390 jovens universitários, dos quais 70% eram mulheres e 85% apresentavam até 21 anos.

Foram elaboradas 20 questões para serem respondidas pelos participantes relacionadas ao desfecho cognitivo para avaliarem preocupações acerca do comportamento sexual.

Para responder, os participantes assinalam uma escala Likert de 4 pontos variando de "nunca" até "sempre".

Na parte comportamental foram colocados 16 itens a serem respondidos que investigam os desfechos específicos relacionados ao comportamento sexual.

Os participantes respondem cada item com sim ou não.

Do ponto de vista de cognições sexuais a escala tem uma validade boa.

As consequências do comportamento sexual compulsivo: confiabilidade e validade preliminares da Escala das Consequências do Comportamento Sexual Compulsivo[4]

Segundo artigo importante neste campo, resumidamente enfoca a elaboração da escala de 21 itens de consequências do comportamento sexual excessivo a qual foi adaptada do inventário de consequências do uso de drogas e foi aplicada em uma amostra de 36 homens que fazem sexo com outros homens que apresentavam compulsão sexual.

Esse estudo fez parte de um ensaio clínico para verificar se o escitalopram (antidepressivo) conseguiria ajudar na parte da compulsão sexual com duração de 12 meses.

Comentários relevantes do estudo

As médias de escores relacionados aos desfechos negativos eram semelhantes aos dos dependentes químicos e de álcool, porque normalmente a adição química a substâncias é um quadro muito bem estabelecido, e quando se mostra que a gravidade dos sintomas dos desfechos sexuais é semelhante ao desfecho das adições químicas, pode-se entender que a gravidade dos transtornos é semelhante.

Desfechos relacionados ao aspecto emocional, como vergonha, culpa, prejuízo ao crescimento pessoal e autoestima, aparecem em todas as aplicações da escala. Provavelmente associado ao fato de ser fácil esconder o CSC e o indivíduo persistir no funcionamento emocionalmente negativo para si mesmo.

Além disso, salientam-se aspectos de perda de controle com mais frequência do que propriamente desfechos negativos, sugerindo que indivíduos com CSC podem permanecer vivenciando longo tempo a perda de controle sobre o comportamento sexual sem experienciar desfechos negativos, pois essa evolução longa na qual se experimenta perda de controle, mas até aquele momento não traz experiência de desfechos negativos evidentes, faz o paciente perpetuar nessa prática e demorar para procurar ajuda.

Esse padrão é muito diferente daquele dos dependentes de drogas, talvez se assemelhe aos dependentes de maconha e aos indivíduos com transtorno compulsivo alimentar. É extremamente danoso em termos de evolução, postergando a busca por tratamento enquanto o transtorno se agrava.

No mesmo estudo observa-se que no acompanhamento de 12 meses diminuíram:

- Os desfechos negativos cognitivos.
- O descontrole sobre comportamento sexual.
- O afastamento de atividades da vida.

Reparem que o *outcome* é algo que permite que se observe com clareza a evolução dos pacientes, e pelo ponto de vista clínico isso ajuda muito.

Por sua vez, foram marcantes e mudaram pouco ao longo dos 12 meses:

- Os comportamentos sexuais de risco para transmissão do HIV.
- Principalmente problemas de relacionamento, que parecem ser "marca registrada" de CSC. Inclui: inabilidade para permanecer em uma relação afetiva, dificuldade de se manter monogâmico ou dentro dos limites da relação e dificuldade para a intimidade afetiva. É interessante prestar atenção que muitas dessas pessoas têm um aspecto sexual genital mais aflorado, enquanto o aspecto mais afetivo mais encoberto, e o tratamento busca um equilíbrio entre essas duas dimensões.

Desenvolvimento Psicométrico da Escala de Comportamento Hipersexual[5]

Este terceiro artigo mencionado trata-se de um estudo sobre o desenvolvimento da Escala de avaliação do comportamento hipersexual envolvendo uma amostra de 130 hipersexuais e 49 participantes com outras condições psiquiátricas ou transtornos de uso de substâncias.

A criação da escala teve o objetivo de dar maior especificidade na identificação dos desfechos hipersexuais.

Na escala se pode observar a possibilidade de se registrar a frequência que os desfechos ocorrem como "aconteceu uma ou duas vezes" e "aconteceu várias vezes", destacando alguns itens da escala baseada nos 6 domínios de impacto do comportamento sexual compulsivo, "falhei em manter compromissos importantes"; "me deixei humilhar"; "perdi o respeito das pessoas importantes da minha vida devido ao meu comportamento sexual". Esses foram os itens mais relatados pelos participantes do estudo enquanto consequências negativas.

TÓPICOS PARA NÃO ESQUECER

- Desfecho é uma variável significativa do ponto de vista clínico/epidemiológico e estatístico.
- A escolha do desfecho envolve avaliar o significado expresso em termos do quanto ele explica aspectos do objeto do estudo.
- Dimensões dos desfechos negativos sexuais:
  - Financeiro/ocupacional.
  - Legal.
  - Físico.
  - Psicológico.
  - Espiritual.
  - Social.
- Existem escalas já adaptadas que avaliam desfechos negativos sexuais, mas ainda não validadas para uso no Brasil.
- O Inventário de Comportamento Sexual Compulsivo está validado para uso no Brasil e é bom preditor de desfechos negativos sexuais comportamentais e cognitivos.

REFERÊNCIAS

1. Carneiro BV, Yoshida EMP. Alexitimia: uma revisão do conceito. Psic Teor Pesq. 2009;25(1).
2. Vergonha [filme]. Steve McQueen, Emile Sherman e Iain Canning. Reino Unido: Film4 e See-saw films; 2011.
3. McBride KR, Reece M, Sanders SA. Using the sexual compulsivity scale to predict outcomes of sexual behavior in young adults. Sex Addict Compulsivity. 2008;15(2):97-115.
4. Muench F, Morgenstern J, Hollander E, Irwin T, O'Leary A, Parsons JT, et al. The consequences of compulsive sexual behavior: the preliminary reliability and validity of the compulsive sexual behavior consequences scale. Sex Addict Compulsivity. 2007;14(3):207-20.
5. Reid RC, Garos S, Fong T. Psychometric development of the hypersexual behavior consequences scale. J Behav Addict. 2012;1(3):115-22.
6. U.S. Food and Drug Administration. Center for Drug Evaluation and Research Office of New Drugs. Drugs; 2015. Disponível em: http://www.fda.gov/Drugs.

2

Transtorno do comportamento sexual compulsivo: introdução, fundamentos e etiologia

Marco de Tubino Scanavino

INTRODUÇÃO

O impulso sexual excessivo, também chamado dependência do sexo, comportamento sexual excessivo, transtorno hipersexual ou transtorno do comportamento sexual compulsivo (TCSC), vem sendo estudado de modo crescente nos últimos 25 anos[1], e um corpo de conhecimentos vem sendo construído acerca de fatores associados e características nosológicas que serão descritos neste capítulo. Também serão abordados:

- Fatores de risco.
- Mecanismos fisiopatológicos.
- Epidemiologia.
- Manifestações clínicas.

FATORES DE RISCO

Em relação aos fatores de risco para um quadro de transtorno do comportamento sexual compulsivo, temos:

- Fatores genéticos: maior frequência de familiares com quadro de dependência de sexo, compulsão sexual ou outras dependências comportamentais. Em estudo com familiares de primeiro grau de pessoas que apresentam impulso sexual excessivo, Kruesi et al.[2] e Schneider e Schneider[3] observaram que 40% deles apresenta diagnóstico de dependência de substâncias; 36%, diagnóstico de impulso sexual excessivo; 33%, diagnóstico de transtorno alimentar; e 7%, diagnóstico de jogo patológico. Esses dados indicam provável contribuição genética importante.

- Fatores ambientais: como os fatores vivenciais, no relacionamento com os pais, a família e escola. Esses fatores se relacionam com o estresse que o indivíduo possa vivenciar principalmente no período da infância e da adolescência.

Do ponto de vista ambiental, o trabalho de Teicher et al.[4] sobre o estresse crônico na infância poder produzir ativação no sistema de resposta ao estresse, que envolve o ciclo do hipotálamo, da hipófise e da adrenal traz embasamento vivencial e biológico. No hipotálamo é secretado o hormônio liberador de corticotrofina (CRH), que ativará a secreção do hormônio corticotrófico (ACTH) na hipófise que atuará sobre a glândula adrenal ou suprarrenal que secreta o cortisol, hormônio da homeostase e do equilíbrio liberado diariamente em torno das 8 horas, bem como ativado em situações de estresse (Figura 1).

Os estímulos estressantes mais comuns vivenciados na infância e na adolescência são o abuso sexual, o abuso físico, o abuso emocional, a negligência emocional e a negligência física.

Aproximadamente 60% das pessoas que se encontram em tratamento no AISEP do Instituto de Psiquiatria do Hospital das Clínicas da Faculdade de Medicina da Universidade de São Paulo (IPq-HCFMUSP) informam terem sofrido abuso sexual na infância ou na adolescência[6].

Noll et al.[7], em estudo prospectivo, compararam em torno de 70 meninas de 6 a 10 anos, abusadas sexualmente, com um grupo-controle de meninas de 6 a 10 anos não abusadas sexualmente. Depois de 10 anos decorridos, foram observados os desfechos: as que vivenciaram maior precocidade sexual (iniciaram a vida sexual mais cedo) tiveram maior índice de gravidez não planejada e apresentaram mais comportamento sexual de risco, por exemplo, relações sem preservativos, consumo de álcool e engajamento em comportamentos sexuais com parceiros casuais no grupo das meninas que foram abusadas.

O estudo apontou uma diferença quanto ao grau de parentesco do abusador. Quando o abusador não era o pai da criança (geralmente de fora da família, porém alguém próximo), esta apresentava mais frequentemente a exacerbação de comportamento sexual na adolescência e no início da vida. Neste estudo, quando o abusador era o pai da vítima, as meninas apresentavam como consequência uma aversão sexual na adolescência e no início da vida adulta[7].

Nos anos 1980, a década que antecedeu o início dos estudos das neurociências, no campo da compulsão sexual houve trabalhos abrangentes com autores das linhas da psicologia, da psicanálise e da terapia cognitiva.

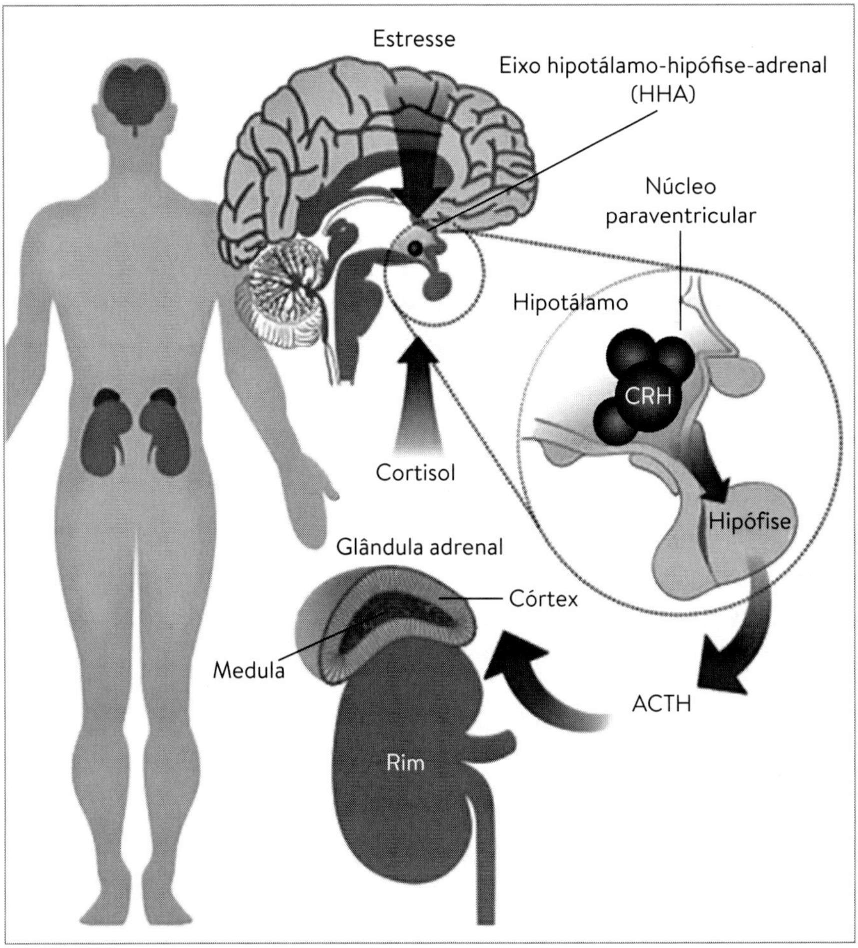

Figura 1 Sistema de resposta ao estresse.
Fonte: Zuardi, 2017[5].

Um aspecto apontado é o de interações com os pais na infância, quando havia deficiência da responsividade às necessidades dos filhos nos primeiros anos de vida. Os cuidadores, geralmente mães, ao se relacionarem com os filhos sem atender suas necessidades, irão levá-los a entender que suas necessidades básicas não serão atendidas[8].

Os autores também abordam possíveis desequilíbrios de estrutura e intimidade familiar, que podem levar à ocorrência de abusos sexuais. Geralmente esses abusos estão associados a algum grau de negligência dos pais da criança, o que gera uma vivência de trauma psíquico[9,10].

Finalmente, os autores também falam do chamado incesto secreto, no qual não existe o incesto de fato, mas um relacionamento na família sem limites e definição de papéis precisos, o que pode levar a vivências na infância de dúvidas acerca da percepção da realidade[11].

Essas vivências repercutirão na infância e na adolescência com o surgimento de baixa autoestima, falta de autoconfiança, sensação de vergonha, desvalia, inadequação e autoimagem precária.

Essas vivências posteriormente podem levar a distorções cognitivas e crenças que aparecem principalmente nessa fase da adolescência e juventude, como[12]:

- "Sou uma pessoa sem valor."
- "Ninguém me ama como eu sou."
- "Minhas necessidades não serão atendidas se eu tiver de depender dos outros."
- "Sexo é minha necessidade mais importante."

Na juventude e no início da vida adulta, as pessoas com essas vivências e características, como autoestima baixa e ego muito frágil, ingressam no comportamento compulsivo como forma de regular esses estados de humor negativos. Os desfechos negativos advindos, associados a sensação de angústia, solidão, frustração, fracasso, insegurança sobre a própria identidade e uma necessidade maior de buscar limites perpetuam um ciclo vicioso negativo, frequentemente envolvendo comportamentos de alto risco[13].

MECANISMOS FISIOPATOLÓGICOS

Como mencionado anteriormente, o eixo HHA (hipotálamo, hipófise e adrenal) é o responsável por liberar o cortisol na circulação sanguínea (Figura 1). À medida que o cortisol é liberado na corrente sanguínea, o hipotálamo recebe essa informação e suspende a secreção do CRH, mantendo o estado de homeostase.

Quando uma criança sofre um estresse contínuo, por exemplo, vivência de violência constante ou *bullying*, ocorre a ativação sistemática do eixo HHA. O cortisol tem efeitos cerebrais. Como a criança está em processo de desenvolvimento cerebral, cujas últimas etapas de mielinização encerram por volta dos 24 anos, ela poderá sofrer impacto da secreção constante do cortisol no neurofuncionamento[4].

Desta forma o que se percebe são achados de alteração na anatomia (principalmente hipotálamo diminuindo), bem como alteração nas conectividades entre as estruturas cerebrais, envolvendo também modificações na sensibilidade dos neurotransmissores, criando um terreno fértil para a emergência de sintomas psíquicos[4].

Um estudo sueco avaliou a integridade do eixo HHA por meio do teste de supressão da dexametasona.

Como a dexametasona é um cortisol sintético, esse medicamento é ingerido pela pessoa na noite anterior às 23 horas. Ao testar o cortisol às 8 horas da manhã no laboratório, a maioria das pessoas com o ciclo normal não terá liberação de cortisol, pois a dexametasona informará ao organismo que o nível de cortisol está dentro do padrão.

Nesse estudo, dos pacientes com transtorno do comportamento sexual compulsivo (n = 67), 27% apresentavam a não supressão no teste da dexametasona, enquanto apenas 3% dos controles (n = 39) mostraram a não supressão da dexametasona. Houve uma diferença estatística bem significativa, mostrando que pacientes hipersexuais frequentemente poderão apresentar essa desregulação do eixo HHA[14].

Alguns achados indiretos são dignos de nota. Estudos não envolvendo pessoas com transtorno do comportamento sexual compulsivo mostram que pessoas que sofrem estresse na infância, como situações de abusos ou negligências, posteriormente podem apresentar[4]:

- Alterações em estruturas cerebrais como a amígdala e o hipocampo, mais relacionadas à parte emocional e à memória. Esses indivíduos podem ter prejuízo das emoções, irritabilidade e convulsões.
- Alterações no vérmis cerebelar, uma região do cerebelo que integra o sistema de recompensa e motivação, que está associado ao desenvolvimento de quadros de dependências, como dependência ao uso de substâncias ou ao jogo, demonstraram também irritabilidade do sistema límbico.
- Alterações no corpo caloso que, por sua vez, está relacionado à integração dos hemisférios direito e esquerdo do cérebro. Crianças e adolescentes nessa situação podem apresentar problemas de aprendizagem.
- Alterações no neocórtex comprometendo funções psíquicas superiores, como tomada de decisão e controle de impulsividade (adolescentes que aparecem usando drogas, apresentando comportamento sexual de risco ou prostituição), provavelmente estão relacionadas à maturação precoce e às alterações neurobiológicas.

A teoria neurobiológica da dependência química foi construída por estudos comportamentais com animais e está apoiada na teoria do reforço e do condicionamento dos comportamentos[15].

Inicialmente existe o comportamento de uso, e com base no reforço positivo, o qual se pode ilustrar como o convívio em grupo e o ambiente de festa ou de descontração, ou também com base no reforço negativo, como esquecer de seus problemas, fazem o comportamento ser condicionado[15].

O quadro de dependência propriamente ocorre quando se observa o aparecimento de tolerância ou abstinência. A tolerância se caracteriza pela necessidade de quantidades cada vez maiores do uso da substância para obter os efeitos prazerosos iniciais. A abstinência se caracteriza pela ocorrência de sintomas físicos e psíquicos diante da interrupção do uso ou da tentativa de diminuí-lo[15].

As chamadas drogas de abuso, como álcool, maconha, opioides, nicotina, cocaína, anfetamina, com alto potencial de causar dependência atuam em diferentes neurotransmissores cerebrais. O álcool está mais relacionado ao GABA e ao glutamato; a nicotina e os opioides, à acetilcolina; os alucinógenos, à serotonina; o PCP, ao glutamato; enquanto a cocaína e a anfetamina, à dopamina[15].

No mecanismo da dependência, a rota final é a de uma alteração de metabolismo da dopamina, ou seja, como a dopamina é um neurotransmissor relacionado à sensação de prazer, aos poucos haverá uma *downregulation*, ou seja, o cérebro em sua área da recompensa, composta da área tegmentar ventral e do núcleo *accumbens*, apresentará diminuição da liberação de dopamina, exigindo então, para que haja a mesma liberação de dopamina do início, que a dose da substância em uso seja aumentada[15], sendo responsável pelo desenvolvimento da tolerância.

Então essa *down regulation* estará diretamente associada ao desenvolvimento do quadro de dependência, e é por isso que, no final das contas, a pessoa está usando a substância para alívio do desconforto e da angústia do que por prazer.

Duas vias de circuitaria cerebral dopaminérgica são envolvidas no desenvolvimento da dependência por substâncias. A via mesolímbica e a mesocortical.

A via mesolímbica parte da área tegmentar ventral para a área do núcleo *accumbens*, justamente onde ocorre o *down regulation* e a disfunção da dopamina. É esse sistema que é ativado em um primeiro momento e que está muito associado ao condicionamento ao uso da substância e à habituação[15].

O sistema mesocortical está relacionado à conexão entre a área mais emocional (sistema límbico – área tegmentar ventral e núcleo *accumbens*) com a área mais executiva (córtex pré-frontal) cerebral. Essa via estará com a conectividade alterada quando de fato se estabelece o quadro de dependência, no qual a compulsão está francamente estabelecida. A compulsão, diferente da impulsividade, é aquele comportamento repetitivo para aliviar a dor, a angústia e a ansiedade, que é justamente o que acontece na dependência. O comportamento de usar a substância não é motivado para ficar feliz, mas sim para diminuir a sensação de angústia. A sensação de angústia, bem como outras sensações relacionadas a estados de humor negativos, é desencadeada pela ativação límbica e mediada pela secreção do CRH, fator liberador da corticotrofina, estando, portanto, relacionado com o eixo HHA. Essa ativação resulta em uma sensação de desespero e urgência por usar a substância, a chamada fissura[15].

Essa explicação sobre a neurobiologia da dependência ao uso de substâncias auxilia no entendimento de alguns achados recentes.

O primeiro estudo[16] com 12 pacientes com doença de Parkinson que apresentavam hipersexualidade e 12 pacientes com doença de Parkinson que não apresentavam hipersexualidade observou maior ativação cerebral diante de conteúdo sexual dos pacientes com hipersexualidade nas regiões do córtex cingulado anterior, estriato ventral e córtex orbitofrontal, comparado aos pacientes sem hipersexualidade. O segundo estudo[17] comparou 19 indivíduos compulsivos sexuais e 19 voluntários saudáveis diante da investigação por neuroimagem à exposição a estímulos visuais sexuais. Os indivíduos com comportamento sexual compulsivo apresentaram maior ativação das regiões do córtex cingulado anterior, estriato ventral e amígdala comparado aos indivíduos saudáveis. Essa ativação correspondeu a aumento de desejo sexual pelos compulsivos sexuais. Esses achados foram observados de modo semelhantes em estudos de indivíduos usuários de álcool, nicotina e cocaína, sugerindo que o transtorno do comportamento sexual compulsivo ativa vias semelhantes às vias do circuito motivacional e de recompensa relacionado às dependências ao uso de substâncias.

Sabe-se que o fator liberador de corticotrofina (CRF ou CRH) está envolvido no processo de dependência. O eixo HHA torna-se hiperativo com níveis aumentados de ACTH por causa do uso crônico de substâncias psicoativas, e o CRF tem papel central na mediação de respostas afetivas negativas ao estresse durante a abstinência de drogas[14]. Consequentemente, o novo estado alostático leva a fissura e à recaída. Da mesma forma, o ACTH mais elevado e um eixo HHA hiperativo em pacientes com transtorno do comportamento sexual compulsivo podem levar ao aumento do desejo sexual e à manutenção do comportamento hipersexual em um esforço para compensar um estado emocional disfórico[14].

No estudo sueco com 67 homens hipersexuais e 39 homens controles saudáveis, os pacientes com transtorno hipersexual eram significativamente mais não supressores no teste da dexametasona (DST) e tinham níveis de DST-ACTH significativamente mais altos em comparação com voluntários saudáveis. Os pacientes relataram significativamente mais traumas na infância e sintomas de depressão em comparação com voluntários saudáveis. Os escores das escalas de compulsividade sexual e da escala de hipersexualidade mostraram uma correlação negativa com o cortisol basal nesses pacientes, significando que os pacientes mais compulsivos sexuais apresentam níveis mais baixos do cortisol basal, apoiando a ideia de um eixo HHA hiperativado. O diagnóstico de transtorno hipersexual foi significativamente associado à não supressão do eixo HHA no teste da dexametasona e à maior DST-ACTH plasmático, mesmo quando ajustado para trauma na infância.

O estudo de Jokinen et al.[18] com 67 homens hipersexuais e 39 voluntários saudáveis do sexo masculino objetivou identificar sítios CpG acoplados ao eixo HHA, nos quais modificações do perfil epigenético estariam associadas à hipersexualidade.

Sítios ou regiões CpG são regiões do DNA onde um nucleotídeo citosina é seguido por um nucleotídeo guanina na sequência linear de bases. As citosinas em dinucleotídeos CpG podem ser metiladas. Nos mamíferos, 70 a 80% das citosinas CpG são metiladas[19]. A metilação da citosina dentro de um gene pode alterar sua expressão, um mecanismo que faz parte do campo da epigenética.

Dos 76 sítios CpG individuais testados, quatro foram nominalmente significativos ($p < 0,05$), associados aos genes *CRH*, *CRHR2* e *NR3C1*. O cg23409074 localizado 48 pb a montante do local de início da transcrição do gene *CRH* foi significativamente hipometilado em pacientes hipersexuais. Os níveis de metilação de cg23409074 foram positivamente correlacionados com a expressão gênica do gene *CRH* em uma coorte independentemente de 11 homens saudáveis. Os níveis de metilação no *locus* do *CRH* identificado, cg23409074, foram significativamente correlacionados entre o sangue e as quatro diferentes regiões do cérebro.

O *CRH* é importante integrador das respostas neuroendócrinas ao estresse no cérebro, com papel fundamental nos processos de dependência. Nossos resultados mostram alterações epigenéticas no gene *CRH* relacionadas ao transtorno hipersexual em homens também apoiando que a fisiopatologia do transtorno do comportamento sexual compulsivo ou hipersexual se assemelha à das dependências a substâncias[18].

Além desses achados neuroendócrinos e de neuroimagem, há também alguns dados neuropsicológicos relacionados ao TCSC.

O estudo de Messina et al.[20] investigou o funcionamento executivo de indivíduos sexualmente compulsivos e não compulsivos após assistir a um vídeo erótico. No tempo zero todos eles responderam os testes neuropsicológicos no estado basal; no tempo 1, seis meses depois, responderam os testes após assistirem a um filme erótico, individualmente, por 20 minutos. Os testes aplicados foram o *Iowa Gambling Task*[21], que verifica a tomada de decisão e a impulsividade, e o *Wisconsin Card Sorting Test*[22] que avalia flexibilidade cognitiva.

Os controles melhoraram o desempenho no teste quando foi repetido, após o filme erótico, porque existe uma chance de haver aprendizado e aprimorar o desempenho em uma segunda tentativa. Os compulsivos sexuais não aprimoraram o desempenho neurocognitivo no segundo teste, particularmente na parte de respostas corretas, o que permite a inferência de que a elevada ativação emocional e a excitação sexual interferem com a cognição, especialmente na tomada de decisões.

Um outro achado interessante do estudo de Messina et al.[20] é que todos os participantes responderam ao inventário do desejo e da excitação sexual (*Sexual Arousal and Desire Inventory*, SADI)[23], que mede o quanto a pessoa tem de desejo sexual e está excitada sexualmente. Observa-se que ambos os grupos de pacientes e controles apresentaram escores médios compatíveis com os níveis de desejo sexual e excitação sexual presentes, porém os pacientes têm quase o dobro de escore médio apresentado pelos controles, o que apoia a inferência de que essa excitação neural do sistema de resposta sexual parece interferir na função cognitiva, o que explica que a dificuldade cognitiva está mais circunscrita à ativação sexual, visto que a maioria são pessoas empregadas e funcionalmente ocupadas na vida delas.

Todos esses fatores podem estar agindo sincronicamente, visto que fatores ambientais podem modificar a expressão gênica por mecanismos epigenéticos e predispor mais ou menos a emergência de sintomas hipersexuais, de acordo também com a carga genética de cada um.

EPIDEMIOLOGIA

No estudo populacional de Kinsey et al.[24], observou-se que 7,6% dos homens até 30 anos tinham uma média de 7 orgasmos na semana nos últimos cinco anos, principalmente na masturbação. A mediana era de 2,14 para homens de até 30 anos e 1,99 para homem de todas as idades.

Os indivíduos que apresentam 7 orgasmos semanais ou mais no estudo de Kinsey foram considerados o topo da distribuição, ou seja, a hipersexualidade em termos quantitativos estaria para acontecer nesse segmento com 7 ou mais orgasmos semanais. Achados de outros estudos corroboram essa ideia.

Por exemplo, o estudo feito com meninos do ensino médio ou universitários mostra que 5% dos estudantes do ensino médio e 3% de universitários se masturbam ao menos diariamente[25], o que seria mais ou menos sete orgasmos semanais, próximo aos dados de Kinsey et al.[24]. Já o estudo do Laumman et al.[26] com homens entre 18 e 25 anos perguntava sobre o comportamento sexual no ano anterior (1993). Nesse estudo, 34% se masturbam uma vez por semana; 15%, duas a seis vezes por semana, 2%, uma vez ao dia; e 1%, mais do que uma vez ao dia. Esses dados também são próximos dos dados de Atwood e Gagnon[25] e de Kinsey et al.[24].

Outro estudo relevante foi o de Långström e Hanson[27], que são suecos, tem uma coorte em uma cidade sueca, na qual investigaram dados populacionais.

Eles observaram que as pessoas que referiam elevada frequência de sexo casual, por exemplo, 7 ou mais orgasmos por semana, porém, se encontravam em um relacionamento afetivo estável, não tinham associação com desfechos negativos sexuais. Entretanto, as pessoas que tinham uma frequência elevada de orgasmos semanais, mas principalmente com o relacionamento casual anônimo, essas, sim, apresentavam diversos desfechos negativos associados ao comportamento sexual.

Em 2010, Skegg et al.[28] publicaram dados de uma coorte populacional da Nova Zelândia. No estudo deles, as pessoas com elevada frequência de orgasmos semanais ocorrem entre 7 e 13% da população. Porém, apenas 3,8% dos homens e 1,7% das mulheres referiram que o comportamento sexual exacerbado interferiu em suas vidas e somente 3% dos homens e 1,3% das mulheres referiram que precisaram de ajuda para isso.

Em 2022, Briken et al.[29] desenvolveram o primeiro estudo populacional sobre a prevalência do transtorno do comportamento sexual compulsivo, de acordo com os indicadores dos critérios diagnósticos da CDI-11, com uma amostra representativa alemã (n = 4.633) (50,5% do sexo masculino; 49,5% do sexo feminino), com idade entre 18 e 75 anos. Os resultados obtidos foram que 4,9% dos homens e 3,0% das mulheres relataram experiências de dificuldades em controlar comportamentos sexuais durante um longo período.

Então, ao longo dos anos foi se observando que os critérios mais qualitativos envolvendo sofrimento e prejuízo na vida começaram a ter um peso maior para se fazer um diagnóstico de uma condição clínica de compulsão sexual, de forma preferencial do que meramente um aspecto quantitativo.

Em nosso ambulatório do AISEP, 80% dos pacientes são homens e 20% são mulheres[30].

Quando se observa o campo de pesquisa feito na comunidade, os homens que fazem sexo com outros homens (HSH) geralmente 27% deles apresentam sintomas de compulsão sexual e 73% não apresenta, ou seja, os sintomas de compulsão sexual parecem ser mais prevalentes quando se trata de HSH, que envolvem gays, bissexuais e outros[31].

Uma outra informação em relação à questão de orientação sexual é que no ambulatório do AISEP em geral há uma presença de homens gays e bissexuais em torno de 43%, enquanto 57% são homens heterossexuais[30], o que é um pouco diferente dos estudos comunitários com HSH.

A maior frequência está relacionada a questões culturais, biológicas e a interação das duas. A sexualidade masculina se expressa mais frequentemente de forma genital, em detrimento da afetiva, e com uma frequência maior de práticas sexuais, pois estudos demonstram a existência de maior impulsividade sexual nos homens em geral[32]. Os papéis sociais têm reforçado positivamente os homens como hipersexualizados, enquanto o gênero feminino sempre foi influenciado pelo extremo oposto, pois mulheres nunca foram encorajadas a lidar com sua sexualidade, a ver seu corpo e conhecer seus órgãos genitais. A maior frequência de compulsividade sexual em relacionamentos HSH pode ser explicada por essas razões culturais e biológicas.

MANIFESTAÇÕES CLÍNICAS

Entre os sintomas mais comuns do TCSC, tem-se o consumo exacerbado de filmes e literatura erótica, de *sites* de internet para obtenção de excitação sexual ou de salas para prática do sexo virtual, a busca compulsiva de parcerias para sexo eventual ou de múltiplos casos e a masturbação compulsiva[30].

Além disso, pode-se observar um repertório diferenciado de comportamento sexual das pessoas que apresentam maior impulsividade sexual, elas informam mais frequentemente já ter tido experiências sexuais com pessoas de ambos os sexos, pelo menos alguma relação com o mesmo sexo uma vez na vida, com mais constância sexo a três, sexo em grupo, sexo por dinheiro, com algum profissional, sob o uso de álcool e drogas, comportamento parafílico, por exemplo, o comportamento sadomasoquista e sexo sem proteção[33].

O ciclo de dependência de sexo é um conceito bem conhecido, desenvolvido por Carnes[12], que é um autor que trabalhou muito com grupos de autoajuda de dependência de sexo, semelhantes aos grupos de pessoas de autoajuda aqui no Brasil, o Dependentes do Amor e Sexo Anônimos (DASA).O ciclo de dependência de sexo acontece quando é ativada a busca pelo comportamento sexual, caracterizado por uma primeira fase, chamada transe ou fissura, na qual geralmente alguns pacientes informam certa alteração de consciência como se fosse um transe; uma segunda fase de ritualização ocorre na ativação de estratégias para encontrar o comportamento sexual, o que varia bastante entre as pessoas, por exemplo, pornografia, acesso à sala de bate-papo virtual, saídas de casa e busca de um programa sexual ou ida a um clube de sexo; a terceira fase é a da gratificação, em que se tem a sensação total de não conseguir parar até se satisfazer; e a última fase, na qual após a satisfação sexual, geralmente sobrevém sentimentos negativos envolvidos com o arrependimento.

Geralmente o TCSC começa no final da adolescência e no início da vida adulta, e o tempo médio até a busca de tratamento é de 7 anos[34].

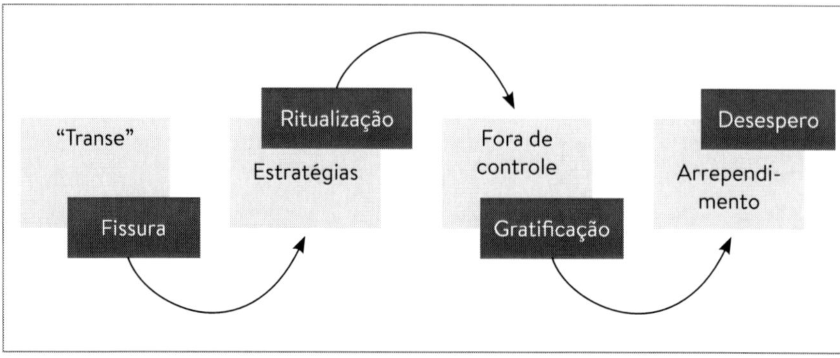

Figura 2 Ciclo da dependência de sexo.
Fonte: adaptada de Carnes, 1994[12].

Uma inferência baseada em nossa experiência clínica é a da evolução ao longo do tempo. Em uma primeira fase as pessoas apresentam maior ativação do comportamento sexual de forma egossintônica, então elas ativam o comportamento sexual, e esse comportamento começa a ocupar um importante tempo da vida delas, mas ainda não tem nenhuma consequência negativa a elas. Por isso, começam a ter o sentido de um espaço na vida delas de recreação.

A segunda fase envolve o aumento do comportamento sexual e já começa a apresentar sintomas clínicos. A pessoa já faz uma agenda da semana pensando em horários e oportunidades que ela terá para buscar sexo e organiza o resto das atividades, como trabalho e compromissos, em segundo lugar. Os compromissos sexuais passam a ser priorizados, os desfechos negativos começam a ocorrer em áreas variadas da vida, mas as consequências negativas são minimizadas.

A terceira fase é a que geralmente as pessoas procuram ajuda profissional, pois já existem consequências negativas evidentes. Por exemplo, para a saúde, aquisição de infecção sexualmente transmissível (IST) ou problemas no trabalho ou com a família, como perda do emprego, dívidas e distanciamento social.

A última fase se caracteriza pelo predomínio de sentimentos negativos, como egodistonia, sensação de perda e vazio.

Relatos das pessoas com TCSC sobre o curso do problema ao longo do tempo[34]:

- 63% das pessoas alegam que depois da aparição dos primeiros sintomas nunca mais ficaram livres.
- 78% informam que permaneceram menos de seis meses livres do problema ao longo desse curso.

- 48% alegam que o curso é contínuo.
- 51% alegam ser episódico.
- A maioria, 76%, referiu que permaneceu igual ou piorou ao longo do tempo.

Relato das pessoas com TCSC sobre o agravamento do problema ao longo do tempo[34]:

- 83% informam que o agravamento ocorre pelo aumento da quantidade de tempo no comportamento sexual.
- 81% informam que o agravamento ocorre pelo aumento da frequência ou da intensidade.
- 62% informam que o agravamento se manifesta por um aumento de locais e manifestações de oportunidades de sexo.
- 60% relacionam agravamento com maiores situações de risco.

Referente aos dados já citados, estudos antigos mostram uma diferença de compulsão sexual em homens e mulheres.

As mulheres teriam mais múltiplos casos com envolvimento mais afetivo, e os homens, mais sexo casual[8].

Com relação aos comportamentos nos quais predominantemente se manifesta a compulsividade sexual, eles são chamados na literatura comportamentos problemáticos. Nos estudos, em geral, são considerados assim quando as próprias pessoas indicam aqueles cuja compulsividade lhe traz dificuldades de controle.

Os comportamentos mais informados como problemáticos são a masturbação e a pornografia, que são informados em geral por 70% dos compulsivos sexuais[30].

O primeiro estudo é do AISEP[30]; o segundo estudo, Morgenstern et al.[34], que é só com homens gays e bissexuais; e o terceiro estudo, Reid et al.[35], que é predominantemente com heterossexuais.

Os dados do AISEP e do Reid et al. se assemelham, provavelmente porque são amostras compostas de homens heterossexuais e HSH. Em geral, em amostras de homens heterossexuais predominam os comportamentos de masturbação e pornografia compulsivos, enquanto em amostras com HSH reportam mais frequentemente sexo casual excessivo e sexo com múltiplos parceiros[34].

É importante ter em mente que, quando a compulsão se manifesta de forma predominante no sexo casual excessivo com múltiplos parceiros, haverá maior risco para desfechos negativos associados as IST e o HIV[30].

O estudo do Morgenstern et al.[34] também investigou a violação de parâmetros dos relacionamentos, que seria o que é chamado traição ou descum-

Tabela 1 Comportamentos problemáticos em três amostras distintas

Comportamentos sexuais problemáticos	Scanavino et al., 2013		Morgenstern et al., 2011	Reid et al., 2013
	Gay/bissexual N = 37	Heterossexual N = 49	Gay/bissexual N = 183	Heterossexual N = 128/23/8
Masturbação	83,8	81,6	38,3	78,3
Pornografia	72,9	71,4	34,4	81,1
Sexo casual excessivo	78,8	44,9	92,3	44,9 (sexo consentido com adultos)
Múltiplos parceiros casuais	72,9	14,3		
Uso da internet para sexo virtual	43,2	34,7	55,2 (+ sexo ao telefone)	18
Sexo com profissionais	16,2	24,6		
Clubes de *strip*	5,4	2,0		9,4
Sexo ao telefone	16,2	12,2		7,9
Violar parâmetros de relacionamento			72,6 (25 problem.)	
Média de parceiros	15 (6 meses)		29 (3 meses)	15,4 (12 meses)

primento das regras estabelecidas dentro do relacionamento. Observaram que 72% dos participantes HSH violavam as regras, mas só 25% apontavam isso como algo problemático. Portanto, existe a influência cultural sobre a forma de lidar com essa questão dentro dos relacionamentos HSH.

Outro achado importante apresentado na Tabela 1 é a média de parceiros sexuais.

No estudo do AISEP a média foi de 15 parceiros em seis meses; no estudo do Reid et al.[35], 15 parceiros em 12 meses; no estudo do Morgenstern et al.[34], 29 parceiros em 3 meses. Estando de acordo com o que foi mencionado, há poucos dados referentes à maior ativação do comportamento sexual no gênero masculino, aumentando, portanto, o número de parceiros nas relações dos HSH.

Outro aspecto clínico importante é a elevada presença de comorbidades psiquiátricas em compulsivos sexuais. O estudo do AISEP investigou a presença das comorbidades por meio de entrevista diagnóstica semiestruturada[30].

Na Figura 3, observa-se que 72% dos participantes apresentam pelo menos um outro diagnóstico psiquiátrico. O grupo mais frequente de comorbidades

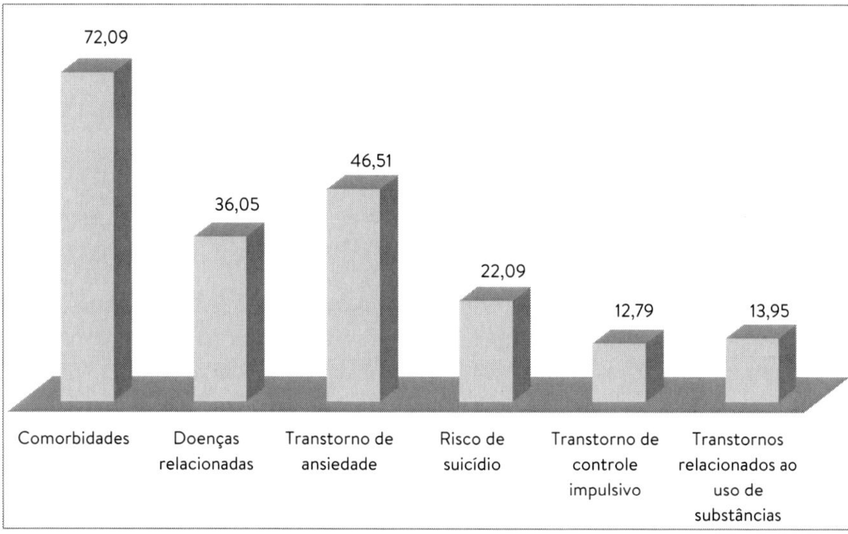

Figura 3 Comorbidades psiquiátricas.

é o dos transtornos da ansiedade (46%), seguido pelos transtornos de humor. Dentro dos transtornos do humor, o que mais prevaleceu foi a depressão[30].

Entre os participantes, 22% preencheram os critérios para riscos de suicídio, 13% tinham transtorno do controle de impulso, por exemplo, alguma outra questão como compras compulsivas ou jogo patológico e 14% apresentaram transtornos relacionados ao uso de substâncias[30].

Os principais desfechos negativos, em geral, são acidentes, desemprego, solidão, gravidez não planejada, envolvimento com violência e assédio sexual, suicídio, IST e o próprio HIV.

Publicou-se outro estudo do AISEP em 2018, o qual envolveu 88 pacientes compulsivos sexuais e 64 controles. Foram investigados a compulsão, a ansiedade, a depressão e alguns comportamentos de risco[36].

Os seguintes dados clínicos e comportamentais foram observados[36]:

- Os compulsivos sexuais apresentaram escores bem mais elevados de compulsividade sexual, ansiedade e depressão do que os homens saudáveis.
- Também foi observado que 70% dos compulsivos sexuais tiveram sexo com o parceiro casual nos últimos seis meses enquanto os controles apenas 34% tiveram.
- Em termos de número médio de parceiros, os compulsivos tiveram 12 parceiros casuais e os controles não tiveram nenhum (o valor do estudo é de 0,8%).

- Em relação a dois ou mais parceiros sexuais, pode-se observar aumento expressivo reportado pelos compulsivos, 59% referem dois ou mais parceiros casuais nos últimos seis meses, enquanto 15% dos controles referem dois ou mais parceiros.
- Em termos de sexo vaginal com parceiro casual, 39% dos compulsivos informa o ato e 28% dos controles e em termos do não uso frequente de preservativos no intercurso vaginal com parceiro casual é reportado por 26% dos compulsivos e 18% dos controles.
- Em termos de intercurso anal com parceiro casual, 52% dos compulsivos e 26% dos controles o informam e 31% dos compulsivos e 14% dos controles informam não usar frequentemente preservativo no intercurso anal com parceiro casual, mostrando uma diferença estatística.

Esses dados informam um comportamento de maior risco pelo não uso do preservativo no tocante à transmissão de IST.

Analisa-se o uso de preservativos em relação à intensidade de sintomas de ansiedade, depressão e compulsividade sexual.

O não uso de preservativos no intercurso vaginal e anal com parceiro casual se associou a maiores intensidades de compulsão sexual, depressão e ansiedade, e esta associação foi significativa no tocante ao sexo anal com parceiro casual[36].

Essa informação leva a inferir que as pessoas que estão sofrendo mais têm mais compulsão, ansiedade e depressão, não estão conseguindo ter autocuidado com sua saúde e estão se expondo aos comportamentos de risco.

Ao mesmo tempo, pode-se inferir que se o tratamento com psicoterapia ou com medicação for feito, há elevada chance de melhora, porque ansiedade, depressão e compulsão estão relacionadas.

Além disso, observaram-se os dados dos referentes aos 37 homens gays e bissexuais e 51 homens heterossexuais que eram compulsivos na amostra. Observa-se que em geral o grupo de gays e bissexuais apresenta comportamento sexual quantitativamente superior ao grupo heterossexual[36].

Uso infrequente de preservativo no sexo vaginal com parceiro casual também é mais informado pelos heterossexuais, enquanto o sexo anal com parceiro casual é mais informado por gays e bissexuais; e o uso não frequente de preservativos também é mais reportado por gays e bissexuais com 48%, comparado aos 19% reportados por heterossexuais[36].

É importante relatar que 10 homens desses 28 que informaram não usar preservativo no sexo anal com parceiro casual eram heterossexuais, então o que se observa é que os heterossexuais estão fazendo mais sexo anal. Ou seja, eles também estão tendo um comportamento com maior exposição e maior risco de transmissão de IST, o que faz com que haja atenção para orientações e aconselhamento aos homens heterossexuais na prática do comportamento sexual[36].

Finalmente, na análise de regressão, foi observado que a compulsão sexual termina sendo o único fator com efeito independente do uso infrequente de preservativo no sexo anal com parceiro casual, quando foram colocados todos os fatores (compulsão, ansiedade e depressão) juntos na análise, reforçando a importância do tratamento do TCSC[36].

REFERÊNCIAS

1. Grubbs JB, Grant JT, Lee BN, Hoagland KC, Davison P, Reid RC, et al. Sexual addiction 25 years on: a systematic review of empirical literature on compulsive sexual behavior and an agenda for future research. Clin Psychol Rev. 2020;82:101925.
2. Kruesi MJ, Hibbs ED, Zahn TP, Keysor CS, Hamburger SD, Bartko JJ, et al. A 2-year prospective follow-up study of children and adolescents with disruptive behavior disorders. Arch Gen Psychiatry. 1992;49:429-35.
3. Schneider JP, Schneider BH. Couple recovery from sexual addiction/co addiction: Results of a survey of 88 marriages. Sexual Addiction & Compulsivity. 1996;3(2):111-26.
4. Teicher MH, Andersen SL, Polcari AA, Anderson CM, Navalta CP. Developmental neurobiology of childhood stress trauma. Psychiatr Clin North Am. 2002;25:397-426.
5. Zuardi AW. Fisiologia do estresse e sua influência na saúde. Unipac Faculdade de Ciências da Saúde de Barbacena, [s. l.], 2017. p.1-13.
6. Reis SC, Park KE, Dionne MM, Kim HS, Scanavino MD. Symptoms of depression (not anxiety) mediate the relationship between childhood sexual abuse and compulsive sexual behaviors in men. Braz J Psychiatry. 2023;45:38-45.
7. Noll JG, Trickett PK, Putnam FW. A prospective investigation of the impact of childhood sexual abuse on the development of sexuality. J Consult Clin Psychol. 2003;71(3):575-86.
8. Black DW, Kehrberg LL, Flumerfelt DL, Schlosser SS. Characteristics of 36 subjects reporting compulsive sexual behavior. Am J Psychiatry. 1997;154(2):243-9.
9. Derbyshire KL, Grant JE. Compulsive sexual behavior: a review of the literature. J Behav Addict. 2015;4(2):37-43.
10. Kraus SW, Sweeney PJ. Hitting the target: considerations for differential diagnosis when treating individuals for problematic use of pornography. Arch Sex Behav. 2019;48(2):431-5.
11. Schwartz MF. Developmental psychopathological perspectives on sexually compulsive behavior. Psychiatr Clin North Am. 2008;31(4):567-86.
12. Carnes P. Contrary to love: helping the sexual addict. Hazelden; 1994.
13. Schwartz MF, Brasted W S. Sexual addiction: self-hatred, guilt, and passive rage contribute to this deviant behavior. Med Aspects Human Sexuality. 1985;19(10):103-7.
14. Chatzittofis A, Arver S, Öberg K, Hallberg J, Nordström P, Jokinen J. HPA axis dysregulation in men with hypersexual disorder. Psychoneuroendocrinology. 2016;63:247-53.
15. Formigoni ML, Kessler FH, Pechansky F, Baldisserotto CF, Abrahão KP. Neurobiologia: mecanismos de reforço e recompensa e os efeitos biológicos comuns às drogas de abuso. Curso EAD SUPERA. Brasília, DF: MJC; 2017. Módulo 2, Capítulo 1, p.13-27.
16. Politis M, Loane C, Wu K, O'Sullivan SS, Woodhead Z, Kiferle L, et al. Neural response to visual sexual cues in dopamine treatment-linked hypersexuality in Parkinson's disease. Brain. 2013;136(2):400-11.

17. Voon V, Mole TB, Banca P, Porter L, Morris L, Mitchell S, Lapa TR, Karr J, Harrison NA, Potenza MN, Irvine M. Neural correlates of sexual cue reactivity in individuals with and without compulsive sexual behaviours. PLoS One. 2014 Jul 11;9(7):e102419.
18. Jokinen J, Boström AE, Chatzittofis A, Ciuculete DM, Öberg KG, Flanagan JN, et al. Methylation of HPA axis related genes in men with hypersexual disorder. Psychoneuroendocrinology. 2017;80:67-73.
19. Jabbari K, Bernardi G. Cytosine methylation and cpg, tpg (cpa) and tpa frequencies. Gene. 2004;333:143-9.
20. Messina B, Fuentes D, Tavares H, Abdo CH, Scanavino MD. Executive functioning of sexually compulsive and non-sexually compulsive men before and after watching an erotic video. J Sex Med. 2017;14(3):347-54.
21. Mulhauser KR, Struthers WM, Hook JN, Pyykkonen BA, Womack SD, MacDonald M. Performance on the Iowa Gambling Task in a sample of hypersexual men. Sex Addict Compulsivity. 2014;21(2):170-83.
22. Reppold CT, Pedrom AC, Trentini CM, Joly MC. Avaliação das funções executivas por meio do Teste Wisconsin de Classificação de Cartas – versão computadorizada. Estudos de testes informatizados para avaliação psicológica. 2010:45-62.
23. Toledano R, Pfaus J. The Sexual Arousal and Desire Inventory (SADI): a multidimensional scale to assess subjective sexual arousal and desire. J Sex Med. 2006;3(5):853-77.
24. Kinsey AC, Pomery WB, Martin CE. Kinsey scale. Personality Social Psychol Bull. 1948.
25. Atwood JD, Gagnon J. Masturbatory behavior in college youth. J Sex Educat Ther. 1987;13(2):35-42.
26. Laumann EO, Michael RT, Gagnon JH. A political history of the national sex survey of adults. Fam Plann Perspect. 1994;26(1):34-8.
27. Långström N, Hanson RK. High rates of sexual behavior in the general population: Correlates and predictors. Arch Sex Behav. 2006;35:37-52.
28. Skegg K, Nada-Raja S, Dickson N, Paul C. Perceived "out of control" sexual behavior in a cohort of young adults from the Dunedin Multidisciplinary Health and Development Study. Arch Sex Behav. 2010;39:968-78.
29. Briken P, Wiessner C, Stulhofer A, Klein V, Fuß J, Reed GM, et al. Who feels affected by "out of control" sexual behavior? Prevalence and correlates of indicators for ICD-11 Compulsive Sexual Behavior Disorder in the German Health and Sexuality Survey (GeSiD). J Behav Addict. 2022; 11:900-11.
30. De Tubino Scanavino M, Ventuneac A, Najjar CH, Tavares H, Amaral MLS, Messina B, et al. Compulsive sexual behavior and psychopathology among treatment-seeking men in São Paulo, Brazil. Psychiatry Res. 2013;209(3):518-24.
31. Grov C, Golub SA. Mustanski B, Parsons JT. Sexual compulsivity, state affect, and sexual risk behavior in a daily diary study of gay and bisexual men. Psychol Addict Behav. 2010;24(3):487-97.
32. Kraus SW, Voon V, Potenza MN. Should compulsive sexual behavior be considered an addiction? Addiction. 2016;111(12):2097-106.
33. Scanavino MD. Comportamento sexual de sujeitos com aids referida: um estudo baseado numa amostra da população brasileira (Dissertação de Doutorado), Universidade de São Paulo. 2007.
34. Morgenstern J, Muench F, O'Leary A, Wainberg M, Parsons JT, Hollander E, et al. Non-paraphilic compulsive sexual behavior and psychiatric co-morbidities in gay and bisexual men. Sex Addict Compulsivity. 2011;18(3):114-34.
35. Reid RC, Carpenter BN, Hook JN, Garos S, Manning JC, Gilliland R, et al. Report of findings in a DSM-5 field trial for hypersexual disorder. J Sex Med. 2012;9(11):2868-77.
36. Scanavino MDT, Ventuneac A, Abdo CHN, Tavares H, Amaral MLS, Messina B, et al. Sexual compulsivity, anxiety, depression, and sexual risk behavior among treatment-seeking men in São Paulo, Brazil. Braz J Psychiatry. 2018;40:424-31.

3
Diagnóstico de transtorno do comportamento sexual compulsivo: critérios e comorbidades

Marco de Tubino Scanavino

INTRODUÇÃO

O comportamento sexual excessivo já recebeu diversas denominações, desde donjuanismo, satiríase e ninfomania. Essas denominações têm sido evitadas, pois se tornaram populares, desvirtuando o significado original.

O donjuanismo se caracteriza por um perfil mais conquistador e sedutor, que por vezes não apresenta excessiva prática sexual, mas principalmente uma história de conquistas sexuais. Em geral, tratam-se de várias conquistas simultâneas que, por sua vez, podem comprometer emocionalmente as parcerias. Esses indivíduos não expressam com clareza suas intenções, como: "olha eu não me vínculo a ninguém, mas tenho relacionamento aberto". Ao contrário, por vezes, fazem juras de amor, porém para diversas parcerias simultaneamente. A satiríase era mais utilizada para homens com comportamento sexual excessivo, enquanto a ninfomania para mulheres com excessivo apetite sexual.

Hipererotismo e hiperfilia eram usados em meados do século passado quando se pensava em um critério mais quantitativo para a hipersexualidade.

Depois, a denominação impulso sexual excessivo passou a ser utilizada por se encontrar na Classificação Internacional das Doenças na 10ª edição (CID-10)[1].

Porém, na literatura existem poucos trabalhos com essa nomenclatura. Será muito mais comum encontrar artigos sobre a compulsão sexual, o comportamento sexual compulsivo ou a compulsividade sexual e a dependência de sexo. Mais recentemente a hipersexualidade tem sido mais utilizada[2].

Neste capítulo, serão abordados modelos psicopatológicos principais, a saber: da dependência, da hipersexualidade, da compulsividade e da impulsividade.

MODELOS PSICOPATOLÓGICOS

Impulsividade

O modelo da impulsividade tem uma proximidade com o campo dos transtornos do controle do impulso, os quais estão presentes na CID e no Manual Diagnóstico e Estatístico dos Transtornos Mentais (DSM)[3].

E o que é um transtorno do controle do impulso?

É justamente o fracasso em resistir a um impulso ou a uma tentação de realizar um ato que pode ser prejudicial para a pessoa ou para outras pessoas. É possível sentir maior sensação de tensão ou de excitação antes do ato, e depois experimentar prazer, gratificação ou alívio[3].

As pessoas que apresentam impulsividade como traço de personalidade são atraídas pela aventura, pela adrenalina, pela experimentação de riscos, comum em praticantes de esportes radicais como pular de paraquedas.

O Questionário de Personalidade de Zuckerman-Kuhlman[4] apresenta um domínio que avalia a busca de sensações, que é correlacionado com a impulsividade.

A seguir alguns exemplos de colocações usadas no questionário:

- Eu gosto de ter novas e excitantes experiências e sensações mesmo que seja um pouco assustador.
- Gosto de fazer coisas só pelo prazer que causam.
- Aprecio me envolver em novas situações nas quais não posso prever como as coisas vão terminar.
- Eu vou experimentar qualquer coisa ao menos uma vez.
- Eu gosto de festas selvagens e desinibidas.

No caso desse questionário, os escores variam de 0 a 19. Em nosso estudo, os pacientes com compulsão sexual têm uma média de 10,4, e os controles, 5,8. Portanto, os pacientes compulsivos sexuais apresentam significativamente mais impulsividade que os participantes controles saudáveis.

Esse domínio da impulsividade foi muito estudado nas décadas de 1980 e 1990 durante o início da epidemia da aids. Surgiram muitos estudos para investigar esse domínio da busca de sensações ou de novidades, que está associado à impulsividade.

Então as pessoas que apresentavam escores mais elevados, mais frequentemente apresentavam risco para contrair infecções sexualmente transmissíveis.

Como exemplo de uma fala de um paciente que remete à impulsividade tem-se: "Eu penso antes de sair de casa, posso levar o preservativo, mas na hora tudo acontece num turbilhão, não consigo resistir até me satisfazer e por vezes não uso o preservativo..."

O modelo da impulsividade apoia o código da CID-10, F52.7 que é do impulso ou do apetite sexual excessivo.

Compulsividade sexual

O modelo de compulsividade tratará do fenômeno como compulsão ou como comportamento sexual compulsivo (CSC). Esse modelo entende que o indivíduo busca reduzir a ansiedade decorrente de um funcionamento obsessivo-compulsivo subjacente, e nesse sentido é importante a presença da obsessão sexual descrita por grande parte do tempo consumido por fantasias sexuais. Parte dos pacientes poderá nos contar que começam a fantasiar durante o trabalho, passa a pensar em fantasias sexuais e dispersa a atenção, para de trabalhar para fazer isso, indo por vezes se masturbar para se satisfazer sexualmente. Alguns pacientes chegam a relatar quase 24 horas com pensamentos sexuais.

Como funciona o transtorno obsessivo-compulsivo?

Existem obsessões, que são pensamentos preocupantes que vêm à mente da pessoa independentemente da vontade dela, por exemplo, ocorre um pensamento negativo de que acontecerá algo ruim com um ente querido, isso leva a uma sensação de ansiedade e angústia, e o paciente desenvolve um ritual (que é a compulsão), um comportamento repetitivo que para ele tem um sentido. Por exemplo, cada vez que ocorre o pensamento negativo pode decidir contar quantas telhas tem no telhado ou quantos carros passam na rua. O ritual, por sua vez, afasta as ideias obsessivas temporariamente. Isso é chamado pensamento mágico, o qual causa um alívio temporário, até que voltem os pensamentos obsessivos. Então esse é o ciclo do transtorno obsessivo-compulsivo. Adaptando isso para a compulsão sexual, em vez de obsessões, teria as fantasias sexuais. As fantasias trazem uma tensão associada à ansiedade. A compulsão ocorre ao se engajar na prática sexual para alcançar o orgasmo e obter o alívio passageiro. Em breve retornam às fantasias sexuais.

O estudo de Miner et al.[5] é o primeiro estudo de neuroimagem envolvendo pacientes compulsivos sexuais. É um estudo que procurou investigar as características impulsivas e neuroanatômicas do transtorno do comportamento sexual compulsivo.

Os pacientes compulsivos sexuais apresentaram escores elevados de compulsividade sexual comparados aos controles.

O Inventário do Comportamento Sexual Compulsivo apresentou correlação com o córtex superior e a Escala de Impulsividade de Barratt mostrou correlação com o córtex inferior, bem como correlação com fatores emocionalmente negativos.

Então a correlação entre aspectos emocionais e de impulsividade foi no lobo frontal inferior e a correlação da compulsividade sexual com o lobo frontal superior. Geralmente, a escala que mede os transtornos do impulso tem correlação com o lobo frontal inferior e, nesse estudo, a correlação foi com o lobo frontal superior que é mais comum nos transtornos da ansiedade.

Falando em ansiedade, vale lembrar justamente que um dos aspectos mais importantes desse fenômeno de ter um comportamento sexual descontrolado é a presença de ansiedade, e faz bastante sentido que a compulsividade sexual esteja mais associada com o lobo frontal superior onde geralmente as escalas de ansiedade também estão correlacionadas. Esse achado apoia o modelo da compulsividade enquanto explicativo dos fenômenos clínicos do comportamento sexual exacerbado.

Aqui duas falas de pacientes diferentes que remete à compulsividade:

- "Começo a trabalhar e, de repente, começo a elaborar uma fantasia sexual em minha mente. Quando vejo passaram-se horas nas quais fiquei 'viajando em fantasias sexuais' e o trabalho ficou por fazer..." [30 anos]
- "Já melhorei o controle sobre o comportamento sexual, mas sempre que vou tomar banho vem o pensamento e uma sensação de necessidade de introduzir objetos no ânus. Isso não consigo controlar ainda. Os pensamentos e a sensação cessam apenas depois de me satisfazer. Por vezes me machuco." [34 anos]

O modelo da compulsividade apoia o diagnóstico que entrará em vigor na CID-11[6], o transtorno do comportamento sexual compulsivo.

Dependência

São características centrais ao modelo de dependência: a abstinência, o comportamento sexual é ativado para manejar afetos disfóricos que surgem após um período de abstinência, levando ao engajamento sexual como automedicação; bem como a escalada de comportamentos sexuais chamado tolerância. A tolerância é quando o indivíduo precisa ampliar as horas que despenderá para aquele comportamento para conseguir ter sensações prazerosas tanto quanto tinha anteriormente ou pode se engajar em comportamentos mais arriscados para que possa ter as sensações sentidas antes.

O modelo neurobiológico de dependência parte do pressuposto de uma desregulação de neurotransmissores no núcleo estriatal ventral, em particular da dopamina, mas envolve também serotonina e receptores opioides. Na ausência do comportamento aditivo por um espaço de tempo pode ativar essa via. Em geral, passa a ocorrer a percepção de não estar bem e sentir-se envolvido por um estado emocional negativo. Esse estágio é mediado pela liberação do fator liberador de corticotrofina no hipotálamo para ativar na hipófise a liberação do hormônio adrenocorticotrófico, que agirá na glândula adrenal. A adrenal deverá liberar o cortisol. As fracas conexões nas vias mesocorticais envolvendo o córtex pré-frontal orbital e córtex cingulado anterior ventral favorecerá a emergência do comportamento sexual compulsivo.

Há um estudo cujos achados apoiam o modelo de dependência para explicar os comportamentos sexuais exacerbados. Kuhn e Gallinat[7] investigaram 64 homens saudáveis de 21 a 45 anos que informaram que se engajaram regularmente na visualização de imagens eróticas. Eles construíram uma variável que se referia a "horas de consumo de pornografia semanais" e eles correlacionaram essa variável com achados de neuroimagem. Uma das observações foi uma diminuição do volume da substância cinzenta no núcleo caudado direito, esse núcleo faz parte da área límbica e está muito próximo da área do *accumbens* e da área tegmental ventral, conhecidas como áreas do sistema cerebral de recompensa e motivação. Também foi observada uma correlação entre ativação funcional com aumento de consumo de pornografia e, ao mesmo tempo, diminuição dessa ativação funcional na região do núcleo putâmen esquerdo que é uma outra área próxima do núcleo caldado direito. Além disso, foi observada diminuição da conectividade do caudado direito e do lobo pré-frontal dorsolateral esquerdo. Os participantes do estudo eram homens saudáveis, sem diagnóstico de compulsão sexual, sem dependência de pornografia nem de drogas. Portanto, quanto maior for o consumo de pornografia, maior a chance de promover alterações na anatomia cerebral dessas regiões, bem como no funcionamento cerebral que são muito próximas das alterações que as pessoas que têm um quadro de dependência de uso de substâncias apresentam. Portanto, os resultados do estudo apoiam a ideia explicativa da compulsão sexual como um quadro de dependência.

Quanto à fala de um paciente que remete a esse modelo de dependência:

"Meu comportamento vem num crescente nos últimos tempos. Tenho que alcançar situações mais e mais excitantes. Nunca me sinto satisfeito(a). Infelizmente me entrego a situações que anos atrás jamais conceberia, mas agora só essas me estimulam. Depois de terminado, a 'ressaca moral' é enorme e sofro muito com isto."

Hipersexualidade

Quando se fala de hipersexualidade, a própria denominação nos remete a um aspecto mais quantitativo, de ter frequência elevada de relacionamentos sexuais ou de atividades sexuais envolvendo masturbação. Nesse sentido, considera-se que a principal alteração ocorre no desejo sexual.

Masters e Johnson[8] definiram o ciclo de resposta sexual, após estudar 300 casais mantendo relacionamento sexual no laboratório. Identificaram a fase de excitação, orgasmo e resolução e definiram que a excitação era um aumento da excitação subjetiva concomitante a modificações físicas, nos homens notada pela ereção e nas mulheres pela lubrificação vaginal. O platô era uma fase estável que antecedia o orgasmo, o qual era concomitante com a ejaculação masculina e nas mulheres com contrações clônicas da musculatura da região pélvica inferior. Após o orgasmo, caracterizado por sensação de paz, plenitude e de grande satisfação; segue-se um período refratário à nova excitação sexual. Kaplan[9] adicionou a fase do desejo no início do ciclo. Então quando o conceito de hipersexualidade voltou a ser debatido com base no DSM-5[3], e um aspecto considerado era de que as pessoas hipersexuais teriam um desejo sexual mais saliente e mais responsivo.

Além disso, com base em alguns estudos com animais, os animais que apresentavam uma desregulação das monoaminas cerebrais (serotonina, dopamina, noradrenalina) associada a alterações dos receptores de testosterona cerebrais, mostravam mais apetite sexual e comportamento mais acentuado de monta[10]. Esses achados apoiam o modelo de hipersexualidade, que, por sua vez, teria uma expressão no aumento do apetite sexual, bem como na fase de excitação sexual.

No estudo de Messina et al.[11], os participantes responderam à bateria de testes neuropsicológicos antes e depois da visualização de um vídeo erótico, então responderam ao Inventário do Desejo e da Excitação Sexual. A média do escore dos pacientes compulsivos sexuais era mais elevada do que a média dos controles saudáveis, após a visualização dos vídeos eróticos, sugerindo que os pacientes têm uma prontidão de resposta ao estímulo sexual que é maior do que as pessoas que não têm compulsão sexual.

Vemos aqui a fala de um paciente que remete a hipersexualidade:

"Percebo que tenho prazer em conquistar ou seduzir. Quanto mais melhor. Parece que vou contar nos dedos da mão. Sou muito rápido em tudo que faço. Quero sempre resolver as coisas de um modo pronto e direto. Tenho dificuldade para coisas que precisam de tempo para processar. Não sou do tipo que paro para me observar e ver como estou me sentindo, sou mais da ação. Sou naturalmente ansioso." [47 anos]

DIAGNÓSTICO

O diagnóstico do impulso sexual excessivo que consta na CID-10[1] menciona que homens e mulheres podem ocasionalmente se queixar de um impulso sexual excessivo como um problema por si só, em geral, durante o final da adolescência ou o início da vida adulta. Quando o impulso sexual é secundário a um transtorno afetivo ou quando ocorre nos estágios iniciais de demência, o transtorno subjacente deve ser codificado. Inclui ninfomania nas mulheres e satiríase nos homens.

Esse critério diagnóstico parece simples, mas na verdade é muito difícil conseguir diferenciar pessoas com ou sem o problema clínico, pois não apresenta critérios diagnósticos operacionais.

Comumente investiga-se o diagnóstico de impulso sexual excessivo perguntando ou colocando: "Por que veio procurar ajuda para o problema? Por favor, descreva o comportamento sexual e por que acredita que é excessivo. Por favor, descreva situações nas quais perdeu o controle sobre o comportamento sexual". Se essas respostas são satisfeitas, diz-se que existe um quadro de impulso sexual excessivo. Porém, essas perguntas foram desenvolvidas pelo AISEP, não é uma recomendação da OMS (1993).

Para investigar o diagnóstico de dependência de sexo, utilizam-se os critérios desenvolvidos por Goodman[12], o qual adaptou o critério de dependência de substâncias do DSM-IV[13] para dependência de sexo. O diagnóstico consiste em desenvolver um padrão de comportamentos sexuais repetitivos nos últimos 12 meses, associado a sofrimento e prejuízo clínico, manifesto por três ou mais dos seguintes critérios: tolerância, necessidade de escalonamento do comportamento ou da busca de comportamentos mais arriscados para sentir as sensações que obtinha anteriormente; abstinência, sintomas físicos e psíquicos inespecíficos ao parar ou ao reduzir a frequência de engajamento em práticas sexuais; aumento do envolvimento com os comportamentos sexuais; aumento do tempo gasto com o ritual de busca; interferência em outras áreas importantes da vida por causa do crescente comportamento sexual na rotina diária; manutenção dos comportamentos apesar da percepção de consequências negativas; falta de controle.

Esse critério diagnóstico de dependência de sexo não está na classificação diagnóstica nem da CID-11[6] nem do DSM-5-TR[3]. Tem sido usado em algumas pesquisas.

Para a 5ª edição do DSM foi considerado o diagnóstico do transtorno hipersexual. Como os critérios foram embasados em pesquisas das últimas décadas e envolviam basicamente a presença de recorrentes e intensas fantasias, impulsos e comportamentos sexuais não parafílicos nos últimos seis meses, é possível prever o sofrimento clínico e consequências adversas[14].

Os cinco subcritérios "A" eram:

1. Tempo excessivo com interferência em outras áreas da vida, gasto com atividades sexuais.
2. Frequentemente busca o sexo em resposta a estados negativos de humor.
3. Frequentemente busca o sexo em resposta a eventos estressantes.
4. Fracasso ao tentar controlar o comportamento.
5. Manutenção do comportamento apesar do risco de danos físicos e emocionais para si e terceiros.

Os dois subcritérios "B" eram:

1. Presença de sofrimento clínico.
2. Prejuízo em outras áreas importantes.

Com quatro subcritérios "A" e um subcritério "B", o critério para diagnóstico do transtorno hipersexual seria preenchido. Porém, apesar de bastante operacional e ao mesmo tempo crítico[15] não foi incluído no DSM-5-TR por não apresentar evidências científicas suficientes. Por hora, a presença de comportamento sexual fora de controle deve ser classificada como 312.9 Transtornos disruptivos do controle dos impulsos e da conduta seguindo o DSM-5.

As áreas que faltavam evidências para o reconhecimento desse diagnóstico eram:

- Estudos populacionais de prevalência com o conceito de transtorno hipersexual.
- Estudos com neuroimagem.
- Estudos com bases fisiopatológicas.

Atualmente esses aspectos já têm um corpo de estudos maior.

Apesar de não ter sido incluído, desde 2013 houve aumento exponencial de estudos acerca do comportamento sexual fora de controle, e a maioria deles utilizou os critérios do transtorno hipersexual para selecionar os participantes dos estudos.

Recentemente, foi proposto o critério diagnóstico para a 11ª versão da Classificação Internacional de Doenças (CID-11)[16]. Os indivíduos que se queixam de um padrão persistente na falha do controle de impulsos ou desejos sexuais intensos e repetitivos resultantes em comportamento sexual repetitivo, manifestado por um período prolongado (6 meses ou mais) e que relatam sofrimento acentuado ou prejuízo significativo nas áreas pessoal, familiar, social, profissional, ocupacional ou outras importantes do funcionamento, serão considerados no diagnóstico de transtorno do comportamento sexual compulsivo se eles também apresentarem os seguintes sintomas:

- Atividades sexuais repetitivas começam a se tornar o foco central da vida da pessoa a ponto de negligenciar sua saúde, seus cuidados pessoais ou outros interesses, atividades e responsabilidades.
- Numerosas tentativas sem sucesso de reduzir o comportamento sexual repetitivo.
- Comportamento sexual repetitivo contínuo apesar das consequências adversas ou quando este lhe traz pouca ou nenhuma satisfação.

Observe-se que se o sofrimento decorre predominantemente de autocrítica exacerbada do indivíduo em relação às práticas sexuais com as quais se envolve, é considerado incongruência moral e não é suficiente para formular o diagnóstico de transtorno do comportamento sexual compulsivo[16].

ACOMPANHAMENTO

Enquanto os critérios diagnósticos se encontram em debate na literatura, existem instrumentos de medida da gravidade bem estabelecidos. Três deles foram validados para uso no Brasil[15]:

- Escala da Compulsividade Sexual (*The Sexual Compulsivity Scale*, SCS): os itens foram inicialmente derivados de autodescrições de sujeitos que se autoidentificam como dependentes de sexo. A escala é composta de dez itens que visam mensurar a intensidade do desejo, a cognição e o CSC, por exemplo, "Meu desejo sexual atrapalha os meus relacionamentos". Dispõe de uma escala de quatro pontos, variando de 1 (não se aplica a mim) a 4 (se aplica muito a mim) para o participante assinalar. Os escores totais podem variar de 10 a 40 pontos, com escores mais altos indicando níveis mais elevados de sintomatologia sexual compulsiva. A escala tem sido utilizada para prever frequências de comportamentos sexuais, número de parceiros sexuais, práticas de comportamentos sexuais diversos e história de DST. Estudos norte-americanos propuseram o ponto de corte de 24, significando que indivíduos que alcançam esse escore apresentam risco para quadro clínico relacionado ao CSC[15].
- O Inventário do Comportamento Sexual Compulsivo (CSBI) foi elaborado baseado na experiência clínica de indivíduos com CSC[17], com colocações

como "Você já se sentiu incapaz de controlar seu comportamento sexual?". A versão adaptada para uso no Brasil tem 22 itens (CSBI-22). Os participantes respondem cada item do CSBI-22 usando uma escala de pontuação de 1 a 5, em que 1 (muito frequentemente) e 5 (nunca). No CSBI-22, a pontuação pode variar de 22 a 110, com menores pontuações representando níveis mais severos de CSC[18]. O CSBI-22 acessa dois fatores: controle (13 itens), que mensuram a habilidade de controlar o comportamento sexual e violência (9 itens), que mensuram a experiência de violência sexual. Investigações das propriedades psicométricas do CSBI mostram grande confiabilidade e validade[15,19].

- O Inventário de Triagem do Transtorno Hipersexual (HDSI) é uma medida diagnóstica e dimensional – possui dupla possibilidade de aplicação – composta de três partes: A, B e C. Ele consiste em 7 itens seguidos de acordo com os critérios (5 itens do critério A e 2 itens do critério B) do transtorno hipersexual. Por exemplo: "Durante os últimos 6 meses, eu fiz uso de fantasias sexuais e comportamentos sexuais para evitar, adiar ou lidar com estresses e outros problemas difíceis ou responsabilidades em minha vida". Eles são numerados de 0 a 4, de "nunca verdadeiro" até "quase sempre verdadeiro", e investigados no intervalo de tempo dos últimos 6 meses, o total de pontuação varia de 0 a 28. Para um possível diagnóstico de transtorno hipersexual, uma pontuação mínima de 3 é requerida em 4 de 5 critérios A, e 3 ou 4 pontos em pelo menos 1 critério B é requerido, resultando em uma pontuação total mínima de 15. Pode ser reaplicado ao longo do tempo para mensurar a gravidade sintomática. A parte C contém uma lista de seis domínios de comportamentos sexuais problemáticos (p. ex., consumo excessivo de pornografia e prática masturbatória excessiva), e os participantes são solicitados a falar sobre quais tipos de comportamento têm causado problemas nos últimos 6 meses. O HDSI mostrou excelentes propriedades psicométricas[15].

Na CID-11, houve a substituição do impulso sexual excessivo pelo transtorno do comportamento sexual compulsivo, e esse transtorno foi classificado nos transtornos do controle dos impulsos. A justificativa era de entrar na CID-11 com critério diagnóstico mais operacional, principalmente pelas consequências para a saúde pública, porque a Organização Mundial da Saúde é muito voltada para aspectos de saúde pública, e a compulsão sexual está muito atrelada à saúde pública no tocante à transmissão de infecções sexualmente transmissíveis e a outros desfechos importantes, principalmente a questão de desestruturação familiar, e se envolver com violência sexual.

ESCALA DE TRANSTORNO DE COMPORTAMENTO SEXUAL COMPULSIVO (CSBD-19)[20]

A CSBD-19[20] foi desenvolvida por meio de colaboração internacional[21] e validada em 43 países, envolvendo mais de 80 mil participantes[22]. A escala inclui cinco fatores, seguindo as diretrizes de diagnóstico da CID-11. O fator controle avalia as dificuldades em se abster de se engajar em comportamentos sexuais, muitas vezes no contexto de fortes impulsos ou motivações sexuais. O fator saliência avalia a importância e a centralidade dos comportamentos sexuais na vida de uma pessoa. O fator recaída avalia os esforços malsucedidos de uma pessoa para reduzir impulsos e comportamentos sexuais. O fator insatisfação avalia a experiência de obter menos ou nenhuma satisfação de comportamentos sexuais. Por último, o fator consequências negativas avalia o sofrimento clinicamente significativo geral e específico de domínio, bem como o prejuízo funcional resultante de impulsos e comportamentos sexuais.

A CSBD-19[20] é uma escala de 19 itens que avalia impulsos sexuais compulsivos, pensamentos e comportamentos e suas consequências nos últimos seis meses ao longo de cinco fatores, seguindo as diretrizes de diagnóstico da CID-11[6]: controle (três itens), saliência (três itens), recaída (três itens), insatisfação (três itens) e consequências negativas (sete itens). Os participantes indicam seus níveis de concordância com cada item em uma escala de quatro pontos (1 = "discordo totalmente"; 4 = "concordo totalmente"), com pontuações totais variando de 19 a 76 pontos. Marcar 50 pontos ou mais indica estar em alto risco de experimentar o transtorno de comportamento sexual compulsivo. Os participantes leem uma definição preestabelecida de sexo antes de completar a escala. A tradução do CSBD-19 em todos os idiomas disponíveis pode ser encontrada em https://osf.io/jcz96/?view_only=9af0068dde81488db54638a01c8ae118.

REFERÊNCIAS

1. Organização Mundial da Saúde. CID-10: Classificação Estatística Internacional de Doenças com disquete. v. 1. São Paulo: Edusp; 1994.
2. Kafka MP. Hypersexual disorder: a proposed diagnosis for DSM-V. Arch Sex Behav. 2020;39:377-400.
3. American Psychiatric Association (APA). DSM-5: manual diagnóstico e estatístico de transtornos mentais. Porto Alegra: Artmed; 2014.
4. Santos CFG, Dixe MAO. Validação transcultural das escalas ZKPQ-50-CC (personalidade), BAS (imagem corporal) e AS (ambivalência na decisão de ter relações sexuais) para adolescentes. (Tese de Mestrado). Instituto Superior Miguel Torga, Coimbra. 2011.
5. Miner MH, Raymond N, Mueller BA, Lloyd M, Lim KO. Preliminary investigation of the impulsive and neuroanatomical characteristics of compulsive sexual behavior. Psychiatry Res. 2009;174(2):146-51.

6. World Health Organization. International Statistical Classification of Diseases and Related Health Problems (11.ed.). 2022.
7. Kühn S, Gallinat J. Brain structure and functional connectivity associated with pornography consumption: the brain on porn. JAMA Psychiatry. 2014;71(7):827-34.
8. Masters WH, Johnson VE. Human sexual response. Massachusetts: Little Brown; 1996.
9. Kaplan HS. New sex therapy: Active treatment of sexual dysfunctions. New York: Routledge; 2013.
10. Pfaus JG. Homologies of animal and human sexual behaviors. Hormones and Behavior. 1996;30:187-200.
11. Messina B, Fuentes D, Tavares HAbdo CH, Scanavino MD. Executive functioning of sexually compulsive and non-sexually compulsive men before and after watching an erotic video. J Sex Med. 2017;14(3):347-54.
12. Goodman A. What's in a name? Terminology for designating a syndrome of driven sexual behavior. Sex Addict Compulsivity: Journal Treatment Prevention. 2001;8(3-4):191-213.
13. American Psychiatric Association (APA). DSM IV: manual diagnóstico y estadístico de los trastornos mentales. 1998. 907p.
14. Kafka MP. Hypersexual disorder: a proposed diagnosis for DSM-V. Arch Sex Behav. 2010;39:377-400.
15. Scanavino MDT, Ventuneac A, Abdo CHN, Tavares H, Amaral MLS, Messina B, et al. Sexual compulsivity scale, compulsive sexual behavior inventory, and hypersexual disorder screening inventory: translation, adaptation, and validation for use in Brazil. Arch Sex Behav. 2016;45:207-17.
16. Kraus SW, Krueger RB, Briken P, First MB, Stein DJ, Kaplan MS, et al. Compulsive sexual behaviour disorder in the ICD-11. World Psychiatry. 2018;17(1):109-10.
17. Coleman E, Miner M, Ohlerking F, Raymond N. Compulsive sexual behavior inventory: a preliminary study of reliability and validity. J Sex Marital Ther. 2001;27(4):325-32.
18. Miner MH, Coleman E, Center BA, Ross M, Rosser BRS. The compulsive sexual behavior inventory: psychometric properties. Arch Sex Behav. 2007;36:579-87.
19. Hook JN, Hook JP, Davis DE, Worthington Jr EL, Penberthy JK. Measuring sexual addiction and compulsivity: a critical review of instruments. J Sex Marital Therapy. 2010;36(3):227-60.
20. Bőthe B, Potenza MN, Griffiths MD, Kraus SW, Klein V, Fuss J, et al. The development of the Compulsive Sexual Behavior Disorder Scale (CSBD-19): an ICD-11 based screening measure across three languages. J Behav Addict. 2020;9(2):247-58.
21. Bőthe B, Koós M, Nagy L, Kraus SW, Potenza MN, Demetrovics Z. International sex survey: study protocol of a large, cross-cultural collaborative study in 45 countries. J Behav Addict. 2021;10(3):632-45.
22. Bőthe B, Koós M, Nagy L, Kraus SW, Demetrovics Z, Potenza MN., et al. Compulsive sexual behavior disorder in 43 countries: insights from the International Sex Survey and introduction of standardized assessment tools. J Behav Addict. 2023;12(2):393-407.

4

Tratamento medicamentoso de transtorno do comportamento sexual compulsivo: panorama atual e perspectivas para o futuro

Marco de Tubino Scanavino

INTRODUÇÃO

As evidências acerca da eficácia e da segurança de tratamentos para o comportamento sexual compulsivo (CSC) são bem limitadas em geral.

Alguns poucos estudos têm apresentado metodologia mais robusta, por exemplo, um estudo envolvendo autorreferidos dependentes de sexo que receberam triptorrelina (3,75 mg por períodos variáveis). Esse estudo prospectivo observou diminuição do número de intercursos sexuais no acompanhamento de 6, 12 e 24 meses[1]. Apesar de não serem utilizados para essa finalidade no Brasil e em diversos outros países, os medicamentos agonistas hormonais da liberação das gonadotrofinas têm sido objetos de estudo quanto ao efeito na hipersexualidade.

Outro exemplo é um ensaio clínico randomizado duplo-cego, investigando citalopram e placebo em 28 homens que fazem sexo com homens (HSH) e CSC, o qual mostrou melhora quanto ao impulso sexual, à frequência de masturbação e ao comportamento sexual de risco[2].

Recentemente, um estudo brasileiro controlado e randomizado com 135 homens altamente sintomáticos para a CSC encontra-se em fase de análise dos resultados. Nesse estudo os indivíduos compulsivos sexuais foram randomizados em três modalidades terapêuticas – acompanhamento psiquiátrico com uso de medicamentos, psicoterapia psicodinâmica em grupo e de tempo limitado e ambas as intervenções combinadas.

Os participantes completaram as avaliações na linha de base, 25ª e 34ª semanas. Dos participantes, 57 (42,2%) desistiram entre o início e a 25ª semana; 68 (50,4%), entre o início e a 34ª semana; e 94 (69,6%) não aderiram (80% comprimidos tomados ou 75% sessões de terapia) ao tratamento.

Um efeito de interação significativo foi encontrado entre tempo e grupo, mostrando que quem recebeu apenas medicamentos sob acompanhamento psiquiátrico melhorou menos da compulsividade sexual do que quem recebeu psicoterapia psicodinâmica de grupo e de prevenção de recaída em grupo e de quem recebeu ambas as modalidades de tratamento conjuntamente. Os participantes que aderiram ao tratamento melhoraram mais da compulsividade sexual do que os não aderentes na 25ª semana e na 34ª semana. O comportamento problemático mais relatado foi a masturbação compulsiva e foi o que apresentou maior risco de não adesão (72,6%).

Por causa da elevada taxa de desistências e de não adesão, ficam limitadas as conclusões sobre a eficácia. Novos estudos poderão explorar esses dados[3].

MEDICAMENTOS

As classes de medicamentos com mais dados na literatura quanto a apresentarem efeito sobre a regulação da hipersexualidade são os inibidores seletivos da recaptação da serotonina – ISRS (p. ex., fluoxetina, sertralina, paroxetina e citalopram), os estabilizadores do humor ou anticonvulsivantes (p. ex., topiramato), os inibidores opioides (p. ex., naltrexona) e os antiandrogênicos (p. ex., acetato de medroxiprogesterona). Apesar disso, não existem evidências de superioridade de efeito de uma classe ou de um medicamento com relação aos demais. A maior parte são relatos de caso, em vez de estudos controlados e randomizados[4].

Inibidores seletivos da recaptação da serotonina (ISRS)

São os medicamentos mais utilizados. Recomenda-se introduzir os medicamentos em doses baixas e titular a dose de acordo com a resposta terapêutica. É muito importante que se obtenha uma modulação da resposta sexual em detrimento da inibição dela[4].

Como parte dos indivíduos compulsivos sexuais apresenta sintomatologia depressiva e ansiosa, bem como elevada desregulação emocional, eles em geral se beneficiam dos efeitos terapêuticos da elevação da serotonina nas sinapses sobre o processamento emocional. Além disso, gradualmente ocorre retomada do controle inibitório, ampliando o autocontrole e reduzindo os comportamentos impulsivos[4].

A fluoxetina pode ser usada em doses entre 20 e 80 mg/dia. A sertralina pode ser utilizada em doses entre 100 e 200 mg/dia, particularmente em pacientes com sintomas físicos e que façam uso de outros medicamentos, em razão da menor interação medicamentosa. A paroxetina pode ser usada em doses entre 20 e 60 mg/dia. O citalopram pode ser utilizado em doses entre 20 e 40 mg/dia.

Os ISRS são particularmente indicados quando estiverem associados: estados de humor negativos, sintomas obsessivo-compulsivos e impulsividade exacerbada.

Estabilizadores de humor ou anticonvulsivantes

Além dos ISRS, os estabilizadores de humor são os mais utilizados.

Estão particularmente indicados em pacientes cujos sintomas de instabilidade do humor e dos impulsos forem proeminentes.

Dentro dessa classe, o topiramato tem sido indicado especialmente quando se observam evidentes sintomas impulsivos. Os mecanismos de ação do topiramato envolvem a modulação dos canais de cálcio e de sódio, potencialização das vias de neurotransmissão GABA e bloqueio dos receptores de glutamato. O topiramato deve ser introduzido com escalonamento gradual da dose para evitar os efeitos adversos. Sugere-se iniciar com a dose de 25 mg/dia e aumentar a cada cinco dias em 25 mg, até atingir 200 mg/dia[5].

A lamotrigina é outro estabilizador de humor que vem sendo utilizado em transtornos do controle dos impulsos, particularmente quando há sintomas afetivos associados. Reduz o apetite sexual, na dose de 200 a 400 mg/dia[6].

Existem também relatos de caso de bom efeito terapêutico de ácido valproico e lítio.

Inibidor opioide

A naltrexona vem sendo utilizada em transtornos do controle dos impulsos, além da indicação primeira na dependência ao álcool. Tem sido adotada, também, para tratar jogo patológico, cleptomania e abuso de cocaína. No tratamento do CSC, a naltrexona tem mostrado resultados positivos isolada ou combinada a outros fármacos, principalmente os ISRS[7] ou psicoterapias[8]. A introdução do inibidor opioide melhora a sensação de urgência por sexo, geralmente em dosagens mais altas como a de 150 mg/dia. É importante o controle das enzimas hepáticas no uso da naltrexona por causa da potencial hepatotoxicidade.

Antiandrogênicos

Os medicamentos de ação antiandrogênica como o acetato de medroxiprogesterona (Depo®-Provera®) são reconhecidos por seu efeito direto na redução dos níveis de testosterona, levando a declínios significativos de sintomas hipersexuais[9].

Agonistas hormonais liberadores de gonadotrofina

Existem também os fármacos agonistas hormonais liberadores de gonadotrofina (p. ex., triptorrelina), os quais, por estimular constantemente a glândula hipófise, a princípio aumentam, mas posteriormente diminuem a secreção hipofisária do hormônio luteinizante e, assim, diminuem a liberação de testosterona[10].

Como principal efeito adverso, por causa da queda dos níveis de testosterona, observa-se perda de densidade óssea, a qual pode ser combatida com a suplementação de biofosfonato[11]. Além disso, pode ocorrer perda de pelos e cabelos, astenia e dor no local da injeção.

Os efeitos colaterais dos antiandrogênicos e dos agonistas hormonais da liberação da gonadotrofina explicam índices maiores do que 50% de descontinuidade do uso ao longo do tempo.

Outros medicamentos

Além dos ISRS, existem vários relatos de casos que sugerem que outros antidepressivos, como inibidores da recaptação da serotonina e noradrenalina ISRSN e antidepressivos tricíclicos podem ser benéficos no tratamento do CSC. Entre esses, o medicamento com mais relatos é a clomipramina, com doses relatadas como 150 mg/dia, em monoterapia[12] e combinada com outras opções de tratamento, como ácido valproico[13].

Para pacientes com comorbidade associada a transtorno do déficit de atenção e hiperatividade, existem relatos de efeito terapêutico com o uso de bupropiona[14] e metilfenidato[15] associado ao ISRS. Porém, a indicação deve ser cautelosa por causa do potencial aditivo do metilfenidato.

Com base em pesquisas sobre dependência de cocaína e *cannabis*, bem como múltiplos comportamentos compulsivos como tricotilomania, a N-acetilcisteína, um suplemento natural que provavelmente modula glutamato, pode ser uma alternativa promissora[16]. Além disso, estudos com transtornos do jogo sugerem que tanto a memantina, antagonista do receptor NMDA, quanto a tolcapona, um inibidor do COMT, podem ser eficazes para mediar a gravidade de comportamentos de dependência ou compulsivos[17].

PSICOTERAPIA

O tratamento em psicoterapia será mais desenvolvido no Capítulo 9, "Tratamento psicoterápico em transtorno do comportamento sexual compulsivo".

RECOMENDAÇÕES AO TRATAMENTO

As primeiras consultas devem focar na avaliação clínica abrangente por meio do levantamento de dados de história clínica, exame psíquico com ou sem o uso de instrumentos padronizados, a depender da experiência do profissional com o acompanhamento de pacientes com este fenômeno. Exames de sangue envolvendo bioquímicos em geral, bem como hormonais, são recomendados para a documentação clínica, mas não são definitivos para o diagnóstico diferencial.

A prescrição de medicamentos deve ser feita sob a base de uma relação médico-paciente sólida, por isso muitas vezes não ocorrerá nas primeiras consultas. É comum inicialmente prover o paciente com informações acerca do CSC e identificação de aspectos que o distinguem de um comportamento sexual saudável. Por sua vez, no caso de pacientes cuja sintomatologia os expõe a riscos importantes à sua saúde, recomenda-se o emprego de medicamentos para se obter um efeito de controle sintomático mais rápido. O emprego de medicamentos deve ser iniciado em doses baixas, e a dose terapêutica com a finalidade de não haver uma anulação do desejo sexual deve ser tateada, visto que o propósito do tratamento não é a abstinência sexual, mas sim a ampliação do controle.

REFERÊNCIAS

1. Safarinejad MR. RETRACTED: treatment of nonparaphilic hypersexuality in men with a long-acting analog of gonadotropin-releasing hormone. J Sex Med. 2009;6(4):1151-64.
2. Wainberg ML, Muench F, Morgenstern J, Hollander E, Irwin TW, Parsons JT, et al. A double-blind study of citalopram versus placebo in the treatment of compulsive sexual behaviors in gay and bisexual men. J Clin Psychiatry. 2006;67(12):1968-73.
3. Scanavino MDT, Guirado AG, Marques JM, Amaral MLSD, Messina B, Reis SCD, et al. Treatment effects and adherence of sexually compulsive men in a randomized controlled trial of psychotherapy and medication. J Behav Addict. 2023;12(1):261-77.
4. Leppink EW, Grant JE. Behavioral and pharmacological treatment of compulsive sexual behavior/problematic hypersexuality. Curr Addict Rep. 2016;3:406-13.
5. Khazaal Y, Zullino DF. Topiramate in the treatment of compulsive sexual behavior: case report. BMC Psychiatry. 2006;6(1):1-4.
6. Erfurth A, Amann B, Grunze H. Female genital disorder as adverse symptom of lamotrigine treatment. Neuropsychobiology. 1998;38(3):200-1.
7. Raymond NC, Grant JE, Kim SW, Coleman E. Treatment of compulsive sexual behaviour with naltrexone and serotonin reuptake inhibitors: two case studies. Int Clin Psychopharmacol. 2002;17(4):201-5.
8. Amaral MLS, Scanavino M T. Severe compulsive sexual behaviors: a report on two cases under treatment. Braz J Psychiatry. 2012;34:213-4.
9. Winder B, Lievesley R, Kaul A, Elliot HJ, Thorne K, Hocken K. Preliminary evaluation of the use of pharmacological treatment with convicted sexual offenders experiencing high levels of sexual preoccupation, hypersexuality and/or sexual compulsivity. J Forensic Psychiatry Psychol. 2014;25(2):176-94.

10. Winder B, Lievesley R, Elliott H, Hocken K, Faulkner J, Norman C, Kaul A. Evaluation of the use of pharmacological treatment with prisoners experiencing high levels of hypersexual disorder. Journal Forensic Psychiatry Psychol. 2018;29(1):53-71.
11. Kaplan MS, Krueger RB. Diagnosis, assessment, and treatment of hypersexuality. J Sex Res. 2010;47(2-3):181-98.
12. Azhar MZ, Varma SL. Response of clomipramine in sexual addiction. Eur Psychiatry. 1995;10(5): 263-4.
13. Gulsun M, Gulcat Z, Aydin H. Treatment of compulsive sexual behaviour with clomipramine and valproic acid. Clin Drug Investig. 2007;27:219-23.
14. Kafka M. Psychopharmacologic treatments for nonparaphilic compulsive sexual behaviors. CNS Spectrums. 2000;5(1):49-59.
15. Kafka MP, Hennen John. Psychostimulant augmentation during treatment with selective serotonin reuptake inhibitors in men with paraphilias and paraphilia-related disorders: a case series. J Clin Psychiatry. 2000;61(9):664-70.
16. Slattery J, Kumar N, Delhey L, Berk M, Dean O, Spielholz C, ET AL. Clinical trials of N-acetylcysteine in psychiatry and neurology: a systematic review. Neurosci Biobehav Rev. 2015;55:294-321.
17. Yau YHC, Potenza MN. Gambling disorder and other behavioral addictions: recognition and treatment. Harv Rev Psychiatry. 2015;23(2):134-46.

5

Abuso sexual infantil e transtorno do comportamento sexual compulsivo

Sirlene Caramello dos Reis

INTRODUÇÃO

O abuso sexual infantil (ASI) é um problema de saúde pública mundial[1,2], e suas consequências podem influenciar na vulnerabilidade e no desenvolvimento de transtornos mentais na vida adulta[3,4]. Sabe-se que as experiências estressoras na infância, como abuso sexual infantil, podem interferir no desenvolvimento psicossexual saudável de uma pessoa e gerar marcas traumáticas decorrentes das experiência sexuais vivenciadas, que podem estar relacionadas com os fatores etiológicos do comportamento sexual compulsivo (CSC) na vida adulta[4-7].

Atualmente, a classificação nosográfica da 11ª edição da Classificação Internacional de Doenças (CID-11), incluiu o transtorno do comportamento sexual compulsivo (6C72), na seção dos transtornos do controle dos impulsos, pela característica de apresentar falhas em resistir ou controlar comportamentos sexuais independentemente das consequências negativas[7,8].

De acordo com a CID-11, o transtono do comportamento sexual compulsivo é definido por pensamentos, fantasias e comportamentos sexuais que ocorrem de maneira repetitiva e exacerbada[9,10], gerando grandes prejuízos nas esferas da vida e consequências na saúde mental dos indivíduos, à medida que não conseguem controlar seus comportamentos sexuais[7,9,10].

Essa decisão da Organização Mundial da Saúde (OMS) trará novas possibilidades de desenvolver pesquisas baseadas em evidências clínicas para aprimorar os conhecimentos na área e permitirá o desenvolvimento de tratamentos eficazes para os sintomas do CSC[7].

Um estudo brasileiro com 222 homens que buscaram tratamento para comportamento sexual compulsivo, encontrou alta prevalência de 57% dos participantes que referiram história de abuso sexual infantil[6]. Eles apresentaram maior gravidade dos sintomas de ansiedade, depressão e sintomas de comportamento sexual compulsivo. Em relação às características do ASI, a maioria foi abusada por múltiplos abusadores, que geralmente eram pessoas conhecidas de seu convívio social e familiar[6].

VIOLÊNCIA SEXUAL E ABUSO SEXUAL INFANTIL

Estima-se que 12 milhões de pessoas por ano sofrem violência sexual[11,12]. Essa violência atinge indistintamente todas as etnias, classes sociais, religiões, culturas, contextos históricos, todas as idades e pessoas de ambos os sexos[12-14].

A violência sexual, segundo a OMS, é definida como qualquer ato sexual, tentado ou consumado, não consentido e exercido por meio coercitivo ou intimidatório cometido por qualquer pessoa, com emprego de força física, ameaça, armas ou temor psicológico[14]. Essa prática infringe leis e tabus da sociedade[15].

No âmbito jurídico, a Lei n. 12.015/2009, lei alteradora do Código Penal Brasileiro, define os crimes contra a dignidade sexual como todas as ações penais de natureza sexual. Atualmente, o art. 213 caracteriza o estupro como qualquer ato sexual não consentido, praticado com força física ou ameaça contra pessoas. No art. 217-A, é caracterizado o estupro de vulnerável, que é considerado crime os atos sexuais contra crianças e adolescentes menores de 14 anos ou contra pessoas de qualquer idade que não possam oferecer resistência ou consentimento válido[14,16].

O abuso sexual infantil é uma das categorias de violência sexual, na qual, é denominada pelo contato ou jogo sexual que o adulto, em uma relação de poder, submete a criança/o adolescente a estimular ou satisfazer suas necessidades e seus desejos sexuais, impondo-se pela ameaça, pela indução de sua vontade, pela sedução com palavras, por ofertas de presentes ou pela força física[17]. Além disso, existem pesquisas que definem o ASI como experiências sexuais ocorridas antes dos 18 anos de idade, nas quais existem diferenças de poder e idade entre a vítima e o abusador, sendo o abusador pelo menos cinco anos mais velho que a vítima, de até 13 anos de idade; e pelo menos dez anos mais velho quando a vítima tiver entre 13 e 17 anos[18].

Na área jurídica, a Lei n. 13.431/2017 descreve que o abuso sexual é uma das formas de violência sexual e encontra-se tipificado pelo disposto no art. 4º, III, *a*, que denomina "como toda ação que se utiliza da criança ou do adolescente para fins sexuais, seja conjunção carnal ou outro ato libidinoso, realizado de modo presencial ou por meio eletrônico, para estimulação sexual do agente ou de terceiro"[19].

Dados epidemiológicos

Com relação à epidemiologia, a verdadeira incidência é desconhecida, por causa da condição de subnotificação e de sub-registros[12]. Além disso, dentro das pesquisas realizadas, existem diferentes definições de abuso, bem como métodos utilizados nos estudos, o que pode levar a diferentes taxas de prevalência mencionadas[20].

Segundo a OMS aproximadamente 8% dos meninos e 18% das meninas sofreram algum tipo de violência sexual no mundo[21]. Uma outra pesquisa que serviu de critério para um estimativa da prevalência do abuso sexual infantil demonstra que 3 a 29% dos meninos e 7 a 36% das meninas sofreram violência sexual[22]. Estima-se que, menos de 10% dos casos de violência sexual contra crianças ou adolescentes são relatados[13].

Uma metanálise envolvendo estudos desenvolvidos em 22 países sobre a prevalência do ASI estimou que 7,9% dos homens e 19,7% das mulheres sofreram algum tipo de abuso sexual antes dos 18 anos de idade[23].

Um estudo populacional representativo da população brasileira sobre a violência contra crianças e adolescentes revelou que 3,4% dos meninos e 7% das meninas já foram molestados sexualmente. Nesse estudo, 33% dos casos ocorreram dentro da família[24].

Uma pesquisa brasileira, sobre o panorama da violência sexual contra crianças e adolescentes, analisou dados entre 2017 e 2020 dos registros de ocorrências policiais e autoridades de segurança pública de 27 unidades da Federação. Os resultados obtidos foram 179.277 casos de estupro ou estupro de vulnerável com vítimas de 0 até 19 anos. Aproximadamente 45 mil casos por ano[25].

O estudo ainda observou que 81% das vítimas tinham até 14 anos. Do número de casos registrados, 80% foram de meninas, e a maioria tinha entre 10 e 14 anos de idade. Com relação aos meninos, a idade concentrou-se especialmente entre os 3 e 9 anos. A maioria dos casos aconteceu na residência da vítima; 86% dos abusadores são pessoas conhecidas. Em 2020, por conta do isolamento da pandemia de covid-19, houve queda nos registros de violência sexual. Provavelmente, esse fato representa aumento da subnotificação, não de fato uma redução nas ocorrências[25].

A maioria dos estudos realizados é com dados de populações clínicas ou registros policiais de atendimentos às vítimas, que demonstram índices mais elevados de violência sexual contra o gênero feminino. Porém, esses casos são dados notificados. Apesar de as pesquisas demonstrarem uma maior prevalência de meninas que sofrem abuso sexual, uma proporção significativa de meninos também sofrem abuso sexual infantil[26]. Sabe-se que os meninos apresentam mais dificuldades de relatar as experiências de abuso sexual. No Brasil, faltam pesquisas sobre violência sexual masculina[27].

Características do abuso sexual infantil

O ASI é um fenômeno de grande complexidade e pode ser caracterizado em: intrafamiliar ou incestuoso e extrafamiliar. Com relação às características do abuso sexual, podem ser subdivididas em três categorias de ocorrência: sem toque (quando não envolve contato físico); com contato físico (sem ou com penetração); e com contato físico e violência. Essas experiências podem ocorrer de forma aguda (um único episódio ou por um curto período) e de forma crônica (acontecem com mais frequência e por um período maior). Esta última, geralmente, acontece no ambiente familiar[28,29].

Com relação à saúde mental, as piores sequelas do abuso sexual estão relacionadas à gravidade dos comportamentos, maior tempo de duração da violência e quando o abusador é alguém de confiança da criança[30].

Aspectos neurofisiológicos do abuso sexual infantil

A exposição precoce a situações de estresse e por longos períodos na vida pode ativar os sistemas de resposta ao estresse e alterar os aspectos neurofisiológicos do eixo hipotálamo-hipófise-adrenal (HHA), o que pode influenciar no desenvolvimento anatômico e funcional do cérebro da criança, como nas alterações morfológicas que causam modificações perenes nas sensibilidades a neurotransmissores (serotonina, noradrenalina, dopamina) e hormônio, e estão relacionadas a prejuízos na regulação dos afetos emocionais na vida adulta[4,31-33].

ABUSO SEXUAL INFANTIL E COMPORTAMENTO SEXUAL COMPULSIVO

Uma experiência sexual precoce pode desenvolver eventos traumáticos que estão relacionados a consequências negativas no decorrer da vida, como: comportamento sexual compulsivo, comportamento sexual de risco, prostituição, gravidez precoce, aversão sexual e disfunções sexuais[3,4,34-39].

Pesquisas demonstram que o abuso sexual na infância é um dos fatores etiológicos da compulsão sexual na vida adulta. Homens com histórico de abuso sexual apresentaram maior número de comportamentos sexualmente compulsivos[40], e a gravidade do ASI está significativamente associada à compulsividade sexual[41,42].

Provavelmente, isso acontece como estratégia inconsciente para lidar com a dor psicológica do abuso, e os comportamentos sexuais compulsivos acontecem como uma tentativa de reconstituição dos sentimentos e das experiências sexuais vivenciadas no abuso sexual[43-45].

As memórias das experiências são reativadas e funcionam como padrões de comportamentos repetitivos das situações que provocaram dor psicológica[46]. A maneira inconsciente de tentar resolver e dominar o trauma seria pela repetição da cena traumática[47]. A dissociação é uma característica que provoca alterações físicas e psicológicas como maneira de anestesiar as emoções negativas e aliviar a dor psicológica relacionada ao ASI, mesmo que seja um alívio temporário. Essas características são relatadas por adultos que apresentam comportamento sexual compulsivo[45].

A prevalência de ASI encontrada em estudos com pessoas que apresentam comportamento sexual compulsivo varia entre 31 e 78%. Essa variabilidade das prevalências deve-se provavelmente pelos estudos apresentarem diferentes metodologias de investigação e envolverem diferentes populações[6].

Um estudo de revisão de literatura verificou uma correlação entre dois fatores que explicam as diferenças das consequências do abuso sexual na vida adulta. Observaram que os homens vítimas de ASI são mais propensos a externalizar seus comportamentos sexuais de maneira compulsiva, e as mulheres vítimas de ASI são mais propensas a internalizá-los e tendem a desenvolver mais disfunções sexuais[34].

Os pesquisadores do estudo analisaram os dados com base na teoria da repetição de Freud. Mencionaram que os aspectos culturais podem também influenciar o papel sexual do homem, que recebe a mensagem positiva sobre sexo, porém, quando o menino sofre abuso sexual, ele acaba tendo uma visão distorcida da situação, ficando mais propenso a ter necessidades compulsivas de controlar ou dominar a experiência traumática. Assim, provavelmente irá reencenar compulsivamente essa experiência traumática do ASI como uma reação à sua impotência durante a violência. Em contrapartida, as mulheres, que recebem as mensagens predominantemente negativas sobre o sexo, são mais propensas a desenvolver reações fóbicas como o medo e a dor nas relações sexuais[34].

Uma pesquisa *on-line* com 16.823 húngaros investigou as diferenças relacionadas ao gênero nas associações entre abuso sexual e hipersexualidade. Como resultado, observou-se que o abuso sexual infantil e o abuso sexual na adolescência (ASA) antecederam a hipersexualidade na vida adulta. A relação entre a associação de ASI/ASA e hipersexualidade teve um impacto mais significativo nos homens do que nas mulheres[42].

Uma revisão sistemática com 21 estudos sobre a relação entre ASI e CSC observou uma associação significativa entre abuso sexual infantil e comportamento sexual compulsivo na vida adulta. Os estudos analisados tiveram diferentes metodologias, amostra de população, bem como, diferentes instrumentos de mensuração[38].

Na pesquisa brasileira, realizada com 222 homens com CSC, foi relatada uma associação significativa entre abuso sexual infantil e comportamento sexual compulsivo. Observou-se que os homens que tiveram história de ASI/ASA apresentaram gravidade nos estados de humor negativo, como depressão e ansiedade. Foi demonstrado, ainda, que a ansiedade e a depressão influenciam na relação que o impacto do ASI/ASA tem sobre a gravidade do comportamento sexual compulsivo[6].

Nesse estudo, investigaram as idades que os participantes tinham quando começaram a sofrer os abusos sexuais. Os que relataram que foram abusados na infância, a idade média aconteceu aos 8,1 anos. Os que mencionaram terem referido abuso na adolescência, a idade média de início ocorreu aos 13,7 anos[6].

Trabalhar com estratégias preventivas e aumentar a consciência sobre a prevalência do ASI podem ser um passo importante para precaver possíveis traumas sexuais e suas consequências, que influenciam e desencadeiam sofrimento na vida adulta, e diminuir o impacto sobre a saúde mental e sexual[6,38].

TRATAMENTOS

Geralmente, a busca por tratamento para o comportamento sexual compulsivo acontece quando as consequências negativas influenciam e prejudicam os diversos aspectos da vida, como saúde, relacionamento familiar, vida profissional e conflitos jurídicos[48].

Diante das complicações e das consequências negativas, um tratamento multidisciplinar pode envolver psicoterapia individual, farmacoterapia, psicoterapia de grupo, terapia de casal ou familiar[49].

Os tratamentos medicamentosos indicados para pessoas que apresentam comportamento sexual compulsivo são os que trabalham na regulação de humor, depressão, ansiedade e impulsividade[47]. Porém, são necessárias mais pesquisas com ensaios clínicos randomizados para sustentar as observações[37].

Com relação ao tratamento psicológico, os métodos que trabalham com a personalidade, como a psicodinâmica, são os mais indicados como tratamento de primeira linha, para desenvolver o fortalecimento dos mecanismos de autorregulação e a capacidade de estabelecer relações e vínculos interpessoais[6,37,47].

Os tratamentos de psicoterapia e farmacoterapia que desenvolvem um trabalho sobre o trauma podem auxiliar as pessoas que apresentam comportamento sexual compulsivo a entenderem a influência do abuso sexual infantil sobre o comportamento sexual problemáticos na vida adulta e, assim, ajudar a criar novos padrões comportamentos[38].

Faltam estudos empíricos que analisem o tratamento para comportamento sexual compulsivo[36]. Com a inclusão dos critérios diagnósticos para a CSC na CID-11, novas pesquisas serão desenvolvidas[37].

CONSIDERAÇÕES FINAIS

Atualmente, diversas pesquisas na área da saúde sexual demonstram que existe associação entre o comportamento sexual compulsivo em vítimas de abuso sexual infantil, principalmente quando são do gênero masculino[6,34,44,45].

Faltam estudos sobre a experiência clínica em psicoterapia que trabalha com pessoas que apresentam comportamento sexual compulsivo. Dessa maneira, sugere-se a realização de novos estudos para aprofundar o conhecimento sobre o tema, para desenvolver melhorias e tratamentos que ajudem no bem-estar, na saúde mental e na saúde sexual de pessoas que sofreram abuso sexual na infância e apresentam sintomas de comportamento sexual compulsivo na vida adulta.

VINHETA CLÍNICA

AA, sexo masculino, 26 anos de idade, heterossexual, divorciado e trabalha como músico. Buscou tratamento com a queixa de comportamento sexual compulsivo. Não tinha controle de seus impulsos sexuais e gastava muito tempo buscando mulheres para ter relações sexuais casuais diariamente de maneira compulsiva. Além disso, contraiu infecções sexualmente transmissíveis (IST), como sífilis e gonorreia, e ficava preocupado em contrair HIV. Esses comportamentos motivaram a esposa a pedir o divórcio depois de 8 meses casados.

Com relação à história familiar, quando nasceu, sua mãe tinha 16 anos, e seu pai, 19 anos. Os pais namoravam, mas depois do nascimento do filho terminaram a relação. Quem cuidava de AA quando criança era a avó materna. Sua mãe trabalhava para sustentar a família, e seu pai era ausente, não tinha contado com o filho, nem com ajuda financeira.

Na vida adulta, apesar de ter muitos contatos sociais, tinha dificuldades de criar vínculos afetivos com as pessoas. Não apresentava nenhum abuso ou dependência de substâncias. Sua carreira profissional ficou prejudicada, teve dificuldade financeira e adquiriu muitas dívidas.

AA relatava que mantinha relações sexuais casuais consensuais com três mulheres e, às vezes, ainda se masturbava, além de escrever contos eróticos que publicava nas redes sociais. Ele relatava que seus comportamentos geravam angústias e uma "sensação de vazio" [*sic*]. Relatava que, em vários momentos, não queria e não tinha vontade de manter relações sexuais, mas que quando percebia já estava no ato sexual.

Começou a sofrer abuso sexual infantil aos 11 anos pela tia que tinha 40 anos de idade. Diariamente ela chamava-o em sua casa e mantinha relações sexuais com ele. Depois de alguns meses nessa rotina diária, AA começou a ter relações sexuais com a prima mais velha, filha da mesma tia, que também tinha uma diferença de idade significativa em relação à dele. Posteriormente, AA começou a ter também relações sexuais com a prima mais nova, também filha da mesma tia, mas que era um ano mais nova que ele.

No período dos 11 aos 16 anos, AA mantinha relações sexuais com as três diariamente, em momentos diferentes, sem uma saber da outra. Ele não lembrava das experiências sexuais que tinha vivenciado em sua adolescência, durante o processo da psicoterapia teve um *inght*. AA relatou que nunca tinha percebido, mas reproduzia em sua vida sexual na vida adulta, as experiências sexuais que tinha sofrido na adolescência. "Sexo três vezes ao dia, com três mulheres" [*sic*].

REFERÊNCIAS

1. Nielsen BFR, Wind G, Tjørnhøj-Thomsen T, Martinsen B. A scoping review of challenges in adult intimate relationships after childhood sexual abuse. J Child Sex Abus. 2018;27(6):718-28.
2. RovinskI SLR, Pelisoli CL. Violência sexual contra crianças e adolescentes: testemunho e avaliação psicológica. São Paulo: Vetor; 2019.
3. Shenk CE, Noll JG, Putnam FW, Trickett PK. A prospective examination of the role of childhood sexual abuse and physiological asymmetry in the development of psychopathology. Child Abuse Negl. 2010;34(10):752-61.
4. Schwartz MF. Developmental psychopathological perspectives on sexually compulsive behavior. Psychiatr Clin North Am. 2008;31(4):567-86.
5. Easton SD, Coohey C, O'Leary P, Zhang Y, Hua L. The effect of childhood sexual abuse on psychosexual functioning during adulthood. J Fam Violence. 2011;26:41-50.
6. Reis SC. Estudo sobre o efeito mediador de sintomas de ansiedade e depressão quanto à gravidade do comportamento sexual compulsivo e hipersexual nos homens que referiram história de abuso sexual na infância/adolescência [dissertação]. São Paulo: Faculdade de Medicina, Universidade de São Paulo; 2018.
7. Kowalewska E, Gola M, Kraus SW, Lew-Starowicz M. Spotlight on compulsive sexual behavior disorder: a systematic review of research on women. Neuropsychiatr Dis Treat. 2020;16:2025-43.
8. Grant JE, Atmaca M, Fineberg NA, Fontenelle LF, Matsunaga H, Janardhan Reddy YC, et al. Impulse control disorders and "behavioural addictions" in the ICD-11. World Psychiatry. 2014;13(2):125-7.
9. Kafka MP. Hypersexual disorder: a proposed diagnosis for DSM-V. Arch Sex Behav. 2010;39(2):377-400.
10. World Health Organization (WHO). ICD-11. version 04/2019. Compulsive sexual behavior disorder. Geneva: WHO; 2019.
11. Blake Mde T, Drezett J, Vertamatti MA, Adami F, Valenti VE, Paiva AC, et al. Characteristics of sexual violence against adolescent girls and adult women. BMC Womens Health. 2014;14:15.

12. Drezett J. Aspectos médicos do abuso sexual contra crianças e adolescentes. In: Vasconcelos MGOM; Mallak, LS, editor. Compreendendo a violência sexual em uma perspectiva multidisciplinar. São Paulo: Fundação Orsa Criança e Vida; 2002. p.50-66.
13. Trindade LC, Linhares SM, Vanrell J, Godoy D, Martins JC, Barbas SM. Sexual violence against children and vulnerability. Rev Assoc Med Bras. 2014;60(1):70-4.
14. Drezett J, Pedroso DA, Meirelles AC, Gebrim LH. A clínica em situações de abuso sexual : aspectos conceituais e atuação interdisciplinar/Clinic in situations of sexual abuse: conceptual aspects and interdisciplinary work. Mundo Saúde. 2012;36(2):346-50.
15. World Health Organization (WHO). Preventing child maltreatment: a guide to taking action and generating evidence. Suíça: WHO; 2006.
16. BRASIL. Lei n. 12.015, de 7 de agosto de 2009. Altera o Título VI da Parte Especial do Decreto-lei n. 2.848, de 7 de dezembro de 1940 – Código Penal, e o art. 1º da Lei n. 8.072, de 25 de julho de 1990, que dispõe sobre os crimes hediondos, nos termos do inciso XLIII do art. 5º da Constituição Federal e revoga a Lei n. 2.252, de 1º de julho de 1954, que trata de corrupção de menores. Disponível em: http://www.planalto.gov.br/ccivil_03/_ato2007-2010/2009/lei/l12015.htm. Brasília, 2009 [cited 2017 Jan 23].
17. World Health Organization (WHO). International Society for Prevention of Child Abuse and Neglect. Definition of child abuse. World Health Organization, International Society for Prevention of Child Abuse and Neglect. Geneva; 1999.
18. Grassi-Oliveira R, Cogo-Moreira H, Salum GA, Brietzke E, Viola TW, Manfro GG, Kristensen CH, Arteche AX. Childhood Trauma Questionnaire (CTQ) in Brazilian samples of different age groups: findings from confirmatory factor analysis. PLoS One. 2014;9(1):e87118.
19. BRASIL. Lei n. 13.431, de 04 de abril de 2017. Estabelece o sistema de garantia de direitos da criança e do adolescente vítima ou testemunha de violência e altera a Lei n. 8.069, de 13 de julho de 1990 (Estatuto da Criança e do Adolescente). Disponível em: http://www.planalto.gov.br/ccivil_03/_ato2015-2018/2017/lei/l13431.htm. Acesso em: 8 fev. 2023.
20. Vaillancourt-Morel MP, Godbout N, Sabourin S, Briere J, Lussier Y, Runtz M. Adult sexual outcomes of child sexual abuse vary according to relationship status. J Marital Fam Ther. 2016;42(2):341-56.
21. World Health Organization (WHO). Child maltreatment: the health sector responds. World Health Organization: Geneva; 2017.
22. Finkelhor D. The international epidemiology of child sexual abuse. Child Abuse Negl. 1994;18(5):409-17.
23. Pereda N, Guilera G, Forns M, Gómez-Benito J. The prevalence of child sexual abuse in community and student samples: a meta-analysis. Clin Psychol Rev. 2009;29(4):328-38.
24. Laranjeira R, Madruga CS, Viana MC, Pinsky I, Mitsuhiro S. Violência contra crianças ou adolescentes e uso de drogas. II LENARD Levantamento Nacional de Álcool e Drogas. São Paulo: Instituto Nacional de Ciência e Tecnologia para Políticas Públicas do Álcool e Outras Drogas (Inpad), da Universidade Federal de São Paulo (Unifesp); 2014.
25. UNICEF. Panorama da violência letal e sexual contra crianças e adolescentes no Brasil. Unicef e Fórum Brasileiro de Segurança Pública; 2021.
26. Mathews B, Bromfield L, Walsh K, Cheng Q, Norman RE. Reports of child sexual abuse of boys and girls: Longitudinal trends over a 20-year period in Victoria, Australia. Child Abuse Negl. 2017;66:9-22.
27. Hohendorff J Von, Habigzang LF, Koller SH. Violência sexual contra meninos: dados epidemiológicos, características e consequências. Psicol USP. 2012;23(2):395-416.
28. Sanderson C. Abuso sexual em crianças: fortalecendo pais e professores para proteger crianças contra abusos sexuais e pedofilia. São Paulo: M.Books; 2008.

29. Lemer T. Atualização do profissional de saúde frente a situações de abuso sexual. In: Vasconcelos M, Mallak L, editors. Compreendendo a violência sexual em uma perspectiva multidisciplinar. São Paulo: Fundação Orsa Criança e Vida; 2008. p.67-73.
30. Ullman SE, Filipas HH. Gender differences in social reactions to abuse disclosures, post-abuse coping, and PTSD of child sexual abuse survivors. Child Abuse Negl. 2005;29(7):767-82.
31. Anda RF, Felitti VJ, Bremner JD, Walker JD, Whitfield C, Perry BD, et al. The enduring effects of abuse and related adverse experiences in childhood. A convergence of evidence from neurobiology and epidemiology. Eur Arch Psychiatry Clin Neurosci. 2006;256(3):174-86.
32. Teicher MH, Andersen SL, Polcari A, Anderson CM, Navalta CP. Developmental neurobiology of childhood stress and trauma. Psychiatr Clin North Am. 2002;25(2):397-426, vii-viii.
33. Heim C, Nemeroff CB. The role of childhood trauma in the neurobiology of mood and anxiety disorders: preclinical and clinical studies. Biol Psychiatry. 2001;49(12):1023-39.
34. Aaron M. The pathways of problematic sexual behavior: a literature review of factors affecting adult sexual behavior in survivors of childhood sexual abuse. Sexual Addiction & Compulsivity. 2012;19(3):199-218.
35. Wekerle C, Goldstein AL, Tanaka M, Tonmyr L. Childhood sexual abuse, sexual motives, and adolescent sexual risk-taking among males and females receiving child welfare services. Child Abuse Negl. 2017;66:101-11.
36. Efrati Y, Gola M. The effect of early life trauma on compulsive sexual behavior among members of a 12-step group. J Sex Med. 2019;16(6):803-11.
37. Lew-Starowicz M, Lewczuk K, Nowakowska I, Kraus S, Gola M. Compulsive sexual behavior and dysregulation of emotion. Sex Med Rev. 2020;8(2):191-205.
38. Slavin MN, Scoglio AAJ, Blycker GR, Potenza MN, Kraus SW. Child sexual abuse and compulsive sexual behavior: a systematic literature review. Curr Addict Rep. 2020;7(1):76-88.
39. Bigras N, Vaillancourt-Morel MP, Nolin MC, Bergeron S. Associations between childhood sexual abuse and sexual well-being in adulthood: a systematic literature review. J Child Sex Abus. 2021;30(3):332-52.
40. Meyer D, Cohn A, Robinson B, Muse F, Hughes R. Persistent complications of child sexual abuse: sexually compulsive behaviors, attachment, and emotions. J Child Sex Abus. 2017;26(2):140-57.
41. Vaillancourt-Morel MP, Godbout N, Labadie C, Runtz M, Lussier Y, Sabourin S. Avoidant and compulsive sexual behaviors in male and female survivors of childhood sexual abuse. Child Abuse Negl. 2015;40:48-59.
42. Slavin MN, Blycker GR, Potenza MN, Bőthe B, Demetrovics Z, Kraus SW. Gender-related differences in associations between sexual abuse and hypersexuality. J Sex Med. 2020;17(10):2029-38.
43. Noll JG, Trickett PK, Putnam FW. A prospective investigation of the impact of childhood sexual abuse on the development of sexuality. J Consult Clin Psychol. 2003;71(3):575-86.
44. Cohen LJ, Forman H, Steinfeld M, Fradkin Y, Frenda S, Galynker I. Comparison of childhood sexual histories in subjects with pedophilia or opiate addiction and healthy controls: is childhood sexual abuse a risk factor for addictions? J Psychiatr Pract. 2010;16(6):394-404.
45. Chaney MP, Burns-Wortham CM. The relationship between oline sexual compulsivity, dissociation, and past child abuse among men who have sex with men. J LGBT Issues Couns. 2014;8(2):146-63.
46. Van Der Kolk BA. The compulsion to repeat the trauma. Psychiatr Clin North Am. 1989;12(2):389-411.
47. Goodman A. Sexual addiction: nosology, diagnosis, etiology, and treatment. In: Lowinson J et al., editor. Substance abuse. Philadelphia: Lippincott Williams & Wilkins; 2005. p. 505-39.
48. Abdo C, Scanavino M T. Compulsão sexual. In: Abreu C, Tavares H, Cordás T, editors. Manual clínico dos transtornos do controle dos impulsos. Porto Alegre: Artmed; 2008. p.101-19.
49. Cooper A, Marcus I. Men who are not in control of their sexual behavior. In: Lenine S, editor. Handbook of clinical sexuality for mental health professionals. New York: Brunner-Routledge; 2003. p. 311-32.

6

Personalidade, identidade e transtorno do comportamento sexual compulsivo

Maria Luiza Sant'Ana do Amaral

INTRODUÇÃO

Neste capítulo, serão abordadas as questões de personalidade e identidade que podem estar relacionadas ao transtorno do comportamento sexual compulsivo (TCSC).

Durante anos no ambulatório, são pesquisadas a personalidade e a consolidação da identidade dos sujeitos com TCSC. Aqui serão abordados esses aspectos de maneira mais ampla, primeiro falando de forma independente de personalidade e identidade, e então fazendo as associações já encontradas com o TCSC.

PERSONALIDADE

A personalidade pode ser definida como um conjunto de características que fazem o indivíduo ter um padrão cognitivo, emocional, motivacional e comportamental durante sua vida, que decorre da interação entre as disposições naturais do indivíduo com as experiências vividas – como a pessoa processa e responde aos estímulos, ou seja, a personalidade resulta de forças internas agindo sobre as forças externas e sendo influenciadas por elas[1].

Assim, a organização dinâmica de sistemas psicofísicos determina os ajustes desses em relação ao ambiente, constituindo uma marca, um modo de agir individual, a que se chama então personalidade. Em condições do cotidiano, esse conjunto se mostra estável e até previsível. Porém, deve-se ressaltar que existe uma flexibilidade na personalidade, diante de estímulos diversos, tornando-a dinâmica[2].

Então, pode-se dizer que a personalidade se desenvolve de acordo com disposições internas, hereditárias, chamadas temperamento (biológico, com um núcleo emocional), em conjunto com as influências externas, aprendidas durante a vida no ambiente (núcleo conceitual, o psicológico), o qual são chamadas caráter.

O estudo da personalidade abrange aspectos como: 1) psicodinâmico, em que os teóricos se preocupam com os determinantes inconscientes e conscientes da personalidade; 2) estrutural, no qual o foco principal é a estrutura da personalidade, ou seja, com características que possam resumir um indivíduo; 3) aprendizagem, a relação com o ambiente; 4) desenvolvimento, como se desenvolve a personalidade; 5) hereditariedade, na qual os fatores hereditários são os determinantes do comportamento. Enfim, existem diversos campos de estudos sobre a personalidade e a abordagem escolhida é a com ênfase na estrutura, por ser amplamente utilizada por teóricos que avaliam a personalidade por meio de traços, tipos e dimensões, e como dito, em que se pode falar de modo mais geral sobre os indivíduos com características gerais.

Cloninger propõe um modelo psicobiológico, em que busca integrar as funções mentais como um todo (pensamento, emoção e comportamento) e avaliar a personalidade por meio de determinantes neurobiológicos e psicossociais, em que o temperamento e o caráter interagem entre si: o primeiro define um modo habitual de expressão afetiva e reatividade, enquanto o segundo faz a adaptação daquele ao meio social, o que implica que um desenvolvimento empobrecido ou inadequado de caráter pode indicar maior risco para alcançar critérios de um transtorno de personalidade ou outras formas de psicopatologias[3,4].

As dimensões de personalidade que envolvem respostas automáticas a estímulos e que refletem preconceitos hereditários no processo de aprendizagem se organizam em torno de memórias inconscientes processadas pelo sistema corticoestriatal que associam percepções e afetos (memória procedural) e se manifestam cedo na vida, sendo pouco influenciadas pelo desenvolvimento. Por essa razão, são chamadas de dimensões de temperamento e foram definidas em relação aos quatro subsistemas cerebrais de aprendizagem procedural (comportamento de ativação, inibição, dependência e persistência) em resposta a: 1) novidade – busca de novidades; 2) perigo e punição – esquiva ao dano; 3) reforço, recompensa – dependência de gratificação; e 4) determinação – persistência[1,4,5].

Já o desenvolvimento do caráter é definido em termos de aprendizagem ou reorganização de autoconceitos, por meio de novas percepções e apreensões nas relações humanas, que se organizam de acordo com memórias conscientes processadas no sistema córtico-límbico-diencefálico (memória proposicional), em que se desenvolve uma nova resposta adaptativa, baseada em conceitos por meio de abstração e simbolização. Três aspectos do desenvolvimento de caráter são diferenciados à medida que a pessoa se identifica como: 1) indivíduo autônomo – autodirecionamento; 2) parte integrante da humanidade e da sociedade – cooperatividade; e 3) parte integrante da unidade de todas as coisas (Universo) – autotranscendência. O Inventário de Temperamento e Caráter (ITC) é o instrumento criado por Cloninger para medir essa construção de temperamento e caráter[1,4-6].

Dimensões do temperamento

- Busca de novidades: esta dimensão mede como o comportamento é ativado em resposta à novidade, à tomada de decisão impulsiva, à extravagância na abordagem a estímulos de recompensa, à perda de paciência e à evitação da frustração.
- Esquiva ao dano: a segunda dimensão de temperamento está associada à afetividade negativa – esquiva ao dano, que é a inibição ou a cessação de comportamentos, frente à possibilidade de frustração ou ameaça, como: preocupação pessimista em relação a problemas futuros; comportamentos de esquiva, como medo da incerteza, timidez frente a estranhos e tendência à fadiga.
- Dependência de gratificação: esta dimensão mede a manutenção ou a continuidade de comportamentos que se manifestam como sentimentalismo, vínculos sociais e dependência e aprovação dos outros, de forma que o indivíduo responda visando à obtenção de prêmio e está associada à afetividade positiva.
- Persistência: a quarta dimensão de temperamento, associada à afetividade positiva, mede a capacidade de persistir na realização de tarefas ou em situações diversas, independente de reforços consistentes. Tem como base a determinação[4].

Dimensões de caráter

- Autodirecionamento: esta dimensão de caráter refere-se à autodeterminação e à força de vontade, além da habilidade que o indivíduo tem de controlar, regular e adaptar o próprio comportamento de acordo com seus valores e suas metas. Corresponde às funções executivas da personalidade, responsáveis pela habilidade de iniciar ou organizar o comportamento de acordo com os objetivos, proporcionando autonomia, em que a pessoa se percebe como um ser integrado e organizado, com maturidade, boa autoestima, capacidade de reconhecimento de falhas e iniciativa para mudanças, além de um sentido de propósito e significado na vida. A dimensão autodirecionamento mede a identificação do sujeito quanto à responsabilidade, desenvolvimento de habilidades, desembaraço, determinação em metas e objetivos, autoaceitação e coerência nesta aprendizagem

- Cooperatividade: esta dimensão compreende a tolerância social, a empatia, a prestatividade, a compaixão e demais princípios morais, que correspondem aos componentes avaliativos da personalidade. Nesta dimensão de caráter é visto como o indivíduo se percebe como parte integrante da sociedade como um todo. É avaliada a identificação do sujeito em relação a aceitação, utilidade, generosidade, empatia e compaixão.
- Autotranscendência: é definida como o indivíduo se percebe espontaneamente como parte integrante de um todo unificado, associado a um julgamento altruísta e humilde. É uma perspectiva descrita como aceitação, identificação ou união espiritual com a natureza[4].

IDENTIDADE

A identidade, segundo Erikson, é construída continuamente ao longo da vida. Trata-se de uma concepção de si mesmo composta de valores, crenças e metas, e relaciona-se intimamente à sociedade e à cultura em que o indivíduo está inserido, às características da própria personalidade e às interações com o outro.

A formação da identidade tem início na infância, por meio do mecanismo de introjeção (incorporação primitiva da imagem do outro), que depende da relação da criança com os adultos que a cercam; segue-se o mecanismo de identificação, que depende da interação da criança com os adultos que convive; então, a formação da identidade se completa na adolescência quando as identificações infantis dão lugar a "[...] uma nova espécie de identificação, realizada com a absorção da sociabilidade e a aprendizagem competitiva com (e entre) os companheiros de sua idade", onde o adolescente questiona, explora esses questionamentos e testa os valores recebidos nas fases anteriores, escolhendo entre aceitá-los ou não, e, assim, sendo conduzido à tomada de decisões por si próprio, finalizando com uma percepção de uma identidade pessoal[7].

Dessa forma, a identidade é a percepção subjetiva de si próprio como sendo o mesmo, contínuo no tempo e no espaço, com atitudes e comportamentos consistentes, e percepções estáveis acerca da própria imagem corporal, do gênero, da autenticidade e da etnia[8].

Uma identidade consolidada é quando o indivíduo assume e valoriza o modo em que é parecido ou diferente dos demais, tendo claro suas limitações e habilidades, assumindo um comprometimento com essa identidade[8].

Quando uma identidade não se consolida de forma saudável, chamamos síndrome da difusão da identidade, que então se caracteriza pela falta de integração tanto do conceito de si mesmo como do outro, conferindo à pessoa uma falta de sentido, de coerência e de consistência, dificuldades de julgamento dos próprios valores e comportamentos[9]. Pessoas que sofrem da síndrome da difusão de identidade em geral vivem relações interpessoais instáveis, são pouco empáticas e são marcadas pelo baixo limiar à frustração. Relatam sentimento crônico de vazio, autopercepções contraditórias, comportamentos contraditórios que não são integrados emocionalmente de forma significativa, percepções caricaturais e empobrecidas dos outros.

Assim, uma identidade bem consolidada exclui a existência de patologias graves. Proporciona uma sensação de bem-estar (autoestima, significado, satisfação, competência, domínio). Protege de sintomas negativos internos, como depressão, ansiedade e outros estados, de problemas externos, como agressão física, mentira, traição, furto e outros atos prejudiciais, e de comportamentos de risco à saúde, como uso de drogas, álcool e sexo, que aumentam o risco de doenças e morte.

ESTUDOS DE PERSONALIDADE E IDENTIDADE EM TRANSTORNO DO COMPORTAMENTO SEXUAL COMPULSIVO (TCSC)

Muitos estudos abordam traços de personalidade e comportamento sexual compulsivo (CSC), e alguns poucos abordam a questão mais específica de identidade e CSC.

Um estudo australiano de 2015 abrangendo o mundo todo por ter sido realizado de forma *on-line*, com 510 participantes (homens e mulheres), destes 94 (18%) apresentando CSC, demonstrou que algumas características centrais de personalidade podem estar presentes no comportamento hipersexual. O estudo relaciona traços de impulsividade e concluem que alto neuroticismo (ativação do sistema nervoso simpático, instabilidade emocional, vulnerabilidade ao estresse, ao medo, à tristeza, à insegurança, à raiva à e ansiedade) e extroversão (excitação cortical, uma orientação que o indivíduo tem para o mundo externo, ligado ao movimento, excitação e riscos; são pessoas mais sociáveis, falantes e ativas) e ainda baixa realização (tendência em sentir-se pouco capaz, desordenado, desatencioso e com dificuldade em tomada de decisões; são pessoas pouco gentis, algumas vezes mal-humoradas) e baixa socialização (tendência em ser insensível, menos sentimental, pouco cooperante e empático; são pessoas que podem se apresentar pouco responsáveis e desorganizadas) predizem o CSC[10].

Um estudo alemão, também realizado de forma *on-line*, com 1.749 participantes (homens e mulheres), sendo 105 (6%) que preencheram critério para CSC, encontrou correlação entre impulsividade, alto neuroticismo, baixa realização e baixa socialização com o comportamento hipersexual, exatamente como o estudo já citado, porém, diferentemente neste estudo, a extroversão também foi associada, mas de forma oposta, ou seja, baixa extroversão, o que significa pessoas mais introvertidas apresentando mais o comportamento hipersexual[11].

Já em estudo com 242 participantes, todos os homens que fazem sexo com outros homens, em que 93 (38,5%) apresentaram o CSC, foi encontrado associação com impulsividade e estado emocional negativo. Os autores concluem que o CSC está relacionado a fatores de personalidade que se caracterizam por reatividade emocional, tomada de risco e impulsividade[12].

Um estudo israelense buscou comparar perfis de personalidade em diferentes tipos de dependências, tanto de substâncias como comportamentais. Participaram 216 pessoas (58 dependentes de drogas, 50 de álcool, 48 de jogos de azar e 61 de sexo) e 78 pessoas que não apresentaram comportamentos aditivos, como controles. Concluíram que diferentes dependências podem, até certo ponto, resultar de processos distintos no desenvolvimento da personalidade. Demonstraram que os participantes dependentes de jogos de azar, por exemplo, apresentaram perfil de personalidade semelhante ao do grupo-controle, mas impulsividade e neuroticismo foram maiores em todos os grupos de dependência. Já o grupo de CSC apresentou esses domínios altos e realização e socialização baixos, assim como os dependentes de drogas. E esse resultado é semelhante aos estudos citados anteriormente[13].

Quanto à identidade, Halkitis et al. fizeram uma pesquisa com 12 HSH HIV negativos, autoidentificados como *barebackers* (prática do sexo sem preservativo de forma intencional). Buscando entender a formação de identidade desses sujeitos, encontraram associação entre experiências vividas na infância e na adolescência e comportamento *barebacking*, concluindo que maiores experiências de perda, sentimentos de solidão e isolamento, e exposição a drogas e sexo nos anos de formação da identidade comprometem a estrutura psicológica dos indivíduos, predispondo-os a um desenvolvimento de comportamentos mal-adaptativos como abuso de álcool e drogas e comportamento sexual desprotegido[14].

Em estudo realizado no Ambulatório de Impulso Sexual Excessivo e de Prevenção aos Desfechos Negativos associados ao Comportamento Sexual (AISEP) do Instituto de Psiquiatria do Hospital das Clínicas da Faculdade de Medicina da Universidade de São Paulo (IPq-HC-FMUSP), foi investigada a associação entre a prática do sexo sem o uso do preservativo de forma intencional (*barebacking*) e traços de personalidade e identidade, em amostra de HSH que buscaram tratamento para o TCSC. Foi utilizado o Inventário de Temperamento e Caráter de Clonninger, já citado. E para a análise de identidade, foi utilizado o Inventário de Consolidação de Identidade (ICI), de Samuel e Akhtar[15], construído com base em sete características que constituem uma identidade bem consolidada, descritas por Erikson: 1) visão de si mesmo subjetiva; 2) atitudes e comportamentos consistentes; 3) imagem corporal estável; 4) gênero; 5) autenticidade; 6) continuidade temporal; e 7) etnicidade e consciência[8].

Foi encontrada associação na dimensão de temperamento – busca de novidades – e na dimensão de caráter – autodirecionamento. Em relação à dimensão temperamento, a busca de novidades se mostrou mais alta em todos os participantes da pesquisa (*barebackers* e não *barebackers*) quando comparados à média brasileira, o que significa que sujeitos que apresentam CSC apresentam atitudes mais exploratórias e impulsivas, como também se viu nos estudos citados. Quanto à dimensão de caráter autodirecionamento, todos os participantes também apresentaram média abaixo da população brasileira, o que significa que HSH com CSC costumam ter uma autoestima mais baixa, uma falta de confiança, maior fragilidade e imaturidade, visto que baixo autodirecionamento demonstra força de vontade, organização e capacidade de controle interno mais reduzidos, conduzindo a pessoa a uma inadaptação frente às circunstâncias, apresentando dificuldades em assumir responsabilidade pelas ações tomadas, de admitir erros, de reconhecer limitações, de estabelecer objetivos e valores, além de uma baixa autoaceitação e baixa autoestima, sugerindo dificuldades no amadurecimento psíquico nesse domínio[16].

Na questão da identidade, foi encontrada no estudo uma média de escores superior aos grupos de participantes do estudo original – de Samel e Akhtar –, sugerindo, de maneira geral, que os HSH compulsivos sexuais apresentaram dificuldades na consolidação da identidade, com problemas em sua formação, pois, segundo Erikson, apenas quando a formação da identidade está em pleno desenvolvimento que a intimidade (psicossocial e sexual) é possível, e então o jovem não seguro de sua identidade tende ao distanciamento e ao isolamento nos relacionamentos ou aos encontros casuais e eventuais, sem intimidade e/ou formação de vínculo[7]. Além da dificuldade em assumir uma vida homoafetiva durante a formação da identidade, período em que os grupos sociais e familiares em geral reforçam a heterossexualidade, estigmatizando a homossexualidade, a identidade homossexual pode ser percebida como rejeição, comprometendo a experiência da identidade como um todo, e o indivíduo pode não se sentir preparado para se encaixar em um papel significativo na sociedade e para se definir em sua unicidade e continuidade[17].

TRATAMENTO

A possibilidade de tratamento em relação à personalidade é a psicoterapia, que pode ser individual ou em grupo.

Quando se fala em dimensões de temperamento, é preciso lembrar que são características inatas, assim, impulsividade, busca de novidades não podem ser transformadas. Elas podem ser moduladas pelas dimensões do caráter, pois este último vem do ambiente, é aprendido e pode então ser trabalhado em psicoterapia e, consequentemente, o caráter atuar sobre o temperamento.

VINHETA CLÍNICA

Falas de pacientes em psicoterapia retratando a dimensão de temperamento busca de novidades:

- "Ontem no trabalho me senti muito frustrado e quando fui embora, mal percebi e já estava entrando no banheiro atrás de sexo."
- "Não resisti à tentação, estava até tranquilo, sem pensar em sexo, mas era tudo muito novo, tudo muito bonito e logo já estava caçando" (referente a viagem de trabalho).

Falas de pacientes em psicoterapia retratando a dimensão de caráter autodirecionamento:

- "Eu não consegui dizer não, ela ficou me provocando, me chamando, e eu sabia que tinha que trabalhar e não ir para o sexo, mas aí já era demais né, não foi minha culpa, puxei ela de canto e a levei para a escada e fizemos sexo."
- "Estou bem desorganizado, e não sei como mudar isso, levanto tarde, chego atrasado no trabalho, aí acabo me enrolando, e vejo que me sinto muito mal com isso, mas não sei o que fazer, aliás, sei sim, busco sexo, aí me sinto melhor".

CONSIDERAÇÕES FINAIS

A personalidade é definida como o resultado de diversas características que determinam a criação de um modo de agir individual. O temperamento se define por disposições internas, sendo pouco influenciado pelo ambiente. Por sua vez, o caráter se define por meio de aprendizagem, diferentes percepções e apreensões nas relações humanas. Já a identidade é uma concepção que se compõe de valores, crenças, influências da sociedade e da cultura à qual o indivíduo está inserido, somados às características de sua própria personalidade e interações com o outro.

A identidade, quando consolidada, resulta em um indivíduo que assume e valoriza suas características, limitações e habilidades. No entanto, quando esta não se consolida de maneira saudável, o que é chamada síndrome da difusão da identidade, o indivíduo apresenta sinais como falta de sentido, coerência e consistência, além de dificuldades em estabelecer relações interpessoais e possuir comportamentos contraditórios.

Estudos mostram principalmente associação entre traços de temperamento da personalidade com o TCSC, porém não foram encontrados outros estudos sobre traços de caráter. Assim como a questão da identidade que também é pouco estudada em relação ao TCSC. Dessa forma, é necessário entender a limitação desses resultados – autodirecionamento em personalidade e identidade pouco consolidada, já que trabalhamos apenas com HSH que buscaram tratamento para o TCSC, e assim, não podemos ampliar nossos resultados para a população geral.

Assim, destacam-se a necessidade e a importância de novos estudos em personalidade, identidade e TCSC, a fim de que se possa obter maior compreensão do funcionamento psicodinâmico das pessoas que sofrem com o TCSC e encontrar maiores possibilidades de tratamento.

REFERÊNCIAS

1. Busatto Filho G, Tavares H. Personalidade, temperamento e caráter. In: Busatto Filho G, editor. Fisiopatologia dos transtornos psiquiátricos. São Paulo: Atheneu; 2006.
2. Brasil MAA, Campos EP, do Amaral GF, de Medeiros JGM. Psicologia médica – a dimensão psicossocial da prática médica, editor. Rio de Janeiro: Guanabara; 2012.
3. Cloninger CR. A new conceptual paradigm from genetics and psychobiology for the science of mental health. Aust N Z J Psychiatry. 1999;33(2):174-86.
4. Cloninger CR, Svrakic DM, Przybeck TR. A psychobiological model of temperament and character. Arch Gen Psychiatry. 1993;50(12):975-90.
5. Cloninger CR. Temperament and personality. Curr Opin Neurobiol. 1994;4(2):266-73.
6. Fuentes D, Tavares H, Camargo CHP, Gorenstein C. Inventário de temperamento e caráter de cloninger: validação da versão em português. In: Gorenstein C, Andrade LHSG, Zuardi AW (org.). Escalas de avaliação clínica em psiquiatria e psicofarmacologia. São Paulo: Lemos; 2000.
7. Erikson EH. Identidade, juventude e crise. 2.ed. Rio de Janeiro: Zahar; 1976. 322p.
8. Erikson EH. The problem of identity. Psyche (Stuttg). 1956;10(1-3):114-76.
9. Kernberg OF. Identity: recent findings and clinical implications. Psychoanal Q. 2006;75(4):969-1004.
10. Walton MT, Cantor JM, Lykins AD. An online assessment of personality, psychological, and sexuality trait variables associated with self-reported hypersexual behavior. Arch Sex Beh. 2017; 46(3):721-33.
11. Rettenberger M, Klein V, Briken P. The relationship between hypersexual behavior, sexual excitation, sexual inhibition, and personality traits. Arch Sex Behav. 2016;45(1):219-33.
12. Miner MH, Romine RS, Raymond N, Janssen E, MacDonald A, Coleman E. Understanding the personality and behavioral mechanisms defining hypersexuality in men who have sex with men. J Sex Med. 2016;13(9):1323-31.
13. Zilberman N, Yadid G, Efrati Y, Neumark Y, Rassovsky Y. Personality profiles of substance and behavioral addictions. Addict Behav. 2018;82:174-81.
14. Halkitis PN, Siconolfi D, Fumerton M, Barlup K. Risk bases in childhood and adolescence among HIV-negative young adult gay and bisexual male barebackers. J Gay Lesbian Soc Serv. 2008;20(4):288-314.

15. Samuel S, Akhtar S. The Identity Consolidation Inventory (ICI): development and application of a questionnaire for assessing the structuralization of individual identity. Am J Psychoanal. 2009;69(1):53-61.
16. Amaral MLS, Abdo CHN, Tavares H, de Tubino Scanavino M. Personality among sexually compulsive men who practice intentional unsafe sex in São Paulo, Brazil. J Sex Med. 2015;12(2):557-66.
17. Do Amaral MLS. Impulso sexual excessivo e comportamento barebacking em homens que fazem sexo com homens. Dissertação [Mestrado] – Faculdade de Medicina da Universidade de São Paulo. 2014.

7

Aspectos neuropsicológicos e comportamento sexual

Patrícia Ciffarelli Amaral

INTRODUÇÃO

A neuropsicologia nasceu pela interface de várias áreas, como neurologia, neuroanatomia, neuroquímica, fisiologia e psicologia, dentro do contexto histórico em suas origens filosóficas. Seus primeiros passos foram ancorados pela psicologia experimental, ainda que de forma rudimentar, inaugurando seu reconhecimento como ciência.

O pensador René Descartes (1596-1650) utilizou o método experimental por meio de seus trabalhos com animais para estudar o cérebro e postulou sobre a autonomia do corpo, acreditando ainda em uma alma imaterial, referindo inicialmente que a glândula pineal seria responsável pelo comportamento humano[1].

Durante os séculos XVIII e XIX, foram realizados diversos estudos com o objetivo de correlacionar as estruturas anatômicas com os processos psíquicos, diversos teóricos direcionam seus estudos para partes específicas do cérebro.

Prochaska (1749-1820) se debruçou sobre a localização das faculdades como imaginação, percepção e memória[2].

Durante o século IX, a Teoria da Evolução de Darwin direciona a psicologia para uma perspectiva funcionalista, estudando a relação entre neurologia e psicologia.

Métodos de pesquisa em laboratório se tornaram fundamentais para estudos funcionais sobre comportamento, pensamento, colocando em segundo plano as relações entre mente e cérebro e dando espaço para a descoberta da natureza elétrica da condução nervosa.

Propondo que os órgãos seriam excitados pelos nervos através de correntes elétricas ou por substâncias químicas, ao final de 1820, de acordo com experimentos com cobaias, ocorre a rejeição do localizacionismo e se propõe que qualquer parte do hemisfério cerebral era capaz de realizar todas as funções, dando início às dissecações e às observações de consequências.

Ao longo das duas últimas décadas de 1800, outros cientistas que se dedicavam ao estudo do cérebro produzem novos conhecimentos neuropsicológicos como: estudo profundo sobre as funções da memória[3], compreensão dos transtornos aléxicos, descrição clínica dos transtornos de discriminação visual e utilização dos termos agnosia e apraxia.

Paul Broca (1824 a 1880), médico e antropólogo francês, um dos localizacionistas mais importante de sua época, realizava estudos com pacientes que possuíam lesão no cérebro. Ao correlacionar os sintomas com as áreas da lesão, levou-o a apresentar um estudo anatômico do cérebro de um paciente com lesão no hemisfério esquerdo, em região frontal (área motora da fala), que só dizia uma palavra (TAN). O termo afasia foi reforçado por oito estudos semelhantes (lesão e sintomas), que constataram que todas as lesões eram de hemisfério esquerdo, validando esse conceito (afasia de Broca).

Enquanto Caramazza, 1970, subdivide a área de Wernicke que está localizada na área da porção posterior da circunvolução temporal superior do córtex cerebral esquerdo, a área de Wernicke estabelece conexão com a área de Broca por meio do fascículo longitudinal superior[4].

Brodmann distinguiu 52 áreas anatômicas e funcionalmente diferentes no córtex humano[5], ao passo que Graves Penfield (1891-1976) criou o homúnculo de Penfiled Wilder mapeando todas as áreas motoras e sensitivas do cérebro[6].

Durante as primeiras décadas do século XX, o termo neuropsicologia foi utilizado pela primeira vez em 1913 em uma conferência proferida por Sir William Osler, nos Estados Unidos. Apareceu ainda como subtítulo na obra de 1949 de Donald Hebb chamada *The organization of behavior: a neuropsychological theory*, com a intenção de promover um estudo científico que combinava o interesse comum pelo funcionamento cerebral compartilhado pelos neurologistas e pelos psicólogos da psicofisiologia da época.

A discussão em relação à mente-cérebro que se destacou no contexto das escolas psicológicas e as posições dos psicólogos da Gestalt sobre as relações entre psicologia e fisiologia estimularam pesquisas e debates, reafirmando a importância do desenvolvimento de instrumentos que permitissem observações mais rigorosas do funcionamento cerebral.

NEUROPSICOLOGIA E HIPERSEXUALIDADE

Paralelamente ao desenvolvimento das neurociências, surge a psicometria (1905). O primeiro teste de inteligência prática – Escala de Inteligência Binet-

-Simon – é criado. Alguns anos mais tarde, por meio de revisão do instrumento, adota-se o conceito "quociente intelectual" (QI).

David Wechsler publicou em 1936 sua primeira escala, marcando a produção futura de várias baterias de inteligência e memória referenciadas como padrão-ouro até os dias atuais. Por volta da década de 1950, surgiram as três principais abordagens da neuropsicologia, que ganharam mais espaço.

Uma década depois ocorreu o primeiro encontro científico da International Neuropsychological Society (INS) em 1967, em conjunto com a Reunião Anual da American Psychological Association (APA), realizada na cidade de Washington, EUA. O objetivo da sociedade era o estudo e a compreensão das implicações clínicas resultantes da relação entre doença cerebral e comportamento.

A chamada escola de Moscou surge pouco tempo depois, provocando uma ruptura epistemológica como críticas à ciência, por meio do estudo de casos clínicos com ex-combatentes de guerra, estimulando ao uso de técnicas de reabilitação em paciente com lesão cerebral.

A subdivisão de três áreas distintas no cérebro que possuem uma atuação conjunta, hierárquica e combinada, formando sistemas funcionais complexos, deixando claro que as diferentes funções superiores não têm uma estrutura única e variável.

Houve outras contribuições importantes também como: técnicas de reabilitação, relevância à neuroquímica e funcionamento dinâmico das redes neurais. Mais tarde, estudiosos passaram a compreender que toda a capacidade mental, incluindo as funções da mente, apresenta um correlato neural, mediada por estímulos elétricos. Um dos grandes pioneiros nessa área, considerado pai da neuropsicologia, foi Alexander Romanovich Luria (1902-1977). Sendo assim, a neuropsicologia foi oficialmente reconhecida pela American Psychological Association (APA) em 1979[7].

A década de 1990 foi considerada a década do cérebro, com financiamentos para estímulo às pesquisas nas áreas de neurociências pelos Estados Unidos, a neuropsicologia passa a se dedicar ao ramo da pesquisa. O neurologista Antônio Damásio propõe a interação dinâmica entre a razão e as emoções, sugerindo que aspectos da emoção e do sentimento são fundamentais no processo racional[8].

Atualmente a neuropsicologia objetiva entender as interações cerebrais, processos psicológicos e comportamentais. Estuda a dinâmica de diversas funções cognitivas como: memória, atenção, percepção, linguagem e funções executivas. Além disso, articula hipóteses sobre o funcionamento cognitivo de cada sujeito, seu comportamento em relação ao meio ambiente, desempenho quanto às habilidades de vida no cotidiano, alterações de personalidade e comportamento, déficits sociais, de aprendizagem, entre outros.

A avaliação neuropsicológica requer instrumentos específicos e métodos clínicos que possam abranger a investigação das funções cognitivas (atenção, memória, praxias motoras e ideatórias, linguagem, percepção, vísuo-construção e funções executivas), socioafetivas (autorregulação do afeto, motivação e julgamento moral). Existe grande variedade de instrumentos neuropsicológicos, os testes objetivos e específicos são usados para avaliar as funções cognitivas e investigar comportamento e personalidade com fidedignidade comprovada, possibilitando a construção de perfil individual e, a partir dessa, sugerir possibilidades de tratamento mais adequado, tanto no que diz respeito à clínica psicológica como à solicitação de outros profissionais.

A neuropsicologia tem contribuído imensamente, tornando-se parte fundamental da psicologia e uma ciência cada vez mais respeitada e necessária no contexto atual. As alterações das funções cognitivas e suas consequências para o comportamento humano ao longo da vida têm sido enfocadas em diversas pesquisas com populações em diferentes faixas etárias, sociais e culturais, contribuem para o estudo das doenças do envelhecimento e têm gerado conhecimento sobre o perfil cognitivo relacionado aos quadros de demências de diferentes etiologias.

As informações alcançadas pela avaliação neuropsicológica têm se mostrado útil para a decisão dos tratamentos clínicos e farmacológicos, contribuindo também no contexto da pesquisa, na área referente à sexualidade e ao comportamento hipersexual, auxiliando por meio de avaliação da cognição a compreensão melhor dessa população.

Rush referiu o desejo sexual excessivo como um adoecimento do corpo e da mente. A dificuldade de controle sobre desejos e impulsos sexuais é umas das características do comportamento hipersexual. A sexualidade descontrolada se traduz como um vício comportamental, sendo assim o sexo é utilizado para alcançar a estabilidade emocional, semelhante à dependência de drogas[9,10]. A atividade sexual faz parte da vida humana, assim como comer e dormir. Algumas pessoas desenvolvem compulsões nessa atividade que deveria fazer parte de seu cotidiano sem causar prejuízos, passando a ser um comportamento patológico. O *Manual Diagnóstico e Estatístico de Transtornos Mentais* contém o diagnóstico de transtorno hipersexual, que inclui a prática problemática e compulsiva de sexo. O transtorno hipersexual é um diagnóstico para pessoas que praticam sexo ou pensam nele por meio de fantasias e desejos com frequência maior que o esperado. Essas pessoas podem se envolver em atividades como masturbação excessiva, pornografia, sexo com vários parceiros, entre outros. Como resultado, podem sentir angústia em outras áreas da vida, incluindo relacionamentos e trabalho[11].

Por meio de avaliações cooperativas de diversos profissionais, é sabido que o comportamento hipersexual está associado ao funcionamento alterado nas regiões e nas redes cerebrais implicadas na sensibilização, na habituação, no descontrole de impulso e no processamento de recompensas em padrões como dependência de substâncias. Essa condição está associada a uma perda de capacidade de controlar impulsos provenientes do sistema límbico do cérebro e pode ser encontrada em vícios como drogas, alimentos e sexo.

Esses pacientes, além dos comportamentos já descritos, muitas vezes não possuem consciência desse comportamento. Ao procurar por tratamento especializado, aos poucos vão se dando conta dos prejuízos associados ao impulso sexual excessivo como possíveis déficits cognitivos, alexitimia, prejuízo nas relações sociais e profissionais, entre outros.

Existem diversas produções científicas que associam a impulsividade à hipersexualidade[12], este é o objetivo de investigação da neuropsicologia no contexto da hipersexualidade. Acredita-se que o desejo sexual se manifesta como um estado psicológico, determinando o comportamento sexual. Dimensões da vida, como relacionamento, adaptação psicológica, fatores cognitivos e condições médicas, encontram-se associadas ao desejo sexual[13].

A possibilidade de compreensão desse sujeito é construída por meio de suas experiências e vivências, manifestadas pelo comportamento sexual. As emoções resultantes do processo cognitivo no contexto sexual são determinantes para a modulação do comportamento sexual. "Os valores culturais são responsáveis pelo conteúdo da cognição e das emoções durante a atividade sexual[14]."

Reid et al., por meio de estudo propõem que sujeitos hipersexuais apresentam depressão e maior sensibilidade interpessoal, obsessão e psicoticismo que os indivíduos não compulsivos sexualmente[15].

Um segundo estudo que tinha como objetivo buscar diferenciar emoções em sujeitos hipersexuais evidencia que as emoções negativas e a falta de emoção positiva caracterizaram os indivíduos que procuravam ajuda para o comportamento hipersexual[16].

Em relação aos estudos sobre sexualidade, o neuroticismo está positivamente relacionado com desvantagens nas relações sexuais[17], e a extroversão está associada à curiosidade e à experiência sexual. Além disso, altos níveis de psicoticismo têm sido associados a preferências por sexo explícito, a atos sexuais socialmente reprovados e a uma maior promiscuidade sexual comum em sujeitos sexualmente compulsivos[18].

Em revisão literária nos dez anos sobre os temas neuropsicologia e dependência de sexo, neuropsicologia e hipersexualidade, neuropsicologia e compulsão sexual, neuropsicologia e comportamento sexual de risco e neuropsicologia e comportamento impulsivo sexual, foram encontradas poucas produções entre artigos e livros abordando esses assuntos, ou seja, pouquíssima produção científica.

Messina et al., do Ambulatório de Impulso Sexual Excessivo e Prevenção contra os desfechos negativos associados ao comportamento sexual (AISEP), do

IPq-HCFMUSP[19], em um estudo de 2017, propuseram-se a investigar os aspectos neuropsicológicos como flexibilidade cognitiva, atenção e tomada de decisão de pacientes dependentes de sexo que procuram por tratamento ambulatorial, antes e depois de serem submetidos a um estímulo visual sexual (vídeo erótico), comparando-os a uma amostra de sujeitos saudáveis.

Entre os instrumentos escolhidos para mensurar esses resultados, o WCST (teste Wisconsin de classificação de cartas) é uma tarefa neuropsicológica que mede, entre outras funções, a flexibilidade cognitiva.

Ao utilizar a versão computadorizada (64 jogadas), foi orientado ao paciente que as cartas na parte superior da tela eram as cartas-chave e que deveriam combinar com as cartas do baralho na parte inferior da tela, sempre com uma das quatro cartas-chave. Outro instrumento utilizado que mensura a tomada de decisão foi o IGT (*Iowa Gambling Task*), que consiste em uma tarefa também computadorizada que avalia a tomada de decisão.

Seguindo a orientação, ao clicar em um dos quatro blocos de cartas dispostas na parte inferior da tela do computador (A, B, C e D), de preferência uma de cada vez, é importante prestar atenção que existem baralhos que dão mais dinheiro e outros que dão menos, e há baralhos que tiram mais dinheiro e outro menos dinheiro. A proposta é que se consiga identificar os blocos mais vantajosos e os menos vantajosos.

Por intermédio desse estudo, podem-se observar variações nos resultados dos impulsivos sexuais como pode ser analisado na Tabela 1.

Segundo Messina, as dificuldades na tomada de decisão e na flexibilidade cognitiva dos homens sexualmente compulsivos são mais evidentes no contexto da estimulação sexual.

CONSIDERAÇÕES FINAIS

Ao longo do tempo, o interesse pelo comportamento hipersexual vem aumentando. Pode-se perceber diante de pesquisa realizada que a neuropsicologia carece de maior produção científica voltada para essa temática, com o aprimoramento de instrumentos de avaliação mais específicos para essa população. Talvez no futuro, com o advento da tecnologia, instrumentos mais modernos possam contribuir de forma mais ativa e com resultados por meio de estimulação em tempo real, criando *software* customizado para as necessidades dessa população estudada, contribuindo de forma mais efetiva nas pesquisas sobre comportamento hipersexual e auxiliando na busca pela compreensão desses casos.

Tabela 1 A tomada de decisão e flexibilidade cognitiva no tempo "0" (estado basal de vigília) e no tempo "1" (pós-estímulo sexual) de 30 controles do Instituto de Psiquiatria do Hospital das Clínicas da Faculdade de Medicina da Universidade de São Paulo (IPq-HCFMUSP), 2014

Variáveis neuropsicológicas	Controles (T0) M (DP)	Controles (T1) M (DP)	Testes estatísticos	p
Iowa Gambling Task (IGT)				
IGT – tendência geral	22,2 (23,5)	25 (20,1)	t (29) = 0,736	P = 0,467
IGT – bloco 1	-3,4 (6,0)	0,6 (6,8)	t (29) = 2,674	P = 0,012*
IGT – bloco 2	2,6 (7,0)	4 (8,6)	t (29) = 0,782	P = 0,440
IGT – bloco 3	6,2 (7,2)	8,2 (7,1)	t (29) = 1,126	P = 0,269
IGT – bloco 4	10 (9,5)	8,2 (8,5)	t (29) = – 0,885	P = 0,383
IGT – bloco 5	6,8 (8,8)	4 (8,0)	t (29) = – 1,175	P = 0,249
Wisconsin Card Sorting Test				
Categorias	2,6 (1,6)	3,2 (1,5)	Z = 1,844	P = 0,065
Acertos	41 (12,0)	44,5 (12,3)	Z=2,368	P = 0,017*
Erros perseverativos	10 (5,6)	8,6 (6,7)	Z=-1,600	P = 0,109

t: resultado do teste t de Student; Z: teste de Mann-Whitney; * p < 0,05; T0: tempo "0";T1: tempo "1".

REFERÊNCIAS

1. Descartes R. Discurso do método: para bem conduzir a própria razão e procurar a verdade nas ciências. Tradução de Thereza Chistina Stummer. São Paulo: Paulus; 2002.
2. Chvátal A. Jiří procháska (1749-1820): Part 2: "de structura nervorum"– studies on a structure of the nervous system. J Hist Neurosci. 2015;24(1):1-25.
3. Eling P, Vein A. Valentin Magnan and Sergey Korsakov: French and Russian pioneers in the study of alcohol abuse. J Hist Neurosci. 2018;27(2):190-7.
4. Caramazza A, Brones I. Lexical access in bilinguals. Bull Psychonom Soc. 1979;13:212-4.
5. Zilles K. Brodmann: a pioneer of human brain mapping-His impact on concepts of cortical organization. Brain. 2018;141:3262-78.
6. León FG, Hernández LM. Las huellas de nuestra evolución en el cerebro: El Homúnculo de Penfield. 2020.
7. Luria AR. Fundamentos de neuropsicologia. São Paulo: Edusp; 1981.
8. Damasio AR. Emotion and the human brain. Annals of the New York Academy of Sciences. 2001;935(1):101-6.
9. Rush B. Medican inquiries and observations upon the diseases of the mind. New York: Hafner; 1962.
10. Goodman A. What's in a name? Terminology for designating a syndrome of driven sexual behavior. Sexual Addiction Compulsivity. 2001;8:191-213.
11. American Psychiatric Association. Diagnostic and statistical manual of mental disorders, 5.ed., text revision. Washington: Americam Psychiatric Association; 2022.
12. Reid RC, Berlin HA, Kingston DA. Sexual impulsivity in hypersexual men. Curr Behav Neurosci Rep. 2015;2(1):1-8.

13. Carvalho J, Nobre P. Predictors of men's sexual desire: The role of psychological, cognitive-emotional, relational, and medical factors. J Sex Res. 2011;48(2-3):254-62.
14. Nobre PJ, Pinto-Gouveia J. Dysfunctional sexual beliefs as vulnerability factors for sexual dysfunction. J Sex Res. 2006;43(1):68-75.
15. Reid RC, Carpenter BN. Exploring relationships of psychopathology in hypersexual patients using the MMPI-2. J Sex Marital Ther. 2009;35(4):294-310.
16. Reid RC, Carpenter BN, Draper ED, Manning JC. Exploring psychopathology, personality traits, and marital distress among women married to hypersexual men. J Couple Relatsh Ther. 2010;9(3):203-22.
17. Reid RC, Stein JA, Carpenter BN. Understanding the roles of shame and neuroticism in a patient sample of hypersexual men. J Nervous Mental Dis. 2011;199(4):263-7.
18. Miner MH, Coleman E, Center BA, Ross M, Rosser BRS. The compulsive sexual behavior inventory: Psychometric properties. Arch Sex Behav. 2007;36(4):579-87.
19. Messina B, Fuentes D, Tavares H, Abdo CHN, Scanavino M de T. Executive functioning of sexually compulsive and non-sexually compulsive men before and after watching an erotic video. J Sex Med. 2017;14(3):347-54.

8

Família e desfechos negativos em transtorno do comportamento sexual compulsivo

Ana Lucia de Moraes Horta
Denise Miranda de Figueiredo
Maria Cristina Romualdo Galati
Marina Simas de Lima

COMPULSÃO SEXUAL

O transtorno de comportamento sexual compulsivo (TCSC) é definido pela CID-11 como um padrão persistente de falta de controle de impulsos sexuais repetitivos e intensos que resultam em comportamento sexual repetitivo. Para o diagnóstico, é importante que o padrão de falta de controle dos impulsos ou impulsos sexuais intensos e o comportamento sexual repetitivo resultante se manifestem por um período prolongado de 6 meses ou mais e causem sofrimento acentuado ou prejuízo significativo nos aspectos pessoal, familiar, social, educacional, ocupacional/profissional, ou em outras áreas importantes de funcionamento individual e/ou familiar[1].

Essa definição contribui para os estudos sobre a sexualidade e a psique humana, contudo ainda existem divergências entre os especialistas no tocante à conceituação e à caracterização adequadas desse transtorno. Exemplo disso são os diversos termos empregados para sua referência, como hipersexualidade, compulsão sexual, vício em sexo e, em suas raízes históricas, também conhecidos como ninfomania e satiríase, referindo-se ao sexo excessivo praticado por mulheres e homens, respectivamente. Esses termos caíram em desuso pela conotação pejorativa que carregavam[2]. No presente capítulo, os termos empregados sobre o TCSC seguirão a referência literária em questão.

O TCSC pode ser dividido em duas categorias. Parafílicos, quando os comportamentos sexuais, considerados socialmente inaceitáveis envolvem pessoas que não consentem ou que sejam incapazes de consentir com o ato praticado, abarcando, portanto, um transtorno parafílico na compulsão sexual, por exemplo, voyeurismo ou pedofilia. Já os comportamentos considerados não parafílicos podem incluir a busca por múltiplas parcerias sexuais consensuais e/ou profissionais do sexo; masturbação excessiva; consumo exagerado de pornografia, literatura erótica e/ou cibersexo[2].

Esses comportamentos são fonte de angústia, sentimentos de vergonha e culpa. Há um componente viciante nesse transtorno, o qual pode levar o indivíduo a investir cada vez mais tempo nas atividades sexuais, tendo dificuldade para evitá-las ou interrompê-las. Pensando em toda a complexidade do transtorno, é possível compreender que o sofrimento psicológico causado ao dependente sexual impacta significativamente na vida desses indivíduos, já que os pacientes acometidos fazem do sexo uma prioridade, mais importante que a família, os amigos e o trabalho. Por não conseguirem ter domínio sobre seus comportamentos, aumentam progressivamente o tempo gasto com as práticas sexuais compulsivas, o que leva a um distanciamento da família e amigos, culminando no prejuízo das relações afetivas. Uma vez que a compulsão sexual pode estar atrelada a fatores emocionais, histórico de abusos ou violências, abuso de substâncias, perdas familiares, entre outros, é aconselhável também avaliar como a família se relaciona com o transtorno[3].

FAMÍLIA

A família pode ser conceituada como um grupo de pessoas que possuem um vínculo consanguíneo ou de afetividade, que podem ou não coabitar em determinado momento de suas vidas. Trata-se de uma organização em constantes transformações, sejam internas seja em relação ao contexto sociocultural no qual está inserida. Tradicionalmente, a família era caracterizada por um casal heterossexual e filhos, contudo, diante das constantes mudanças que impactam as estruturas familiares, atualmente há diferentes e novos modelos, como famílias compostas de somente um progenitor; casais homossexuais, com ou sem filhos; famílias mistas, trazendo os filhos de relações anteriores, entre tantos outros modelos hoje existentes, não havendo mais um único modelo aceito como padrão[4].

Entendemos família como um todo organizado, cujas partes estão em contínua interação. Essas partes são denominadas subsistemas (parental, conjugal, fraterno, intergeracional, entre outros). A interação entre as partes é fundamental para caracterizar a organização familiar, que é vista como um sistema aberto e em contínua interação com o ambiente, variando, portanto, de acordo com os aspectos socioculturais vigentes. De acordo com os autores, a estrutura familiar pode ser definida como um conjunto de maneiras pelas quais os membros da família interagem, sendo expressa por meio dos subsistemas, da hierarquia, dos papéis e das fronteiras do funcionamento familiar[5]. Segundo Paz e Colossi, a forma como essas fronteiras são estabelecidas pode indicar possíveis padrões familiares disfuncionais. Dessa forma, é possível dividir as fronteiras em *nítidas, difusas e rígidas*[6]. As fronteiras nítidas se referem a famílias com autonomia e com espaços preservados, as fronteiras difusas se referem a famílias emaranhadas em que as pessoas que compõem esses sistemas possuem pouca autonomia. E as fronteiras rígidas, também conhecidas como família desligadas, que possuem como característica principal muita autonomia[7].

O padrão persistente e repetitivo dos comportamentos sexuais compulsivos levou alguns estudiosos a traçarem um paralelo entre o TCSC e a dependência em substâncias químicas, pois as consequências adversas do vício sexual assemelham-se às de outros transtornos aditivos. Essa semelhança se estende, em nosso entendimento, a como a família lida com o dependente. Com a progressão do transtorno, mais tempo seria gasto nessas práticas, reduzindo, consequentemente, o tempo investido em outras atividades rotineiras, sejam profissionais, sejam familiares, até mesmo de lazer. Há também progressiva diminuição da preocupação com possíveis consequências adversas, por exemplo, doenças (IST), problemas ocupacionais, prejuízos financeiros e até mesmo risco de vida[8,9].

Em termos de história familiar, muitos indivíduos acometidos pelo transtorno cresceram em famílias nas quais outros vícios, como em jogos e em bebidas, estavam presentes[4]. Em uma pesquisa com 76 indivíduos em recuperação de dependência sexual, sendo 84% do sexo masculino, a maioria dos participantes (81%) experimentou pelo menos um vício em sua família: 40% relataram pelo menos um dos pais dependente químico, 36% um dos pais sexualmente viciado, 30% tinha um dos pais com transtorno alimentar e 7% relataram ter pelo menos um dos pais com compulsão por jogo[10]. Outro estudo relatou que apenas 13% dos dependentes sexuais vêm de uma família sem vícios, sendo a maioria dos indivíduos acometida pelo transtorno, provenientes de famílias disfuncionais[11]. De acordo com o Departamento de Saúde e Serviços Humanos dos Estados Unidos, grande parte dos acometidos pelo transtorno possui um histórico de abuso físico e/ou sexual na infância[12].

Essa dinâmica familiar torna o ambiente propício a mais comportamentos repetitivos e obsessivos. Pensando nisso, torna-se imprescindível olhar para o sistema familiar. Do ponto de vista sistêmico, a dependência química e, em nosso entendimento, também a compulsão sexual, pode ser compreendida como um sintoma da família e não apenas de um de seus membros. Considerando-se tanto os aspectos individuais como os sociofamiliares, busca-se compreender como a patologia interfere nas relações familiares de seus membros, incluindo o paciente identificado (aquele que apresenta o transtorno) e como essas relações impactam a própria doença e seus sintomas[6,13]. Abordar o TCSC sob uma perspectiva de semelhança com a dependência química traz em seu bojo a possibilidade de um melhor manejo do transtorno, adotando-se o modelo de tratamento da dependência química no que tange ao impacto que ela causa no relacionamento conjugal e na família[3,8].

Ainda sob essa perspectiva, quando a dependência química é tratada, fala-se também de codependência, sendo essa compreendida como doença da família e pode ser definida com um transtorno emocional das pessoas que convivem com o TCSC e/ou com outras dependências. Dentro desse conceito, três tipos de codependência são encontrados: a química, que possui relação com o uso abusivo de drogas; a afetiva, que se caracteriza por um medo acentuado de abandono; e a familiar, que pode estar relacionada tanto com as questões do dependente químico como também as questões afetivas. Entre os sintomas da codependência, pode-se apontar ansiedade, estresse, sentimento de incapacidade e baixa autoestima, além da necessidade de controle do comportamento do outro dependente[14]. Para Schneider, apesar do parceiro do compulsivo sexual sentir-se como vítima, ele é, de alguma maneira, um facilitador do comportamento sexual compulsivo, ou seja, um codependente. Em seu entendimento, isso se deve ao fato do parceiro ser dependente do compulsivo sexual e, por medo do abandono, acaba por desculpar o comportamento sexual compulsivo, negando os próprios sentimentos e necessidades[15].

RELACIONAMENTO CONJUGAL

A relação conjugal é entendida nesse trabalho como um processo organizacional complexo, contínuo e dinâmico entre duas individualidades que constroem uma identidade conjugal[16]. Assim, uma relação conjugal é vista como uma terceira realidade gerada da interação comum das realidades individuais formando um "nós".

Alguns estudos sobre o tema mostram que o TCSC tem impacto direto nos relacionamentos conjugais. Os achados sugerem diretamente que as relações conjugais ou familiares são afetadas ou prejudicadas negativamente como resultado do transtorno. No estudo de Black et al.[17], 42% dos participantes relataram que a compulsão sexual impactou em seu casamento ou em outros relacionamentos importantes. Além disso, foi visto que o estado civil não é fator de prevenção da recaída da compulsão; no entanto, o divórcio e a separação são fatores que podem levar ao aumento da recaída[18].

Para Karila et al., a compulsão sexual pode ser vista como um construto guarda-chuva que engloba vários tipos de comportamentos problemáticos[9]; já para Schneider, tanto a busca de pornografia como o cibersexo podem ser a primeira expressão da compulsão sexual. Em seu estudo feito com feito com 91 mulheres e 3 homens cujos parceiros envolveram-se com cibersexo, 31% deles responderam que essa prática era uma continuação de comportamentos sexuais compulsivos. Entre os resultados, observou-se que, ao saberem do comportamento sexual de seus parceiros, os entrevistados sentiram-se magoados, traídos, rejeitados, envergonhados e humilhados. Entre 68% dos casais, um ou ambos os parceiros perderam interesse pelo sexo relacional[19].

No que tange ao estudo da pornografia no relacionamento conjugal, a pesquisa de abordagem diádica conduzida por Maas, Vasilenko e Willoughby, com 6.626 casais heterossexuais, revelou que para os homens que aceitam mais a pornografia, seu uso mais frequente se associa a maior satisfação no relacionamento. Já para as mulheres que aceitam menos, o uso da pornografia foi associado com menos satisfação com o relacionamento[20].

Estudos que investiguem o TCSC no relacionamento conjugal podem ser considerados ainda muito tímidos na literatura acadêmica, contudo, existe um crescente número de pesquisas com o foco na dependência em pornografia ou no cibersexo. Esse aumento pode estar associado ao imenso crescimento do uso da internet pela população de forma geral. A facilidade de acesso bem como o anonimato oferecido pelas redes, além da possibilidade de ser acessada a baixo custo, em qualquer ambiente contribui para diversos usos da Internet, desde o lazer, até estudos e demandas profissionais. Sendo que um número crescente de pessoas busca nas redes conteúdos sexuais, somente para assistir, como a pornografia, ou para interagir, como o cibersexo. Essa situação também pode favorecer a manifestações de comportamentos sexuais compulsivos[21,22].

Esses estudos, apesar de não terem como objeto a compulsão sexual especificamente, trazem aspectos do relacionamento conjugal, no que diz respeito aos comportamentos sexuais repetitivos, que devem ser investigados pelos profissionais da área da saúde. Ao investigar a compulsão sexual dentro do relacionamento, entende-se que a abordagem diádica traz como grande contribuição entender o impacto que o TCSC tem sobre o parceiro e sobre a díade relacional, bem como o parceiro e o relacionamento impactam o transtorno sexual, e ainda, quais suas repercussões sobre o funcionamento sexual, na satisfação sexual e conjugal de ambos.

TRATAMENTO

No tratamento da TCSC, geralmente os familiares não recebem a devida atenção, poism como dito anteriormente, esse transtorno tem grande impacto não apenas no paciente identificado, mas tanto no casal como na família de maneira global. O tratamento de todos os envolvidos, cônjuge e demais familiares, impacta de forma positiva a relação conjugal, bem como a saúde mental de cada parceiro, estendendo-se também aos filhos, no que diz respeito ao desenvolvimento sexual deles, evitando que o comportamento compulsivo se perpetue na nova geração[15]. Swisher[23] mostrou que as formas mais comuns de tratamento para a compulsão sexual são as terapias individual e de grupo. Além disso, foi visto que envolver o parceiro da pessoa que apresenta o transtorno na terapia e diminuir o isolamento da pessoa acometida pelo transtorno por meio do aumento do tempo com o parceiro/a família podem ser formas de controle do transtorno[24]. As intervenções comuns incluem:

- Definir limites comportamentais.
- Reconstrução de uma rotina com cuidados pessoais, responsabilidades e cuidado com a saúde mental.
- Reconhecer e evitar situações de alto risco.
- Prevenção de situações violentas.
- Prevenção da contaminação por IST.
- Evitar o uso abusivo de drogas e prevenir o risco de morte.

O tratamento psicológico é complexo, necessitando de uma equipe multidisciplinar, com a utilização de medicações para controle dos impulsos e terapeuta individual e familiar. O profissional estará atento ao sistema da família agindo como mediador das relações e buscando compreender o lugar do transtorno naquela família. Nesse trabalho, devem ser abordados os seguintes temas:

- Regulação emocional.
- Controle do desejo.
- Reestruturação cognitiva.
- Estruturação de rotinas diárias e da vida financeira.
- Comprometimento com as mudanças.
- Definição de sobriedade sexual e dos limites comportamentais.

A avaliação dos danos e do sofrimento causado pelo transtorno é de extrema importância no processo psicoterapêutico, lembrando que o tratamento deve ser realizado em conjunto com o paciente, de forma cooperativa, uma vez que mudar a dinâmica familiar é essencial para a recuperação em longo prazo[23]. Raviv[25] propõe que incluir os membros da família do dependente em tratamento ou incentivá-los a participar de grupos terapêuticos aumenta a compreensão da família sobre a compulsão, bem como sua capacidade de apoiar o paciente na mudança.

Uma investigação mais aprofundada sobre as relações familiares e sobre o histórico de desenvolvimento de cada indivíduo é de extrema importância no tratamento do transtorno, assim como compreender como a família lidou com a sexualidade. O terapeuta familiar precisa estar atento ao desenvolvimento sexual de cada familiar, como cada um viveu e vive suas experiências sexuais, o desenvolvimento de seu corpo, as informações sobre sexo e sexualidade, a vivência de possíveis abusos e traições, pois esses são pontos importantes a serem analisados no desenvolvimento de um trabalho terapêutico voltado ao tratamento do transtorno.

A seguir, é apresentado um atendimento clínico de terapia familiar. Os nomes em questão são fictícios respeitando o sigilo dos pacientes.

VINHETA CLÍNICA

João e Roberto buscaram a terapia de casal com a queixa de João sofrer de compulsão sexual. O paciente era um rapaz de 25 anos, filho do meio de uma família de 3 irmãos homens. Seus pais eram divorciados, e o pai estava em um segundo casamento, no qual teve uma filha. João era usuário de drogas, possuía uma relação conturbada com os empregos, não conseguindo permanecer em nenhum lugar por muito tempo. Dada essa instabilidade, a mãe de João era responsável por dar suporte financeiro ao filho, pagando aluguel e demais contas. Durante os atendimentos, foi relatado que João, quando passava por situações que exigiam tomadas de decisões ou situações de grandes responsabilidades, acabava tendo episódios de compulsão sexual, tanto com masturbação como com relações sexuais externas a seu casamento, por exemplo, com garotas de programas, sexo em lugares públicos etc. O paciente já possuía histórico de terapia, mas acabava não se firmando em nenhuma delas. Inicialmente, levando-se em consideração o sofrimento do casal, foi feita a proposta de terapia de casal, com frequência semanal e tratamento psiquiátrico para João. Foi sugerida também a participação do paciente em grupos de autoajuda. Diante da situação em que João se encontrava, era possível enxergar uma família de origem emaranhada, com baixa autonomia entre seus membros, com sensação de impotência generalizada sobre o caso. O paciente acometido pelo transtorno mostrava-se envergonhado e culpado pela situação, mas dizia não conseguir sair dessa dinâmica. "Culpa, vergonha, vou fazer diferente, vou me comprometer." João relatou que sua mãe fazia uso abusivo de álcool e que, quando criança, João possuía o comportamento de bulinar os amigos. Durante a infância, João foi vítima de uma grande repressão paterna, pelo fato de o pai ser uma figura pública e por conviver com uma família com muitos conflitos internos. A relação com sua mãe sempre foi dicotômica, pautada em "amor e ódio" (ao mesmo tempo em que havia muito controle, ela dava dinheiro para o filho e queria que ele tivesse autonomia). Em momentos de compulsão, o namorado tentava controlar João e muitas vezes eram relatados episódios de violência física em razão disso.

Em relação ao dia a dia, João fazia uso abusivo de substâncias como álcool e cocaína, e seu namorado também. O relacionamento do casal acabou sendo rompido por conta da compulsão, e o cônjuge, que voltou a fazer terapia anos depois, relatou que João acabou sendo morto por uma garota de programa.

Tabela 1 Processo terapêutico

Desenvolvimento do processo terapêutico	Observações
Queixas e sintomas emergentes	João e Roberto chegam à terapia de casal com foco no transtorno (TCSC) de João
	João possuía compulsão sexual, comportamentos autodestrutivos, dependência química e dificuldade na rotina e no trabalho
	Roberto apresentava sintomas de impotência, ansiedade, sensação de descontrole, irritação e exaustão
Identificação de sintomas na família de origem e família nuclear	Família de origem de ambos com questões de abuso, controle e uso abusivo de álcool e drogas
	Família nuclear/casal apresentava muitas brigas, incluindo a violência física e psíquica, uso de substâncias, rompimento, infidelidade
	Sintomas como tensão, irritabilidade, ansiedade, angústia e desesperança
Identificação de metas individuais e conjugais	João: ▪ Conseguir dizer não à compulsão ▪ Possuir maior controle sobre seus impulsos ▪ Mapear e planejar sua rotina em busca de maior controle sexual ▪ Tomar medicação de forma correta
	Roberto: ▪ Conseguir olhar para si ▪ Construir uma rotina individual sem estar dependente da dependência do cônjuge ▪ Reduzir os controles excessivos com o cônjuge ▪ Olhar menos para o cônjuge e mais para si, diminuindo os excessos do controle sobre a relação
	Conjugal: ▪ Melhora da comunicação ▪ Cumprimento de contratos e combinados, ▪ Aumento do vínculo entre a rede de apoio ▪ Maior responsabilidade financeira

(continua)

Tabela 1 Processo terapêutico

Desenvolvimento do processo terapêutico	Observações
Psicoeducação	▪ Trabalhar impulsos e controles ▪ Regular emocionalmente o casal ▪ Focar na parte positiva da história de vida do casal ▪ Fortalecer as conquistas individuais e conjugais ▪ Autoestima e autoconfiança de ambos
Aumento das atividades prazerosas	▪ Compra de um cachorro ▪ Gerenciamento da empresa em conjunto ▪ Aumento das atividades prazerosas em casa voltadas ao casal, por exemplo, maratona de filmes antigos
Identificação de crenças negativas individuais	João: ▪ Não consigo confiar em ninguém ▪ Não estou no controle ▪ Não sou digno de confiança ▪ Não consigo confiar em mim mesmo ▪ Sou inadequado ▪ Sou vergonhoso
	Roberto: ▪ Não estou seguro ▪ Estou em perigo ▪ Não sou capaz de me proteger
Ressignificando crenças negativas em positivas	João: ▪ Posso escolher em quem confiar ▪ Consigo controlar o que está a meu alcance ▪ Posso aprender a confiar em mim ▪ Sou confiável ▪ Sou adequado
	Roberto: ▪ Acabou, estou seguro agora ▪ Posso aprender a cuidar de mim
Reestruturação cognitiva	No processo terapêutico, a psicóloga incentivava que João fizesse escolhas e se responsabilizasse por elas. Além disso, valorizava os avanços que o casal obtinha, reconhecendo pequenas mudanças e reforçando novos comportamentos
Observações	Como forma de auxiliar João, sua mãe participou de algumas sessões de terapia

Tabela 2 Técnicas utilizadas

Técnicas utilizadas	Descrição
Uso de imagens/ esculturas	É uma técnica que possibilita de maneira física tornar concreto aquilo que é sentido dentro de si. Possibilita que o casal experimente a posição que cada um ocupa em sua relação de forma concreta
Roleplay	O *roleplaying* consiste na reunião de duas ou mais pessoas para uma encenação. O tema escolhido envolve um problema ou uma situação qualquer que precise ser compreendida por uma das partes ou pelas duas
Externalização	A externalização dos sintomas é uma ferramenta terapêutica utilizada pelos psicólogos para que os pacientes possam se distanciar de seus problemas. Permite que as pessoas observem suas dificuldades ou sintomas "de fora" e encontrem um sentido ou solução de forma rápida e eficaz
Troca de papéis	A terapia é realizada com um tipo de "troca de papéis", em que o paciente é capaz de atuar ou ver atuações que vão permiti-lo visualizar sentimentos, ações e percepções dos membros da família
Análise de sonhos	Permite ao terapeuta criar condições para que o cliente entre em contato intenso com contingências relevantes e vivencie as emoções relacionadas com elas
Genograma	O genograma – definido como um desenho gráfico da vida em família – é um instrumento de avaliação e intervenção que proporciona uma aproximação com o tecido de transmissão familiar tramado de geração em geração

CONSIDERAÇÕES FINAIS

O caso apresentado foi assistido pela terapeuta em um período de um a um ano e meio, com sessões realizadas uma vez por semana. Algumas sessões foram feitas individualmente com cada membro do casal, outras com a participação da família (mãe e irmão) de João.

Na prática clínica, quando um casal chega para ser atendido, o foco do atendimento, na maioria das vezes, está no relacionamento dos parceiros. No caso apresentado, era nítido que a relação conjugal se encontrava adoecida por causa do TCSC, que tomou o lugar de protagonista da relação, tornando o processo psicoterapêutico ainda mais desafiador. A terapeuta era constantemente convidada a ter duas grandes funções: de orientadora, ensinando sobre a doença que acometia o João e os impactos na relação; e de mediadora, tentando compreender a função desse transtorno e dos impactos decorrentes dele. Durante o processo, muitas vezes foram feitos combinados que, em sua maior parte, não eram cumpridos; além disso, a aderência ao tratamento que incluía outros profissionais nessa rede de apoio foi, por muitas vezes, alvo de boicotes.

Durante os atendimentos, as dificuldades com a comunicação eram tão intensas que muitas vezes a psicóloga ocupava o lugar de "tradutora das emoções", ajudando o casal a nominarem seus pensamentos, sensações e emoções. Junto a isso, como a doença protagonizava a maioria dos encontros, existia certa dificuldade em focar o olhar para a relação do casal. Na prática clínica, é importante enxergar o casal como um sistema que se retroalimenta na saúde ou na doença, e nesse caso específico quebrar o ciclo da doença se tornava nosso desafio. Por muitas vezes, era percebido um casal sem esperança e com dificuldades em achar e acreditar em saídas possíveis. Como parte dos desafios encontrados no caso, a censura do desejo sexual de João era a mais complexa. Muitas vezes o desejo aparecia como uma imposição. Toda a família, o trabalho, os amigos, os *pets* sentiam quando esse descontrole aparecia. Em alguns momentos, para conseguir brecar o desejo, Roberto buscava saídas que geraram situações de confronto e violência física, como se trancar em casa e esconder a chave.

Para o manejo do caso, foram utilizadas diversas técnicas com o intuito de concretizar e trazer objetos intermediários que ajudavam nessa coconstrução de novos lugares seguros e possíveis para esse casal. O vínculo dos pacientes com a psicóloga e o trabalho terapêutico contribuiu por um tempo para conversas honestas e francas entre eles. Além disso, era visível que a terapia auxiliou por um tempo o casal a viver menos situações de vulnerabilidade, a se conhecer mais profundamente e a se responsabilizar por algumas decisões.

REFERÊNCIAS

1. World Health Organization. ICD-11 for mortality and morbidity statistics. Geneve: WHO; 2022.
2. Derbyshire KL, Grant JE. Compulsive sexual behavior: a review of the literature. J Behav Addict. 2015;4(2):37-43.
3. Garcia FD, Thibaut F. Sexual addictions. Am J Drug Alcohol Abuse. 2010;36(5):254-60.
4. Silva FAA, Coelho CM. Um estudo sobre as características comportamentais e sociais do portador do impulso sexual excessivo. Contribuciones a las Ciencias Sociales. 2019.
5. Cacciacarro MF, Macedo RMS. A família contemporânea e seus valores: um olhar para a compreensão parental. Psicol Rev. 2018;24(2):381-401.
6. Paz FM, Colossi PM. Aspectos da dinâmica da família com dependência química. Estudos de Psicologia (Natal). 2013;18:551-8.
7. Stürmer TR, Marin AH, Oliveira DS. Compreendendo a estrutura familiar e sua relação com a parentalidade: relato de caso de um casal em terapia de abordagem sistêmica. Rev Bras Psicoter. 2016;18(3):55-68.
8. Hook JN, Hook JP, Davis DE, Worthington EL Jr, Penberthy JK. Measuring sexual addiction and compulsivity: a critical review of instruments. J Sex Marital Ther. 2010;36(3):227-60.

9. Karila L, Wery A, Weinstein A, Cottencin O, Petit A, Reynaud M, et al. Sexual addiction or hypersexual disorder: Different terms for the same problem? A review of the literature. Curr Pharm Des. 2014;20(25):4012-20.
10. Schneider JP, Schneider BH. Couple recovery from sexual addiction/co addiction: Results of a survey of 88 marriages. Sex Addict Compulsiv: J Treat Prev. 1996;3(2):111-26.
11. Carnes P. Out of the shadows: understanding sexual addiction. Minnesota: Hazelden; 2001.
12. US Department of Health and Human Services. Child Maltreatment. 2012. 2013.
13. Silva JL, Macedo RMS, Derntl AM, Bergami NBB. Um estudo das relações interpessoais em famílias com farmacodependentes. Psicol Estud. 2007;12:61-70.
14. Selbmann F. Codependência: o que é, tipos e formas de tratamento; 2022. Disponível em: https://www.gruporecanto.com.br/blog/codependencia-o-que-e-tipos-e-formas-de-tratamento. Acesso em: 16 fev. 2023.
15. Schneider JP. Compulsive and addictive sexual disorders and the family. CNS Spectrums. 2000;5(10):53-62.
16. Féres-Carneiro T, Diniz-Neto O. De onde viemos? Uma revisão histórico conceitual da terapia de casal. Psic Teor Pesq. 2008;24:487-96.
17. Black DW, Kehrberg LL, Flumerfelt DL, Schlosser SS. Characteristics of 36 subjects reporting compulsive sexual behavior. Am J Psychiatr. 1997;54(2):243-9.
18. Wan M, Finlayson R, Rowles A. Sexual dependency treatment outcome study. Sex Addict Compulsiv: J Treat Prev. 2000; 7(3):177-196.
19. Schneider JP. Effects of cybersex addiction on the family: results of a survey. Sex Addict Compulsiv: J Treat Prev. 2000;7(1-2):31-58.
20. Maas MK, Vasilenko SA, Willoughby BJ. A dyadic approach to pornography use and relationship satisfaction among heterosexual couples: the role of pornography acceptance and anxious attachment. J Sex Res. 2018;55(6):772-82.
21. Levine SB. What is sexual addiction? J Sex Marital Ther. 2010;36(3):261-75.
22. de Souza Aranha RA, Baltieri DA. Entre a fantasia e a ação: as patologias sexuais na web. Debates em Psiquiatria. 2015;5(1):6-10.
23. Swisher SH. Therapeutic interventions recommended for treatment of sexual addiction/compulsivity. Sex Addict Compulsiv: J Treat Prev. 1995;2(1):31-9.
24. Schneider JP. A qualitative study of cybersex participants: gender differences, recovery issues, and implications for therapists. Sex Addict Compulsiv: J Treat Prev. 2000;7(4):249-78.
25. Raviv M. Personality characteristics of sexual addicts and pathological gamblers. J Gambling Stud. 1993;9(1):17-30.

9

Tratamento psicoterápico em transtorno do comportamento sexual compulsivo

Maria Luiza Sant'Ana do Amaral
Patrícia do Espírito Santo Gonçalves
Marco de Tubino Scanavino

INTRODUÇÃO

O tratamento psicoterapêutico em transtorno do comportamento sexual compulsivo apresentado neste capítulo refere-se à psicoterapia psicodinâmica de tempo limitado, abordagem que o Ambulatório de Impulso Sexual Excessivo e de Prevenção aos Desfechos Negativos associados ao Comportamento Sexual (AISEP-IPq-HCFMUSP) trabalha com seus pacientes, preferencialmente em grupo.

A psicoterapia psicodinâmica de tempo limitado (PPTL) está baseada em teorias psicanalíticas, e essas atribuem a gênese do comportamento sexual compulsivo (CSC) a perturbações na relação mãe-filho e a experiências traumáticas acontecidas na infância, como negligência e abusos físico e/ou sexual.

A PPTL já provou ser um tratamento eficaz para transtornos psiquiátricos, por ter um tempo combinado para o tratamento, que implica um trabalho diretivo, focado no tema (nesse caso, o CSC) e nos conflitos relacionados a ele, ou seja, com tempo e objetivos limitados. Além de eficaz para tratamento em instituição pública, por causa da grande demanda de pacientes.

A psicoterapia de grupo é indicada na maior parte do tratamento de desordens sexuais, porque se dissolve mecanismos de defesa como racionalização, isolamento e negação; além da percepção dos participantes de estarem em uma mesma condição, promovendo entre eles identificação, apoio e maior revelação das particularidades e das intimidades.

Assim, a abordagem deste capítulo será sobre a psicoterapia psicodinâmica em grupo de tempo limitado (PPGTL), na qual será tratada uma perspectiva histórica da PPTL e o funcionamento da PPGTL com os sujeitos que sofrem com o CSC.

PERSPECTIVA HISTÓRICA DA PSICOTERAPIA PSICODINÂMICA DE TEMPO LIMITADO

Sigmund Freud, em seus trabalhos sobre a histeria, já relata processos terapêuticos de curta duração. Freud, a princípio, utilizava o método catártico, que é trazer à consciência as memórias traumáticas reprimidas e mantinha uma atitude mais ativa diante do paciente, objetivando a remissão dos sintomas. Somente mais tarde, ao introduzir novas reformulações em sua teoria psicanalítica, como a transferência e a resistência, que Freud conclui não ser mais possível um tratamento rápido, visto que a complexidade da vida psíquica exige maior atenção, e sua preocupação era menos com a técnica e, sim, com o conteúdo científico[1]. Porém, outros autores tentaram abreviar o tempo do processo terapêutico, como Sandor Ferenczi e Otto Rank.

Ferenczi se preocupa mais com a técnica psicoterapêutica, em que cria a "técnica ativa", a fim de ativar a relação transferencial, que, segundo ele, as vivências dos conflitos na transferência fariam crescer a tensão e então surgir o material inconsciente, para assim acontecer a elaboração dos conflitos. Ferenczi conduzia o paciente no enfrentamento de situações ansiógenas, proibia comportamentos que poderiam atrapalhar o processo terapêutico, como busca de gratificação, e encorajava a fantasia.

Rank a princípio traz o conceito de "trauma do nascimento", que gera a "ansiedade primal" que então se relaciona com toda neurose. Segundo Rank, o indivíduo se move entre o polo da ligação emocional e dependência e o polo da separação e independência, justamente por vivenciar o conflito entre manter a bem-aventurança primal do apego e experimentar a excitação e o medo associados à separação. Para Rank, a fim de que haja o movimento na direção da independência, é necessária a "vontade", assim o trabalho psicoterapêutico visa mobilizar a vontade no paciente, focando no relacionamento transferencial com o terapeuta.

Com Alexander e French, ocorre o marco inicial mesmo da psicoterapia breve (PB), quando em 1940, com o trabalho intitulado "métodos mais breves de psicoterapia", trouxeram o conceito de experiência emocional corretiva (EEC). No processo psicoterapêutico, o paciente revive experiências passadas na relação com o terapeuta, e a atitude dele é proporcionar a EEC de forma menos patológica, permitindo assim a correção da relação infantil. Abreviar a duração da terapia é então descrita pelos autores como uma forma de frustrar a dependência e conduzir o paciente a abandonar posições infantis a fim de uma adaptação adulta[2].

A partir de então, diversos autores seguiram com propostas e formulações de trabalho psicoterapêutico de tempo limitado. Alguns autores, como Greenberg Mitchell e Messer e Warren[4], classificaram as técnicas psicoterapêuticas de orientação psicodinâmica de curta duração em modelos teóricos, que descrevemos a seguir, dada a importância desses autores e seus fundamentos para a PPGTL.

Modelo impulsivo/estrutural

O modelo impulsivo/estrutural tem como base a compreensão do conflito intrapsíquico, defendida por Sigmund Freud, em que, na impossibilidade de satisfação das pulsões, o indivíduo reage com uma forma específica de ansiedade que, por sua vez, acaba por disparar mecanismos de defesa.

Malan propõe que seja estabelecida uma hipótese psicodinâmica de base, por meio de entrevistas, a fim de identificar o conflito primário que está sendo reeditado na problemática atual do paciente e, a com base nisso, traçar um plano de trabalho terapêutico. O modelo exige interpretação ativa do terapeuta e, em alguns casos, até uma atitude autoritária, de modo a seguir com o plano de ação sem grandes intercorrências, uma vez que o tempo e os objetivos são limitados.

Classificação das técnicas psicoterapêuticas no modelo impulsivo/estrutural

- Psicoterapia focal de Balint, 1972: é um *continuum* da psicanálise, com intervenções interpretativas.
- Psicoterapia intensiva breve de Malan, 1976: identificação do conflito primário reeditado na problemática atual do paciente. O foco está no impulso, na defesa e na ansiedade.
- Psicoterapia breve provocadora de ansiedade de Sifneos, 1979: formulação de hipótese psicodinâmica problemática fundamentalmente edipiana, a atitude do terapeuta é ativa, conduzindo ao enfrentamento dos conflitos pelo paciente.
- Psicoterapia dinâmica breve intensiva de Davanloo, 1980: técnica altamente ativa, de confrontação e manutenção de foco, com interpretações da transferência, das defesas, dos sonhos e das fantasias, e da reconstrução genética. Provoca sentimentos de hostilidade no paciente, o que depende de boa vinculação entre terapeuta e paciente.

Modelo relacional

O modelo relacional, por sua vez, está baseado no conflito psíquico resultante da vivência emocional do indivíduo em que os objetos não atenderam às suas necessidades de amor e de dependência, com foco em identificar e modificar padrões mal-adaptativos, observando o campo interacional vivido pelo paciente.

Nesse modelo, há menor preocupação com a técnica e aspectos como limites de tempo, dando mais ênfase na importância daquela experiência, com foco no "aqui e agora". A abordagem baseia-se nas relações objetais, defendidas por Melanie Klein e Winnicott.

Aqui, estamos falando sobre uma relação terapêutica com padrões de relacionamento interpessoal. Com isso, o psicoterapeuta é menos ativo que no modelo impulsivo/estrutural, adotando um comportamento mais de observador participante do processo terapêutico[2,3].

Classificação das técnicas psicoterapêuticas no modelo relacional

- Psicoterapia suportiva-expressiva de Luborsky, 1984: em que se busca aumentar a confiança do paciente quanto a poder superar os padrões repetitivos de conduta autodestrutiva, e a aliança terapêutica se faz extremamente importante na compreensão dos sintomas e dos padrões de conduta por parte do paciente.
- Terapia dinâmica breve para síndrome de resposta ao estresse de Horowitz e cols., 1984: com uma abordagem integrativa de psicoterapia em uma síntese teórica de diferentes vertentes psicanalíticas e cognitivistas.
- Psicoterapia psicodinâmica do Grupo de Mount Zion, 1986: em que o mais importante é a formulação de um plano de trabalho.
- Psicoterapia dinâmica de tempo limitado de Strupp e Binder, 1984: com uma importância na interação terapeuta-paciente, buscando a reexperimentação do conflito na atualidade por meio da relação terapêutica e as intervenções voltadas para o aqui e agora. Trata-se de uma aprendizagem experiencial, ou seja, o reconhecimento da repetição de padrões cíclicos de interação mal-adaptativa.

Modelo integrativo

O modelo integrativo é mais recente e foi criado com base nos dois modelos anteriores, buscando uma orientação mais humanista e cognitiva. A avaliação de recursos adaptativos e o estágio de mudança do indivíduo são alguns dos pilares desse modelo de psicoterapia breve.

As estratégias adotadas nesse modelo de intervenção são adaptadas às necessidades de cada paciente e variam entre uma abordagem francamente suportiva e expressiva. Dessa forma, não há um tipo específico de intervenção, mas um conjunto de variáveis entre as quais a aliança terapêutica tem grande destaque[2].

Classificação das técnicas psicoterapêuticas no modelo integrativo

- Psicoterapia de tempo limitado de Mann, 1973: baseada em quatro constructos principais – impulso, ego, objeto e *self*. A psicopatologia é entendida por meio dos seguintes aspectos: hipótese estrutural, teoria do narcisismo e autoestima, teoria das relações objetais e perspectiva do desenvolvimento. Com o foco no tempo, na separação e na perda, priorizando o conflito humano entre infinito e tempo real. A atitude do terapeuta é empática, utilizando recursos como interpretações transferenciais, análise da resistência e reconstrução genética.
- Psicoterapia eclética de Garfield, 1989: baseia-se nos fatores comuns às psicoterapias, na prática clínica, nas necessidades do paciente, em que a relação e a situação terapêutica favorecem a melhora do paciente.
- Terapia multimodal de Lazarus, 1992: baseada em evidências, reconhece as múltiplas dimensões de um evento e reconhece as interações entre essas dimensões.
- Psicoterapia breve e de emergência de Bellak, 1978: com maior flexibilidade, o terapeuta lança mão de diferentes recursos, adaptados às necessidades de cada caso. Postura mais pragmática e mais baseada na prática clínica, com menor importância à teoria.
- Psicoterapia de Gustafson, 1984: incorpora contribuições teóricas de diferentes autores psicanalíticos e de psicoterapias breves, aplicando-as flexivelmente a cada caso.
- Terapia transteórica de Prochaska, 1995: adaptada a cada paciente, de acordo com o estágio do processo de mudança em que este se encontra, e com o tipo e profundidade de problemas que apresenta. Essa adaptação se refere tanto à estrutura do trabalho (número e frequência de sessões, por exemplo) como às estratégias utilizadas e aos objetivos estabelecidos. A ideia é construir um modelo de terapia e uma teoria do processo de mudança.

Não se pode deixar de abordar autores sul-americanos, como Knobel (1986), que parte de um diagnóstico mais holístico, em uma visão mais geral do paciente em um momento determinado da vida, visando uma terapia com tempo e objetivos limitados, com *insights* cognitivos, por meio de recursos técnicos amplos, adaptados a cada paciente. E Lowenkron (1993), que se destaca em seu trabalho de psicoterapia psicanalítica de tempo delimitado, em que o prazo de duração é ajustado entre psicoterapeuta e paciente. É trabalhado um "problema específico", identificando os efeitos de um sofrimento psíquico que se manifestam em uma área demarcável, razoavelmente limitada, da vida do sujeito e cuja origem possa ser atribuída a um conflito inconsciente. Sua teoria fundamenta-se na psicanálise e pode ser flutuante, e o término acontece de acordo com a elaboração dos conflitos inconscientes, considerando o problema específico.

No Brasil, o Ministério da Saúde adotou a psicoterapia breve de crise, em 12 sessões, com base na teoria de Lowenkron, que forneceu subsídios para a psicoterapia, como um padrão a ser seguido no sistema público e privado de saúde, com cobertura obrigatória[1].

PSICOTERAPIA PSICODINÂMICA DE TEMPO LIMITADO (PPTL)

A psicoterapia psicodinâmica de tempo limitado tem como princípio a abreviação do sofrimento dos pacientes. O tratamento consiste em abordar, em um curto espaço de tempo, questões trazidas pelo indivíduo e, com base na manutenção de um foco e objetivos claros, trabalhar com o paciente um conjunto de estratégias clínicas.

O processo terapêutico na PPTL costuma durar entre 16 e 30 sessões, com *setting* face a face com uma ou duas sessões semanais. Nesse modelo, os terapeutas são geralmente ativos e promovem o desenvolvimento de uma aliança terapêutica com uma transferência positiva com o paciente[4].

A formulação psicodinâmica é uma declaração sobre os problemas e os conflitos centrais do paciente, busca explicar sua função na presente situação e predizer o tratamento e a relação terapêutica[5]. Por meio da formulação psicodinâmica, o terapeuta consegue identificar o essencial da problemática do indivíduo no momento, a fim de manter o foco na queixa principal e os aspectos a ela relacionados. Dessa forma, são tratados os conflitos específicos trazidos pelo paciente no início da terapia, com enfoque nas experiências e nos sintomas[4].

Assim, a atenção nesse modelo terapêutico está voltada ao foco, ao aqui e agora, à fixação de metas possíveis de o paciente alcançar, bem como à questão do término da PPTL[4].

A psicoterapia psicodinâmica se baseia em três principais hipóteses:

- Todas as falas e as ações do indivíduo carregam um significado, mesmo este não sendo consciente.
- As pessoas criam padrões de comportamento que podem ser identificados na fala do paciente e na relação terapêutica.
- Esses padrões de comportamento podem ser quebrados por meio do *insight* e da compreensão da motivação ou do propósito interno para esse comportamento[5].

A aliança terapêutica é extremamente importante para alcançar bons resultados com a psicoterapia psicodinâmica de tempo limitado. A aliança é formada pela atitude do paciente diante de seu problema e pela transferência para o terapeuta, e pela empatia e respeito do terapeuta pelo paciente, é uma relação de trabalho entre eles, uma colaboração em benefício do processo terapêutico. É inegável que sem empatia e vinculação entre paciente e terapeuta o processo não flui como o desejado. E manutenção, adesão à psicoterapia e um bom processo de alta dependem de uma boa aliança terapêutica.

PSICOTERAPIA PSICODINÂMICA EM GRUPO DE TEMPO LIMITADO (PPGTL)

A psicoterapia psicodinâmica em grupo por tempo limitado (PPGTL) consiste na união de um grupo de pacientes com condições semelhantes em uma busca comum pela abreviação do sofrimento. Essa modalidade de intervenção surgiu há muitos anos e vem se aprimorando ao longo do tempo. A criação da psicoterapia de grupo é de Joseph Pratt, clínico geral em um hospital em Boston, que em 1905, preocupado com os pacientes de tuberculose que não podiam arcar com as despesas de internação, passou a reuni-los uma vez por semana para cuidados clínicos e orientação de atitudes positivas diante de suas condições. Pratt utilizou técnicas comportamentais como uso de diário e descrevia sua abordagem como uma reeducação emocional[6].

De acordo com Pratt, outros profissionais passaram a utilizar seu modelo, inclusive com pacientes portadores de doenças mentais. Na primeira metade do século passado, vários autores surgiram formulando novas estratégias e métodos para trabalho com grupos terapêuticos, como Lazzel, Marsh, Burrow e, principalmente, Moreno, que criou o psicodrama em 1921. Foi então um período de desenvolvimento da psicoterapia de grupo, que surgiu tanto com Pratt como com Moreno.

Ocorre então uma expansão teórica da psicoterapia em grupo nas décadas de 1950 e 1960, com a contribuição de diversos autores, seguida de uma fase de consolidação na década de 1970 e de amadurecimento nas décadas de 1980 e 1990[6].

A partir dos anos 2000, novos modelos de grupo foram propostos, como é o caso da intervenção em situações de crises, problemas interpessoais, histórico recorrente de depressão, vítimas de desastres e de outras condições.

A união de pacientes sofrendo da mesma condição em um grupo gera identificação. Dessa forma, a revelação de particularidades e intimidades durante o processo terapêutico vai de encontro com o oferecimento de apoio entre os participantes do grupo – uma vez que todos possuem um objetivo comum, que é a resolução das dificuldades e dos desafios semelhantes. Além disso, a psicoterapia em grupo ainda reduz o isolamento social e o estigma associado à condição dos pacientes[7].

Na psicoterapia de grupo, é o paciente quem atua como agente da própria mudança, ele é a figura central do processo terapêutico, por isso a interação ocorre entre os participantes do grupo, sendo o terapeuta um mediador antes de tudo. É importante que exista uma igualdade de *status* dos membros, de modo a gerar identificação, aprendizado interpessoal, esperança e diferenciação entre os pacientes.

O terapeuta, por sua vez, oferece uma base segura e estável, a fim de facilitar a verbalização dos problemas, a participação e a interação entre os participantes. O terapeuta também precisa lidar com a coesão grupal, assegurar o cumprimento das regras, assinalar convergências e divergências entre os membros do grupo, mediar conflitos e manter o foco do assunto centrado neles. Além disso, também é papel do terapeuta evitar a ocorrência de "bode expiatório", procurar envolver tantos pacientes quanto possível na discussão e não restringir a atenção apenas a alguns participantes[7].

O prognóstico na PPGTL dependerá de alguns fatores, entre eles:

- A gravidade do transtorno ou do problema.
- A motivação do paciente para mudança.
- A capacidade de se relacionar.
- A capacidade de tolerar frustrações e de suportar as questões levantadas.
- A capacidade de introspecção e compreensão[7,8].

A transferência no processo da PPGTL acontece de forma multilateral, tendo em vista que engloba o relacionamento dos pacientes com o terapeuta e com os demais membros do grupo. Assim, é uma tríade – paciente, grupo e terapeuta –, ocorrendo um entrelaçamento nas conexões e existindo sempre uma transferência triangular[9].

O *setting* terapêutico é o espaço da transferência, já que esta é a atualização dos desejos inconscientes por meio de novos objetos interiorizados que se repetem, assim o ambiente terapêutico permite o desenvolvimento, a intensificação e a expressão da transferência em uma contenção das angústias do indivíduo possibilitando a ele experimentar novamente as vivências anteriores para assim poder modificá-las. O relacionamento entre os pacientes e deles com o terapeuta é influenciado por esse processo. Portanto, não só a expressão do sentir do paciente e as atitudes do terapeuta, como também o enquadre estabelecido e o vínculo formado pela tríade, são de considerável importância para o estabelecimento e o curso da transferência[8,9].

O trabalho psicoterapêutico com a transferência auxilia cada um a reconhecer os primórdios de uma transferência em sua vida precoce de relações, identificando e compreendendo a situação no aqui e agora.

PSICOTERAPIA PSICODINÂMICA EM GRUPO DE TEMPO LIMITADO NO TRATAMENTO DO COMPORTAMENTO SEXUAL COMPULSIVO

A PPGTL é escolhida no tratamento de pacientes com comportamento sexual compulsivo (CSC) por três principais razões:

- A PPGTL já provou ser um tratamento eficaz para transtornos psiquiátricos.
- Teorias psicanalíticas atribuem a gênese do CSC a perturbações na relação mãe-filho e sexualização precoce, por vezes associada a experiências traumáticas como abuso sexual.
- A PPGTL é indicada na maior parte dos tratamentos de desordens sexuais porque se dissolve racionalização, isolamento e negação.

O processo psicoterapêutico em grupo exige algumas condições dos participantes, que são avaliadas por um psicólogo, em atendimento individual, composta de 4 a 6 sessões, as quais são chamadas "entrevistas iniciais". Assim nessas entrevistas, considera-se um conjunto de critérios de elegibilidade para a participação em psicoterapia de grupo, que são importantes para um bom prognóstico. São eles:

- Ter a compreensão emocional dos próprios conflitos, no sentido de uma percepção consciente que existem questões emocionais ligadas ao CSC.
- Ter capacidade de formar vínculo com o terapeuta, pois como já citado anteriormente, a aliança terapêutica é a relação base entre terapeuta e paciente, que torna possível a ocorrência de *insights* e de transformações internas.
- Apresentar disponibilidade intergrupal, para que haja boa formação de vínculo e de relacionamento entre os membros do grupo, visto ser a coesão grupal um fundamento para o processo psicoterapêutico.
- Demonstrar motivação para mudanças, principalmente motivação intrínseca.
- Não realizar ao mesmo tempo outro tratamento psicoterapêutico, mesmo sendo não específico para o CSC.

Após as sessões de entrevistas, o psicólogo preenche uma escala criada pelo grupo de Oslo[10], que tem como objetivo avaliar fatores preditivos para um bom prognóstico no tratamento de psicoterapia de tempo limitado. Essa escala avalia quatro itens: a qualidade de relações interpessoais, o problema circunscrito para o tratamento, a motivação para psicoterapia dinâmica e o envolvimento no teste terapêutico da entrevista de triagem. Cada item se divide em 3 subitens: se o paciente é um bom candidato, se apresenta uma indicação duvidosa ou se não é um bom candidato para o grupo, em relação a cada item. E então somando-se às condições citadas anteriormente, define-se a elegibilidade do candidato à PPGTL para o tratamento do CSC.

A PPGTL é composta de 16 sessões semanais de 1 hora e 45 minutos cada, acordado com os pacientes na primeira sessão, quando o contrato terapêutico é estabelecido e ocorre a explicação sobre o funcionamento do grupo. O *setting* terapêutico compreende grupos com 10 a 12 pacientes, é proibido o contato entre eles fora do grupo terapêutico, as sessões não possuem temas previamente determinados e o número de sessões são mencionados a cada início de sessão.

Os conflitos internos recorrentes e inconscientes do paciente estão ligados aos sintomas do CSC, por isso um dos principais fundamentos da PPGTL é a orientação psicanalítica. Cabe ao terapeuta identificar pensamentos inconscientes e conflitos potencialmente relacionados com os sintomas, tentando trazê-los cuidadosamente para a consciência. Essas interpretações promovem *insights* que são usados para conduzir a alterações psíquicas e ao reconhecimento de mecanismos de defesa do paciente. A confrontação e a interpretação da resistência também são papéis comuns ao terapeuta nesse processo, a fim de que se consiga enfrentar os conflitos existentes ocultos no CSC.

Na PPGTL, cada paciente exige um foco psicodinâmico que é estabelecido logo nas primeiras sessões, por isso, a atitude geral consiste em manter esse foco em mente e deixar que as associações fluam de forma livre, sendo nesse caso o CSC o foco psicodinâmico geral. Por meio das interpretações focais, os pacientes podem lidar com suas dificuldades, bem como aprenderem a controlar seus impulsos adequadamente.

A comunicação e a interação entre os membros do grupo são estimuladas de modo que os membros reproduzam padrões de laços emocionais com o grupo, promovendo certa intimidade entre os pacientes e formando a coesão grupal. As semelhanças e as diferenças no funcionamento dinâmico entre os membros do grupo são mostradas, favorecendo as identificações e o reconhecimento das diferenças.

Na PPGTL, é estimulada a busca de compreensão psicodinâmica das conexões entre o CSC e as experiências da primeira infância e da adolescência, particularmente experiências de violência sexual, negligência emocional e estigmatização, como de raça ou de orientação sexual. São incentivadas a percepção sobre as conexões de comportamentos e emoções, a percepção das defesas ativadas a fim de manter os conflitos distantes da consciência e a percepção dos significados latentes nos discursos através de mal-entendidos e lapsos em geral. Além de ser favorecida a percepção dos gatilhos do comportamento sexual, possibilitando a consciência da própria dinâmica e aumentando a capacidade de lidar com o CSC.

Mesmo não sendo estabelecido tema para cada sessão, observa-se que o processo na PPGTL se divide em fases, que podem ser assim descritas:

- Avaliação de aspectos e comportamentos sexuais problemáticos e compulsivos, resultando em ansiedade e primeiras resistências, que acontece geralmente nas 3 primeiras sessões.
- Exploração da relação entre sintomas e funcionamento psicodinâmico, resultando na diminuição da angústia acerca do CSC – sessões 4, 5 e 6.
- Exploração das dificuldades na vida profissional, familiar e relacionamento afetivo, resultando em se tornar mais consciente que antes com relação à vulnerabilidade emocional – sessões 7, 8 e 9.
- Obtenção da melhoria do controle sobre o comportamento sexual, mas, em contrapartida, observa-se o incremento da ansiedade em relação a vulnerabilidades emocionais percebidas – sessões 10, 11 e 12.
- exploração dos gatilhos do CSC, trabalhando sobre eles no final do processo psicoterápico – sessões 13, 14, 15 e 16[11].

Guia da psicoterapia psicodinâmica em grupo de tempo limitado para o tratamento de compulsivos sexuais[14]

Fase de entrevistas individuais iniciais

Considerando os pressupostos da PPGTL, em Scavino et al.[14], a entrada em psicoterapia era precedida por quatro a seis entrevistas psicológicas para fins do levantamento dos problemas psicológicos, estabelecimento do vínculo terapêutico, confirmação da indicação de psicoterapia em grupo de base psicodinâmica e identificação da motivação para mudança[15]. Esses aspectos embasavam o preenchimento pelo terapeuta do Protocolo de Entrevista, o qual era composto por uma Escala do Grupo de Oslo para confirmação da indicação do paciente para a psicoterapia psicodinâmica breve[10].

Conceitos da PPGTL

A PPGTL se apoia em fundamentos da psicoterapia psicodinâmica de tempo limitado, a saber: a aliança terapêutica é um dos pontos importantes; considera relevante a interação dinâmica entre o terapeuta e o paciente; utiliza os conceitos de transferência e contratransferência; estabelece um foco terapêutico e realiza intervenções ativas sobre ele; observa e aponta para ligações entre questões parentais e transferenciais; considera relevante o processo psicoterápico enquanto experiência emocional corretiva; delimita desde o início do tratamento o término precoce da terapia junto ao paciente[17-19]. Todos esses fundamentos da psicoterapia psicodinâmica de tempo limitado são ampliados quando a abordagem é aplicada em grupo, pois permite múltiplas identificações e transferências entre os integrantes do grupo e destes com o terapeuta[8], sendo muito recomendada para as dependências comportamentais à medida que favorece a adesão ao tratamento. O processo grupal também permite o compartilhamento de reações, bem como a observação do "*feedback* imediato" dos outros integrantes e do terapeuta, amplia o senso de responsabilidade a partir das expectativas de "*performance*" e comportamento que passam a existir entre os integrantes, o vínculo que se estabelece entre os integrantes do grupo favorece o potencial para a mudança[6,20,21].

Abordagens psicoeducativas e de apoio

Foram acrescidas abordagens psicoeducativas acerca de alguns aspectos do comportamento sexual compulsivo (p. ex., considerações sobre critérios diagnósticos, prevalência) e do andamento da PPGTL, com intuito de favorecer seu entendimento, considerando não serem de conhecimento amplo pelo público leigo.

Objetivos da terapia

- Melhora sintomática psicopatológica, no tocante a um aumento no controle dos comportamentos sexuais compulsivos, bem como diminuição dos sintomas de ansiedade e depressão.
- Redução de tomadas de decisão com característica impulsiva sexual.
- Maior entendimento das relações psicodinâmicas entre os conflitos internos (relacionados a vivências estressantes na infância/adolescência) e o comportamento sexual compulsivo.

Aspectos técnicos

Formato

A PPGTL foi desenvolvida com 16 sessões semanais de 90 minutos de duração. Cada grupo era composto por 10 participantes em média.

Enquadramento

Na primeira sessão de grupo era feito o enquadramento no qual se combinavam as regras básicas de funcionamento, a saber: restrição ao contato fora do grupo pessoal ou por mídias eletrônicas; estabelecimento da duração total da PPGTL de 16 sessões; permissão aos participantes para falar livremente dirigindo-se ao terapeuta ou aos membros do grupo. Desde o início era explicado que as sessões não seriam previamente tematizadas e que estariam abertas para os discursos de todos sobre o problema principal em questão, ou seja, o CSC.

Atuação do terapeuta

- Atitude ativa: pergunta ativamente aos participantes, estimula o diálogo entre eles, aponta similaridades e diferenças entre os relatos.
- Foco terapêutico: o terapeuta procura manter o foco do paciente sobre as conexões entre os sintomas (comportamento sexual exacerbado) e conflitos psíquicos internos, aponta ligações entre experiências problemáticas de vida precoce (infância/adolescência) e a gênese e manutenção dos sintomas. Nesse sentido, os seguintes aspectos podem receber maior atenção do terapeuta: vivências estressantes na infância e adolescência (abusos emocional, físico e sexual), recompensas do comportamento patológico, déficit de percepção do estado emocional, funcionamento executivo relativo ao comportamento sexual, comportamento sexual de risco, comportamento sexual problemático, comorbidades como outras impulsividades (uso de substâncias, outras compulsões), falas que se referem a estados de humor alterados, estados de humor negativos que funcionam como gatilhos, consequências negativas da compulsão sexual, sentimentos negativos decorrentes da compulsão sexual, aspectos históricos da compulsão, relacionamento afetivo e/ou familiar disfuncional.
- Manejo individual dentro do grupo: o terapeuta por vezes pode conceder espaço maior à fala de um participante dentro do grupo, quando esta estiver alinhada com o propósito de buscar as conexões dos conflitos internos relacionados a vivências precoces com os sintomas atuais, pois a fala daquele participante pode ter uma função de espelho para os demais e, nesse sentido, estimula que aqueles que estão ouvindo também passem a processar os seus próprios conflitos, enquanto se identificam parcial ou plenamente com o discurso proferido pelo colega.
- Manejo grupal: o terapeuta busca estimular a comunicação entre os membros do grupo de modo a favorecer a reprodução dos padrões de relacionamentos interpessoais no grupo, possibilitando um manejo pelo psicoterapeuta[22], o que é particularmente favorável à medida que indivíduos com CSC usualmente apresentam dificuldades no relacionamento interpessoal[23]. O estímulo à interação interparticipantes também visa obter e ampliar a coesão grupal, favorecendo que os integrantes passem a se identificar enquanto grupo. A coesão tem uma força positiva, resultando em maior adesão e empenho no tratamento. Nesse sentido o terapeuta por vezes desenvolverá intervenções se referindo ao grupo ao invés de se dirigir individualmente aos participantes.

- Interpretações e intervenções com ênfase na psicodinâmica: o terapeuta expõe as resistências ao processo psicoterápico, aponta e interpreta mecanismos de defesa, bem como dinâmicas transferenciais. Quanto à identificação e intervenção sobre a transferência, utilizou-se a conceituação de acordo com Caligor[22] no qual a transferência se expressa nos discursos acerca de sucessivos relacionamentos que apresentam um padrão mal adaptado, em que se observa o *Core Conflictual Relationship Theme* (CCRT) (Tema Central Conflituoso dos Relacionamentos), um tema central na fala dos pacientes que apresenta 2 componentes: 1 desejo ou intenção em relação a um outro e uma expectativa de resposta (esta é decomposta em duas; do *self* e do outro. Por exemplo, "eu desejo encontrar uma pessoa atraente (meu desejo), porém, se o fizer, serei rejeitado (resposta do outro), por isto nem tento (resposta do *self*)[17,18,24].
- Intervenções psicoeducativas: o terapeuta fornece informação e educação sobre a compulsão sexual (p. ex., critérios diagnósticos do comportamento sexual compulsivo) e sobre o processo psicoterápico. O terapeuta explica que a PPGTL baseia-se no pressuposto de que a gênese e manutenção dos sintomas são conectados a pensamentos ou sentimentos conflituosos relacionados a experiências difíceis vivenciadas na infância ou adolescência, como vitimização por violência sexual, negligência emocional ou estigmatização.
- Intervenções de incentivo ou apoio: o terapeuta desenvolve intervenções suportivas principalmente em momentos de maior vulnerabilidade dentro do processo, bem como de incentivo para relatos positivos, como por exemplo, tentativas de controle bem-sucedidas.

Observações e avaliações do terapeuta sobre o andamento dos grupos

O terapeuta observa os movimentos grupais e avalia o andamento do processo.

- Resistência à evolução do grupo: o surgimento de resistência anuncia que está havendo um efeito em favor de mudança e por isto surge a resistência como movimento que resiste e busca a permanência do *status quo*. Diversas formas ocorrem: a) mecanismos de defesa ativados: o grupo dissocia e a sessão se transforma num festival de narrativas sexuais fantásticas. A sala é tomada por narrativas sexuais que deixam pouca ou nenhuma brecha para o trabalho psicoterápico; b) surgem falas minimizadoras ou que questionam o conceito de compulsão sexual, procurando generalizar a questão, como por exemplo "todos têm compulsão sexual"; c) aumentam as ausências dos membros do grupo. Infelizmente, a resistência pode aparecer de modo negativo e ameaçador à continuidade do grupo, por exemplo, quando um membro do grupo passa a estimular os gatilhos da compulsão de outros participantes. Isso em geral se deve a questões de personalidade.

- Reação positiva à intervenção ou *insight*: quando se observam elaborações psíquicas a partir de intervenções realizadas na sessão, expressas por uma formulação de um entendimento diferenciado (*insight*).
- Interação e coesão grupal: a interação espontânea entre os participantes dentro da sessão é entendida como um sinal positivo de dinâmica grupal. Por vezes os participantes assumem o papel de terapeuta e isto pode ser intercambiado durante a sessão, revelando a transferência em curso, que pode aparecer não só em direção ao terapeuta, mas envolvendo os participantes. A coesão expressa por falas que se referem a um compromisso com o grupo é extremamente propulsora do trabalho reflexivo psicodinâmico.

VINHETA CLÍNICA

Falas de pacientes em PPGTL em cada uma das cinco fases apresentadas:

- "Eu não vou continuar participando do grupo com homossexuais, pois não quero ouvir suas aventuras sexuais."
- "Estive pensando se essa terapia faz algum bem para mim. Parece que me sinto mais triste e ansioso para parar com o comportamento, estou sempre querendo fazer uma 'despedida'."
- "Foi muito difícil, porque percebi o quanto precisei me refugiar nas cabines de sexo para evitar meus compromissos profissionais."
- "Quando estava mais compulsivo por sexo, não me envolvia emocionalmente com ninguém, agora parece que está pior."
- "Estou inseguro com o fim do tratamento, pois me sinto ansioso com essa nova fase da vida e me vejo, por vezes, com desejo por sexo."

CONSIDERAÇÕES FINAIS

A psicoterapia psicodinâmica em grupo de tempo limitado é uma das alternativas clínicas de tratamento para o comportamento sexual compulsivo, acompanhada muitas vezes de tratamento medicamentoso. Importante salientar a avaliação cuidadosa feita de forma multiprofissional em cada caso, visto que é preciso considerar comorbidades e questões comportamentais relacionadas ao ambiente em que o indivíduo vive, além das citadas na possibilidade de bom prognóstico.

Cada pessoa é única e assim deve ser tratada, então pensando que o transtorno do comportamento sexual compulsivo tem como base fatores biológicos, psicológicos e socioculturais, a PPGTL busca principalmente a compreensão psicológica das experiências vividas que deixaram marcas e/ou traumas e a consequente transformação. Assim, muitas vezes, a pessoa não é boa candidata à psicoterapia psicodinâmica única e exclusivamente por apresentar problemas outros relacionados mais aos campos biológico ou sociocultural.

Ainda há poucos estudos científicos em relação a tratamento psicológico para o CSC. Mesmo considerando estudos de tratamento psicológico e farmacológico, são encontradas muitas limitações quanto à metodologia, muitos apresentam tamanho de amostra pequeno, poucos com participantes do sexo feminino, outros que fazem uso de medidas não validadas ou não se utilizam de entrevistas estruturadas, pouco acompanhamento. Todos esses pontos comprometem a eficácia do tratamento[12,13].

As análises realizadas no ambulatório mostram a importância da psicoterapia tanto na adesão ao tratamento de maneira global do CSC, quanto na melhora, entendida como o controle do comportamento. Mesmo assim, apesar de apresentar resultados relevantes, o tratamento utilizando a PPGTL ainda é uma modalidade pouco explorada e que precisa de mais estudos para sua consolidação.

REFERÊNCIAS

1. Lowenkron TS. É possível psicanálise breve? Rev Latinoam Psicopatol Fundam. 2000;3(4):59-79.
2. Tomiatto De Oliveira I. Psicoterapia psicodinâmica breve: dos precursores aos modelos atuais. . Psicol Teoria Prática. 1999;1(2):9-19.
3. Medici E, Yoshida P. Psicoterapia breve psicodinâmica: critérios de indicação. I Congresso de Psicologia Clínica, Universidade Presbiteriana Mackenzie, São Paulo. 2001.
4. Messer SB, Warren CS. Models of brief psychodynamic therapy: a comparative approach. New York: Guilford; 1995. p. 374.
5. Rosenthal RJ. Psychodynamic psychotherapy and the treatment of pathological gambling. Rev Bras Psiquiat. 2008;30(1).
6. Bechelli LPC, Santos MA. Psicoterapia de grupo: como surgiu e evoluiu. Rev Latino-Am Enfermagem. 2004;12(2).
7. Bechelli LCP, Santos MA. O terapeuta na psicoterapia de grupo. 2005;13(2).
8. Bechelli LCP, Santos MA. Transferência e psicoterapia de grupo. Rev Latino-Am Enfermagem. 2006;14(1).
9. Barros LH C. Transferência em psicoterapia de grupo de orientação analítica. J Psicanálise. 2015;48(88):81-94.
10. Hoglend P, Sorbye O, Sorlie T, Fossum A, Engelstad V. Selection criteria for brief dynamic psychotherapy: reliability, factor structure and long-term predictive validity. Psychother Psychosom. 1992;57(1-2):67-74.
11. Scanavino, Kimura CMS, Messina B, Abdo CHN, Tavares H. Five cases of sexual addiction under short-term psychodynamic group psychotherapy. Arch Clin Psychiatry (São Paulo). 2013;40(5):208-9.
12. Hook JN, Reid RC, Penberthy JK, Davis DE, Jennings DJ. Methodological review of treatments for nonparaphilic hypersexual behavior. J Sex Marital Ther. 2014;40(4):294-308.
13. Hallberg J, Kaldo V, Arver S, Dhejne C, Jokinen J, Öberg KG. A randomized controlled study of group-administered cognitive behavioral therapy for hypersexual disorder in men. J Sex Med. 2019;16(5):733-45.

14. Scanavino MD, Guirado AG, Marques JM, Amaral ML, Messina B, Reis SC, et al. Treatment effects and adherence of sexually compulsive men in a randomized controlled trial of psychotherapy and medication. J Behav Addict. 2023;12(1):261-77.
15. Mann J. The core of time-limited psychotherapy: time and the central issue. Forms of Brief Therapy. 1981:25-43.
16. Lowenkron T. Psicoterapia psicanalítica breve-2. Porto Alegre: Artmed; 2008.
17. Davanloo H, ed. Short-term dynamic psychotherapy. Jason Aronson; 1980.
18. Mann J, Goldman R. A casebook in time-limited psychotherapy; 1982. 179 p.
19. Sifneos PE. The current status of individual short-term dynamic psychotherapy and its future: An overview. Am J Psychotherapy. 1984;38(4):472-83.
20. Grinberg L. Bion's contribution to the understanding of the individual and the group. Bion and group psychotherapy. 1985:176-91.
21. Vinogradov S, Yalom ID. Concise guide to group psychotherapy. American Psychiatric Pub; 1989.
22. Caligor E. Treatment manuals for long-term psychodynamic psychotherapy and psychoanalysis. Clinical neuroscience research. 2005;4(5-6):387-98.
23. McBride KR, Reece M, Sanders SA. Predicting negative outcomes of sexuality using the Compulsive Sexual Behavior Inventory. Int J Sexual Health. 2008;19(4):51-62.
24. Luborsky L, Barber JP, Crits-Christoph P. Theory-based research for understanding the process of dynamic psychotherapy. J Consulting Clin Psychol. 1990;58(3):281.

10
Dependência de pornografia

Lucas Naufal Macedo
Anne Caroline Dias
Nisa Regina Bubola Lima
Marco de Tubino Scanavino

INTRODUÇÃO

O advento da internet nos últimos anos propiciou grande acessibilidade para conteúdos pornográficos, além de ser um meio anônimo, diferentemente de tempos atrás, dos cinemas ou sessões de conteúdos adultos em livrarias e locadoras. A pornografia tem impactos importantes no comportamento e na cognição social em quem consume[1].

Pesquisa nos Estados Unidos mostrou que 47% dos homens e 16% das mulheres consomem pornografia de frequência mensal[2]. Entre os adolescentes menores de 18 anos, 90% dos meninos e 60% das meninas já consumiram pornografia na internet[3], com 12% das crianças tendo início de consumo regular de pornografia antes dos 12 anos de idade[4]. Há estimativa que 50% dos conteúdos que circulam na internet sejam relacionados a sexo[5]. A frequência do consumo de pornografia mostrou ser preditiva para diversos desfechos negativos. Estudo sueco em adolescentes meninos mostrou que os meninos com consumo diário de pornografia mostravam mais interesse em tipos desviantes e ilegais de pornografia e mais frequentemente reportavam o desejo de realizar na vida o que é visto[6,7]. Em parceiros, o elevado consumo de pornografia foi associado com queda na satisfação sexual e com tendência em adotar *scripts* pornográficos durante o sexo[8].

O uso problemático da pornografia associado à masturbação excessiva promove a busca por tratamento[9]. Essas observações levantam diversas questões clínicas e científicas importantes, como a relação entre mecanismos cerebrais e o uso problemático de pornografia (UPP) e suas associações com medidas clínicas relevantes. Nem a compulsão nem comportamentos relacionados, como UPP, entraram no DSM-5-TR, em parte pela falta de estudos sobre esses comportamentos ou essas condições[10-12]. Recentemente o transtorno de comportamento sexual compulsivo foi introduzido no CID-11, e um dos motivos envolve a crescente preocupação que o UPP está causando na saúde pública[13]. Estudos reportam alta heterogeneidade com relação aos comportamentos sexuais exibidos por indivíduos com comportamento sexual compulsivo (CSC)[14]. Apesar de o uso da pornografia ser apenas um dos diversos comportamentos sexuais potencialmente desregulados que englobam o diagnóstico de CSC, há fortes evidências de que esse comportamento específico está entre os mais comuns encontrados na prática clínica, sendo uma das primeiras manifestações do CSC[15], por vezes sendo o único comportamento pelo qual o problema se manifesta[14].

Os comportamentos sexuais *on-line*, diferentemente dos *off-line*, resultam em acesso ilimitado e rápido, além do anonimato. Essas características não só facilitam a satisfação de necessidades psicológicas ou forma de lidar com humor negativo, como solidão, desejos sexuais ou evitação sexual, mas também afetam mecanismos centrais de afeto e cognição, que contribuem para o potencial aditivo da atividade sexual *on-line*[15].

Especulava-se que a alta frequência à pornografia resulta em *downregulation* ou adaptação da resposta neural no sistema de recompensa, tornando o cérebro menos responsivo à pornografia[1]. Isso proporcionou estudos que correlacionaram alterações em áreas cerebrais com o uso aditivo de pornografia[1].

Ativações cerebrais frequentes causadas pela exposição à pornografia podem levar à sub-regulação de estruturas cerebrais subjacentes, resultando em maior necessidade de estimulação externa do sistema de recompensa e a tendência a procurar por narrativas e materiais sexuais mais extremos[1].

CARACTERÍSTICAS CLÍNICAS

Entre as características das pessoas que consomem pornografia de forma problemática estão a fissura, a diminuição do autocontrole, os comprometimentos social ou ocupacional e o uso desses conteúdos como forma de lidar com a ansiedade e o humor disfórico[16].

Em estágios precoces do comportamento dito problemático, pode-se assumir que o comportamento sexual na internet resulta em experiências de gratificação quando necessidades psicológicas e desejos são satisfeitos[17]. O uso repetitivo de materiais *on-line* pode, no entanto, intensificar processos de reativação de sinais cerebrais e fissura[18,19], especialmente por ser tão acessível a qualquer momento.

Os indivíduos podem ser mais constantemente confrontados com esses sinais associados com comportamento sexual *on-line*, o que pode intensificar o impulso para utilizar esses materiais, resultando em diminuição do controle sobre o comportamento[15]. O fácil acesso pode também diminuir o valor subjetivo de consequências negativas imediatas, o que pode resultar em tomadas de decisões desvantajosas e redução de processos de controle inibitório[18,20].

COMORBIDADES OU INTERFACE COM DESFECHOS NEGATIVOS

Qualquer comportamento pode ser adaptativo em um contexto, mas desadaptativo em outro, o comportamento sexual também não escapa a essa regra, estando diretamente relacionado com a identidade e a intimidade. Sendo influenciado por fatores do desenvolvimento psicossexual, como intimidade familiar, apego, interações interpessoais, aprendizagem social e conflitos decorrentes de normas culturais[21]. Indivíduos com CSC, incluindo a dependência de pornografia, frequentemente buscam evitar emoções, pensamentos e memórias desagradáveis, buscando não as confrontar, por meio de comportamentos que geram prazer[22].

Estudos demonstram associação de abuso sexual com maior precocidade de início da vida sexual e mais cognições ou pensamentos sexuais semelhantes às presentes em compulsivos sexuais, por causa de elevadas frequência, repetição e intensidade[23]. Desse modo, é possível concluir que o impacto psicológico do abuso sexual na infância gera aumento da importância da atividade sexual para a criança, levando a perturbações na expressão do comportamento sexual. O trauma psicossexual dificulta o desenvolvimento sexual saudável, sendo responsável pela ocorrência de transtornos sexuais ou pelo desenvolvimento de ações de violência sexual contra crianças na vida adulta (neste último caso, a vítima passa a ser o agressor)[24,25]. Portanto conclui-se que tanto a ocorrência da violência sexual, em especial na infância, gera consequências psicológicas que predispõe o CSC; como o CSC pode levar à reprodução da violência sexual.

Alguns transtornos psiquiátricos, como transtornos de humor, transtornos de ansiedade, transtornos por abuso de substâncias psicoativas e transtorno de déficit de atenção e hiperatividade foram associados à maior prevalência entre os homens com CSC, correlação que será mais bem compreendida por meio da fisiopatologia a seguir.

FISIOPATOLOGIA

O desejo sexual humano está relacionado à presença de fantasias, impulsos ou atividades sexuais, determinados pela capacidade volitiva consciente para se envolver em comportamentos sexuais responsivos a estímulos, podendo ser expresso com um parceiro ou por meio de masturbação individualmente[26].

Houve relatos de diferenças de acordo com gênero em muitos estudos, e homens, de modo geral, apresentam maior propensão para excitação sexual por estímulo visual, maior frequência de masturbação, maior tendência à permissividade para o sexo casual e facilidade de excitação[27]. Enquanto, de acordo com os dados, a excitação e o comportamento sexual feminino apresentaram forte associação com fatores evolutivos, como investimento biológico, emocional e demanda de tempo para a reprodução e a criação dos filhos. Dessa forma, o desejo sexual feminino parece estar mais associado ao contexto e às mudanças socioambientais, sendo a sexualidade feminina mais adaptada para a promoção de relacionamentos com inclusão da maternidade e de compromissos com parceiros de longo prazo[28]. Desse modo, há evidências de que homens apresentam maior predisposição para comportamentos hipersexuais e parafilias[29].

Estudos que correlacionam a excitação sexual a processos inibitórios ou excitatórios neurobiológicos, por meio de escalas com associações entre afeto ansioso/depressivo e comportamento sexual (*Mood and Sexuality Questionnaire* – MSQ) e escala de excitação sexual (SES) aplicada a homens e mulheres, encontraram que pessoas com combinações de baixa inibição (isto é, não inibidas pela ameaça de consequências no desempenho) e/ou altas medidas de excitação sexual, juntamente com afeto ansioso ou depressivo, podem assumir maiores riscos sexuais, sendo propensas a comportamento promíscuo e/ou aumento da masturbação[30].

Há ainda uma formulação neurobiológica para um modelo de desregulação do desejo sexual apresentada como uma "hipótese da monoamina" para transtornos parafílicos[31], podendo ser aplicada ao transtorno hipersexual. Visto que tanto o transtorno hipersexual como parafilias estão associados a fantasias, impulsos e atividades sexuais intensas e frequentes e consequências adversas. Esse modelo foi derivado de laboratórios, com evidências que demonstram que os receptores monoaminérgicos do cérebro (serotonina, dopamina e norepinefrina) interagem com receptores de hormônios sexuais, especialmente testosterona e outros neuromoduladores, fornecendo um substrato biológico para comportamentos de resposta sexual apetitiva e copulatória em mamíferos[32]. O aumento da neurotransmissão dopaminérgica se associa à excitação sexual, enquanto o aumento da neurotransmissão serotoninérgica se associa à inibição sexual[33].

Em humanos, condições comórbidas aos transtornos parafílicos e transtorno hipersexual (como transtornos do humor, transtornos de ansiedade, transtornos de impulsividade e transtorno de déficit de atenção e hiperatividade) têm evidências comprovadas de disfunções do sistema de neurotransmissão monoaminérgico, levando a uma possível ponte entre essas disfunções e comportamento sexual desinibido[34]. Além disso, o córtex pré-frontal orbital e o córtex cingulado anterior ventral estão funcionalmente associados à motivação, à avaliação de recompensa e à mediação/inibição da agressão e da impulsividade[35]. A desregulação nesses circuitos cerebrais em seu relacionamento com estruturas límbicas, particularmente a amígdala, foi detectada por fMRI e procedimentos de neuroimagem em transtornos de impulsividade[36], sendo possível a hipótese de que essa desregulação também esteja presente no CSC, porém são necessárias aplicações de estudos neurobiológicos específicos que comprovem.

DIAGNÓSTICO

Nas últimas décadas, alguns modelos teóricos foram propostos para conceitualizar o comportamento sexual compulsivo, entre eles o de dependência, de impulsividade e de compulsividade sexual, sem que um consenso se estabeleça na literatura. Em 2013, foi proposta a inclusão do transtorno hipersexual na 5ª edição do *Diagnostic and Statistical Manual of Mental Disorders* (DSM-5), sendo a dependência de pornografia um especificador do transtorno. A proposta foi rejeitada pela Associação Americana de Psiquiatria, que alegou ausência de evidências empíricas robustas e falta de consenso entre os especialistas sobre a conceitualização do transtorno.

Em 2018, a Organização Mundial da Saúde incluiu o diagnóstico do transtorno do comportamento sexual compulsivo (TCSC) na 11ª edição da Classificação Internacional de Doenças (CID-11), no setor dos transtornos do impulso, como uma condição que dura um período prolongado, por exemplo, seis meses, e envolve falha persistente no controle de impulsos sexuais, que são repetitivos e intensos, e acarretam acentuado sofrimento ou prejuízo significativo em algum âmbito da vida do indivíduo.

O uso problemático de pornografia é possivelmente o subtipo de TCSC mais comum e mais estudado, e seu diagnóstico acompanhará os critérios inclusos na CID-11 já mencionados, somados à persistência do consumo apesar das consequências adversas, numerosas tentativas frustradas de reduzir ou parar o comportamento sexual atual e sensação de que o uso da pornografia se tornou o foco central de sua vida.

É importante salientar que o julgamento moral tende a permear a percepção que o indivíduo tem de seu comportamento sexual, podendo resultar na patologização de práticas que não trazem prejuízos por si, bem como relato mais frequente de dependência de pornografia[37]. Isso deve ser levado em conta ao longo da avaliação inicial para evitar sobrediagnósticos.

AVALIAÇÃO/INSTRUMENTOS

Considerando que o consumo de pornografia se tornou um fenômeno amplamente disseminado, com mais de 90% dos adultos relatando terem assistido a esse conteúdo ao longo da vida, houve a necessidade de desenvolver instrumentos multidimensionais que pudessem distinguir entre usuários problemáticos e não problemáticos. Nas últimas duas décadas, ao menos 22 instrumentos autorresponsivos foram criados, a maioria deles dentro do campo teórico da dependência/adição[38].

A *Problematic Pornography Consumption Scale* (PPCS) é um instrumento de 18 itens desenvolvido por Bőthe et al.[39] com base no modelo teórico de dependência de Griffiths[40], que avalia o consumo problemático de pornografia *on-line* por meio de dimensões como tolerância, recaída, abstinência, saliência (o consumo toma conta dos pensamentos, dos sentimentos e dos comportamentos), modificação do humor e conflito/dano. Os autores consideram o uso problemático de pornografia pontuações de 76 ou mais em um total de 126 pontos.

A versão brasileira está em fase de validação como parte de um estudo multicêntrico internacional intitulado *International Sexy Survey* (ISS), cujos autores principais residem nos Estados Unidos, no Canadá e na Hungria. A versão preliminar traduzida conta com perguntas como "sinto que a pornografia é uma parte importante da minha vida" e "deixei de fazer outras atividades de lazer como resultado de ver pornografia", com respostas que variam de 1 = nunca a 7 = a toda hora.

A *Problematic Pornography Use Scale* (PPUS)[41] é um instrumento de 12 itens ainda não validado no Brasil, com propriedades psicométricas fortes, bem como ancorado nos modelos de dependência. Avalia quatro dimensões do uso problemático de pornografia, a saber: angústia e problemas funcionais, uso excessivo, descontrole e uso para evitar emoções negativas.

Essas escalas são, até o momento, as mais consistentes e abrangentes considerando os constructos teóricos da adição, hipersexualidade e compulsão sexual. Ainda assim, possuem limitações e devem ser utilizados de forma complementar com base em uma avaliação clínica minuciosa e aprofundada.

TRATAMENTO

Apesar do grande aumento das pesquisas nos últimos anos, ainda são escassos estudos sistemáticos que forneçam dados mais consistentes sobre a eficácia dos tratamentos e das intervenções. Em sua maioria, são estudos ou séries de casos com amostras pequenas, sem grupo-controle ou randomização, por vezes usando instrumentos não validados.

Estudos propondo intervenções psicoterápicas são mais numerosos na literatura. Destacam-se os de Crosby e Twohig[42], que investigaram a eficácia da terapia de aceitação e compromisso (TAC) em um ensaio randomizado com 28 homens que reportaram uso problemático de pornografia. O grupo que passou por 12 sessões individuais de TAC apresentou redução expressiva na quantidade de horas semanais assistindo à pornografia.

No campo da terapia cognitivo-comportamental (TCC), estudos preliminares têm mostrado resultados positivos em pacientes com uso problemático de pornografia que passam por sessões *on-line*. Mesmo de forma remota e sem orientação do terapeuta em algumas etapas, participantes reportaram menor frequência no uso de pornografia, menos abstinência e menor autopercepção de dependência[43].

Quanto à terapia farmacológica direcionada especificamente para a dependência de pornografia, os dados são ainda mais restritos. Há relatos de casos envolvendo a naltrexona, um agonista opioide bastante utilizado nos quadros de dependência química, porém estudos randomizados e com amostras maiores não foram feitos posteriormente, o que dificulta transformar esses resultados – ainda que positivos – em recomendação.

O uso da paroxetina, um inibidor seletivo da receptação de serotonina utilizado em casos de transtornos depressivos ou ansiosos, foi avaliado em uma série de casos envolvendo três pacientes do sexo masculino com uso problemático de pornografia. Com a medicação, receberam intervenções em TCC. Houve melhora da ansiedade entre os participantes, mas a redução da frequência do uso de pornografia não foi estatisticamente significativa, o que sugere a necessidade de estudos com metodologia mais apropriada[44].

Na prática clínica, observa-se que associar o tratamento psicoterápico com foco no comportamento sexual ao manejo farmacológico da própria compulsão e das comorbidades (como depressão, ansiedade, déficit de atenção, uso de substâncias, entre outras) é o que melhor possibilita controle sintomático e benefício na qualidade de vida.

Existem movimentos crescentes que entendem a abstinência total de pornografia como uma forma de enfrentamento, pois consideram que parar de assistir a vídeos (e mesmo privar-se de masturbação ou orgasmo por um tempo) seria uma forma de "reinicializar" o cérebro dos efeitos do consumo prolongado. Alguns fóruns *on-line* como *NoFap* e *Reboot Nation* oferecem aos inscritos diversas ferramentas para alcançar esse objetivo, ao mesmo tempo que enfatizam a individualidade do processo, bem como o protagonismo do(a) próprio(a) inscrito(a) em seu processo.

Um estudo qualitativo com dados secundários extraídos dos fóruns encontrou que uma parte dos usuários relatou benefícios em abster-se da pornografia, como melhora do autocontrole no geral e melhora do humor e da motivação. Entretanto, não foi possível eliminar variáveis de confusão (como o próprio fato de estar em um fórum sendo motivado pelos demais), bem como acredita-se que aqueles que não obtiveram sucesso algum ou mesmo pioraram simplesmente abandonaram a plataforma sem relatar sua experiência[45].

De modo geral, a psiquiatria clínica não recomenda abstinência sexual ou alimentar como meta no tratamento de transtornos envolvendo o controle dos impulsos, dado se tratar de funções fisiológicas importantes para a saúde física e mental.

PROGNÓSTICO

Como visto anteriormente, pesquisas confirmam que o CSC está associado a respostas a afetos disfóricos e/ou eventos estressantes, além de comprometimento volitivo[46,47]. O CSC leva a prejuízos nos mais diversos âmbitos, como ocupacional, psicológico/espiritual, social, físico e financeiro.

Muench et al.[48] relataram a confiabilidade e a validade de uma escala de consequências do CSC de 21 itens em um grupo de 34 homens homossexuais e bissexuais matriculados em um ensaio de medicação testando a eficácia de um inibidor de recaptação de serotonina (citalopram) na redução de comportamentos hipersexuais (principalmente promiscuidade), encontrando consequências como humor deprimido e/ou ansioso, culpa, vergonha, perda de interesse em outras atividades, danos a relacionamentos íntimos, falha em cumprir compromissos, impulsividade de assumir riscos, sexo fora de um relacionamento e consequências médicas (por exemplo, danos à saúde física e maior exposição a infecções sexualmente transmissíveis – IST).

Desse modo o CSC está associado a sofrimento pessoal involuntário e consequências adversas graves, incluindo aumento do risco de IST, gravidez, dificuldades em vínculos e relacionamentos amorosos, despesas financeiras excessivas, deficiência no trabalho ou na função educacional e outras morbidades associadas[34].

FUTUROS ESTUDOS

Comportamentos sexuais *on-line* e *off-line* afetam mecanismos psicológicos diferentemente, e essa diferenciação tem relevância clínica, em especial se consideradas formas de tratamento. Mais estudos são necessários com relação a efeitos de características específicas dos comportamentos sexuais em mecanismos psicológicos do desenvolvimento e da manutenção do CSC.

Com a classificação do CSC na CID-11 é possível inspirar novas importantes discussões em como diagnosticar o CSC mais adequadamente, seja por meio de escalas mais apropriadas sejam entrevistas estruturadas. Dessa forma é possível também estimar prevalências e adquirir mais conhecimento dos processos resultantes do CSC e seus subtipos, como o UPP.

Mais pesquisas são necessárias para melhor entender formas específicas de comportamento sexual compulsivo como o UPP e o desenvolvimento de melhores estratégias de intervenção, além de entender como fatores como religiosidade e espiritualidade e desaprovação moral afetam o desejo dos indivíduos de procurar tratamento e até como pode complicar o diagnóstico e o tratamento das pessoas que usam pornografia de forma problemática.

VINHETA CLÍNICA

Homem, 28 anos. Refere início de uso de pornografia aos 9 anos, incentivado por irmãos mais velhos. Refere que desde o início, quando começou a ter ereções, masturbava-se sempre quando via pornografia. Iniciou a vida sexual ativa aos 13 anos. Conta que depois disso aumentou o consumo de pornografia de forma exponencial, com auge aos 20 anos, quando consumia cerca de 4 horas por dia de pornografia, sempre associada à masturbação, chegava a se masturbar até 6 vezes ao dia. Começou a namorar aos 21 anos com uma mulher. Angustiava-se que sua ereção não era potente, ao mesmo tempo que usava a pornografia para se excitar antes do sexo. Diz que chegou a escalonar os conteúdos pornográficos com temáticas que não imaginava acessar, como cenas de sexo violento, em público, ou de orientação sexual diferente da dele. Trabalha em escritório e já foi pego pelo chefe acessando conteúdos pornográficos enquanto trabalhava. Buscou ajuda ao perceber que estava com sintomas depressivos e ansiosos e que estava aumentando novamente a frequência de consumo para aliviar esses sintomas, além de se queixar de sua vida sexual com a namorada, que no momento mal tinham relações sexuais pela falta de vontade da parte dele.

Após discutidas as opções de tratamento, foi escolhida a introdução de antidepressivo ISRS como proposta de melhora dos sintomas depressivos e ansiosos, além dos sintomas compulsivos. Também foram oferecidos psicoterapia individual e manejo comportamental com relação aos comportamentos sexuais trazidos como disfuncionais pelo paciente.

Por intermédio do manejo, o paciente passou a evitar uso da pornografia para situações que o deixavam ansioso ou para iniciar a relação sexual e passou a ter maior aproveitamento do sexo convencional com a namorada.

Evoluiu com melhora significativa de suas queixas iniciais, recuperando ereções mais eficientes e uma vida sexual saudável com a namorada. Após um ano de tratamento foi possível o desmame da medicação, sem recaída do uso da pornografia. Seu acompanhamento com psicoterapia se manteve presente.

REFERÊNCIAS

1. Kühn S, Gallinat J. Brain structure and functional connectivity associated with pornography consumption the brain on porn. JAMA Psychiatry. 2014;71:827-34.
2. Grubbs JB, Kraus SW, Perry SL. Self-reported addiction to pornography in a nationally representative sample: the roles of use habits, religiousness, and moral incongruence. J Behav Addict. 2019;8:88-93.
3. Sabina C, Wolak J, Finkelhor D. The nature and dynamics of internet pornography exposure for youth. Cyberpsychol Behav. 2008;11:691-3.
4. Opinium Research. 500 Online Interviews Amongst UK Adults Aged 18. UK: Institute for Public Policy Research; 2014.
5. McNair B. Striptease culture. London: Routledge; 2002.
6. Gunter B. Media sex: what are the issues? London: Routledge; 2001.
7. Svedin CG, Åkerman I, Priebe G. Frequent users of pornography: a population based epidemiological study of Swedish male adolescents. J Adolesc. 2011;34(4):779-88.
8. Knudsen SV, Mårtenson LL, Månsson SA. Generation P? Aarhus: Aarhus Universitetsforlag; 2007.
9. Gola M, Sescousse G, Lew-Starowicz M, Kossowski B. Can pornography be addictive? An fMRI study of men seeking treatment for problematic pornography use. Neuropsychopharmacology. 2017;42:2021-31.
10. Kafka MP. What happened to hypersexual disorder? Arch Sex Behav. 2014;43:1259-61.
11. Krueger R. Diagnosis of hypersexual or compulsive sexual behavior can be made using ICD-10 and DSM-5 despite rejection of this diagnosis by the American Psychiatric Association. Addiction. 2016;111:2110-1.
12. Reid RC, Carpenter BN, Hook JN, Garos S, Manning JC, Gilliland R, et al. Report of findings in a DSM-5 field trial for hypersexual disorder. J Sex Med. 2012;9:2868-77
13. Nelson KM, Rothman EF. Should public health professionals consider pornography a public health crisis? Am J Public Health. 2020;110(2):151-3.
14. Derbyshire KL, Grant JE. Compulsive sexual behavior: a review of the literature. J Behav Addict. 2015;4:37-43.
15. Antons S, Brand M. Diagnostic and classification considerations related to compulsive sexual behavior disorder and problematic pornography use. Curr Addict Rep. 2021;8:452-7.
16. Kraus SW, Martino S, Potenza MN. Clinical characteristics of men interested in seeking treatment for use of pornography. J Behav Addict. 2016;5:169-78.
17. Cooper A, Morahan-Martin J, Mathy RM, Maheu M. Toward an increased understanding of user demographics in online sexual activities. J Sex Marital Ther. 2002;28:105-29.
18. Antons S, Müller SM, Wegmann E, Trotzke P, Schulte MM, Brand M. Facets of impulsivity and related aspects differentiate among recreational and unregulated use of Internet pornography. J Behav Addict. 2019;8:223-33.
19. Berridge KC, Robinson TE. Liking, wanting and the incentive-sensitization theory of addiction. Am Psychol. 2016;71:670-9.

20. Cantor JM, Klein C, Lykins A, Rullo JE, Thaler L, Walling BR. A treatment-oriented typology of self-identified hypersexuality referrals. Arch Sex Behav. 2013;42:883-93.
21. Coleman E, Dickenson JA, Girard A, Rider GN, Candelario-Pérez LE, Becker-Warner R, et al. An integrative biopsychosocial and sex positive model of understanding and treatment of impulsive/compulsive sexual behavior. Sex Addict Compulsivity. 2018;25:2-3.
22. Wetterneck CT, Burgess AJ, Short MB, Smith AH, Cervantes ME. The role of sexual compulsivity, and experiential avoidance in internet pornography use. Psychol Record. 2012;62:3-18.
23. Noll JG, Trickett PK, Putnam FW. A prospective investigation of the impact of childhood sexual abuse on the development of sexuality. J Consult Clin Psychol. 2003;71(3):575-86.
24. Sanderson C. Abuso sexual em crianças. São Paulo: M. Books; 2005.
25. Scanavino MT, Abdo CHN. Sexual dysfunctions among people living with aids in Brazil. Clinics. 2010;65(5).
26. Levine SB. Reexploring the concept of sexual desire. J Sex Marital Ther. 2002;28(1):39-51.
27. Bancroft J, Graham CA, Janssen E, Sanders SA. The dual control model: current status and future directions. J Sex Res. 2009;46:121-42.
28. Anderson BL, Cyranowski JM, Aarestad S. Beyond artificial, sex-linked distinctions to conceptualize female sexuality: comment on Baumeister. Psychol Bull. 2000;126:380-4.
29. Briken P, Habermann NC, Berner W, Hill A. Diagnosis and treatment of sexual addiction: a suvey among german sex therapists. Sexual Addiction and Compulsivity. 2007;14(2):131-43.
30. Janssen E, Macapagal KR, Mustanski B. Individual differences in the effects of mood on sexuality: the revised Mood and Sexuality Questionnaire (MSQ-R). J Sex Res. 2013;50(7):676-87.
31. Kafka MP. The monoamine hypothesis for the pathophysiology of paraphilic disorders: an update. Ann N Y Acad Sci. 2003;989:86-94.
32. Mas M, Fumero B, González-Mora JL. Voltammetric and microdialysis monitoring of brain monoamine neurotransmitter release during sociosexual interactions. Behav Brain Res. 1995;71:69-79.
33. Ferguson J, Henriksen S, Cohen H, Mitchell G, Barchas J, Dement WC. "Hypersexuality" and behavioral changes in cats caused by administration of p-chlorophenylalanine. Science. 1970;168:449-501.
34. Kafka MP. Hypersexual disorder: a proposed diagnosis for DSM-V. Arch Sex Behav. 2010;39:377-400.
35. Horn NR, Dolan M, Elliott R, Deakin JF, Woodruff PW. Response inhibition and impulsivity: an fMRI study. Neuropsychologia. 2003;41(14):1959-66.
36. Bechara A. Decision making, impulse control and loss of willpower to resist drugs: a neurocognitive perspective. Nat Neurosci. 2005;8(11):1458-63.
37. Grubbs JB, Lee BN, Hoagland KC, Kraus SW, Perry SL. Addiction or transgression? moral incongruence and self-reported problematic pornography use in a nationally representative sample. Clin Psychol Sci. 2020;8(5):936-46.
38. Fernandez DP, Griffiths MD. Psychometric instruments for problematic pornography use: a systematic review. Eval Health Prof. 2021;44(2):111-41.
39. Bőthe B, Tóth-Király I, Zsila Á, Griffiths MD, Demetrovics Z, Orosz G. The Development of the Problematic Pornography Consumption Scale (PPCS). J Sex Res. 2018;55(3):395-406.
40. Griffiths M. A "components" model of addiction within a biopsychosocial framework. J Substance Use. 2005;10;191-7.
41. Kor A, Zilcha-Mano S, Fogel YA, Mikulincer M, Reid RC, Potenza MN. Psychometric development of the Problematic Pornography Use Scale. Addict Behav. 2014;39(5):861-8.
42. Crosby JM, Twohig MP. Acceptance and commitment therapy for problematic internet pornography use: a randomized trial. Behav Ther. 2016;47(3):355-66.

43. Bőthe B, Baumgartner C, Schaub MP, Demetrovics Z, Orosz G. Hands-off: feasibility and preliminary results of a two-armed randomized controlled trial of a web-based self-help tool to reduce problematic pornography use. J Behav Addict. 2021;10(4):1015-35.
44. Gola M, Potenza MN. Paroxetine treatment of problematic pornography use: a case series. J Behav Addict. 2016;5(3):529-32.
45. Fernandez DP, Kuss DJ, Griffiths MD. The Pornography "rebooting" experience: a qualitative analysis of abstinence journals on an online pornography abstinence forum. Arch Sex Behav. 2021;50(2):711-28
46. Reid RC, Carpenter BN, Lloyd TQ. Assessing psychological symptom patterns of patients seeking help for hypersexual behavior. Sex Relationship Ther. 2009;24(1):47-63.
47. Miner M, Coleman E, Center B, Ross M, Rosser BRS. The Compulsive Sexual Behavior Inventory: psychometric properties. Archives of Sexual Behavior. 2007;36:579-87.
48. Muench F, Morgenstern J, Hollander E, Irwin T, O'Leary A, Parsons JT, et al. The consequences of compulsive sexual behavior: the preliminary reliability and validity of the compulsive sexual behavior consequences scale. Sexual Addiction & Compulsivity. 2007;14(3):207-20.

11

Impulso sexual, IST, HIV e a pandemia de covid-19

Isabelle Vera Vichr Nisida
Nisa Regina Bubola Lima

INTRODUÇÃO E DEFINIÇÕES

O impulso sexual excessivo tem sido relatado na literatura desde o século XVIII, mas sua definição precisa e seu reconhecimento como condição de saúde mental *per si* data de períodos mais recentes. O estudo do comportamento sexual problemático comumente é atravessado por questões culturais, morais e receios – válidos – quanto ao impacto que as classificações teriam na prática médica/psiquiátrica[1].

A inclusão do transtorno do comportamento sexual compulsivo (TCSC) na 11ª revisão da Classificação Internacional de Doenças[2] (CID-11) não sanou questões que ainda divergem entre estudiosos, como a natureza neurobiológica do transtorno, mas tendeu a uniformizar os critérios diagnósticos utilizados nas pesquisas, bem como reconheceu os amplos prejuízos e sofrimento significativo que a compulsão sexual provoca nos indivíduos que buscam tratamento.

O TCSC está presente quando, por um período de pelo menos seis meses, o indivíduo apresenta um padrão persistente de falha de controle dos impulsos sexuais, que são vividos como repetitivos e intensos e o leva a negligenciar áreas importantes de sua vida como família, amigos, trabalho, estudos e outras. Não raro, as atividades sexuais se tornam o foco central da vida do/da paciente, que continua se engajando nelas apesar das consequências adversas. No geral, as tentativas de reduzir ou parar o comportamento sexual alcançam pouco ou nenhum sucesso, e o indivíduo permanece com os atos compulsivos inclusive quando obtém pouca ou nenhuma satisfação[2,3].

Estima-se que a prevalência de TCSC ao longo da vida é de 4,9% entre homens e 3% entre as mulheres[4]. Na maioria das pesquisas, o comportamento sexual compulsivo (CSC, terminologia utilizada daqui em diante para se referir aos comportamentos sexuais fora de controle citados na literatura como impulso sexual excessivo, dependência de sexo, hipersexualidade e outros) é mais frequente nos homens, bem como em pessoas homo ou bissexuais, com faixa etária entre a terceira e quarta décadas de vida[5]. Ademais, é comum que indivíduos com compulsão sexual apresentem comorbidades psiquiátricas como transtorno depressivo, transtorno ansioso, déficit de atenção, dependência química e transtornos afetivos[6].

COMPORTAMENTO SEXUAL DE RISCO

Diversos estudos têm associado o CSC a comportamentos sexuais de maior risco, como intercurso anal ou vaginal desprotegido[7,8], múltiplos parceiros[8,9] e sexo sob efeito de drogas ou álcool[10,11], culminando em maiores chances de ser diagnosticado com uma infecção sexualmente transmissível (IST) ou HIV[12,13]. No geral, esses riscos se mostram maiores em indivíduos compulsivos de orientação homo ou bissexual, bem como são mais frequentes conforme aumenta a gravidade da compulsão.

Miner e Coleman[7] acreditam que três mecanismos podem contribuir para maior risco de comportamento sexual inseguro entre pessoas com compulsão sexual (Figura 1), que são a não inibição sexual quando confrontados com risco de transmissão do HIV, aumento da excitação sexual em estados de humor negativos como depressivos ou ansiosos e uso do comportamento sexual para aliviar esses sintomas. Esses três fatores tenderiam a reduzir o uso de preservativos e outros métodos de barreira nessa população. Além disso, acredita-se que

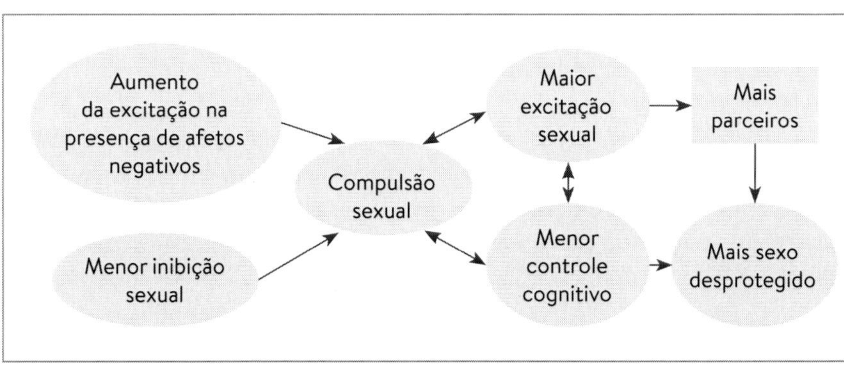

Figura 1 Mecanismos que contribuem para maior chance de comportamento sexual arriscado entre pessoas com compulsão sexual.
Fonte: adaptada de Miner e Coleman, 2013[7].

distorções ou crenças cognitivas de que o comportamento sexual traz validação e afirmação pessoais favoreçam a tomada de decisão de maior risco.

Alguns estudiosos entendem que a desregulação emocional seria um dos fatores centrais que predisporiam ao desenvolvimento do comportamento sexual compulsivo e aos fatores citados acima.

INFECÇÕES SEXUALMENTE TRANSMISSÍVEIS, HIV E CSC

As IST são infecções adquiridas pelo contato sexual (sexo vaginal, anal ou oral); pela gravidez, pelo parto ou pela amamentação da mãe para o bebê, sendo essa forma chamada de transmissão vertical; bem como pelo sangue e por seus derivados, por exemplo, em situações de transfusões sanguíneas (mais comum no passado e no início da pandemia de HIV) ou no compartilhamento de seringas entre usuários de substâncias. Os agentes causadores de IST nem sempre vão provocar sintomas ou doença nos indivíduos acometidos, o que pode deixá-los por longo tempo em um estado de "portador assintomático", porém capazes de transmitir[16].

As IST são altamente heterogêneas em sua fisiopatologia, tratamentos, prevenção e impacto em termos de saúde pública. Sabe-se que mais de 30 bactérias, vírus e parasitas diferentes são transmitidos pelo contato sexual. Oito desses patógenos estão ligados à maior incidência de IST. Desses, quatro são curáveis, como sífilis, gonorreia, clamídia e tricomoníase, e outras quatro são infecções virais sem cura disponível até o presente momento: hepatite B, vírus herpes simplex (HSV ou herpes), HIV e papilomavírus humano (HPV)[17].

Os sintomas mais frequentes das IST envolvem ardência, prurido, lesões ou ferimentos, corrimentos ou secreções. O diagnóstico empírico de uma IST pode ser feito levando-se em conta em qual síndrome clínica a sintomatologia se aloca (Tabela 1). Entre as IST que causam corrimento uretral ou vaginal, destacam-se a gonorreia, a clamídia urogenital e a uretrite por *Ureaplasma ureralyticum/ Mycoplasma hominis.*

A gonorreia é uma infecção causada pela bactéria *Neisseria gonorrheia*, comumente sintomática e com risco de transmissão de 50% no ato sexual com um parceiro infectado. Nos homens, costuma causar corrimento mucopurulento ou purulento e ardência em 90% dos casos, podendo acarretar complicações no sistema reprodutor caso a bactéria ascenda pela uretra e infecte outros locais. Nas mulheres, a infecção é frequentemente assintomática, mas pode ascender e levar à doença inflamatória pélvica e infertilidade. Nos últimos 50 anos, tem-se observado resistência bacteriana aos antibióticos comumente prescritos, provavelmente por causa de propriedades específicas que a *Neisseria* tem em mutar seu DNA, trazendo riscos de torná-la agente de uma infecção intratável no futuro[19,20].

Tabela 1 Diagnóstico diferencial das síndromes clínicas relacionadas às infecções sexualmente transmissíveis

Síndrome	Infecção	Agente etiológico
Corrimento vaginal ou uretral	Gonorreia	*Neisseria gonorrhoeae*
	Infecção por clamídia	*Chlamydia trachomatis*
	Tricomoníase	*Trichomonas vaginalis*
	Candidíase vulvovaginal	*Candida* spp
	Vaginose bacteriana	Múltiplos agentes
Úlceras genitais	Sífilis	*Treponema pallidum*
	Cancro mole ou cancroide	*Haemophilus ducreyi*
	Herpes	*Herpes simplex vírus* (tipo 2)
	Donovanose	*Klebsiela granulomatis*
	Linfogranuloma venéreo	*Chlamydia trachomatis*
Verrugas anogenitais	Condiloma acuminado	*Papilomavírus humano* (HPV)
Desconforto ou dor pélvica (doença inflamatória pélvica)	Endometrite, anexite, salpingite, miometrite, ooforite, parametrite, pelviperitonite, abscesso de tubo ovariano	*Chlamydia trachomatis* *Neisseria gonorrhoeae* Bactérias facultativas anaeróbias (*Gardnerella vaginalis*, *Haemophilus influenzae*, *Streptococcus agalactiae*) Outros microrganismos

Fonte: autorizada a reprodução por Weissman et al., 2019[18].

A clamídia urogenital é a IST bacteriana mais prevalente, com aproximadamente 131 milhões de novos casos no mundo todo ano, já a uretrite por *Ureaplasma urealyticum* e *Mycoplasma hominis* tem prevalência desconhecida. Ambas causam uretrite com pouco ou nenhum sintoma, mas potencial de complicações para a função reprodutiva feminina, como doença inflamatória pélvica, gravidez ectópica e infertilidade. Em decorrência do risco de aumento na chance de transmissão do HIV quando a infecção por clamídia está presente, a triagem e o tratamento de populações mais vulneráveis são fundamentais[21].

Tratando-se de IST que cursam com úlceras genitais, as mais prevalentes são herpes e sífilis. Estima-se que mais de 500 milhões de pessoas com idades entre 15 e 49 anos tenham uma infecção genital pelo vírus do herpes simples (HSV). A infecção ocorre após contato pela pele ou pela mucosa, progredindo rapidamente para sensação de ardor e formação de vesículas. Durante a infecção inicial, o DNA viral migra via axônio para o gânglio sensorial da medula espinhal, onde persiste por toda a vida e pode ser reativado em situações de imunossupressão[22,23].

A sífilis é uma doença reconhecida desde o século XV, causada pela bactéria espiroqueta *Treponema pallidum*. Esteve sob controle até o final do século XX, porém, nos últimos 20 anos, números crescentes dessa doença foram registrados pelos agentes de vigilância epidemiológica, especialmente relacionados à sífilis congênita, que acarreta grande morbidade. Os sinais e sintomas da sífilis podem ser locais e sistêmicos, agudos ou crônicos. A sífilis primária ou "cancro duro" é caracterizada por uma úlcera geralmente única, indolor, de base endurecida e fundo limpo, que pode durar de 2 a 6 semanas, independentemente do tratamento[20]. O período de sífilis secundária ocorre entre a cicatrização do cancro até 6 meses depois, quando são mais frequentes o aparecimento de lesões de pele. Se não tratada, após este período a sífilis é denominada latente, assintomática ou pode aparecer lesões de pele recorrentes. A sífilis terciária é determinada a partir de 1 ano após contato, sendo uma fase crônica da doença e podem ocorrer inflamações vasculares e cardíacas ou neurológicas em alguns casos. A transmissão congênita da sífilis (de mãe para filho) é muito deletéria para o feto, levando a sérias sequelas. Sendo assim, a sífilis é uma doença que geralmente passa despercebida e recomenda-se que todas as pessoas que tenham atividade sexual oral e/ou anal e/ou vaginal desprotegidas realizem sua testagem. Em todas as fases da sífilis (primária a terciária) podem eventualmente ocorrer sintomas oculares, déficit auditivo, de marcha e neurológico/cognitivo que merecem investigação médica ou do especialista. O tratamento é com antibiótico penicilina, em diferentes doses, dependendo da fase da sífilis. Felizmente, o *Treponema pallidum* não adquiriu resistência à penicilina. Uma vez realizado o tratamento de sífilis, o teste sanguíneo (p. ex., ELISA e FTABS) sempre será positivo, não sendo possível a doação de hemoderivados.

O HPV (sigla em inglês para papilomavírus humano) é um DNA-vírus com mais de 200 subtipos cuja transmissão é essencialmente sexual. As infecções são assintomáticas em sua maioria, mas entre 1 e 2% poderão apresentar lesões pontiagudas ou verrucosas anogenitais, o condiloma. A maior preocupação acerca do HVP certamente se refere às variantes de alto risco de oncogênico responsáveis pelo câncer de colo de útero, o quarto câncer mais frequente em mulheres. Desde 2014, o Ministério da Saúde (MS) incluiu em seu Calendário Nacional de Vacinações a vacina quadrivalente contra o HPV, conferindo proteção tanto contra as variantes mais comuns causadoras de verrugas como às variantes oncogênicas mais frequentes[20].

As hepatites virais de transmissão sexual são heterogêneas quanto ao período de incubação do vírus, à apresentação clínica e ao prognóstico. A hepatite A é tradicionalmente conhecida por sua transmissão fecal-oral por meio da água contaminada, quadro agudo e cura. Em adultos jovens, pode cursar com quadros mais graves e até hepatite fulminante. O surto de hepatite A entre homens que fazem sexo com homens (HSH) em 2017 alertou para o sexo oro-anal como uma prática de risco para aquisição de hepatite A, vindo esta a se comportar como uma IST[24].

A hepatite B é a IST com maior chance de transmissão pelo contato sexual quando comparada às hepatites A e C e ao HIV. Outros meios de transmissão são o perinatal e parenteral/percutâneo por sangue ou fluidos contaminados. A chance de a infecção tornar-se crônica varia conforme a faixa etária, sendo maior quanto mais jovem o indivíduo. A tomada de três doses da vacina é considerada protetora e faz parte do calendário infantil brasileiro desde 2000. É possível saber se houve boa resposta à vacina pela dosagem sérica do anticorpo de AntiHBSAg[20].

A transmissão do vírus de hepatite C ocorre por transfusão e contato material contaminado com o HCV. O risco relacionado à transmissão sexual é controverso e menos frequente que a hepatite B. Parece estar mais relacionado a práticas sexuais com múltiplos parceiros, baixa adesão a métodos de barreira e associação com outras IST/HIV. Desde 2010, existem drogas antivirais e imunobiológicos eficazes para o tratamento da infecção pelo HCV. Até o momento, não foram desenvolvidas vacinas contra este vírus[20].

A infecção pelo HIV/aids é, provavelmente, a IST que recebeu mais atenção nos últimos 40 anos por causa de sua alta mortalidade quando não tratada. O vírus HIV é um retrovírus que ataca o sistema imune e culmina no aparecimento de doenças oportunistas, podendo chegar à síndrome da imunodeficiência adquirida. No mundo, 37,7 milhões (30,2-45,1 milhões) de pessoas viviam com HIV até o final de 2020. Estima-se que 0,7% (0,6-0,9%) dos adultos de 15 a 49 anos em todo o mundo estão vivendo com HIV, embora o fardo da epidemia varie consideravelmente entre países e regiões[25].

Nos últimos vinte anos, as tendências da epidemia do HIV têm preocupado por sua concentração em grupos específicos, como homossexuais e outros HSH, usuários de drogas injetáveis e profissionais do sexo. Esses acompanhamentos têm mostrado aumentos desproporcionais de novos casos em relação à população geral, isso pode ser visto como resultado de uma soma de vulnerabilidades e levanta o questionamento do quanto as políticas públicas têm se engajado na redução dessas disparidades[26].

A frequência de IST e HIV em amostras de compulsivos sexuais parece seguir essa tendência, sendo geralmente maior quando comparada à população geral. Enquanto a prevalência de pessoas vivendo com HIV (PVHIV) no Brasil é em torno de 0,5%[27], por exemplo, estudos no campo da hipersexualidade e comportamento sexual de risco mostram frequências de 7,3%[28], 10,7%[29] e até 22%[30] de HIV em suas amostras. Também o relato de ter tido alguma IST nos últimos meses é alto nessa população, chegando a 78,6% em alguns estudos[29,31].

Estudos mostram que escores mais elevados em escalas que medem a compulsão sexual estão consistentemente associados ao intercurso anal desprotegido[8,32], mas isso não deve ser tomado como único fator, pois além de uma compulsão mais grave, a concomitância com sintomas depressivos parece mediar essa associação[33,34].

A PANDEMIA DE COVID-19

A pandemia causada pelo SARS-CoV-2 foi especialmente delicada no período pré-vacina, pois a demanda por assistência de alta complexidade expôs fragilidades crônicas dos sistemas de saúde, bem como concentrou os recursos para o enfrentamento da pandemia em detrimento dos atendimentos eletivos e/ou ambulatoriais. A própria recomendação de distanciamento social como medida central de prevenção da doença, na época, operou para que muitos serviços suspendessem suas atividades.

Em muitos países, o atendimento às IST e ao HIV foram impactados em algum grau. No Brasil, comparando-se os anos de 2019 e 2020, a dispensação da profilaxia pós-exposição (PEP) caiu de 112.592 para 96.394, aumentou o número de PVHIV, mas caiu a quantidade de medicação antirretroviral dispensada e de coleta de exames relacionados, como carga viral e contagem de células CD4[35].

Em levantamento feito em 2020 com 39 países da Europa, 64% das unidades de saúde participantes relataram interrupções graves no provimento de testes diagnósticos para HIV, hepatites virais e outras IST (declínio de mais de 50% no volume de testes) entre março e maio daquele ano[36]. Em um centro hospitalar universitário de Lisboa, houve redução de 53% na busca por atendimentos relacionados às IST no começo da pandemia, bem como redução de 49% de diagnósticos confirmados[37].

Em estudo conduzido nos Estados Unidos em abril de 2020 com 1.051 HSH, aproximadamente 5,7% daqueles que reportaram viver com HIV tiveram dificuldade de acesso às medicações e 8,2% às prescrições. Quase 20% referiram problemas em agendar ou manter acompanhamento em seus serviços de origem e dificuldades de acesso a testes para IST[38]. Na Austrália, em um estudo com 400 HSH, 41,8% referiram ter abandonado o uso da profilaxia pré-exposição para o HIV (PrEP), dos quais 10% deles alegaram dificuldades de acesso[39].

Essa redução na procura por PrEP, PEP e testes diagnósticos para IST observada em vários estudos pode ser explicada, em parte, pelo fato de que houve também declínio na busca por parceiros. Em Amsterdã, 73% dos HSH ouvidos em um estudo relataram ter tido menos parceiros casuais desde o começo da pandemia[40]. Em pesquisa *on-line* conduzida entre HSH de Israel, 60% relataram ter cessado busca por parceiros casuais no começo de 2020, aumentado em contrapartida, atividades de cibersexo e sexo por telefone. As variáveis que se associaram ao sexo casual durante a quarentena foram ser solteiro e estar em sofrimento psíquico[41].

É importante destacar que diversas ações foram desenvolvidas, conforme os recursos e as particularidades de cada região ou país, para mitigar os efeitos da pandemia no cuidado às PVHIV e outros grupos vulneráveis. Em pesquisa conduzida pela UNAIDS com 225 organizações de lideranças comunitárias de 72 países, muitas referiram esforços para manter a distribuição de medicamentos antirretrovirais, como dispensação por períodos mais longos, entrega em domicílio, distribuição de *kits* de autoteste, atendimentos *on-line* e outros[42].

No geral, pode-se entender que a pandemia afetou consideravelmente o atendimento, o diagnóstico e os tratamento das IST e do HIV. Em contrapartida, a busca por sexo também diminuiu, o que pode ter contribuído em algum grau para a redução nas incidências observadas. É necessário manter a vigilância quanto aos impactos que a pandemia de covid-19 causou a médio e longo prazo na epidemia do HIV e nas IST.

CONSIDERAÇÕES ACERCA DA PREVENÇÃO

Falar sobre prevenção das IST/HIV é um assunto que facilmente esbarra em pontos inflamados e diálogos difíceis, tanto dentro do que se considera o meio científico como na sociedade em geral. Apesar de a ciência ser uma entidade teoricamente neutra, a forma como os estudiosos entendem o mundo e suas relações invariavelmente atravessa o conhecimento, as publicações, as recomendações e, mais tarde, as políticas públicas (ou a ausência delas).

A forma como a epidemia do HIV foi sendo enfrentada ao longo das décadas, com foco inicial em "grupos de risco" e seus determinantes, é um exemplo inesgotável do enlace entre a ciência e a moralidade, que acabou por inicialmente aumentar o preconceito e o estigma sobre as PVHIV, culpabilizando-as pela epidemia e tornando o HIV um problema individual ou de grupos específicos. Felizmente, o entendimento sobre as dinâmicas da epidemia tem se aprimorado, com mudanças importantes nos paradigmas de tratamento e prevenção[43].

Desde 2010, quando foi apresentado pela primeira vez o conceito de prevenção combinada em publicação da UNAIDS, tem se fortalecido a noção de que ao comportamento de risco individual se somam vulnerabilidades políticas, sociais, econômicas e legais que tornam os riscos de transmissão diferentes conforme o contexto em que a pessoa está inserida. Isso também interfere nas chances de o indivíduo ser diagnosticado, tratado e alcançar boas metas no tratamento para o HIV, por exemplo[44].

Assim, a prevenção passa a ser pensada como uma combinação de ações/orientações direcionadas ao indivíduo e considerando suas particularidades, vivências, momento de vida, desejos e crenças. A decisão sobre o que fazer e como fazer são tomadas em conjunto com base em conhecimentos compartilhados entre o agente ou o profissional de saúde e o usuário do serviço.

As intervenções biomédicas preconizadas pelo modelo de prevenção combinada do HIV envolvem tanto intervenções clássicas como orientar o uso do preservativo masculino e feminino, quanto intervenções baseadas em antirretrovirais, como as profilaxias e o tratamento de todas as pessoas que convivem com o vírus[43].

A PEP se trata da utilização de antirretrovirais (ARV) como profilaxia contra o HIV quando há exposição em casos de violência sexual, acidente de trabalho com materiais potencialmente contaminados e relação sexual desprotegida. Para IST bacterianas e hepatites virais há também protocolos específicos para profilaxia[43,45]. Veja no tópico "*Links* de interesse" no final do capítulo onde encontrar os serviços que oferecem a PEP.

A profilaxia pré-exposição (PrEP, do inglês *pre-exposure prophylaxis*) é o uso de ARV para reduzir o risco de adquirir HIV em pessoas que têm esse risco aumentado. Algumas populações têm sofrido maiores impactos pela epidemia do HIV e são consideradas prioritárias no direcionamento de esforços de combate ao vírus (Tabela 2). Desta forma, a PrEP se uniu às demais estratégias como uma ferramenta altamente eficaz para redução da infecção pelo HIV, principalmente para estes segmentos populacionais[46].

Em 2022, o MS atualizou a indicação de PrEP para pessoas a partir de 15 anos, sexualmente ativas e que apresentem contextos de risco aumentado de aquisição da infecção pelo HIV, independentemente de orientação sexual, gênero ou ocupação[46]. A ampliação do critério visou incluir o segmento etário mais jovem, considerando que 25% das novas infecções por HIV ocorreram na faixa dos 15 aos 24 anos, na última década[47].

A indicação da PrEP deve ser considerada por um conjunto de fatores e não apenas pelo pertencimento a algum dos grupos descritos. É importante avaliar, em um atendimento humanizado e livre de julgamentos, questões como: frequência e número de parcerias sexuais eventuais, histórico de IST, intercurso anal ou vaginal sem uso de preservativo repetidas vezes, busca frequente por PEP e sexo em contextos de troca (por dinheiro, drogas, moradia, etc.)[46]. Desde meados de 2021, já é possível ter acesso à PrEP com base em prescrições feitas na rede privada. Veja no tópico "*Links* de interesse" no final do capítulo onde encontrar os serviços que oferecem a PrEP.

Além disto, em 2018, o MS ampliou a indicação da vacinação para hepatite A para pessoas que tenham prática de sexo oral-anal, priorizando homossexuais e

Tabela 2 Segmentos populacionais prioritários e critérios de indicação de profilaxia pré-exposição (PrEP)

<table>
<tr><th>Segmentos populacionais prioritários</th><th>Definição</th><th>Critérios de indicação de PrEP</th></tr>
<tr><td>Gays e outros homens que fazem sexo com homens (HSH)</td><td>Homens que se relacionam sexualmente e/ou afetivamente com outros homens</td><td rowspan="3">Relação sexual anal (receptiva ou insertiva) ou vaginal, sem uso de preservativo, nos últimos seis meses
E/OU
Episódios recorrentes de infecções sexualmente transmissíveis (IST)
E/OU
Uso repetido de profilaxia pós-exposição (PEP)</td></tr>
<tr><td>Pessoas trans</td><td>Pessoas que expressam um gênero diferente do sexo definido ao nascimento. Nesta definição são incluídos: homens e mulheres transexuais, transgêneros, travestis e outras pessoas com gêneros não binários</td></tr>
<tr><td>Profissionais do sexo</td><td>Homens, mulheres e pessoas trans que recebem dinheiro ou benefícios em troca de serviços sexuais, regular ou ocasionalmente</td></tr>
<tr><td>Parcerias sorodiscordantes para o HIV</td><td>Parceria heterossexual ou homossexual na qual uma das pessoas é infectada pelo HIV e a outra não</td><td>Relação sexual anal ou vaginal com uma pessoa infectada pelo HIV sem preservativo</td></tr>
</table>

PrEP, do inglês *pre-exposure prophylaxis*. Fonte: Brasil, 2018[46].

outros HSH[48]. A partir disso, especialmente no Estado de São Paulo onde houve surto mais pronunciado da doença com casos de hepatite fulminante, a vacina para adultos deixou de estar disponível apenas nos Centros de Referência para Imunobiológicos Especiais (CRIE), vindo também a ser aplicada nos Centros de Testagem e Aconselhamento (CTA), nos serviços que ofertam PEP e PrEP, nos Serviços de Assistência Especializada em IST/aids (SAE) e outros. O esquema vacinal preconiza duas doses com intervalo de pelo menos seis meses[48].

No atendimento a jovens e adultos, incluindo aqueles com diagnóstico de TCSC, é sempre válido checar se o esquema vacinal para hepatite B está completo e se houve soroconversão. Na hipótese de esquema incompleto ou dosagem de anti-HBs < 10 mUI/mL, é recomendado proceder com o esquema de vacina em 3 doses nos intervalos 0, 1 e 6 meses, as quais estão disponíveis na maioria das unidades da rede básica de saúde.

Também é importante lembrar do HPV como uma IST prevenível, sendo a vacinação eficaz tanto na prevenção da infecção pelo vírus como de seus desdobramentos, como o câncer de colo de útero, anal e oral. O esquema contra o HPV compreende duas doses com intervalo de seis meses, indicadas para meninas entre 9 e 14 anos e meninos entre 11 e 14 anos, sendo potencialmente mais eficaz se aplicada antes do início da vida sexual. Pessoas em estado de imunossupressão ou PVHIV podem ser vacinadas nos CRIE, sendo a faixa etária mais ampla e o esquema modificado para três doses[20].

Outra forma de prevenir agravos é a testagem regular para IST e HIV, independentemente de haver sintomas. Os testes rápidos para hepatites B e C, sífilis e HIV estão amplamente disponíveis no SUS e na rede privada, devendo ser solicitados rotineiramente para qualquer pessoa sexualmente ativa. Para as IST bacterianas, já existem testes biomoleculares que detectam até quatro agentes na amostra (clamídia, gonococo, tricomonas e micoplasma/ureaplasma), por meio de secreções genitais ou urina, devendo ser solicitado quando houver sintomas.

Conhecer o *status* sorológico dos(as) parceiros(as), usar preservativos, ter acesso à PEP e à PrEP, testar-se com frequência, ter acesso à vacinação e tratar a infecção pelo HIV até alcançar carga viral indetectável são algumas das recomendações que compõem uma extensa rede de cuidados, da qual o esforço em reduzir a discriminação e a desigualdade no acesso à saúde não pode ser esquecido.

Abordar temas de saúde sexual deve ser prática comum; para isso, o profissional deve familiarizar-se com os termos e os conceitos, bem como desenvolver habilidades que tornem a anamnese respeitosa e livre de julgamentos prévios. Conforme exposto no início do capítulo, condições de saúde mental, como a compulsão sexual, podem estar diretamente relacionadas ao aumento do risco de adquirir IST/HIV e devem ser abordadas e tratadas sob a ótica de um cuidado integral, como discutido no Capítulo 4.

Por fim, considerando os vastos impactos que a pandemia da covid-19 provocou no âmbito econômico, político, social e de saúde, os profissionais da saúde devem estar preparados para as possíveis consequências de médio e longo prazo nas incidências e prevalências das IST e do HIV.

SITES DE INTERESSE

- http://antigo.aids.gov.br/pt-br/pub/2022/protocolo-clinico-e-diretrizes--terapeuticas-para-atencao-integral-pessoas-com-infeccoes.
- http://www.saude.sp.gov.br/cve-centro-de-vigilancia-epidemiologica--prof.-alexandre-vranjac/unidades-referencia/cries-centros-de-referencia-para-imunobiologicos-especiais.
- Serviços que oferecem PrEP: http://antigo.aids.gov.br/pt-br/acesso_a_informacao/servicos-de-saude/prep. Acesso em: 19 fev. 2023.
- Serviços que oferecem PEP: https://www.gov.br/aids/pt-br/assuntos/prevencao-combinada/pep-profilaxia-pos-exposicao-ao-hiv/onde-encontrar-a-pep. Acesso em: 19 fev. 2023.
- Serviços que oferecem PrEP na cidade de São Paulo: https://www.prefeitura.sp.gov.br/cidade/secretarias/saude/istaids/index.php?p=248175. Acesso em: 19 fev. 2023.

REFERÊNCIAS

1. Kafka MP. What happened to hypersexual disorder? Arch Sex Behav. 2014;43(7):1259-61.
2. World Health Organization (WHO). ICD-11: International Classification of Diseases (11th revision). 2020. Disponível em: https://icd.who.int/. Acesso em: 19 fev. 2023.
3. Gola M, Lewczuk K, Potenza MN, Kingston DA, Grubbs JB, Stark R, et al. What should be included in the criteria for compulsive sexual behavior disorder? J Behav Addict. 2020;11:160-5.
4. Briken P, Wiessner C, Stulhofer A, Klein V, FuB J, Reed GM, et al. Who feels affected by "out of control" sexual behavior? Prevalence and correlates of indicators for ICD-11 Compulsive Sexual Behavior Disorder in the German Health and Sexuality Survey (GeSiD). J Behav Addict. 2022;11(3):900-11.
5. Kuzma JM, Black DW. Epidemiology, prevalence, and natural history of compulsive sexual behavior. Psychiatr Clin North Am. 2008;31(4):603-11.
6. Raymond NC, Coleman E, Miner MH. Psychiatric comorbidity and compulsive/impulsive traits in compulsive sexual behavior. Compr Psychiatry. 2003;44(5):370-80.
7. Miner MH, Coleman E. Compulsive sexual behavior and its relationship to risky sexual behavior. J Treat Prev. 2013;20(1-2):12-138.
8. Scanavino MD, Ventuneac A, Abdo CH, Tavares H, Amaral ML, Messina B, et al. Compulsividade sexual, ansiedade, depressão e comportamento sexual de risco entre homens que procuram tratamento em São Paulo, Brasil. Braz J Psiquiatria. 2018;40(4):424-31.
9. Kalichman SC, Rompa D. Sexual sensation seeking and Sexual Compulsivity Scales: reliability, validity, and predicting HIV risk behavior. J Pers Assess. 1995;65(3):586-601.
10. Grov C, Parsons JT, Bimbi DS. Sexual compulsivity and sexual risk in gay and bisexual men. Arch Sex Behav. 2010;39(4):940-9.
11. Kelly BC, Bimbi DS, Nanin JE, Izienicki H, Parsons JT. Sexual compulsivity and sexual behaviors among gay and bisexual men and lesbian and bisexual women. J Sex Res. 2009;46(4):301-8.
12. Dodge B, Reece M, Herbenick D, Fisher C, Satinsky S, Stupiansky N. Relations between sexually transmitted infection diagnosis and sexual compulsivity in a community-based sample of men who have sex with men. Sex Transm Infect. 2008;84(4):324-7.

13. Kalichman SC, Cain D. The relationship between indicators of sexual compulsivity and high risk sexual practices among men and women receiving services from a sexually transmitted infection clinic. J Sex Res. 2004;41(3):235-41.
14. Lew-Starowicz M, Lewczuk K, Nowakowska I, Kraus S, Gola M. Compulsive sexual behavior and dysregulation of emotion. Sex Med Rev. 2020;8(2):191-205.
15. Bancroft J, Vukadinovic Z. Sexual addiction, sexual compulsivity, sexual impulsivity, or what? Toward a theoretical model. J Sex Res. 2004;41(3):225-34.
16. World Health Organization (WHO). Global health sector strategy on sexually transmitted infections 2016-2021: toward ending STIs. Geneva: WHO; 2016.
17. World Health Organization (WHO). Sexually transmitted infections (STIs). 2021. Disponível em: https://www.who.int/news-room/fact-sheets/detail/sexually-transmitted-infections-(stis).
18. Weissmann L, Nisida IVV, Segurado AAC. Infecções sexualmente transmissíveis. In: Timerman S, Guimarães HP (org.). Emergências médicas: passo a passo. v.2.Rio de Janeiro: Guanabara Koogan; 2019. p.313-21.
19. Barbee LA. Preparing for an era of untreatable gonorrhea. Curr Opin Infect Dis. 2014;27(3):282-7.
20. Brasil. Ministério da Saúde. Secretaria de Vigilância em Saúde. Departamento de Doenças de Condições Crônicas e Infecções Sexualmente Transmissíveis. Protocolo Clínico e Diretrizes Terapêuticas para atenção integral às pessoas com infecções sexualmente transmissíveis (IST). Brasília: Ministério da Saúde; 2022.
21. Kelly H, Coltart CEM, Pant Pai N, Klausner JD, Unemo M, Toskin I, et al. Systematic reviews of point-of-care tests for the diagnosis of urogenital Chlamydia trachomatis infections. Sex Transm Infect. 2017;93(S4):S22-S30.
22. Bray F, Ferlay J, Soerjomataram I, Siegel RL, Torre LA, Jemal A. Global cancer statistics 2018: GLOBOCAN estimates of incidence and mortality worldwide for 36 cancers in 185 countries. CA Cancer J Clin. 2018;68(6):394-424.
23. James C, Harfouche M, Welton NJ, Turner KME, Abu-Raddad LJ, Gottlieb SL, et al. Herpes simplex virus: global infection prevalence and incidence estimates, 2016. Bull World Health Organ. 2020;98(5):315-29.
24. Chuffi S, Gomes-Gouvêa MS, Pinho JRR et al. The Molecular Characterization of Hepatitis A Virus Strains Circulating during Hepatitis A Outbreaks in São Paulo, Brazil, from September 2017 to May 2019. Viruses. 2021;14(1):73.
25. WHO UNAIDS. Estatísticas. 2022. Disponível em: https://unaids.org.br/estatisticas/.
26. Calazans GJ, Pinheiro TF, Ayres JRCM. Vulnerabilidade programática e cuidado público: panorama das políticas de prevenção do HIV e da aids voltadas para gays e outros HSH no Brasil. Sex Salud Soc. 2018;29:263-93.
27. Veras MA, Calazans GJ, de Almeida Ribeiro MC, et al. High HIV prevalence among men who have sex with men in a time-location sampling survey, São Paulo, Brazil. AIDS Behav. 2015;19(9):1589-98.
28. Storholm ED, Fisher DG, Napper LE, Reynolds GL, Halkitis PN. A psychometric analysis of the compulsive sexual behavior inventory. Sex Addict Compulsiv. 2011;18(2):86-103.
29. Muench F, Morgenstern J, Hollander E, Irwin T, O'Leary A, Parsons JA, et al. The consequences of compulsive sexual behavior: the preliminary reliability and validity of the compulsive sexual behavior consequences scale. Sex Addict Compulsiv. 2007;14(3):207-20.
30. Amaral ML, Abdo CH, Tavares H, Scanavino MT. Personality among sexually compulsive men who practice intentional unsafe sex in São Paulo, Brazil. J Sex Med. 2015;12(2):557-66.
31. Wainberg ML, Muench F, Morgenstern J, Hollander E, Irwin TW, Parsons JT, et al. A double-blind study of citalopram versus placebo in the treatment of compulsive sexual behaviors in gay and bisexual men. J Clin Psychiatry. 2006;67(12):1968-73.
32. Coleman E, Horvath KJ, Miner M, Ross MW, Oakes M, Rosser BRS, et al. Compulsive sexual behavior and risk for unsafe sex among internet using men who have sex with men. Arch Sex Behav. 2010;39(5):1045-53.

33. Storholm ED, Satre DD, Kapadia F, Halkitis PN. Depression, compulsive sexual behavior, and sexual risk-taking among urban young gay and bisexual men: the P18 cohort study. Arch Sex Behav. 2016;45(6):1431-41.
34. Yoon IS, Houang ST, Hirshfield S, Downing, MJ. Compulsive sexual behavior and HIV/STI risk: a review of current literature. Curr Addict Rep. 2016;3:387-99.
35. Ministério da Saúde. Painel HIV. Ministério da Saúde. 2022. Disponível em: http://www.aids.gov.br/pt-br/painelcovidHIV.
36. Simões D, Stengaard AR, Combs L, Raben D; EuroTEST COVID-19 impact assessment consortium of partners. Impact of the COVID-19 pandemic on testing services for HIV, viral hepatitis and sexually transmitted infections in the WHO European Region, March to August 2020. Euro Surveill. 2020;25(47):2001943.
37. Bouceiro-Mendes R, Borges-da-Costa J. The Impact of COVID-19 pandemic on sexually transmitted infections. J Port Soc Dermatol Venereol. 2021;79(3):247-51.
38. Sanchez TH, Zlotorzynska M, Rai M, Baral SD. Characterizing the impact of COVID-19 on men who have sex with men across the United States in April, 2020. AIDS Behav. 2020;24(7):2024-32.
39. Hammoud MA, Maher L, Holt M, Degenhardt L, Jin F, Murphy D, et al. Physical distancing due to COVID-19 disrupts sexual behaviors among gay and bisexual men in Australia: implications for trends in HIV and other sexually transmissible infections. J Acquir Immune Defic Syndr. 2020;85(3):309-15.
40. van Bilsen WPH, Zimmermann HML, Boyd A, Coyer L, van der Hoek L, Kootstra NA, et al. Sexual behavior and its determinants during COVID-19 restrictions among men who have sex with men in Amsterdam. J Acquir Immune Defic Syndr. 2021;86(3):288-96.
41. Shilo G, Mor Z. COVID-19 and the changes in the sexual behavior of men who have sex with men: results of an online survey. J Sex Med. 2020;17(10):1827-34.
42. UNAIDS. Holding the line: communities as first responders to COVID-19 and emerging health threats. 2022. Disponível em: https://www.unaids.org/en/resources/documents/2022/holding-the--line-communities-first-responders.
43. Brasil. Ministério da Saúde. Secretaria de Vigilância em Saúde. Departamento de doenças de Condições Crônicas e Infecções Sexualmente Transmissíveis. Prevenção combinada do HIV/Bases conceituais para profissionais, trabalhadores(as) e gestores(as) de saúde/Ministério da Saúde. Brasília: Ministério da Saúde; 2017.
44. UNAIDS. Combination HIV prevention: tailoring and coordinating biomedical, behavioural and structural strategies to reduce new HIV infections. A UNAIDS discussion paper. 2010. Disponível em: https://www.unaids.org/sites/default/files/media_asset/JC2007_Combination_Prevention_paper_en_0.pdf.
45. Brasil. Ministério da Saúde. Secretaria de Vigilância em Saúde. Departamento de doenças de Condições Crônicas e Infecções Sexualmente Transmissíveis. Protocolo clínico e diretrizes terapêuticas para profilaxia pós-exposição (PEP) de risco à infecção pelo HIV, IST e hepatites virais. Brasília: Ministério da Saúde; 2021.
46. Brasil. Ministério da Saúde. Secretaria de Vigilância em Saúde. Departamento de doenças de Condições Crônicas e Infecções Sexualmente Transmissíveis. Protocolo clínico e diretrizes terapêuticas para profilaxia pré-exposição (PrEP) de risco à infecção pelo HIV. Brasília: Ministério da Saúde; 2022.
47. Brasil. Ministério da Saúde. Boletim Epidemiológico – HIV/AIDS 2021. Brasília: Secretaria de Vigilância em Saúde; 2021.
48. Brasil. Ministério da Saúde. Departamento de Vigilância, Prevenção e Controle das IST, do HIV/aids e das hepatites virais coordenação de vigilância das IST, aids e hepatites virais – COVIG. Nota informativa nº 10/2018-COVIG/CGVP/DIAHV/SVS/MS. 2018. Disponível em: http://www.aids.gov.br/sites/default/files/legislacao/2021/-notas_informativas/nota_informativa_n_11_2021-cgahv_.dcci_svs_ms_prep_saude_suplementar.pdf.

Parte II

DESFECHOS NEGATIVOS NO CONTEXTO DA VIOLÊNCIA SEXUAL

12

Violência sexual na infância e na adolescência

Analin Ono Baraniuk

INTRODUÇÃO E DEFINIÇÃO

Segundo a Organização Mundial da Saúde (OMS), os maus-tratos na infância incluem todas as formas de abuso (físico, emocional e sexual), de negligência (física e emocional) e de exploração, que resultam em prejuízos reais ou potenciais à saúde, ao desenvolvimento ou à dignidade da criança e do adolescente[1]. Considerando esses efeitos destrutivos, a Assembleia Geral da Organização das Nações Unidas (ONU) adotou, em 1989, a Convenção sobre os Direitos da Criança, cujo tratado estabeleceu que cada um dos países signatários deveria tomar todas as medidas legislativas, administrativas, sociais e educacionais apropriadas, para a proteção dos indivíduos menores de 18 anos contra todas as formas de violência. O tratado foi amplamente aceito e ratificado por 196 países, incluindo o Brasil[2,3]. Apesar dos avanços na defesa dos direitos humanos em nível mundial, a violência sexual contra crianças e adolescentes segue representando grave problema social e de saúde pública e pode afetar indivíduos de ambos os sexos, de todas as idades, culturas e classes sociais, trazendo consequências potencialmente devastadoras no âmbito do desenvolvimento cognitivo, afetivo e social da vítima e de sua família[4].

A violência sexual na infância e na adolescência consiste em todo ato ou abordagem com intenção de estimular sexualmente a criança ou o adolescente, visando utilizá-los para obter satisfação sexual. O abuso é perpetrado por alguém em estágio de desenvolvimento psicossexual superior ao da vítima e envolve uma variedade de atos abusivos, com ou sem intercurso sexual completo, como: estupro, assédio sexual, exploração sexual, pornografia, manipulação de genitália, mama e ânus, ato sexual com penetração, imposição de intimidade, *voyeurismo*, exibicionismo e práticas sexuais não consentidas. Essas ofensas são impostas por ameaça ou indução da vontade, por meio de relações de poder e confiança entre a vítima e o agressor, bem como pelo uso de violência física ou psicológica[1,5-7].

ASPECTOS EPIDEMIOLÓGICOS

A estimativa precisa da prevalência de abuso sexual na infância e na adolescência é dificultada por questões metodológicas, como falta de critérios universais para a definição de violência sexual nessa fase de desenvolvimento, ausência de padronização nos estudos em relação à faixa etária utilizada para definir a infância, métodos de seleção de amostra e investigação, entre outras. Dessa forma, a maioria das pesquisas nessa área apresenta resultados com vieses. Em 2002, a OMS estimou que 73 milhões de meninos e 150 milhões de meninas com menos de 18 anos já haviam sofrido alguma forma de violência sexual[7].

Considerando a diferença de fatores metodológicos, Stoltenborgh e colaboradores[8], em uma metanálise que incluiu 217 publicações, estimaram a prevalência global de violência sexual antes dos 18 anos de idade em 11,8%, com a taxa média de 7,6% no sexo masculino e 18% no sexo feminino. Geralmente, a proporção de abuso sexual infantil encontra-se em torno de 1 homem para cada 3 mulheres vítimas. No entanto, a violência sexual em homens deve ser igualmente valorizada, tendo em vista que pode passar despercebida, sem o reconhecimento de terem sido vítimas ou por não ser devidamente abordada. Além disso, os homens demoram mais e são menos propensos a relatar sobre o abuso, por causa de fatores como sentimento de vergonha, medo de julgamento, questões culturais e receio em assumir uma identidade estigmatizada.

Em relação às diferentes regiões geográficas, há maior prevalência na África e menor na região da Europa e da Ásia[8-10]. No Brasil, entre 2017 e 2020, foram registrados 179.277 casos de estupro com vítimas de até 19 anos, correspondendo a uma média de quase 45 mil casos por ano. Desses indivíduos, 80% eram do sexo feminino, e um terço do total foi representado por crianças que sofreram a violência antes dos 10 anos de idade. Em 2020, ano que foi marcado pela pandemia do coronavírus, houve uma queda do número de registros de abuso sexual, de 40 mil notificações na faixa etária de até 17 anos, em 2017, a 37,7 mil em 2020. Contudo, com base na análise mensal, observou-se que a queda deveu-se ao baixo número de registros entre março e maio de 2020, período em que as medidas de isolamento social foram mais rígidas no Brasil. Dessa forma, a queda provavelmente deveu-se a um aumento da subnotificação, não representando uma redução das ocorrências[3].

FATORES DE RISCO E MECANISMOS PSICOSSOCIAIS

A violência sexual na infância e na adolescência é frequentemente associada a outras formas de abuso ou situação de negligência, e há maior risco de ocorrência em ambientes familiares com pouco suporte familiar e/ou alto nível de estresse, com pobreza, violência doméstica, baixa escolaridade parental, pais ausentes ou solteiros, abuso de substâncias e ausência afetiva por parte do cuidador. Crianças e adolescentes que vivem na rua também possuem aumento do risco de serem vítimas. Inicialmente, uma situação de abuso no contexto familiar pode ser a própria causa da evasão do ambiente, e, posteriormente, o risco pode ser decorrente do estado de vulnerabilidade em que se encontram nas ruas. Dessa maneira, podem ser explorados e forçados a situações de abuso, em troca de necessidades mínimas de sobrevivência, como alimentação, dinheiro e abrigo[7].

Em relação aos fatores individuais, crianças que são mais impulsivas, com carência emocional, e aqueles que têm alguma deficiência física, transtorno mental, prejuízo de aprendizagem, que fazem uso de substâncias e têm história de vitimização sexual prévia, podem ser mais propensos a serem vítimas de abuso sexual. O risco também parece aumentar no período da adolescência, em comparação a outras faixas etárias[7,11]. A violência sexual pode ocorrer em episódio único, mas o mais comum é que aconteça em um período prolongado, podendo estender-se por anos[4]. Na maior parte dos casos, os agressores são conhecidos da vítima, incluindo parentes, amigos de familiares, vizinhos, entre outros, constituindo violência sexual intrafamiliar. O vínculo próximo com o agressor pode contribuir para a maior duração dos abusos, em razão da dificuldade de reconhecimento da condição ou de pedido de ajuda. Em muitos casos, o perpetrador utiliza medidas como ameaças e manipulação[5,7,11], e, frequentemente, as vítimas conseguem revelar a violência sofrida apenas na adolescência ou na vida adulta. É comum o sentimento de culpa e a responsabilização pelo que vivenciaram, bem como o receio de que não sejam credibilizadas pelo relato e pelas possíveis consequências negativas da revelação a si próprias e à família, como o risco de desestruturação do ciclo familiar, e ao próprio agressor, pela ambivalência na relação, em decorrência da proximidade afetiva e da representação de uma figura de cuidado[5,7,10,11].

Um estudo sueco que avaliou uma amostra de 4.339 adolescentes verificou que, daqueles que já haviam sofrido violência sexual, a maior parte relatou a vivência a alguém, mas a revelação ocorreu com maior frequência a algum amigo da própria idade, sendo rara a exposição do abuso a profissionais ou autoridades[12]. Um estudo observacional que incluiu homens adultos com história de abuso na infância observou que, em média, eles levaram mais de duas décadas para conseguirem contar sobre o abuso a alguém pela primeira vez e mais de três décadas para conseguirem ter uma discussão mais aprofundada sobre o assunto[13].

Fontes e Plummer[10] explicam como fatores sociais e culturais podem influenciar a revelação da violência, como vergonha, tabus, crenças que normalizam a violência ou que culpabilizam a vítima, patriarcado, valorização da virgindade etc. Em algumas culturas, meninas e mulheres que foram abusadas sexualmente são vistas como pessoas que desonraram a família e que, como consequência, podem ser submetidas à agressão, ou mesmo assassinato por membros da família, com o objetivo de "limpar o nome da família", restaurando a honra. Essa perspectiva naturalmente torna mais difícil para as meninas relatarem o abuso sexual sofrido por elas.

REPERCUSSÕES FISIOPATOLÓGICAS

A literatura mostra que a vivência de maus-tratos pode alterar o desenvolvimento cerebral, por meio de mudanças neurofuncionais e neuroestruturais, que incluem sistemas sensoriais e circuitos neurais envolvidos na detecção de ameaças, na regulação emocional e no processamento de recompensas[14].

As alterações estruturais cerebrais associadas à exposição de abuso sexual na infância englobam perda de volume em regiões como hipocampo, corpo caloso e córtex pré-frontal[15]. O hipocampo é uma área altamente suscetível ao estresse e é envolvido na regulação desse sistema. Andersen e colaboradores[16] identificaram que houve redução no volume do hipocampo principalmente quando a vivência de abuso ocorreu nos períodos de 3 a 5 e 11 a 13 anos de idade. Identifica-se, também, redução da área e da integridade do corpo caloso em crianças vítimas de maus-tratos ou adultos com essa história. Consequentemente, há comprometimento na integração entre os hemisférios cerebrais, podendo repercutir nas habilidades de resolução de problemas[14,17]. Andersen e colaboradores[15] observaram o volume reduzido do corpo caloso de mulheres que foram vítimas de abuso entre a idade de 9 a 10 anos, comparando-as a controles saudáveis. Constata-se, ainda, uma redução na centralização do córtex cingulado anterior esquerdo, polo temporal e giro frontal médio em indivíduos vítimas de maus-tratos. Essas regiões têm papel importante na regulação emocional, na atenção e na cognição social[14].

O córtex pré-frontal, o hipocampo e a amígdala estão relacionados ao eixo hipotálamo-pituitária-adrenal (HPA). Em resposta a uma situação de estresse, o organismo ativa esse eixo, ocorrendo a liberação do hormônio liberador de corticotrofina (CRH) e a subsequente liberação de hormônio adrenocorticotrópico (ACTH) e de glicocorticoides, como o cortisol, pelo córtex da adrenal. Esse mecanismo leva a uma resposta adaptativa para que o organismo restabeleça o equilíbrio diante de situações adversas. O estresse secundário aos maus-tratos na infância, incluindo a violência sexual, tem sido associado à alteração do eixo HPA[18]. Essa regulação neuroendócrina disfuncional pode impactar na capacidade do indivíduo em lidar com os estressores e, assim, contribuir para o desenvolvimento de psicopatologias ao longo da vida, como depressão, ansiedade e transtorno do estresse pós-traumático (TEPT)[18,19].

Estudos revelam que diferentes tipos de abusos podem afetar os sistemas sensoriais, com alterações específicas no córtex somatossensorial e em vias cerebrais. O córtex visual do lobo occipital é uma área importante no processamento de informações visuais. Um estudo de neuroimagem demonstrou correlação de história de abuso sexual repetido na infância e redução significativa de substância cinzenta no córtex visual primário e córtex visual associativo, com impacto na memória visual[15]. O abuso sexual na infância foi também associado ao afinamento de porções do córtex somatossensorial, especialmente em áreas envolvidas com sensações táteis em região genital[20]. Acredita-se que essas modificações em sistemas sensoriais que transmitem a experiência aversiva à consciência podem ser reflexo do desenvolvimento de potenciais mecanismos de defesa para atenuação do impacto negativo da exposição ao trauma[15,20].

Outro fenômeno observado em indivíduos que já sofreram maus-tratos é a hiper-responsividade da amígdala a faces emocionais, particularmente as que são interpretadas como ameaçadoras. Associado a isso, podem ocorrer alterações nas medidas de conectividade funcional de repouso, com menor inibição da resposta e hiper-reatividade diante de ameaças. Dessa forma, há maior sensibilidade para a detecção e resposta a ameaças, o que inicialmente pode ser uma reação adaptativa para a vivência de maus-tratos, porém, futuramente, pode ser um contribuinte para estressores subsequentes, como o aumento do risco de depressão, de ansiedade e de TEPT[14]. Ressalta-se a escassez de estudos que avaliem essas alterações, especificamente em vítimas de violência sexual.

Estudos de neuroimagem apontam a alteração no processamento de recompensas em vítimas de abuso sexual. Dillon e colaboradores[21], em um estudo que analisou ressonância magnética funcional em tarefas com incentivo em dinheiro, para investigação do processamento de recompensa, observaram que adultos jovens que haviam sofrido maus-tratos na infância, incluindo violência sexual, foram menos sensíveis à recompensa que o grupo-controle. Os pesquisadores apuraram, ainda, que os indivíduos sem a vivência de maus-tratos apresentaram grande ativação dos núcleos da base em resposta à recompensa, o que não aconteceu com os participantes vítimas de maus-tratos. Esse funcionamento pode servir como estratégia de proteção em ambientes ameaçadores, fazendo o indivíduo ameaçado buscar a esquiva em vez de aproximação, mas a resposta reduzida pode levar à propensão de quadros depressivos[14].

É essencial que pesquisas continuem sendo realizadas para a maior compreensão das alterações estruturais e funcionais secundárias à violência sexual na infância e na adolescência, para fins de desenvolvimento de medidas preventivas e de intervenção das psicopatologias e de outras consequências negativas que podem ser desencadeadas pela vivência de abuso.

PRINCIPAIS MANIFESTAÇÕES

O reconhecimento da violência sexual na infância e na adolescência pode ser desafiador, por causa da baixa incidência de indícios físicos encontrados nos exames e da dinâmica entre a vítima e o perpetrador, que podem dificultar o reconhecimento, a revelação e a confirmação. Em vista disso, muitas vezes o abuso sexual acaba sendo identificado somente por meio de sinais indiretos, somados aos fatos relatados pela vítima ou por um adulto próximo[22]. Apenas em casos raros, achados médicos específicos detectados na avaliação são indicadores de um abuso. Um estudo prospectivo, que avaliou 2.384 crianças que foram encaminhadas a um hospital terciário, após revelação ou suspeita de abuso sexual, observou que 96,3% delas tiveram o exame médico sem alterações. Mesmo entre as crianças que foram encaminhadas após a identificação de alguma alteração em genital durante a avaliação médica de rotina, somente 8% delas estava com alguma anormalidade no momento do exame no centro terciário, como doenças sexualmente transmissíveis, trauma genital agudo ou lesão de hímen[23]. Em 95% dos casos, não há achados físicos no exame anogenital em crianças examinadas em 48 horas ou mais após um episódio de abuso, em decorrência da rápida cicatrização do tecido mucoso[19].

A violência sexual na infância e na adolescência pode apresentar-se por meio de sinais e sintomas inespecíficos decorrentes do impacto psicossocial ocasionado, como alteração de humor, ansiedade, agressividade, prostração, sonolência diurna, medo excessivo e/ou manifestação de fobias, regressão do desenvolvimento, baixa autoestima, distúrbio do sono, prejuízo nas relações com pares e familiares, isolamento social, comportamento sexual inadequado para a idade, masturbação frequente, enurese ou encoprese[4,22-24].

A sintomatologia pode variar de acordo com o nível de desenvolvimento. Crianças pré-escolares podem apresentar sintomas ansiosos, pesadelos, comportamentos externalizantes e atitudes sexuais inadequadas[4]. Em idade escolar, os sintomas podem ser identificados também no ambiente acadêmico, com a manifestação de agitação psicomotora, dificuldade de concentração e memória, queda do rendimento escolar e recusa em ir à escola. Na adolescência, há maior probabilidade de evolução do quadro para depressão, transtorno de ansiedade, TEPT, comportamento autolesivo e/ou suicida e uso de substâncias[4,24]. Ressalta-se que alguns indivíduos podem apresentar sintomatologia tardia, e não imediatamente após a agressão. Estudos transversais demonstram que a repercussão na saúde mental das crianças e dos adolescentes que sofreram abuso pode ser influenciada por fatores como a idade da vítima, a frequência, a gravidade e a duração da violência, bem como da relação de proximidade com o agressor[4].

Atitudes da criança e do adolescente como a coação para que outros se envolvam em atos sexuais ou a imitação explícita da relação sexual requerem avaliação. O comportamento sexual inadequado para a idade é observado em cerca de um terço das crianças vítimas de abuso, podendo ser um possível indicador[19]. No entanto, ele não caracteriza, isoladamente, diagnóstico de abuso sexual. Problemas de comportamento sexual não são específicos desse tipo de violência e podem também ser associados a outras experiências de maus-tratos, como violência física, psicológica, negligência, exposição à violência intradomiciliar, testemunho de atos sexuais e exposição a materiais de conteúdo sexual[11,19].

As vítimas de abuso podem apresentar queixas físicas inespecíficas, como dor abdominal inexplicável, dor em região genital, disúria, sangramento genital e incontinência urinária. Deve-se investigar causas clínicas para a exclusão e outros possíveis fatores estressores contribuintes. Novamente, cabe observar que sintomas inespecíficos por si só não determinam a ocorrência de violência sexual[11,19].

AVALIAÇÃO

A suspeita de violência sexual em crianças e adolescentes deve ser avaliada sistematicamente por uma equipe multidisciplinar, incluindo pelo menos um profissional da área médica e da psicologia. Há casos em que se pode realizar o exame físico completo e coleta de exames laboratoriais (podendo incluir a triagem de IST). Todavia, reforça-se que um exame físico normal não exclui a possibilidade de abuso sexual e que o relato trazido pela criança ou pelo adolescente é a parte mais importante de qualquer avaliação. Assim, o profissional deve escutar atentamente o que estão dizendo. Além disso, vale ressaltar que a entrevista sobre a experiência traumática precisa ser feita por profissionais qualificados e treinados para a abordagem desse tema[19].

Todo relato de crianças e adolescentes sobre situações de violência merece credibilidade. Caso isso não ocorra, e se não forem tomadas as medidas protetivas cabíveis, podem ocorrer exposições subsequentes ou revitimizações[11,23]. São raros os casos em que as vítimas não dizem a verdade, e, mesmo nas ocasiões em que os indivíduos dessa faixa etária fantasiam, geralmente partem de situações às quais foram expostos[25]. Quando a criança ou o adolescente consegue relatar sobre o abuso e recebe uma resposta pouco suportiva, de descrença ou hostil, pode-se exacerbar a vergonha e o trauma, contribuindo para problemas de saúde mental e outros desfechos negativos[13].

A anamnese colhida com a vítima sem a presença dos responsáveis e em momentos diferentes com as referências de cuidado envolvidas, buscando observar se há incoerências e contradições, pode auxiliar na identificação do abuso. A história médica completa, incluindo a descrição detalhada do desenvolvimento e do comportamento da criança/do adolescente, as queixas físicas e a situação psicossocial, faz parte da investigação. Em casos agudos de suspeita de abuso, a criança deve ser vista o quanto antes para a coleta de possíveis evidências. Em algumas circunstâncias, há indicação de avaliação psicológica forense, que pode ser considerada pelo meio jurídico como uma das formas de elucidação do crime em questão[19].

INTERVENÇÕES

A vivência de abuso sexual na infância e na adolescência pode causar repercussões significativas que podem estender-se à vida adulta. Estudos têm evidenciado associação entre violência sexual na infância e vários desfechos psicossociais, como o desenvolvimento de transtornos psiquiátricos e comprometimentos da saúde física, a exemplo de distúrbios gastrointestinais, cardiopulmonares, ginecológicos, reprodutivos, dor crônica, obesidade e HIV (esta última condição ocorre possivelmente por causa do aumento da chance de os indivíduos apresentarem comportamento sexual de risco)[19,26].

Hailes et al.[26] conduziram uma revisão de 19 metanálises que avaliaram a associação entre a história de violência sexual antes dos 18 anos de idade e consequências em longo prazo. Os autores verificaram a qualidade dos estudos, considerando a grande heterogeneidade de abordagens metodológicas entre as pesquisas e as evidências de vieses de publicação. Observou-se que, de fato, existiu aumento do risco de múltiplos desfechos psicossociais e de saúde física, embora os pesquisadores tenham detectado limitações de qualidade na grande maioria das metanálises incluídas. Estudos longitudinais demonstraram que, entre indivíduos que vivenciaram o abuso sexual na infância, 28% evoluíram com transtorno por uso de substâncias e 38% desenvolveram quadro de TEPT[26].

As consequências amplificam-se no desenvolvimento cognitivo, afetivo e social da vítima e de sua família. Assim, o tratamento do abuso sexual infantojuvenil envolve a colaboração de uma equipe multidisciplinar, com abordagem biopsicossocial[7]. Os objetivos do tratamento consistem em garantir a segurança da vítima, prevenir a revitimização, minimizar traumas e consequências (emocionais, cognitivas, comportamentais etc.), fornecer apoio à família, com reintegração familiar e social, desenvolver a construção de um projeto de vida para cada criança/adolescente e auxiliar na busca de medidas protetoras que contribuam para respostas mais adaptativas[5,11,19].

As intervenções devem utilizar estratégias de psicoeducação apropriadas no nível de desenvolvimento das vítimas[27], e, nos casos de abuso sexual contra crianças e adolescentes, os núcleos que constituem a rede de apoio são: família, escola, comunidade, conselho tutelar, delegacia, conselho de direitos da criança, Ministério Público e Juizado da Infância e Adolescência, abrigos, serviços de saúde (postos de saúde e hospitais) e assistência social (Centro de Referência da Assistência Social e Centro de Referência Especializado da Assistência Social)[5].

Entre as medidas de proteção da criança e do adolescente, está a notificação do abuso sexual aos órgãos de proteção (conselho tutelar, delegacias e Ministério Público)[5]. O Estatuto da Criança e do Adolescente (ECA) determina como obrigatória a denúncia às autoridades de todos os casos suspeitos ou confirmados de maus-tratos contra crianças e adolescentes. A capacidade da família de proteger a vítima de novos abusos e a necessidade ou não de seu afastamento imediato são, então, analisadas. Nos casos de violência sexual intrafamiliar, a proteção da vítima pode ocorrer por meio de dois caminhos: afastamento do abusador ou afastamento da criança/do adolescente do ambiente[5]. Caso haja acolhimento institucional ou inserção em família extensa, é essencial realizar-se acompanhamento profissional adequado, para que essa decisão não seja julgada pela vítima como forma de punição, que reforçaria a crença de que possa ter sido responsável pelo abuso.

Crianças e adolescentes que manifestam comportamentos sexuais inadequados podem envolver irmãos ou pares em atos sexuais, e a intervenção imediata é necessária para garantir a proteção de todos[11].

Indica-se psicoterapia individual em casos de violência sexual na infância e na adolescência, e a terapia cognitivo-comportamental focada no trauma (TCC-FT) é um dos tratamentos mais efetivos. Ensaios clínicos têm demonstrado a eficácia dessa prática no tratamento de consequências negativas decorrentes de episódios traumáticos, como sintomas de depressão, ansiedade e de TEPT[7,26]. A intervenção consiste em um método que integra elementos como psicoeducação, técnicas de relaxamento e regulação emocional, reestruturação cognitiva, narrativa do trauma com exposição gradual e dessensibilização, e desenvolvimento de habilidades para enfrentamento. O tratamento pode envolver a família e engloba um planejamento individual, de acordo com a necessidade de cada vítima[7].

Alguns indivíduos permanecem assintomáticos ou conseguem manter um nível saudável de funcionamento após a vivência de abuso. Esse processo de adaptação positiva diante de adversidades é chamado resiliência, que resulta da complexa interação entre fatores biológicos, psicológicos e contexto ambiental. Estudos apontam que suporte familiar adequado, bom nível educacional dos cuidadores e vivência em ambiente afetuoso e estável podem contribuir para o desenvolvimento da resiliência. O apoio de uma rede social mais ampla, incluindo pares, professores e a própria comunidade também podem ser contribuintes. Em relação a aspectos individuais, autoestima elevada, bom nível cognitivo e educacional, competência emocional e interpessoal, otimismo, espiritualidade, estratégias de enfrentamento e habilidades para resolver problemas são fatores protetores[19,28]. A compreensão da resiliência é essencial para a intervenção efetiva. Vale ressaltar também a importância do desenvolvimento e da promoção de programas comunitários para a prevenção da violência sexual, e, caso ela ocorra, para o auxílio nesse processo de resiliência e superação do trauma[26].

CONSIDERAÇÕES FINAIS

A violência sexual na infância e na adolescência é um problema de saúde pública. Há múltiplas consequências para a saúde física e mental da criança e do adolescente, podendo deixar marcas deletérias em seu desenvolvimento, com danos que podem prolongar-se por toda a vida. A gravidade e a complexidade dessa situação adversa enfatizam a importância da detecção precoce, com intervenções adequadas para a minimização das possíveis sequelas. É essencial a formação de uma rede de apoio articulada, com equipe multidisciplinar, para o suporte às vítimas e a suas famílias. E, ainda, fatores protetores e que contribuam para o processo de resiliência das vítimas devem ser reconhecidos e fortalecidos.

VINHETA CLÍNICA

Paciente do sexo feminino, natural e procedente de São Paulo, com 17 anos de idade, segundo grau incompleto, história de episódios depressivos recorrentes e comportamento autoagressivo, com início aos 8 anos de idade, época em que passou a ser vítima de violência sexual cometida por um primo 5 anos mais velho. Fez acompanhamento prévio em Centro de Atenção Psicossocial Infantojuvenil (CAPS IJ), com prejuízo de adesão da família e várias interrupções do tratamento, sendo encaminhada a hospital terciário, pela dificuldade de intervenção por causa da complexidade do caso.

Durante o acompanhamento ambulatorial da adolescente, foram identificados sintomas depressivos e de TEPT. Iniciou-se, então, tratamento medicamentoso associado à TCC-FT, além de abordagem de apoio e orientações com o núcleo familiar, formado pela genitora e pela irmã mais velha (pai já havia falecido). Com o estabelecimento do vínculo terapêutico, realizaram-se intervenções como psicoeducação, reestruturação cognitiva para pensamentos disfuncionais, dessensibilização sistemática, treino de resolução de problemas e abordagem de estratégias para autorregulação emocional. A adolescente apresentou boa resposta ao plano terapêutico, com melhora dos sintomas psiquiátricos, e iniciou curso em área de interesse no contraturno da escola, com desenvolvimento de habilidades e consequente melhora da autoestima e fortalecimento de vínculos sociais.

REFERÊNCIAS

1. World Health Organization (WHO). Preventing child maltreatment: a guide to taking action and generating evidence. Geneva: WHO; 2006.
2. Hillis S, Mercy J, Amobi A, Kress H. Global prevalence of past-year violence against children: a systematic review and minimum estimates. Pediatr. 2016;137(3):e20154079.
3. UNICEF (Fundo das Nações Unidas para a Infância). Disponível em: https://www.unicef.org/brazil/. Acesso em: 19 fev. 2023.
4. MacDonald G, Higgins JP, Ramchandani P, Valentine JC, Bronger LP, Klein P, et al. Cognitive-behavioural interventions for children who have been sexually abused. Cochrane Database Syst ver. 2012;2012(5):CD001930.
5. Habigzang LF, Ramos MS, Koller SH. A revelação de abuso sexual: as medidas adotadas pela rede de apoio. Psic Teor e Pesq. 2011;27(4):467-73.
6. Caderno de violência doméstica e sexual contra crianças e adolescentes. Coordenação de Desenvolvimento de Programas e Políticas de Saúde – CODEPPS. São Paulo; 2007.
7. Murray LK, Nguyen A, Cohen JA. Child sexual abuse. Child Adolesc Psychiatr Clin N Am. 2014;23(2):321-37.
8. Stoltenborgh M, van Ijzendoorn MH, Euser EM, Bakermans-Kranenburg MJ. A global perspective on child sexual abuse: meta-analysis of prevalence around the world. Child Maltreat. 2011;16(2):79-101.
9. Pereda N, Guilera G, Forns M, Gómez-Benito J. The prevalence of child sexual abuse in community and student samples: a meta-analysis. Clin Psychol Rev. 2009;29(4):328-38.
10. Fontes LA, Plummer C. Cultural issues in disclosures of child sexual abuse. J Child Sex Abus. 2010;19(5):491-518.
11. Fortin K, Jenny C. Sexual abuse. Pediatr Rev. 2012;33(1):19-32.
12. Priebe G, Svedin CG. Child sexual abuse is largely hidden from the adult society. An epidemiological study of adolescents' disclosures. Child Abuse Negl. 2008;32(12):1095-108.
13. Easton SD. Disclosure of child sexual abuse among adult male survivors. Clin Soc Work J. 2013;41:344-55.
14. Teicher MH, Samson JA, Anderson CM, Ohashi K. The effects of childhood maltreatment on brain structure, function and connectivity. Nat Rev Neurosci. 2016;17(10):652-66.
15. Tomoda A, Navalta CP, Polcari A, Sadato N, Teicher MH. Childhood sexual abuse is associated with reduced gray matter volume in visual cortex of young women. Biol Psychiatry. 2009;66(7):642-8.
16. Andersen SL, Tomada A, Vincow ES, Valente E, Polcari A, Teicher MH. Preliminary evidence for sensitive periods in the effect of childhood sexual abuse on regional brain development. J Neuropsychiatry Clin Neurosci. 2008;20(3):292-301.
17. Teicher MH, Dumont NL, Ito Y, Vaituzis C, Giedd JN, Andersen SL. Childhood neglect is associated with reduced corpus callosum area. Biol Psychiatry. 2004;56(2):80-5.

18. Blanco L, Nydegger LA, Camarillo G, Trinidad DR, Schramm E, Ames SL. Neurological changes in brain structure and functions among individuals with a history of childhood sexual abuse: a review. Neurosci Biobehav Rev. 2015;57:63-9.
19. Vrolijk-Bosschaart TF, Brilleslijper-Kater SN, Benninga MA, Lindauer RJL, Teeuw AH. Clinical practice: recognizing child sexual abuse-what makes it so difficult? Eur J Pediatr. 2018;177(9):1343-50.
20. Heim CM, Mayberg HS, Mletzko T, Nemeroff CB, Pruessner JC. Decreased cortical representation of genital somatosensory field after childhood sexual abuse. Am J Psychiatry. 2013;170(6):616-23.
21. Dillon DG, Holmes AJ, Birk JL, Brooks N, Lyons-Ruth K, Pizzagalli DA. Childhood adversity is associated with left basal ganglia dysfunction during reward anticipation in adulthood. Biol Psychiatry. 2009;66(3):206-13.
22. Pfeiffer, L, Salvagni EP. Visão atual do abuso sexual na infância e adolescência. J. Pediatr. 2005;81(suppl 5).
23. Heger A, Ticson L, Velasquez O, Bernier R. Children referred for possible sexual abuse: medical findings in 2384 children. Child Abuse Negl. 2002;26(6-7):645-59.
24. Pelisoli C, Piccoloto LB. Prevenção do abuso sexual infantil: estratégias cognitivo-comportamentais na escola, na família e na comunidade. Rev Bras Rer Cogn. 2010;6(1):108-37.
25. Bins HDC, Panichi RMD, Grassi-Oliveira R. Violência infantil. In: Abdalla-Filho E, Chalub M, Telles LEB. Psiquiatria forense de Taborda. 3.ed. Porto Alegre: Artmed; 2016. p.516.
26. Hailes HP, Yu R, Danese A, Fazel S. Long-term outcomes of childhood sexual abuse: an umbrella review. Lancet Psychiatry. 2019;6(10):830-9.
27. Domhardt M, Münzer A, Fegert JM, Goldbeck L. Resilience in survivors of child sexual abuse: a systematic review of the literature. Trauma Violence Abuse. 2015;16(4):476-93.
28. Sanjeevi J, Houlihan D, Bergstrom KA, Langley MM, Judkins J. A review of child sexual abuse: impact, risk, and resilience in the context of culture. J Child Sex Abus. 2018;27(6):622-41.

13
Como devemos atender vítimas de violência sexual

Maria Ivete Castro Boulos
Fernanda Garcia Varga de Sobral

DEFINIÇÕES DE VIOLÊNCIA SEXUAL

A violência sexual, de acordo com a Organização Mundial da Saúde (OMS)[1], é compreendida como "todo ato sexual, ou tentativa de consumar um ato sexual ou insinuações sexuais indesejadas, ou ações para comercializar ou usar de qualquer outro modo a sexualidade de uma pessoa por meio de coerção por outra pessoa, independentemente da relação desta com a vítima, em qualquer âmbito, incluindo o lar e o local de trabalho". Quando a violência sexual é cometida contra crianças e adolescentes, é usada a definição de abuso sexual infantil, quando um adulto submete uma pessoa com menos de dezoito anos a satisfazer seus desejos sexuais, de maneira coercitiva, seja por meio de indução, ameaça, oferta, uso de força física e/ou sedução[2].

A ocorrência da violência sexual não possui fronteiras, percorre todas as classes sociais, econômicas e culturais, contudo, sobrepõe-se as vulnerabilidades, desde as desigualdades e minorias sociais até as pessoas com deficiência, apresentando-se como uma violação de direitos e questão de saúde pública em nível mundial[3].

O Anuário Brasileiro de Segurança Pública[4] apresenta altos índices de violência sexual no país, sendo a população feminina a mais atingida. Segundo esses dados, a cada oito minutos ocorre um episódio de violência sexual, sendo destes 86,9% do sexo feminino e 73,7% de meninas de até quatorze anos. No total 85,2% dos episódios são cometidos por agressores conhecidos, membros do ambiente familiar da vítima. Em outros países do continente americano, a situação também é alarmante e expressa a assimetria de casos entre homens e mulheres. De acordo com a National Intimate Partnerand Sexual Violence Survey

(NISVIS), uma em cada cinco mulheres são vítimas de violência sexual, contra um em cada setenta e um homens nos Estados Unidos[5].

A violência sexual comumente é atrelada a outros tipos de violência, como a física, doméstica, patrimonial, virtual, o *stalking* e a pornografia de vingança. Dados os altos índices de ocorrência e elevados níveis de sofrimento e prejuízos relacionados, a violência contra a mulher é compreendida pela Organização das Nações Unidas (ONU) como "todo e qualquer ato baseado no gênero que resulte ou possa resultar em dano físico, sexual, psicológico ou em sofrimento para a mulher, inclusive ameaças de tais atos, coerção ou privação arbitrária da liberdade, podendo acontecer em público ou vida privada"[6].

De acordo com a organização[6], os fatores que podem contribuir para uma maior manifestação de casos de violência sexual contra mulheres, e com destaque às perpetradas por parceiros íntimos, consideram as esferas individuais, familiares, comunitárias e sociais: baixos níveis de acesso à educação, exposição à violência infantil, experiência de violência familiar, uso nocivo de álcool, antecedentes de violência e sanções legais enfraquecidas quanto aos atos de violência sexual.

DESFECHOS NEGATIVOS RELACIONADOS ÀS SITUAÇÕES DE VIOLÊNCIA SEXUAL

Os desfechos negativos associados à violência sexual abrangem aspectos físicos, sociais e psicológicos, comprometendo a saúde física, mental, sexual e reprodutiva das vítimas.

Do ponto de vista físico, destacam-se possibilidades de lesões desde hematomas à mutilação e incapacidade física, aquisição de infecções sexualmente transmissíveis (IST) crônicas e com repercussões para toda a vida, como HIV e HPV. Dados de 2013 fornecidos pela ONU[6] indicam que mulheres que já foram abusadas eram 1,5 vezes mais propensas para o desenvolvimento de IST e duas vezes mais propensas a sofrerem abortos. A dor crônica (dor pélvica, persistente e não relacionada à outras patologias) e outros sintomas físicos configuram-se como outros desfechos negativos associados à violência sexual no aspecto físico. A vulnerabilidade, associada ao baixo acesso a cuidados especializados pelas equipes de saúde, pode aumentar a dificuldade das vítimas na realização de exames preventivos, sobretudo aqueles que possam remeter à situação de violência vivenciada, aumentando o risco de desenvolvimento de outras doenças sem acompanhamento adequado.

Do ponto de vista psicológico e psiquiátrico, estudos sugerem que episódios de violência sexual tanto na vida adulta e/ou possuir histórico de abuso sexual infantil são precursores de quadros psicopatológicos como transtorno de estresse pós-traumático (TEPT), transtorno depressivo, transtorno do uso de substâncias e tentativas de suicídio[7-8], embora nem todas as vítimas desenvolvam esses desfechos[9-10]. Acerca do TEPT, de 26,6% a 45,2% das mulheres vítimas de violência sexual apresentam quadros de TEPT relacionados aos episódios sofridos, com sintomas que se apresentam pela revivência do evento traumático por meio de lembranças aflitivas, intrusivas e recorrentes, como sonhos e "*flashback*"; a esquiva persistente de características próximas e/ou associadas ao evento traumático; e excitabilidade aumentada como hipervigilância e dificuldades de sono[11].

Além disso, vítimas de violência sexual podem se engajar em comportamentos de risco como maior número de parceiros sexuais em relações desprotegidas, prostituição, gravidez indesejada, aborto e maiores chances de aquisição de infecções sexualmente transmissíveis[12-13]. A ocorrência de quadros psicopatológicos e de comportamentos de riscos são potencializadores para a repetição de novos episódios de violência sexual, definindo o fenômeno da revitimização caracterizado pela continuação e/ou repetição da exposição ao sofrimento da vítima após o episódio de violência inicial[14], muito frequente em vítimas que sofreram abuso sexual infantil e na idade adulta são submetidas a outro episódio de violência sexual[15].

Acerca dos impactos sociais, é importante retomar que a violência sexual se trata ainda de um fenômeno sub-reconhecido, sub-relatado e subnotificado, de modo que muitas vítimas podem ter dificuldades em reconhecer e identificar estes episódios, com uma grande dificuldade para reconhecer e construir uma rede de suporte. Somado a isso, o estigma social aumenta o silenciamento das vítimas e dificulta a busca de ajuda, de modo que as estimativas indicam que apenas 10% dos casos são notificados.

O OLHAR PARA A VIOLÊNCIA

Levando em consideração que a violência sexual se trata de um ato contra a dignidade sexual, as vítimas podem se apresentar com vergonha, constrangimento, humilhação e medo, e com riscos para desenvolvimento de transtornos psiquiátricos, comportamentos de risco e vulnerabilidade social, além de muitas vezes sofrerem ameaças por revelarem a situação sofrida.

Neste sentido, o acolhimento humanizado é a palavra-chave na abordagem das pacientes vítimas de violência sexual, sejam de casos agudos ou crônicos.

O acolhimento humanizado refere-se ao comprometimento dos profissionais de saúde em receber, ouvir e tratar de forma humanizada os usuários dos serviços de saúde. A Política Nacional de Humanização de 2013[16] estabelece que "acolher é reconhecer o que o outro traz como legítima e singular necessidade de saúde". Para que isso seja possível, é necessária uma escuta qualificada às necessidades de cada paciente, garantindo o acesso direcionado às tecnologias adequadas para determinadas necessidades, visando ampliar a efetividade das práticas de saúde, assegurando que os atendimentos ocorram de acordo com suas prioridades, avaliando suas vulnerabilidades, gravidades e riscos presentes[16].

No caso de vítimas de violência sexual, destaca-se a importância da qualidade na escuta ao ouvir os relatos de abuso, de maneira que não haja banalização ou culpabilização da vítima referente à violência sofrida. Também é importante não apenas a evitação, mas a suspensão de falas e comportamentos que questionem ou duvidem das situações referidas pelas vítimas. Para tanto, é imprescindível a formação de um vínculo de confiança, possibilitando o acompanhamento dos casos e garantia da permanência das vítimas no serviço.

COMO ATENDER VÍTIMAS DE VIOLÊNCIA SEXUAL

A equipe multiprofissional sensibilizada, competente e capacitada é fundamental no atendimento à violência, trabalhando com escuta adequada, sem interrogatórios repetitivos e manutenção do sigilo.

Muitas vezes o relato é uma revelação de um segredo, guardado durante anos, levando a um sofrimento físico e psíquico, com comprometimento da saúde como um todo. Pode ser acompanhado de choro e medo de revelar o ocorrido e sofrer atitudes preconceituosas e serem desacreditadas.

O bom relacionamento da equipe, todos com a mesma fala e olhar, sem julgamentos e preconceitos relacionados à escuta, bem como respeito ao sigilo, promovem segurança e bem-estar para a recuperação da autoestima.

CONDUTAS E RECOMENDAÇÕES NO ATENDIMENTO DA VIOLÊNCIA SEXUAL

Para uma condução assertiva que considere os aspectos de saúde física, saúde mental, panorama socioeconômico das vítimas que chegam aos serviços de saúde, para além do acolhimento humanizado e uniformidade e congruência da equipe, é necessária o acompanhamento de etapas que assegurem a construção de um prontuário legível e compreensível, exame físico com cautela, identificação acerca da necessidade de prescrição das profilaxias pós-exposicionais (PEP), colhimento de sorologias, avaliação psicossocial, identificação de notificações compulsórias, encaminhamentos ambulatoriais e demais necessidades identificadas.

No acompanhamento ambulatorial, além da repetição das sorologias em 45 dias, 3 e 6 meses, avalia-se a tolerância das medicações, o estado clínico como um todo e o acompanhamento psicológico ou psiquiátrico das vítimas.

Casos crônicos, com relato de tempo maior que 6 meses, não precisam repetir as sorologias, porém igualmente aos casos agudos necessitarão de atenção psicológica e/ou psiquiátrica.

Quadro 1 Condutas e recomendações no atendimento de vítimas de violência sexual

1. Garantia do prontuário: preenchimento adequado do prontuário, com letra legível, lembrando que alguns casos serão utilizados em discussões forenses.
2. Exame físico cuidadoso: pedir permissão, fazer exame completo, atentar para lesões extragenitais e, em crianças, solicitar presença de familiar.
3. Prescrição das profilaxias pós-exposicionais (PEP): caso tenha tido contato com material biológico (exposição anal, vaginal e/ou oral com ejaculação), e até 72 horas do ocorrido para as profilaxias de HIV e hepatite B. A anticoncepção emergencial (ACE) pode ser feita até 100 horas.
4. Colhimento de sorologias do tempo zero para casos agudos: sífilis, HIV e hepatites B e C.
5. Encaminhamento para avaliação psicossocial.
6. Notificações compulsórias: Conselho Tutelar ou Vara da Infância para menores de 18 anos e Preenchimento da ficha do SINAN - MS.
7. Encaminhamento ambulatorial: no mínimo 6 meses.
8. Outros encaminhamentos necessários: aborto legal, Casa Abrigo, CAPS, Defensoria ou Ministério Público, delegacias da mulher.

Fonte: Brasil. Norma técnica: atenção humanizada às pessoas em situação de violência sexual com registro de informações e coleta de vestígios, 2015. Disponível em: https://bvsms.saude.gov.br/bvs/publicacoes/atencao_humanizada_pessoas_violencia_sexual_norma_tecnica.pdf

A atenção e o diálogo com orientação aos familiares ajudam na recuperação do impacto sofrido e no manejo dos pacientes para evitar falas inadequadas e culpabilização.

PREVENÇÃO DA VIOLÊNCIA SEXUAL

O fenômeno da violência sexual enquanto uma questão de saúde pública mundial apresenta raízes culturais profundas que perpassam pela desigualdade de gênero, vulnerabilidade social, baixo acesso à educação sexual, estigmas sociais e estresse de minorias.

Neste sentido, são necessários a criação, a manutenção e o reforço de políticas públicas e programas de saúde estruturados que ampliem e abordem as temáticas de forma especializada.

Essa discussão inclui a chamada cultura do estupro identificada pela ONU como "o termo usado para abordar as maneiras em que a sociedade culpa as vítimas de assédio sexual e normaliza o comportamento sexual violento dos homens. Ou seja: quando, em uma sociedade, a violência sexual é normalizada por meio da culpabilização da vítima, isso significa que existe uma cultura do estupro."[17].

A importância da discussão da interface cultural favorece discussões para prevenir, conscientizar e tratar os impactos da violência sexual, como os destacados pela Figura 1.

A produção de conhecimento e o fornecimento de dados públicos nacionais e internacionais auxiliam no processo de conscientização e construção de programas voltados para vítimas de violência, materiais de educação e compreensão da temática, reforçando a importância de divulgação de conhecimento como as bibliografias sugeridas a seguir.

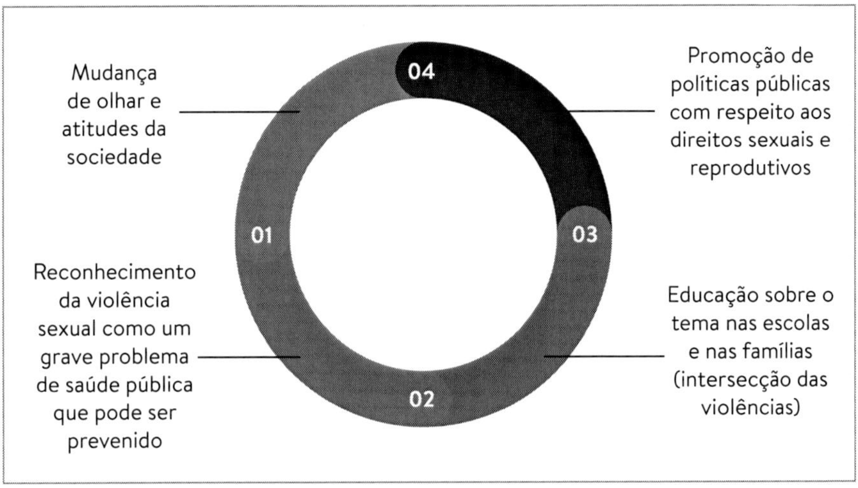

Figura 1 Tópicos para prevenção da violência sexual.

BIBLIOGRAFIA COM TEMAS RELACIONADOS À VIOLÊNCIA SEXUAL

- Brasil. Ministério da Saúde. Prevenção e tratamento dos agravos resultantes da violência sexual contra mulheres e adolescentes. Norma técnica; 2012.
- Torazzi E, Merelli V, Barbara G, Kustermann A, Marasciuolo L, Collini F, et al. Similarity and differences in sexual violence against adolescents and adult women: the need to focus on adolescent victims. J Pediatr Adolesc Gynecol. 2021;34(3):302-10.
- Walker-Descartes I, Hopgood G, Condado LV, Legano L. Sexual violence against children. Pediatr Clin North Am. 2021;68(2):427-36.
- Vallejo-Martín M, Sánchez Sancha A, Canto JM. Refugee women with a history of trauma: gender vulnerability in relation to post-traumatic stress disorder. Int J Environ Res Public Health. 2021;18(9):4806.

REFERÊNCIAS

1. Nações Unidas Brasil. OMS aborda consequências da violência sexual para saúde das mulheres; 2018 [acesso em: 08 de junho de 2023]. Disponível em: https://nacoesunidas.org/oms-aborda-consequencias-da-violencia-sexual-para-saude-das-mulheres/
2. World Health Organization. International Society for Prevention of Child Abuse and Neglect. Definition of child abuse. Geneva: World Health Organization, International Society for Prevention of Child Abuse and Neglect; 1999.
3. Dolan P, Loomes G, Peasgood T, Tsuchiya A. Estimating the intangible victim costs of violent crime. Br J Criminology. 2005;45;958-76.
4. Fórum Brasileiro de Segurança Pública (FBSP). Anuário brasileiro de segurança pública. Edição IX. São Paulo; 2018.
5. Black MC, Basile KC, Breiding MJ, Smith SG, Walters ML, Merrick MT, et al. The National Intimate Partner and Sexual Violence Survey (NISVS): 2010. Summary report. Atlanta: National Center for Injury Prevention and Control, Centers for Disease Control and Prevention; 2011.
6. Organização Pan-Americana da Saúde (OPAS). Violência contra as mulheres; 2020 [acesso em: 08 de junho de 2023 Jun 8]. Disponível em: https://www.paho.org/pt/topics/violence-against-women
7. World Health Organization. Global consultation on violence and health. Violence: a public health priority. Geneva: World Health Organization; 1996.
8. Walsh K, Koenen KC. Mechanisms underlying sexual violence exposure and psychosocial sequelae: a theoretical and empirical review. Clin Psychol. 2012;19(3);260-75.
9. Duarte JC, Arboleda MRC. Malos tratos y abuso sexual infantil. Madrid: Siglo XXI; 1997.
10. Ullman SE, Brecklin LR. Sexual assault history and health-related outcomes in a national sample of women. Psychology Women Quarterly. 2003;27(1):46-57.
11. Brasil. Guia Escolar: Método para identificação de sinais de abuso e exploração sexual de crianças e adolescentes. Brasília: Secretaria Especial dos Direitos Humanos e Ministério da Educação; 2004.
12. Senn TE, Carey MP, Coury-Doniger P. Self-defining as sexually abused and adult sexual risk behavior: Results from a cross-sectional survey of women attending an STD clinic. Child Abuse and Neglect. 2011;35(5):353-62.
13. Wilson HW, Widom CS. An examination of risky sexual behavior and HIV in victims of child abuse and neglect: a 30-year follow-up. Health Psychology. 2008;27(2):149-58.
14. Classen CC, Palesh OG, Aggarwal R. Sexual revictimization: a review of the empirical literature. Trauma, Violence, and Abuse. 2005;6(2);103-29.
15. Black MC, Basile KC, Breiding MJ, Smith SG, Walters ML, Merrick MT, et al. The National Intimate Partner and Sexual Violence Survey (NISVS): 2010 summary report. Georgia: Centers for Disease Control and Prevention; 2011 [acesso em: 08 de junho de 2023]. Disponível em: https://www.cdc.gov/violenceprevention/pdf/nisvs_executive_summary-a.pdf.
16. Brasil, Biblioteca Virtual em Saúde do Ministério da Saúde. Acolhimento. 2008. Disponível em < http://bvsms.saude.gov.br/bvs/dicas/167acolhimento.html>. Acesso em: 08.jun.2023.
17. Organização Pan-Americana da Saúde (OPAS). Por que falamos de cultura do estupro? [publicação na web]; 2020 [acesso em: 08 de junho de 2023 Jun 8]. Disponível em: https://brasil.un.org/pt-br/73204-por-que-falamos-de-cultura-do-estupro.

14

Incesto: abuso sexual em família

Claudio Cohen
Gisele Joana Gobbetti

INTRODUÇÃO

O abuso sexual é um problema que precisa ser tratado nos âmbitos da saúde e da Justiça. O abuso sexual intrafamiliar é a forma de maior incidência dentro dos casos de abuso sexual relatados, ou seja, a maior parte dos casos de abuso sexual é de incesto. Ainda assim, compreende-se que as estatísticas conhecidas tratam apenas da ponta de um *iceberg*, já que as peculiaridades desse tipo de relação, envolvendo o segredo familiar, dificultam muito a denúncia.

Contrariando as estatísticas, a sociedade mantém o conceito da "sagrada família" e insiste no "cuidado com os estranhos", reproduzindo o segredo da família no âmbito social. Quando casos de incesto são divulgados pela mídia causam intensa comoção e repulsa; o assustador do incesto, que acarreta a revolta e o afastamento das pessoas a essas questões, é justamente um reconhecimento inconsciente da predisposição humana a esses comportamentos. Torna-se menos ameaçador quando esse problema é projetado para fora em um "monstro"[1].

Com a finalidade de compreensão do tema, em 1993, foi criado na Faculdade de Medicina da Universidade de São Paulo (FMUSP) o Centro de Estudos e Atendimento Relativos ao Abuso Sexual (CEARAS) da faculdade[2]. O CEARAS, desde então, vem estudando o incesto e realizando atendimento em saúde mental às famílias que tiveram denúncia de abuso sexual entre seus membros.

Para o CEARAS, o incesto manifesta-se por meio do relacionamento sexual entre pessoas que são membros de uma mesma família (exceto os cônjuges), em que a "família" não é definida apenas pela consanguinidade ou mesmo afinidade, mas, principalmente, pela "função parental social" exercida pelas pessoas dentro do grupo[3].

Uma confusão, frequente na sociedade, até mesmo para profissionais de saúde, é a indiscriminação entre incesto e pedofilia em casos de abuso sexual contra crianças e adolescentes. Enquanto a pedofilia ou transtorno pedofílico se trata de um transtorno mental do indivíduo, o incesto, bem mais complexo, trata-se de um transtorno ou uma disfunção da família[4].

A experiência clínica tem demonstrado que as relações incestuosas vão muito além da relação sexual denunciada e não podem ser atribuídas apenas à presença de um indivíduo "doente" dentro da família. Percebe-se que todos os membros da família estão envolvidos e contribuindo, de forma consciente ou inconsciente, para manter essa dinâmica familiar disfuncional.

A proposta deste capítulo é conceituar o incesto dentro de todas as suas especificidades, utilizando a experiência de atendimento a famílias incestuosas do CEARAS.

CENTRO DE ESTUDOS E ATENDIMENTO RELATIVOS AO ABUSO SEXUAL (CEARAS)

O CEARAS é um centro de estudos e atendimento que lida com questões referentes ao abuso sexual intrafamiliar. Ele faz parte do Departamento de Medicina Legal, Bioética, Medicina do Trabalho e Medicina Física e Reabilitação da FMUSP.

Com os principais objetivos de atendimento e estudo do tema, o CEARAS busca integrar as áreas de Justiça e de saúde mental na atenção ao abuso sexual intrafamiliar.

O CEARAS oferece atendimento em saúde mental às famílias que tenham uma denúncia de abuso sexual praticado entre seus membros. As principais vias de encaminhamento são as varas da infância e da juventude e as varas de família, nos casos de litígio entre casais com filhos, portanto, a maioria das "vítimas" é composta de crianças e adolescentes. O encaminhamento não precisa ser realizado diretamente pelo Judiciário, pode ser feito por instituições de saúde, por exemplo, desde que já haja um processo judicial em relação ao abuso sexual.

Trabalhando com terapia familiar, o CEARAS utiliza o referencial psicanalítico para o atendimento. De acordo com a teoria freudiana, o desejo incestuoso que faz parte da humanidade deveria ser reprimido e elaborado no âmbito mental, em prol do desenvolvimento individual e da sociedade. Alguns indivíduos não conseguiram a repressão desses desejos ou não internalizaram a proibição ao incesto e, portanto, necessitam de um limite externo para a possibilidade de contenção desses impulsos. Assim, o vínculo com a Justiça é baseado na importância da lei social quando as leis familiares são transgredidas. A denúncia como pré-requisito ao atendimento deve-se ao fato de que, por um lado, representa, em algum nível, a possibilidade de busca de limite externo e a quebra do segredo familiar; esse tipo de mudança é uma forma de viabilizar o processo terapêutico. Além da questão ideológica, que sustenta essa articulação com o Judiciário, existe também uma questão prática: na ausência de uma denúncia judicial, essa deveria ser feita pelos profissionais que tomam contato com este tipo de caso envolvendo crianças e adolescentes (como determina o Estatuto da Criança e do Adolescente – ECA), comprometendo a formação dos vínculos de confiança necessários ao atendimento[5].

A questão do incesto só pode ser compreendida como parte de uma dinâmica familiar, não havendo apenas um culpado e uma vítima. Assim, o CEARAS trabalha com o atendimento familiar, dirigido a todos os membros da família que estão envolvidos afetivamente, sejam com vínculos de consanguinidade, de afinidade (conceito legal) ou de equivalência de parentesco, conceito que o CEARAS denomina "função social de parentesco". Este último inclui pessoas próximas e que tem um vínculo de confiança e/ou responsabilidade perante o outro. A frequência dos atendimentos é semanal e com duração mínima de 1 ano e máxima de 1,5 ano.

A relação prática do CEARAS com o fórum, a partir do início dos atendimentos, resume-se na confecção de relatórios para o juiz responsável pelo caso sobre a disponibilidade da família para a terapia e uma avaliação geral do processo terapêutico quanto a necessidade e benefícios dos atendimentos para a família. Esse contato é feito no início e no final da terapia ou também quando há uma solicitação do juiz.

As famílias que chegam ao CEARAS passam por uma avaliação inicial ou triagem. Esse procedimento consta de algumas entrevistas, duas ou mais, para que se avalie se a família em questão faz parte da demanda de atendimento do serviço.

Basicamente, as entrevistas de triagem têm o propósito de responder a duas questões: "trata-se de uma família incestuosa?" e, em caso positivo, "quem é a família a ser atendida?".

Entende-se que é o momento do "diagnóstico" da família incestuosa.

Aqui se diferencia a visão clínica da visão judicial. A família chega por meio de uma denúncia judicial, na qual existe pelo menos uma vítima e um agressor. Pelas suas características já citadas, a relação sexual incestuosa denunciada dificilmente será comprovada legalmente e, para o clínico, isto é o que tem menor importância, já que a relação sexual é apenas o sintoma do "transtorno" a ser tratado, que é a dinâmica disfuncional familiar.

São características objetivas dessa dinâmica: a confusão de parentescos; entender as relações de parentesco entre os membros do grupo é uma tarefa complexa em grande parte das famílias e a presença de uma história de abuso sexual na família de origem dos pais ou dos adultos responsáveis pela família. As características subjetivas avaliadas são: indiscriminação de funções familiares, a não diferenciação de mundo adulto e mundo infantil, a simbiose em relações parentais, principalmente na relação mãe-filhos e a prejudicada capacidade de simbolização nos indivíduos, que se traduz em percepções muito concretas da realidade e dificuldade em significar os sentimentos.

Configurada a dinâmica incestuosa, é necessário responder à segunda pergunta e determinar quais os membros do grupo familiar que serão atendidos enquanto família. Nem sempre fazem parte todas as pessoas envolvidas diretamente na denúncia, por exemplo, em famílias que a relação denunciada envolve mais de um núcleo familiar, como a relação tios-sobrinhos, avôs e netos, entre outras. Em algumas famílias, também não é possível ou mesmo viável juntar todos os indivíduos envolvidos, mas a dinâmica incestuosa presente no grupo familiar disponível justifica a proposta de terapia para o grupo em questão.

Importante ressaltar que a criação de um vínculo de confiança já se inicia nas entrevistas de triagem e entende-se que o vínculo deve ser criado inicialmente com a instituição, já que a dupla de terapeutas que realiza a triagem nem sempre prossegue com o atendimento.

Confirmado o "diagnóstico clínico" que nada tem a ver com a confirmação da ocorrência do abuso sexual denunciado, que é uma questão judicial, pode-se iniciar o tratamento.

CONCEITOS FUNDAMENTAIS: INCESTO

A palavra incesto vem do latim *incestus* que significa impuro, não casto. Pode-se entender que cometer o incesto deixaria a família impura, manchada[2].

Incesto é uma questão de família. O conceito de incesto engloba a sexualidade e o parentesco; o importante é que todas as definições de incesto estão vinculadas à proibição. Seguem exemplos de definições.

Segundo o Dicionário Aurélio da Língua Portuguesa, "o incesto é a união ilícita entre parentes consanguíneos, afins ou adotivos". Já o dicionário Webster dá duas definições:

- Relação ou procriação sexual entre dois indivíduos estreitamente aparentados, especialmente aqueles tidos como tais (como em decorrência de sua afinidade ou participação em um parentesco tribal, de grupo ou de clã), dentro de graus em que o casamento é proibido pelas leis ou pelos costumes.
- O crime estatutário de amasiamento, casamento ou relacionamento sexual sem casamento, de partes vinculadas entre si dentro de um grau de consanguinidade ou afinidade no qual o casamento é proibido por lei (a consangui-

nidade é associada pelo sangue ou em decorrência de um ancestral comum, enquanto a afinidade é associada ao casamento).

As teorias psicanalíticas e estruturalistas defendem a hipótese de que o desejo de manter um relacionamento incestuoso é universal e tão antigo quanto o próprio ser humano[2].

Segundo Levi-Strauss, a proibição do incesto está presente em todos os grupos humanos, variando apenas o conceito de família e a intensidade da proibição. Ou seja, todas as culturas fazem algum tipo de restrição quanto à escolha de parceiros nos relacionamentos sexuais. Para o autor, a proibição é uma norma estruturante da sociedade, é o marco da passagem da natureza para a cultura pelo ser humano[6].

Outras teorias já foram utilizadas para explicar a finalidade dessa proibição, como as teorias biológicas.

Essas concebem um "horror inato ao incesto" que seria a proteção natural contra os malefícios resultantes do cruzamento endogâmico. Sabe-se que esse tipo de cruzamento realmente causa diminuição da variabilidade dos genes e, portanto, oferece maior chance de expressão da recessividade. Mas ela pode ser manifestada tanto em doenças hereditárias como em traços benéficos.

Como apresentado por Freud, em sua obra *Totem e tabu*[7], a proibição cultural não seria necessária se o ser humano já tivesse uma barreira biológica a esse comportamento: "não vemos, efetivamente, que necessidade haveria de se proibir o que ninguém deseja realizar. Aquilo que se acha severamente proibido tem que ser objeto de um desejo".

Segundo a teoria de Freud, os desejos incestuosos são inerentes ao ser humano, mas a proibição da atuação desses desejos é necessária para o desenvolvimento do indivíduo e da sociedade. A proibição do incesto atua como um estruturador do aparelho mental em suas instâncias: Id, ego e superego[8]. É por meio da repressão dos desejos incestuosos que se estrutura o superego e a instância formada pela internalização da lei, sendo o ego responsável pela intermediação entre as leis internas e externas. A proibição do incesto é a lei primordial que permite a individualização do ser humano e sua inserção na cultura, delimitando funções.

Em qual lei se encontra a proibição do incesto no sistema jurídico brasileiro?

Embora fato geralmente desconhecido, o incesto não é um crime autônomo no Código Penal Brasileiro, constituindo-se apenas um fator agravante de pena no caso de crimes sexuais. Ou seja, se algum crime sexual (intitulado de crimes contra a dignidade), como o estupro ou o estupro de vulnerável[9], for cometido por um parente por consanguinidade ou afinidade, esse poderá ter a pena aumentada por esse agravante.

Entende-se que a proibição do incesto no Brasil está efetivamente contida no Código Civil[10], quando determina as proibições do casamento.

> Art. 1.521. Não podem casar:
> I – os ascendentes com os descendentes, seja o parentesco natural ou civil;
> II – os afins em linha reta;
> III – o adotante com quem foi cônjuge do adotado e o adotado com quem o foi do adotante;
> IV – os irmãos, unilaterais ou bilaterais, e demais colaterais, até o terceiro grau inclusive;
> V – o adotado com o filho do adotante;
> [...]

Verifica-se que as proibições ao casamento não estão vinculadas apenas à consanguinidade, mas se referem ao parentesco civil com a mesma importância, reforçando a ideia de que a proibição do casamento entre parentes não tem a ver com o vínculo sanguíneo e, sim, com as funções sociais existentes nas relações humanas.

INCESTO *VS.* PEDOFILIA

É bastante comum as pessoas identificarem qualquer abuso sexual cometido contra crianças e adolescentes como casos de pedofilia. Essa experiência vivenciada em nosso país é compartilhada com outros autores, como Cosmo Schinaia[11], que, em sua obra em que trata da pedofilia, não vai falar do incesto, considerando que sejam situações e comportamentos muito diferentes. Segundo o autor:

> a psicologia do pai incestuoso nada tem a ver com a do pedófilo, sejam quais forem as suas modalidades de expressão, na medida em que se trata de formas de apropriação, inclusive sexual, que remetem com fantasias de substituição da esposa (com as meninas) ou de fusão simbiótica (com os meninos), que não fazem parte do mundo psíquico do pedófilo. (Schinaia, p.45)[11]

Também é comum a confusão entre conceitos de saúde mental e conceitos jurídicos para esses tipos de comportamento. Por exemplo, a frase "pedofilia é crime" figura em várias reportagens exibidas pela mídia e até em campanhas de proteção aos direitos das crianças e dos adolescentes.

A pedofilia, no entanto, é caracterizada por um transtorno de preferência sexual, sendo, *a priori*, alvo da área da saúde.

O *Manual Diagnóstico e Estatístico de Transtornos Mentais* – DSM-5-TR faz uma distinção entre parafilias e transtornos parafílicos, conceituando que o tratamento só cabe ao segundo caso.

> Um transtorno parafílico é uma parafilia que atualmente está causando sofrimento ou comprometimento ao indivíduo ou uma parafilia cuja satisfação implicou dano pessoal, ou risco de dano, a outras pessoas. Uma parafilia é uma condição necessária, mas não suficiente, para ter um transtorno parafílico, e uma parafilia por si só não justifica ou requer automaticamente intervenção clínica. A modificação proposta para o DSM-5 é a de que os indivíduos que satisfazem o Critério A e o Critério B sejam agora diagnosticados como tendo um transtorno parafílico. Não seria dado um diagnóstico aos indivíduos cujos sintomas satisfazem o Critério A, mas não o Critério B – ou seja, aos indivíduos que têm uma parafilia, mas não um transtorno parafílico.[12]

A Classificação Internacional de Doenças – CID-11 segue as mudanças apresentadas no DSM-5, conceituando o transtorno pedofílico, diferenciando-o da pedofilia enquanto apenas desejos e fantasias em relação a crianças.

> padrão intenso de excitação sexual – manifestado por pensamentos, fantasias, impulsos ou comportamentos sexuais persistentes – envolvendo crianças pré-púberes. Além disso, para que o transtorno pedofílico seja diagnosticado, o indivíduo deve ter agido de acordo com esses pensamentos, fantasias ou impulsos ou estar acentuadamente angustiado por eles. Esse diagnóstico não se aplica a comportamentos sexuais entre crianças pré ou pós-púberes com colegas de idade próxima[13].

O que se pode compreender é que tanto na CID, como no DSM, o transtorno é caracterizado quando há a atuação das fantasias em relação às crianças ou quando elas causam sofrimento ao indivíduo.

Quando há a atuação das fantasias sexuais em relação a crianças e adolescentes, há o encontro da saúde mental com a Justiça, pois segundo o Código Penal brasileiro, ao manter conjunção carnal ou qualquer ato libidinoso com menor de 14 anos, fica caracterizado o crime "estupro de vulnerável".

De qualquer forma, nenhum manual de saúde caracteriza o incesto, e o mesmo só aparece como uma tipificação específica nos casos de pedofilia. Consta no DSM-5:

> 302.2 (F65.4) Transtorno pedofílico (698)
> *Determinar* o subtipo: Tipo exclusivo, Tipo não exclusivo

Especificar se: Sexualmente atraído por indivíduos do sexo masculino, Sexualmente atraído por indivíduos do sexo feminino, Sexualmente atraído por ambos
Especificar se: Limitado a incesto. [12]

O que se percebe no CEARAS, na atuação clínica com situações de incesto, é que os indivíduos envolvidos nas relações incestuosas não se enquadram nesse diagnóstico, pois não se limitam a relações sexuais com crianças; geralmente o abuso sexual dentro da família inicia com crianças, mas se não for interrompido por uma percepção e um limite externo, a relação prossegue mesmo que a pessoa envolvida (criança no início) já tenha saído da infância e da adolescência. Além disso, observa-se que os indivíduos que são denunciados por abuso sexual dentro da família não têm denúncias com crianças fora da família.

FAMÍLIAS INCESTUOSAS

Os estudos confirmam que a maioria dos abusos sexuais relatados é cometido por pessoas próximas, principalmente, pessoas da própria família.

Em pesquisa realizada no Instituto Médico-Legal por Cohen e Matsuda[14], em que as vítimas de violência sexual foram questionadas a respeito de sua relação com o agressor, 49,64% relataram conhecer o agressor e 22,55% foram vítimas de agressão sexual por parte de algum parente, dos quais 18,75% delas conviviam com o agressor na mesma casa. Essa pesquisa foi a precursora da criação do CEARAS

No balanço divulgado em maio de 2020, sobre as denúncias realizadas ao Disque 100, constou que "em 73% dos casos a violência sexual era cometida dentro da casa da vítima ou do suspeito, sendo que 40% tinham o pai ou padrasto como suspeito"[15].

Segundo o Anuário Brasileiro de Segurança Pública de 2022, as violências sexuais contra crianças e adolescentes foram cometidas por pessoas conhecidas em 82% dos casos, dos quais 40,8% eram pais ou padrastos, 37,2% irmãos, primos ou outro parente e 8,7% avós[16].

O grau de parentesco das pessoas denunciadas por abuso nas pesquisas mencionadas em muito se assemelha com as estatísticas do CEARAS, conforme pode ser observado na Figura 1 que mostra o grau de parentesco nas denúncias de relações incestuosas das famílias que chegaram ao CEARAS desde seu início em junho de 1993 até junho de 2022.

A maioria das relações incestuosas denunciadas ocorre entre pais e filhos, sendo a maioria cometida por pais contra as filhas. Esse dado já demonstra que as relações incestuosas têm uma prevalência nas relações consanguíneas, divergente da crença de senso comum de que o abuso sexual ocorreria mais nas famílias

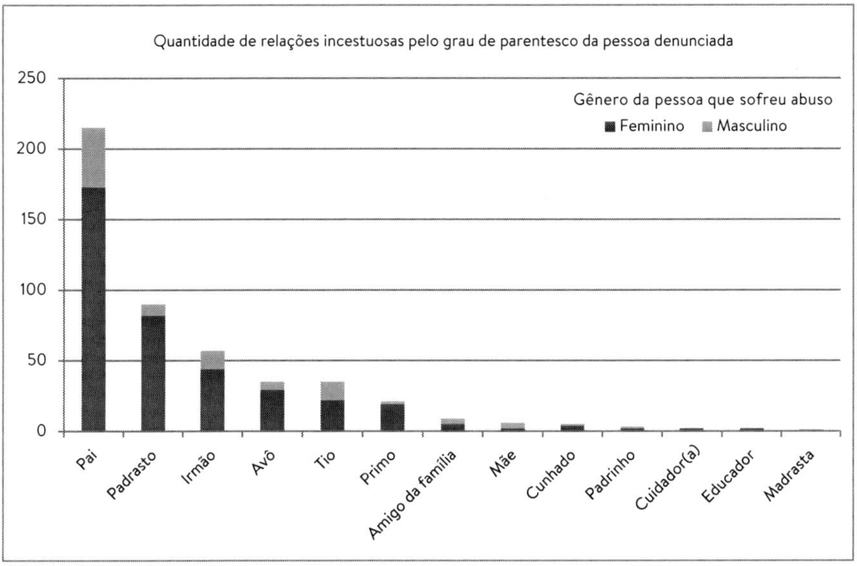

Figura 1 Dados dos CEARAS entre junho/1993 e junho/2022.

reconstituídas. As relações de maior incidência seguem: padrastos-enteados (em sua maioria, padrasto-enteada), irmãos (principalmente irmão-irmã) e avôs-netos (maior parte, avô-neta).

Nota-se que as pessoas anseiam por perfis de agressores e vítimas e não é isso que é visto no CEARAS. Quando a família é atendida, percebe-se que tanto as "vítimas" como os "agressores" têm características muito distintas, além do que, ao observar a família como um todo, tem-se a dificuldade em estabelecer quem são as vítimas e quem são os agressores. O que é percebido é um perfil das famílias. A seguir, vamos citar as características observadas nas famílias incestuosas.

A maior parte das relações incestuosas é configurada por toques e carícias, não envolvendo uma relação sexual completa ou uma conjunção carnal. Também ocorre via sedução, sem violência física, na maioria dos casos. Essas características dificultam a abordagem da Justiça, já que as relações incestuosas não deixam marcas físicas.

O mesmo não ocorre frente às marcas emocionais. Uma criança pode gostar e até sentir prazer com o ato sexual incestuoso que, no momento, pode ser vivenciado como afeto. Embora esse "afeto" seja inadequado, às vezes, é o único olhar que essa criança tem dentro da família. Mais tarde, a criança passa a entender que aquele tipo de relação é errado, pois percebe que não ocorre com outras crianças em seu entorno ou associa os pedidos de segredo a uma relação sentida como prazerosa. A partir daí, ela pode se sentir culpada pela relação, além da ambivalência emocional sentida diante de pessoas com as quais tem um vínculo de confiança e um vínculo afetivo[1].

São raras as famílias em que ocorre a conjunção carnal, mais raro ainda, as que têm gravidezes resultantes da relação. Mas são nessas em que a confusão de funções fica objetivada: por exemplo, quando uma filha engravida do próprio pai, o fruto dessa gravidez é filho e irmão de um lado e filho e neto de outro.

A maioria das relações sexuais abusivas é denunciada depois de um ou mais anos. Já houve casos de famílias nas quais a relação sexual denunciada foi relatada como relações ocorridas durante mais de dez anos. Isso significa que seria muito difícil que os outros membros da família não tivessem o conhecimento da relação, além de que ela fazia parte do cotidiano e da dinâmica da família.

Outro dado importante é que o afastamento do "agressor" denunciado, situação que ocorreu em algumas famílias observadas, não resolveu o problema familiar, pois foram observados outros abusos que ocorreram envolvendo outras pessoas da família, ou seja, a dinâmica incestuosa continua se perpetuando entre os membros restantes do grupo familiar.

Quando as famílias iniciam o atendimento, observam-se vários outros abusos além do denunciado. Exemplos são os abusos sexuais cometidos contra meninos ou irmãos que presenciam o abuso sexual denunciado.

Percebe-se que o abuso ocorre tanto com homens como com mulheres, da mesma forma que também é praticado por ambos. Embora as estatísticas mostrem que a maioria das denúncias de abuso sexual envolva pessoas do sexo feminino como "vítimas" e do sexo masculino como "abusadores", percebe-se que essas estatísticas não retratam a realidade. O que se observa é que os homens têm mais dificuldade de denunciar e, mesmo, discriminar uma situação de abuso sexual. Enquanto as situações de abuso sexual cometidas por mulheres são mais difíceis de serem percebidas enquanto abusivas, provavelmente pelo fato de a nossa cultura permitir o acesso quase irrestrito das mães ou dos responsáveis ao corpo das crianças, fato que dificulta a denúncia de mulheres que cometem esses tipos de abuso[17].

Na experiência clínica, é clara a participação das mães na dinâmica incestuosa, embora sejam pouco denunciadas. Dados objetivos contribuem para confirmar a participação delas por meio da "omissão": nas famílias atendidas no CEARAS, a mãe faz a denúncia na maioria dos casos, mas quando se trata de abusos cometidos por pais ou padrastos, a mãe só realiza a denúncia quando já estava separada do marido/companheiro anteriormente. As exceções são os casos em que as mães denunciam o atual companheiro, mas percebe-se nessa situação que as denúncias surgiram como consequência de conflitos entre o casal ou por pressão de profissionais de saúde e de educação que descobriram o abuso. Neste último caso, muitas vezes, a mãe continua com o companheiro e questiona a veracidade do abuso posteriormente.

Dados clínicos também apontam a participação ativa das mães na dinâmica incestuosa: abusos sexuais não denunciados por não serem percebidos por causa do aspecto sociocultural de acesso quase irrestrito dado à mãe em relação a seus filhos. Foi percebida em muitas dessas famílias a extensão do período de amamentação para muito além de cumprir as necessidades biológico-emocionais da criança; há mães que chegaram a amamentar filhos de até 10 anos de idade. Observaram-se também mães que davam banhos em filhos até a adolescência[18].

De acordo com Freud, as mães, com a amamentação e os cuidados de higiene, "erotizam o corpo do bebê" no sentido de significar as experiências pulsionais e sensações vivenciadas no corpo do bebê.

> O primeiro objeto erótico de uma criança é o seio da mãe que a alimenta, a origem do amor está ligada à necessidade satisfeita de nutrição... Este primeiro objeto (o seio) é depois completado na pessoa da mãe da criança, que não apenas a alimenta, mas também cuida dela e, assim, desperta-lhe um certo número de outras sensações físicas, agradáveis e desagradáveis. Através dos cuidados com o corpo da criança, ela se torna seu primeiro sedutor. Nessas duas relações, reside a raiz da importância única, sem paralelo, de uma mãe, estabelecida inalteradamente para toda a vida como o primeiro e mais forte objeto amoroso e como protótipo de todas as relações amorosas posteriores. (p.216-7)[19]

Nesse sentido, essa erotização é necessária ao desenvolvimento do bebê, que aqui denominamos "erotização primária", biopsicológica, que, em um primeiro período da vida tem um fim estruturante. Aqui é chamado incesto primário, as primeiras relações do ser humano com o mundo são com a mãe.

Percebe-se, nas famílias incestuosas, que a maioria das mães prossegue esse tipo de relacionamento erotizado com os filhos por causar prazer a ambos, apesar desse erotismo não ser mais estruturante para o filho, situação chamada incesto secundário. Caracterizado pelo uso perverso da erotização, esse relacionamento é destrutivo ao desenvolvimento mental e psicossocial e à estruturação do indivíduo. Assim, nas famílias atendidas no CEARAS, percebe-se que, embora não denunciadas, as mães têm uma participação ativa na origem e na manutenção da dinâmica incestuosa[20].

Outro dado observado é a presença de uma história de abuso sexual nas famílias de origem dos adultos ou dos responsáveis das famílias; fato interessante é que a história de abuso muitas vezes é apenas na família materna em casos de relações incestuosas denunciadas entre pais e filhos. De alguma forma, essas mães parecem repetir a dinâmica incestuosa da família de origem.

Entende-se que as crianças das famílias incestuosas vão tender a repetir esse tipo de dinâmica na família que irão constituir na vida adulta, pois terão dificuldade em estruturar os limites na futura família, já que não os têm internalizados. Essa dinâmica se estende a todas as crianças da família, não só àquelas que passaram pelo "abuso sexual genital".

A repetição da dinâmica incestuosa entre gerações pode ser entendida dentro do fenômeno da transgeracionalidade. A influência das relações familiares como formadoras da subjetividade humana tem seus aspectos positivos e negativos. Segundo Trachtemberg[21], as transmissões psíquicas entre gerações podem ser de duas formas: a intergeracional, que é estruturante e há um trabalho psíquico de elaboração do herdado, constituindo o elo entre gerações; e a transgeracional, que é invasiva, sem possibilidade de elaboração, constituída de traumas, lutos e segredos familiares. Nesta última, enquadra-se o incesto.

A quebra desse ciclo é o objetivo da terapia familiar do CEARAS. Essa é a importância de se tratar toda a família, pois todos contribuem, de forma mais ou menos consciente, para que essa dinâmica familiar se perpetue.

Por esse motivo, considera-se que não existe uma "vítima" e um "agressor", mas sim uma família incestuosa, na qual o abuso sexual denunciado é apenas o sintoma de uma dinâmica familiar disfuncional incestuosa.

Na prática clínica dos atendimentos, é possível observar características nos membros do grupo familiar como dificuldades de percepção de limites e da capacidade de simbolização, além da perversão das funções familiares.

Acredita-se que a própria instauração de um conflito diante da relação incestuosa (algo que normalmente não é vivenciado quando as famílias chegam para tratamento) já é um grande passo para os membros da família poderem estabelecer relações mais "saudáveis" com as pessoas que eles escolheram conviver.

Percebe-se que as famílias que criam uma demanda terapêutica e aderem ao tratamento demonstram mudanças benéficas na dinâmica familiar com grande possibilidade de se desenvolver em todo o âmbito das relações humanas.

CONSIDERAÇÕES FINAIS

O incesto, como abuso sexual intrafamiliar, não está tipificado em nenhum manual da área de saúde, assim como não consta em nosso Código Penal. Ainda assim, não restam dúvidas de que o incesto deve ser tratado nas duas instâncias: é uma questão de saúde mental e de Justiça.

Diferentemente de outros transtornos mentais, como a pedofilia, não é possível atribuir a atuação do incesto ao funcionamento mental de um indivíduo. A experiência de trabalho clínico tem demonstrado que todos os membros da família estão envolvidos na relação incestuosa e colaboram para sua perpetuação de forma mais ou menos consciente.

A concretização das fantasias sexuais incestuosas é apenas o sintoma ou a manifestação social de uma família que tem uma dinâmica complexa e disfuncional. A principal violência das relações incestuosas é a não diferenciação das funções familiares.

A observação de que as famílias repetem a dinâmica incestuosa entre gerações reforçam a importância de um tratamento em saúde mental para todos os membros da família, no sentido de quebrar o ciclo de violência transgeracional.

A internalização da proibição do incesto é o que proporciona ao ser humano assimilar limites e discriminar funções sociais. Esta primeira discriminação de funções que deveria ocorrer na família é a base do processo de humanização do indivíduo, que permitirá a ele interagir de forma ética com o mundo.

REFERÊNCIAS

1. Gobbetti GJ. Incesto e saúde mental: uma compreensão psicanalítica sobre a dinâmica das famílias incestuosas [dissertação]. São Paulo: Ciências (Medicina Legal), Universidade de São Paulo; 2000.
2. Cohen C. O incesto, um desejo. São Paulo: Blucher; 2021.
3. Cohen C, Gobbetti G. Abuso sexual intrafamiliar. Rev Bras Ciências Crim. 1998;6:235-43.
4. Gobbetti GJ, Ribeiro VO, Jesus MI, Jesus CB, Sato R, Lanza AA, et al. Saúde mental e justiça: questões éticas referentes ao incesto e à pedofilia. Saúde Ética Justiça. 2021;25:47-53.
5. Gobbetti GJ, Cohen C. Saúde mental e justiça: o atendimento a famílias incestuosas. In: Mallak LS, Vasconcelos MGOM (org.). Compreendendo a violência sexual infanto juvenil numa perspectiva multidisciplinar. São Paulo: Fundação Orsa Criança e Vida; 2002. p.91-105.
6. Lévi-Strauss C. As estruturas elementares do parentesco. Trad. M Ferreira. Petrópolis: Vozes; 1982.
7. Freud S. Totem e tabu. In: Freud S. Edição Standard Brasileira das Obras Psicológicas Completas de Sigmund Freud. v.13. Totem e tabu (1913). Rio de Janeiro: Imago; 1969. p.17-192.
8. Freud S. O ego e o id. In: Freud S. Edição Standard Brasileira das Obras Psicológicas Completas de Sigmund Freud. v.19. O ego e o id. (1923). Rio de Janeiro: Imago; 1969. p.23-88.
9. Brasil. Presidência da República, Casa Civil, Subchefia para Assuntos Jurídicos. Decreto-lei n. 2.848, de 07 de dezembro de 1940. Código Penal. Brasília, DF; 1940. [Acesso em 29 jul. 22]. Disponível em: http://www.planalto.gov.br/ccivil_03/Decreto-Lei/Del2848.htm#parteespecialtitulovi
10. Brasil. Presidência da República, Casa Civil, Subchefia para Assuntos Jurídicos. Lei n. 10.406, de 10 de janeiro de 2002. Código Civil. Brasília, DF; 2002. [Acesso em 29 jul. 22]. Disponível em: http://www.planalto.gov.br/ccivil_03/leis/2002/l10406compilada.htm
11. Schinaia C. Pedofilia pedofilias: a psicanálise e o mundo do pedófilo. Trad. MR Toschi, F Degani. São Paulo: Edusp; 2015.
12. American Psychiatric Association. Manual diagnóstico e estatístico de transtornos mentais, 5.ed, texto revisado (DSM-5-TR). Porto Alegre: Artmed; 2023.
13. World Health Organization (WHO). ICD-11. 6D32 Pedophilic disorder 2020. [Acesso em 03 set. 22]. Disponível em: https://icd.who.int/browse11/l-m/es#/http://id.who.int/icd/entity/517058174
14. Cohen C, Matsuda NE. Crimes sexuais e sexologia forense: um estudo analítico. Rev Paulista Med. 1991;109:157-64.

15. Governo Federal. Ministério divulga dados de violência sexual contra crianças e adolescentes. Brasília; 2020. [Acesso em 26 fev. 2023]. Disponível em: https://www.gov.br/mdh/pt-br/assuntos/noticias/2020-2/maio/ministerio-divulga-dados-de-violencia-sexual-contra-criancas-e-adolescentes
16. Fórum Brasileiro de Segurança Pública. Violência sexual infantil, os dados estão aqui, para quem quiser ver. Anuário Brasileiro de Segurança Pública de 2022. São Paulo: Fórum Brasileiro de Segurança Pública; 2022.
17. Cohen C, Gobbetti GJ. CEARAS: Uma reflexão sobre as funções da família. In: Cohen C, Ferraz F, Segre M (org.). Saúde mental, crime e justiça. 2.ed. São Paulo: Edusp; 2006. p.149.
18. Cohen C, Gobbetti GJ. Famílias incestuosas: atendimento em saúde mental. In: Cohen C, Oliveira RA (org.). Bioética, direito e medicina. Barueri: Manole; 2020. p.651-7.
19. Freud S. Esboço de psicanálise. In: Freud S. Edição Standard Brasileira das Obras Psicológicas Completas de Sigmund Freud. v.23. Moisés e o monoteísmo, esboço de psicanálise e outros trabalhos. (1937-1939). Rio de Janeiro: Imago; 1969. p.165-237.
20. Gobbetti GJ. Violência feminina: as mães na dinâmica incestuosa. In: Castelo Filho C (org.). Sobre o feminino. v.1. São Paulo: Blucher; 2018. p.97-110.
21. Trachtemberg ARC. O que será? (À flor da pele): o não dito nas famílias e a transgeracionalidade. v.2. In: Levisky RB, Gomes IC, Fernandes MIA (orgs.). Diálogos psicanalíticos sobre família e casal. Zagodoni: São Paulo; 2014. p.101-7.

15

Agressores sexuais: psicopatologia e epidemiologia em violência

Antonio de Pádua Serafim

ASPECTOS GERAIS DA VIOLÊNCIA SEXUAL

Situações de violência em diferentes contextos de maneira geral cursam com questionamentos no que tange o impacto na vítima, bem como quais variáveis modulam a expressão desse comportamento pelo perpetrador. Além disso, indubitavelmente permeia pontos de intersecções com demandas nos acompanhamentos da saúde física e mental, repercussões no contexto social (pessoal, familiar e profissional), além do desfecho jurídico tanto pela necessidade de verificar o impacto na vítima, como para caracterizar a responsabilidade penal do agressor, como ilustra a Figura 1.

Nesse escopo, insere-se a violência sexual, que pode ser manifesta tanto por um ato isolado ou ser resultante de padrões de comportamentos repetidos (em série). Esse tipo de violência se caracteriza por qualquer ação ou atitude que se traduza por ato sexual mediante o uso da violência, coação ou fraude, classificados como assédio e abuso sexual, além do estupro.

O estupro descreve qualquer penetração vaginal, anal e oral indesejada (com o pênis, dedos ou objetos) por meio de grave ameaça (coação) ou força física. Entenda-se por coação o comportamento pautado por pressão psicológica ou constrangimento cujo propósito é induzir a vítima a um ato sexual que não deseja.

Já a violência sexual (violação sexual) mediante fraude, corresponde ao ato sexual, ou seja, a conjunção carnal ou práticas abusivas como carícias, toques em partes íntimas, por meio que impeça ou dificulte a pessoa de expressar sua vontade ou de se opor aquela situação pelo uso de medicamentos, deixar a pessoa sob efeitos de medicações sedativas, drogas e álcool, por exemplo, conforme o art. 215 do Código Penal brasileiro (com redação dada pela Lei n. 12.015/2009).

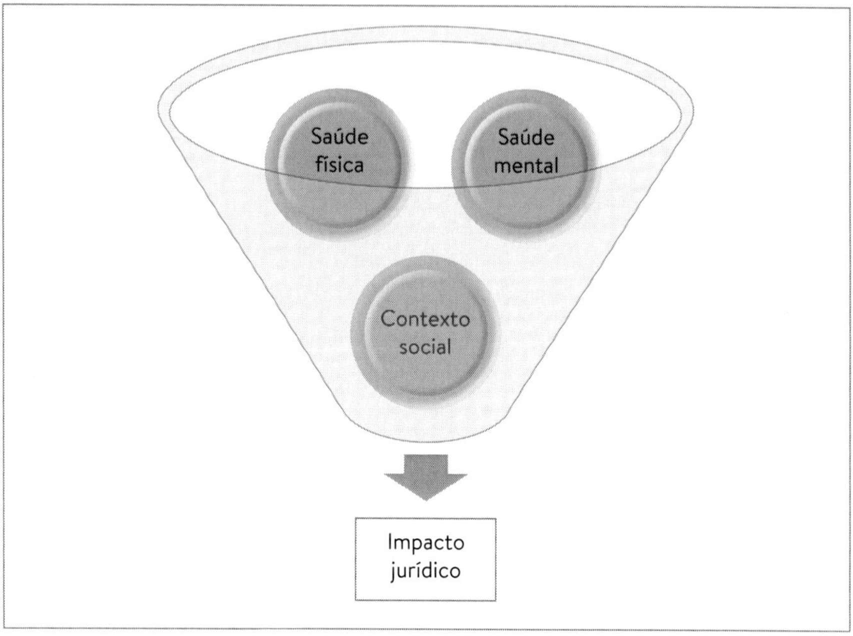

Figura 1 Intersecções da violência.

Dada a amplitude do escopo da violência sexual, autores ressaltam a necessidade constante dos estudos, considerando abordagens que explorem a relação de poder complexa que perpassa do assédio ao estupro, inclusive com ocorrência de homicídio[1].

A literatura tem enfatizado que mulheres e crianças são as maiores vítimas, seguidas de pessoas idosos e de pessoas com deficiência, além de homens em menor notificação. De acordo com Smith[2], nos Estados Unidos cerca de 2 milhões de mulheres e 1,5 milhão de homens referiram que sofreram estupro ou tentativa antes dos 25 anos. Estima-se que cerca de 35,6% das mulheres no mundo sofreram algum tipo de violência sexual. Já em relação aos homens, há uma dificuldade de se estabelecer estimativas de prevalência em função da subnotificação dos casos[3]. Já em relação às crianças, um estudo brasileiro evidenciou prevalência de 30,6%. A violência sexual apresentou maior chance de ocorrência para vítimas do sexo feminino (*odds ratio* = 11,39), na própria residência (*odds ratio* = 1,96), sendo o pai o agressor com mais chance de praticar o ato violento (*odds ratio* = 8,97). O consumo de álcool pelo agressor aumentou a chance para o desfecho (*odds ratio* = 2,26)[4]. Dados têm apontado que refugiados em diferentes países passam a integrar o grupo de vítimas vulneráveis à violência sexual[5].

Em relação ao sexo dos agressores, estudo de metanálise aponta que embora a prevalência de autoria de crimes sexuais seja masculina, há ocorrência dessa modalidade de violência praticada por mulheres. Analisando 17 amostras de 12 países, foi verificada que uma pequena proporção de crimes sexuais relatados à polícia é cometida por mulheres (média de efeito fixo = 2,2%). No entanto, evidenciou-se que agressores sexuais femininos são mais comuns entre os jovens (adolescentes), com aproximadamente 2 pontos percentuais a mais em relação a mulheres adultas[6].

Quanto à tipologia dos agressores, a literatura busca estabelecer parâmetros classificatórios entre abusadores e molestadores como forma de distinguir a prática da violência mais direcionada às crianças, e os estupradores, à violência contra mulher, embora ocorra contra homens também.

Os abusadores são caracterizados por falha no desenvolvimento de habilidades sociais e expressam comportamento repetido de abuso por meio de carícias discretas (muitas vezes imperceptíveis à vítima) e dificilmente age com violência, o que na maioria das vezes dificulta que a criança e as pessoas a seu redor notem o fato. De modo geral, tende a se envolver ainda com pornografia infantil pelas redes sociais[7-9]. Ainda nesse contexto, insere-se a figura do abusador circunstancial, que geralmente não expressa comportamento repetido, mas determinadas situações podem facilitar a expressão do abuso, o uso de álcool, por exemplo.

Já os molestadores englobam os comportamentos mais invasivos como toques em genitálias, a manifestação de comportamentos sádicos, seguido de estupro e, por vezes, de homicídio. Para os casos dos molestadores, aplica-se a condição de preferenciais, ou seja, aqueles definem um padrão de vítimas, meninas, mulheres, jovens, por exemplo[7-9].

Em relação aos estupradores, esses contemplam conjecturas que vão da visão negativa das mulheres que alimentam o mito de estupro e assim toleram a violência e exibem uma hiperidentificação como marca de poder do papel masculino. Parte deles vivenciam sensação de inutilidade, baixa autoestima, problemas de abuso de substâncias, são incapazes de administrar sua agressividade e mostram sinais de estados de humor disfóricos (em particular, raiva, medo e/ou depressão)[10]. Depura-se desse contexto que a ocorrência do estupro pode ser motivada por necessidades sexuais sádicas, raiva, ódio ou necessidade de controle e poder, podendo ser planejado ou impulsivo.

Destaca-se que no Brasil, a partir de 2009, a Lei n. 12.015 modificou o Título VI do Código Penal Brasileiro substituindo o temo "Crime contra os costumes" pelo conceito de "Crimes contra a dignidade sexual". Dessa forma, essa Lei alterou os Capítulos I e II do Título VI da Parte Especial do Código Penal, no que tange os até então crimes de "Atentado violento ao pudor" (art. 214), modificado e incorporado pelo art. 213 do Código Penal, excluindo assim a distinção entre estupro e atentado violento ao pudor. Com base nessa modificação no Código, o estupro se configura, segundo o art. 213 do Código Penal, como o comportamento ou ação de: "Constranger alguém, mediante violência ou grave ameaça, a ter conjunção carnal ou a praticar ou permitir que com ele se pratique outro ato libidinoso". Deste aporte, ressalta-se que de acordo com a publicação da Lei n. 12.015, de 7 de agosto de 2009, estupro na realidade brasileira passa a ser considerado violência sexual independentemente do sexo da vítima, visto que, até então, só atribuía essa violência à mulher.

Além dos processos de classificação dos agressores sexuais, a literatura também direciona o foco na busca de se estabelecer associações psicopatológicas e estudo tanto de transtornos da preferência sexual, como de traços de personalidade, distorção cognitiva, empatia e impulsividade.

PSICOPATOLOGIA E RISCOS PARA VIOLÊNCIA SEXUAL

Embora haja associação direta entre violência sexual e transtornos mentais, é enfatizado que atos de abuso e violência sexual podem ser expressos por qualquer pessoa, independentemente da presença ou não de uma psicopatologia. Daí a necessidade da *expertise* do profissional da psicologia e da psiquiatria para atuar nesse acompanhamento. Dito isso, o escopo do estudo do comportamento sexual violento em sua essência deve considerar os aspectos a seguir.

- Traços de personalidade: considerados fator comum para explicar os padrões de comportamento criminoso, uma vez que traços de personalidade são descrições de uma pessoa em termos de padrões relativamente estáveis de comportamentos, pensamentos e emoções. Além do que a literatura é robusta na associação de personalidade antissocial e psicopatia com violência sexual[11].
- Distorção cognitiva: agressores sexuais tendem a expressar crenças mal-adaptativas e pensamentos distorcidos que incluem dar desculpas, culpar e racionalizar a prática da violência sexual[12].
- Empatia: a redução da expressão da empatia de modo geral associa-se a dinâmica de agressores sexuais, seja de crianças seja adultos. Agressores que expressam baixa capacidade de reconhecer o sofrimento do outro são mais propensos a apoiar a ideia de que suas vítimas têm responsabilidade pelo crime sexual que cometeram[13].
- Impulsividade: como a presença da impulsividade inclui a incapacidade de prever a consequência de suas ações, juntamente com dificuldade para inibir os impulsos sexuais, acaba elevando o risco tanto da ocorrência como da reincidência da violência sexual[14].

A esses aspectos adicionam-se as condições que afetam e produzem alterações do funcionamento psicológico com repercussão na capacidade de entendimento (inteligência e preservação das funções cognitivas), na organização do pensamento (delírios) e no controle da regulação emocional, que devem ser considerados fatores de risco para expressão de violência sexual, que serão explorados adiante.

Parafilias

No escopo dos transtornos mentais e de comportamentos relacionados à conduta sexual, as parafilias representam os principais quadros. Parafilia deriva do grego *pará* e *ephilos*, que descreve um funcionamento anormal dos processos de atração sexual[15].

No escopo da violência sexual, três aspectos devem ser considerados na avaliação funcional do autor de agressão, a fim de caracterizar um transtorno parafílico como ilustrado na Figura 2.

Com base na Figura 2, em relação aos três aspectos que moderam uma condição de parafilia na expressão da prática da violência sexual, é possível observar que o comportamento manifesto excede o necessário para sua execução, uma vez que é resultante das necessidades psicológicas do agressor. Nesses casos, esse aspecto se torna crítico para a satisfação das necessidades emocionais do agressor, que, por vezes, está enraizada em fantasias de conteúdos sádicos e no conjunto de suas ações. Esse sadismo pode se manifestar com violência extrema.

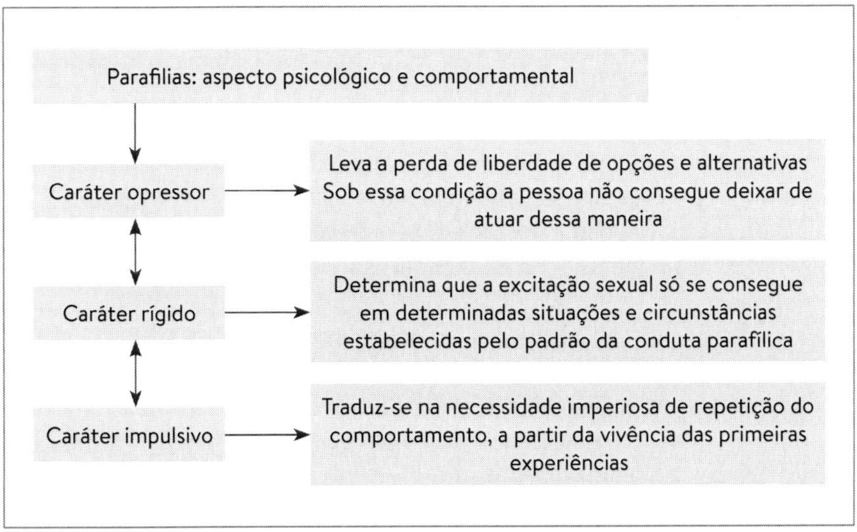

Figura 2 Processo psicológico e comportamental nas parafilias.

Em contrapartida, destaca-se que a condição de pensamentos, desejos e fantasias sexuais fundamentam um diagnóstico de parafilia, porém, não necessariamente essa condição transpassa da fantasia para o ato. Daí a necessidade de campanhas esclarecedoras sobre transtornos sexuais no sentido de diferenciar que "pensar, sentir e fantasiar" não é crime e, sim, a pessoa nessa situação necessita de cuidados médico e psicológico.

No *Manual diagnóstico e estatístico de transtornos mentais* (DSM-5-TR)[16], está listada a classificação dos transtornos parafílicos:

- Exibicionismo: o foco parafílico no exibicionismo envolve a exposição dos próprios genitais a um estranho ou até o comportamento masturbatório.
- Fetichismo: envolve o uso de objetos inanimados como única forma de excitação e/ou prazer.
- Fetichismo transvéstico: ato de vestir-se com roupas do sexo oposto como condição ímpar do desejo e do prazer sexual.
- Frotteurismo: padrão de comportamento caracterizado pelo ato de tocar-se e esfregar-se em uma pessoa sem seu consentimento em lugares de aglomerados, principalmente nos meios de transporte público.
- Masoquismo sexual: envolve o ato (real, não simulado) de ser humilhado, espancado, atado ou de outra forma submetido a sofrimento.
- Sadismo sexual: envolve atos (reais, não simulados) nos quais o indivíduo deriva excitação sexual do sofrimento psicológico ou físico (incluindo humilhação) da vítima.
- Voyeurismo: caracteriza-se pela condição de observar indivíduos, geralmente estranhos, sem suspeitar que estão sendo observados, que estão nus, despindo-se ou em atividade sexual como recurso para sua condição de excitação ou prazer sexual.
- Transtorno pedofílico: caracteriza-se por fantasias, impulsos ou comportamentos intensos ou recorrentes sexualmente excitantes envolvendo adolescentes pré-púberes ou jovens (geralmente $\leq$ 13 anos); ele só é diagnosticado quando as pessoas têm $\geq$ 16 anos e são $\geq$ 5 anos mais velhas que a criança que é o alvo das fantasias ou do comportamento

Esses transtornos são agrupados em duas condições:

- Preferências por atividades anormais: transtornos nos relacionamentos que envolvem práticas voyeurísticas e frotteurista, e os transtornos de algolagnia que envolve masoquismo e sadismo.
- Preferência por alvos anômalos: esses transtornos incluem alvos humanos como a pedofilia e outros alvos (transtornos fetichistas e transvésticos).

Além dos quadros especificados de transtornos parafílicos no DSM-5-TR, a literatura apresenta outras classificações (Caponni)[17]:

- Emetofilia: a excitação sexual se dá por vômitos ou observando os outros vomitarem.
- Asfixia erótica: restrição intencional de oxigênio para o cérebro durante a estimulação sexual como forma de aumentar o prazer.
- Vício em pornografia: uso da pornografia excessivamente de modo a interferir na vida diária.
- Telefonema obsceno: o prazer sexual se dá por meio de uma linguagem com conteúdos sexuais, geralmente a uma pessoa desconhecida.
- Abasiofilia: atração por pessoas com mobilidade reduzida, especialmente aqueles que usam aparelhos ortopédicos, como muletas, moldes ortopédicos e cadeiras de rodas.
- Acrotomofilia: interesse sexual por pessoas com amputação de membros.
- Agalmatofilia: atração sexual por manequim, boneca ou outro objeto semelhante a estátua.
- Gerontofilia: obtenção de prazer erótico com pessoas senis.
- Necrofilia: atração sexual por cadáveres.
- Urofilia: atração sexual por manuseio da urina.
- Coprofilia: atração sexual por manipulação de fezes.
- Pregnofilia: fetiche por mulheres grávidas e/ou pela observação de partos.
- Osmolaginia: erotismo associado com mau cheiro.
- Vampirismo: atração sexual pelo sangue de feridas.
- Pirolagnia: atração sexual associada com incêndios.
- Dentrofilia: atração sexual associada com árvores.
- Zoofilia: atração sexual por animais.
- Sonofilia: a excitação sexual ou o orgasmo são impostos a uma pessoa que está dormindo.

Entre os quadros de parafilias, sem sombras de dúvidas, a pedofilia é a mais estudada. Entretanto, cabe estabelecer um paralelo de que nem todo adulto que pratica violência sexual contra criança deve ser classificado como pedófilo. No que diz respeito à ofensa sexual contra crianças, dois grupos podem ser distinguidos. Primeiro, aqueles que não apresentam transtorno de preferência sexual, mas que, por vários motivos, abusam sexualmente de crianças. Entre essas razões estão adolescentes sexualmente inexperientes, pessoas com deficiência intelectual, adultos com transtornos de personalidade antissocial ou que abusam por raiva ou vingança em conflitos familiares ou por uso de álcool e outras drogas[18].

O segundo grupo, de fato, compreende aqueles que apresentam um transtorno de preferência sexual no escopo da pedofilia[18]. Ainda que a presença do transtorno da preferência sexual seja um fator de risco para a violência sexual, cerca de 50% de todos os indivíduos que abusam sexualmente de crianças preenche critérios diagnósticos para a pedofilia[19]. Além do que, nem todo indivíduo classificado como pedófilo realmente abusa de crianças. A literatura evidencia que os outros 50% que abusam de crianças fazem sem a condicionante "atração sexual por crianças", geralmente essas pessoas não expressam habilidades sociais necessárias para desenvolver e manter relacionamentos emocionais e sexuais com colegas de idade apropriada e olham para as crianças como uma espécie de "substituto"[20,21].

Outros fatores de riscos

Quadros psicóticos

A literatura enfatiza que há um risco relativamente baixo de associação entre transtornos mentais graves e violência sexual. Nesse acompanhamento, pacientes com esquizofrenia demonstram maiores ocorrências, principalmente quando modulados por impulsos sexuais. Além disso, o risco se eleva pela interrupção do tratamento de maneira geral, pela elevação da irritabilidade, pelo isolamento social, pela falta de cuidado com a aparência pessoal e pelo comportamento sexual desinibido[22-24].

Transtornos da personalidade

De acordo com o DSM-5[16], o transtorno de personalidade consiste em um padrão persistente de vivência íntima ou comportamento acentuadamente desviado das expectativas da cultura do indivíduo, se apresentando invasivo e inflexível, com início na adolescência ou no começo da idade adulta, é estável ao longo do tempo, provocando sofrimento e prejuízo a si, ao outro e à sociedade. Dessa condição deriva importante dificuldade de adaptação, decorrente principalmente das distorções e da falha no controle dos impulsos expressas no comportamento. No escopo da violência sexual, a presença de personalidade com psicopatia eleva o risco para crimes com maior emprego de práticas sádicas, homicídio e mutilações das vítimas[11,22,25,26].

Na avaliação de agressores sexuais com suspeita de personalidade antissocial, deve-se investigar ainda associações com parafilias, de acordo com Serafim, Viana e Barros[27]:

- Presença dos desejos que se traduzem na necessidade imperiosa de repetição da experiência.

- A falha no controle do impulso para a expressão desse comportamento se apresenta como fator de maior vulnerabilidade para a ocorrência de condutas criminosas.
- O objeto de desejo e a excitação não estão ligados diretamente ao ato sexual e, sim, ao fato de exercer domínio sobre o frágil, o vulnerável.
- A excitação sexual é diretamente proporcional à violência, que pode ser fatal.
- Dado o caráter repetitivo, o comportamento se dá de forma premeditada e ritualizada, sendo resultado de elaborado do plano de ataque.
- As ações excedem o ato sexual, visto que machucam a vítima de forma fatal.
- Os níveis de violência podem levar à castração de meninos, brutalização da área genital feminina e decapitação.

Quando o agressor sexual apresenta esse conjunto de caraterísticas, há uma relação potencial para que se adote um padrão de repetição do comportamento, o que irá caracterizar um agressor sexual em série, como ilustra a Figura 3.

Deficiência intelectual

Dado ao conjunto de prejuízos típicos das limitações impostas à qualidade da eficiência intelectual, os impulsos sexuais podem prevalecer nessas pessoas, desde práticas abusivas a comportamentos sexuais e violentos. Entretanto, pessoas com deficiência intelectual são mais vítimas que perpetradores[23].

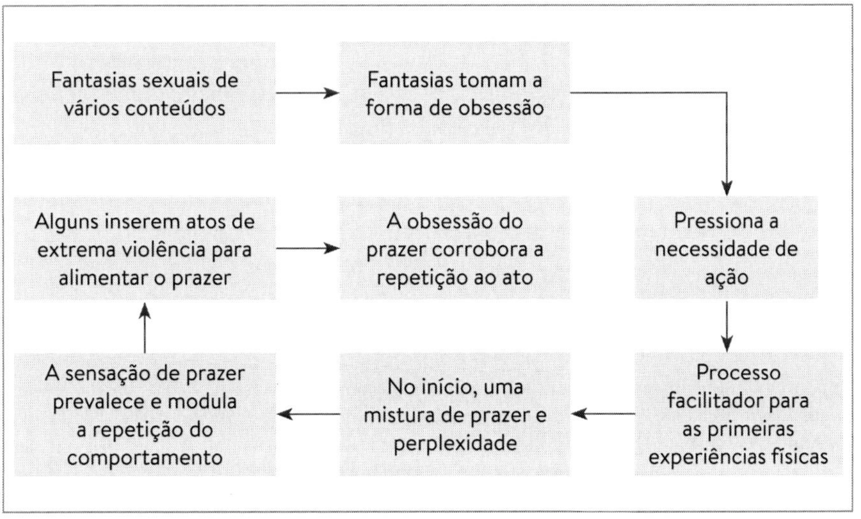

Figura 3 Processo psicológico do agressor sexual em série.

Outras condições, como os quadros de transtorno afetivo bipolar (em mania), lesões ou degeneração de frontais, uso abusivo de álcool e outras drogas, podem corroborar a ocorrência de violência sexual[23].

CONSIDERAÇÕES FINAIS

O termo violência sexual tem sido usado de forma abrangente para descrever um conjunto de comportamentos que envolvem o assédio, o abuso e o estupro. Em contrapartida, o autor da violência sexual tem sido fortemente associado à presença de transtorno mental. Neste capítulo foram abordados vários aspectos da pessoa que pratica uma violência sexual, permeada, principalmente, pela necessidade de se entender que o comportamento sexual no escopo da violência pode ser expresso por qualquer pessoa, independentemente da presença de um transtorno mental.

Majoritariamente, a literatura se debruça sobre o impacto da violência sexual na saúde mental da vítima, porém, pouco se aborda o agressor. Logo, a realidade brasileira carece de dados de agressores sexuais de maneira geral. Entende-se que o desenvolvimento de estudos, buscando compreender aspectos motivacionais, psicopatologia e padrão de ação se configuram em importantes dados para a prevenção. Além do que, o método mais importante para investigar aspectos psicológicos e comportamentais relativos ao agressor sexual é a exploração clínica por meio da entrevista e que, para isso, se faz necessária a expertise do avaliador no que concerne: conhecer os processos psicológicos e comportamentais mais afeitos ao agressor sexual e explorar conteúdos das fantasias sexuais (tanto do ato sexual como da masturbação, por exemplo). Esses pontos são imprescindíveis para o raciocínio clínico, visto que, desse modo, preferências sexuais, gênero, idade do esquema corporal do "parceiro" e práticas favorecidas são explorados. Nesse escopo, é possível avaliar a estrutura de preferência sexual com detalhes, incluindo a diferenciação entre os tipos exclusivos (preferenciais) ou não de pedofilia, por exemplo, bem como a presença de fatores psicopatológicos precipitadores.

REFERÊNCIAS

1. Oliveira EM, Barbosa RM, Moura AVM, Kossel LK, Morelli K, Botelho LFF, et al. Atendimento às mulheres vítimas de violência sexual: um estudo qualitativo. Rev Saude Publica. 2005;39(3):376-82.
2. Smith SG, Zhang X, Basile KC, Merrick MT, Wang J, Kresnow M, et al. The National Intimate Partner and Sexual Violence Survey (NISVS): 2015 Data Brief – Updated Release. Atlanta: National Center for Injury Prevention and Control, Centers for Disease Control and Prevention; 2018.
3. Borumandnia N, Khadembashi N, Tabatabaei M, Majd HA. The prevalence rate of sexual violence worldwide: a trend analysis. BMC Public Health. 2020;20:1835.

4. Miranda MHH, Fernandes FECV, Melo RA, Meireles RC. Sexual violence against children and adolescents: an analysis of prevalence and associated factors. Rev Esc Enferm USP. 2020;54:e03633.
5. Araujo JO, Souza FM, Proença R, Bastos ML, Trajman A, Faerstein E. Prevalence of sexual violence among refugees: a systematic review. Rev Saude Publica. 2019;53:78.
6. Cortoni F, Babchishin KM, Rat C. The proportion of sexual offenders who are female is higher than thought: A meta-analysis. Crim Justice Behav. 2017;44(2):145-62.
7. Serafim AP, Saffi F, Rigonatti SP, Casoy I, Barros DM. Perfil psicológico e comportamental de agressores sexuais de crianças. Rev Psiquiatr Clin. 2009;36(3):101-11.
8. Shevlin M, Murphy S, Elklit A, Murphy J, Hyland P. Typologies of child sexual abuse: an analysis of multiple abuse acts among a large sample of Danish treatment-seeking survivors of childhood sexual abuse. Psychol Trauma Theory Res Pract Policy. 2018;10:263-9.
9. Lim YY, Wahab S, Kumar J, Ibrahim F, Kamaluddin MR. Typologies and psychological profiles of child sexual abusers: an extensive review. Children (Basel). 2021;8(5):333.
10. Robertiello G, Terry KJ. Can we profile sex offenders? A review of sex offender typologies. Aggression Violent Behav. 2007;12(5):508-18.
11. Stoll CB, Boillat C, Pflueger MO, Graf M, Rosburg T. Psychopathy, neuroticism, and abusive behavior in low risk child sex offenders. J Child Sex Abus. 2019;28:990-1006.
12. Babchishin KM, Hanson RK, VanZuylen H. Online child pornography offenders are different: a meta-analysis of the characteristics of online and offline sex offenders against children. Arch Sex Behav. 2015, 44, 45-66.
13. Hempel IS, Buck NML, van Vugt ES, van Marle HJC. Interpreting child sexual abuse: empathy and offense-supportive cognitions among child sex offenders. J Child Sex Abus. 2015;24:354-68.
14. Krasowska A, Wojnar M. Impulsivity in sexual offenders – new ideas or back to basics? Psychiatr Polska. 2013;47:727-40.
15. Duque C. Parafilias e crimes sexuais. In: Taborda JGC, Chalub M, Abdalla-Filho E. Psiquiatria forense. Porto Alegre: Artmed; 2004. p.297-314.
16. American Psychologica Association. Manual diagnóstico e estatístico de transtornos mentais: DSM-5-TR. Porto Alegre; Artmed; 2023.
17. Caponni R. Psicopatología y semiología psiquiátrica. Chile: Universitaria; 1987.
18. Tenbergen G, Wittfoth M, Frieling H, Ponseti J, Walter M, Walter H, et al. The neurobiology and psychology of pedophilia: recent advances and challenges. Front Hum Neurosci. 2015;9:344.
19. Schaefer GA, Mundt IA, Feelgood S, Hupp E, Neutze J, Ahlers CJ, et al. Potential and dunkelfeld offenders: two neglected target groups for prevention of child sexual abuse. Int J Law Psychiatry. 2010;33:154-63.
20. Seto MC. Pedophilia. Annu Rev Clin Psychol. 2009;5:391-407.
21. Mokros A, Osterheider M, Nitschke J. Prevalence, etiology, and diagnostics. Nervenarzt. 2012;83:355-358.
22. Acha MFF, Rigonatti SP, Saffi F, Barros DM, Serafim AP. Prevalence of mental disorders among sexual offenders and non-sexual offenders. J Bras Psiquiatr. 2011;60(1):11-5.
23. Valença A, Nascimento I, Nardi AE. Relationship between sexual offences and mental and developmental disorders: a review. Arch Clin Psychiat. 2013;40(3):97-104.
24. Lewis ET 3rd, Dwyer RG. Psychosis and sexual offending: a review of current literature. Int J Offender Ther Comp Criminol. 2018;62(11):3372-84.
25. Carvalho J, Nobre PJ. Five-factor model of personality and sexual aggression. Int J Offender Ther Comp Criminol. 2019;63(5):797-814.
26. Darjee R. Sexual sadism and psychopathy in sexual homicide offenders: an exploration of their associates in a clinical sample. Int J Offender Ther Comp Criminol. 2019;63(9):1738-65.
27. Serafim AP, Viana MG, Barros DM. Parafilias, violência sexual e saúde mental. In: Serafim AP, Barros DM, Saffi F. Temas em psiquiatria forense e psicologia jurídica III: violência sexual. São Paulo: Vetor; 2013. p.9-26.

16

Aspectos psiquiátricos dos agressores sexuais

Lucas Naufal Macedo
Marco de Tubino Scanavino

INTRODUÇÃO

A agressão sexual pode ser definida de forma simplista como "contato sexual real, tentado ou ameaçado com outra pessoa que não é consentido"[1]. O grupo correspondente a agressores sexuais é muito heterogêneo, desde pessoas convictas de um único episódio até agressores/estupradores em série e homicidas sexuais[2]. Agressores sexuais estão sob à luz da mídia e do escrutínio público, apesar de muitas preconcepções acerca do abuso sexual pareçam estar baseadas em equívocos em vez de evidência empírica[3]. A fim de fornecer de forma mais eficaz recursos psicoterápicos, é essencial explorar a forma como os próprios agressores sexuais incorporam os estereótipos negativos perpetuados sobre eles na mídia e na cultura popular. Saber quem comete a agressão sexual pode ajudar a promover uma apreciação mais compreensiva do fenômeno do abuso sexual na sociedade.

Pesquisadores estabeleceram que os indivíduos conhecidos da vítima são os que cometem a grande maioria dos crimes sexuais[4]. A prevalência de agressão sexual destinada a crianças é estimada em 12,7% em estudos autorreportados, sendo a população feminina duas vezes mais vítima que a masculina[5]. Dados norte-americanos mostram que 34% dos menores abusados foram violentados por parentes e 59% dos perpetradores por pessoas conhecidas[4]. Das vítimas, 49% são menores de 6 anos e foram abusadas por membros da família, e apenas 7% dos crimes sexuais contra menores são cometidos por estranhos[4], e esse fenômeno parece ser consistente por meio das diferentes culturas. Em São Paulo, os serviços de atendimento apontam que grande parte dos casos de violência doméstica contra crianças e adolescentes é por abuso sexual[6]. Outro dado brasileiro aponta que 52% das denúncias de violência sexual contra crianças e adolescentes foram feitas por familiares[7]. Muitos estudos identificam o alcoolismo como uma variável possivelmente relacionada com a ocorrência de maus-tratos contra crianças e adolescentes, o que chama a atenção também para políticas públicas à prevenção e ao tratamento dos dependentes[8].

Mesmo com todas as evidências, crimes sexuais tendem a ser sub-reportados e acredita-se que as taxas de vitimização sejam bem maiores que as detectadas.

ASPECTOS PSIQUIÁTRICOS DOS ABUSADORES SEXUAIS

Diversos estudos e modelos teóricos apontam para o papel importante das experiências traumáticas precoces, como vitimização infantil, exposição à violência doméstica, rupturas familiares, perdas parentais, mortes e, especialmente, abuso sexual infantil como fatores de risco para potencial agressor sexual[5,9,10].

É importante ressaltar que nem toda criança vítima de abuso sexual infantil se tornará agressor sexual, bem como nem todo agressor sexual foi vítima de abuso sexual na infância. O abuso sexual infantil está relacionado com uma série de desfechos comportamentais, psicológicos e clínicos na vida adulta, sendo a depressão, a ansiedade, os transtornos relacionados ao uso de substâncias e as automutilações os mais prevalentes[9]. Uma metanálise também demonstrou que o abuso sexual infantil está significantemente associado à perpetração sexual na fase adulta, sendo esse um dos potenciais desfechos do abuso sexual infantil[10].

Com relação aos problemas psicológicos, foi reportado que 58 a 94% dos agressores sexuais teriam transtornos mentais, além dos transtornos parafílicos[11]. Depressão, ansiedade, transtornos psicóticos por uso de substâncias e transtornos de personalidade são os mais frequentes nessa população[9]. Abusadores sexuais de crianças e adolescentes apresentam mais ansiedade e depressão que os agressores sexuais contra adultos[9]. Muitos agressores sexuais apresentam problemas psicológicos, entre eles baixa autoestima e afeto negativo são os mais discutidos na literatura, sendo feita a proposição de que o afeto negativo seja fator de risco para agressão sexual[9].

MECANISMOS DA AGRESSÃO

Os agressores sexuais podem ser analisados de acordo com suas motivações, que podem variar de classificações criminológicas a comportamentais. Entre elas estão a necessidade de poder ou controle, desejo de criar intimidação emocional, descarga de raiva, desejo de se sentir competente (geralmente para provar a masculinidade), curiosidade sexual (mais comum em adolescentes), gratificação sexual e sadismo[2,12]. Com relação ao *coping*, os agressores sexuais, principalmente contra crianças, utilizam-se de estratégias ineficazes para lidar com situações estressantes, como dificuldades da vida, humor negativo, conflitos interpessoais ou separações. Essas estratégias ineficazes, quando combinadas com baixa autoestima, ocorrência de vivências de apegos inseguros na infância ou abuso de álcool, contribuem para o surgimento da agressão sexual[13]. Não só isso, novos abusos estiveram diretamente ligados à inabilidade de efetivamente lidar com situações e emoções estressantes, sendo o desenvolvimento de técnicas e treinamento para aperfeiçoar estratégias de *coping* fundamentais no acompanhamento dessa população como forma de reduzir o risco de novas agressões.

As atitudes desviantes dos agressores sexuais relacionadas à gratificação sexual podem surgir como formas de aliviar sentimentos negativos, como humor depressivo, raiva, culpa, vergonha e ansiedade[14,15]. É possível que agressores sexuais com histórias de abuso infantil e subsequentes problemas psicológicos possam estar predispostos a utilizar estratégias ineficazes de *coping* para lidar com estresses psicológicos resultantes da experiência de abuso infantil[9].

É possível também que agressores sexuais, especialmente aqueles com história de abuso sexual infantil, transtornos psicológicos e déficits de *coping*, podem adentrar em fantasias sexuais desviantes como forma de aliviar emoções negativas ou sintomas psiquiátricos[9]. Essas fantasias podem ser utilizadas como estratégias de *coping* naqueles para lidar com emoções negativas, como ansiedade, depressão, frustração, ociosidade e raiva[16,17]. Estudos também mostram que agressores sexuais de adultos e de crianças são propensos a apresentar fantasias sexuais desviantes e aumento da masturbação durante esses episódios em que os agressores se sintam estressados ou entristecidos ou que experienciam conflitos interpessoais ou estados negativos de humor[18]. Quanto mais o agressor se dedica a seu mundo fantasioso, mais realista esse mundo se torna. Associado a isso, a elaboração e o aperfeiçoamento dessas fantasias com padrões compulsivos de masturbação podem adquirir mais poder por incorporar elementos de violência, controle e poder e forte associação entre conteúdo fantasioso e excitação sexual[19]. Por conta do grande tempo gasto nesse mundo da fantasia, esse se torna elaborado e forma um campo para seus sentimentos negativos não ditos, como hostilidade, humilhação e raiva[9], levando à importância de intervenções terapêuticas que acessem essas fantasias desviantes e forneçam aos agressores habilidades, conhecimento e oportunidades de efetivamente lidar com as emoções negativas[9].

ABUSO SEXUAL DE CRIANÇAS E PEDOFILIA

O abuso sexual de crianças menores tende a ser ainda menos notificado por diversas razões, incluindo a dependência dos cuidadores, poucas interações com potenciais protetores fora de casa, habilidades cognitivas pouco desenvolvidas e capacidade diminuída de articulação[20]. O termo "pedofilia" não é utilizado para denominar abusadores de menores de idade. Embora essa preferência sexual aumente o risco de envolvimento em abuso sexual infantil, cerca de 50% de todos os indivíduos que abusam sexualmente de crianças são pedófilos[21,22], mas nem todo pedófilo realmente abusou de crianças. Os outros 50% dos indivíduos que abusaram de crianças são aqueles que fazem isso sem uma atração sexual por elas, ou seja, não têm habilidades sociais necessárias para desenvolver e manter relações sexuais com seus pares com idade apropriada e acabam direcionando o olhar para "parceiros substitutos" em crianças[23,24].

É importante ressaltar que agressor sexual infantil e pedófilo não são considerados sinônimos, apesar de a preferência pedofílica ser o fator que mais contribui para a agressão sexual infantil, presente em 50% dos agressores sexuais de crianças[23].

Existe também relativa alta incidência de história de abuso sexual entre os agressores sexuais[25]. Frequentemente se assume que o maltrato infantil cria um ciclo de abuso que se repetirá quando a criança se tornar adulto.

ACOMPANHAMENTO E TRATAMENTO DE COMORBIDADES

Estimou-se que cerca de 30% dos agressores sexuais foram sexualmente abusados quando crianças[26], o que contrasta com as taxas de abuso sexual infantil na população geral, que corresponde a 17% nas mulheres e 8% nos homens[27]. Com relação às taxas de recidiva, estupradores atingem um valor de 20%, e abusadores infantis, de 13%[28]. A recidiva de crimes não sexuais é de 14%[29]. Apesar das taxas relativamente baixas de recidiva, a impressão social é de que os agressores sexuais tendem a repetir seus crimes, o que leva a uma preocupação sobre o acompanhamento e consequentemente prevenção de novos casos de abuso.

Os estudos referentes ao acompanhamento e às formas de intervenções nos indivíduos que praticaram agressões sexuais utilizam o termo "tratamento" ao se referir ao acompanhamento psiquiátrico e psicoterápico dessas pessoas. É importante frisar que a agressão sexual não é, por si só, uma doença ou um desvio patológico. Então, subentende-se que, ao falar de tratamento desses indivíduos, acredita-se estar falando de manejos psiquiátricos (por identificação e tratamento de transtornos comórbidos ou transtornos de base, como a pedofilia, descritos anteriormente) e psicoterápicos (como análises e medidas comportamentais) que previnam novas recidivas de agressão e promovam a saúde.

Nesse caminho, faria sentido indicar um tratamento quando se identifica um transtorno mental que pode ser central na manifestação da agressão sexual, como no caso das parafilias, mais especificamente a pedofilia, ou transtornos da impulsividade, ou periférico à agressão, no caso das comorbidades psiquiátricas.

Tratamento medicamentoso

O tratamento medicamentoso tem como objetivo a redução da impulsividade e da libido, nos casos a que isso se aplica[30]. O tratamento da pedofilia será discutido em outro capítulo. As medicações podem assumir papel importante no tratamento e na redução de riscos quanto às recidivas, porém a discussão é polêmica quando se misturam termos como "castração química" ou "emasculação", que são abordagens que visam a redução de testosterona de forma incisiva e consequentemente a eliminação da libido. Por causa do questionamento ético, e a não aprovação no Brasil, não será detalhado seu manejo. Vale a ressalva que não há associação entre agressão sexual e níveis aumentados de testosterona ou anormalidades de neurotransmissores (serotonina e dopamina, por exemplo)[31].

A proposta do uso das medicações seria para resultarem em interferência na fase do desejo sexual. Os neurotransmissores serotonina e dopamina têm importantes funções na inibição e na excitação, respectivamente, do comportamento sexual. A utilização de inibidores seletivos da recaptação de serotonina (ISRS), que aumentam os níveis de serotonina, e de antipsicóticos, que reduzem a ação da dopamina, pode causar diversos efeitos sexuais, como a redução da libido, a disfunção erétil e a anorgasmia[31]. Os antipsicóticos também podem, por via indireta, aumentar os níveis de prolactina, que também contribui para a supressão do comportamento sexual[31].

Os ISRS são amplamente utilizados para tratamento de diversas condições psiquiátricas, como depressão, ansiedade e transtornos do impulso, entre outras. A utilização dessas medicações pode diminuir o *drive* sexual, inibir o desejo, bem como reduzir a frequência de pensamentos intrusivos de ordem sexual.

Tratamento não medicamentoso

Com relação à eficácia do tratamento para os agressores sexuais, os dados são divididos. Um estudo que avaliou a eficácia do tratamento cognitivo-comportamental no impacto de recidiva de agressão em agressores sexuais prisionais não encontrou diferença entre os estupradores e agressores sexuais infantis tratados e os não tratados em um acompanhamento de oito anos[32]. No entanto, evidenciaram-se menores taxas de recidiva naqueles que completaram a proposta de tratamento[32]. Outros estudos concluíram que agressores sexuais que não participaram do acompanhamento psicológico tiveram maiores taxas de recidiva (17%) comparados com aqueles que receberam terapia cognitivo-comportamental (10%)[33]. A terapia cognitivo-comportamental é mundialmente conhecida como a ferramenta que possui mais recursos para esse fim, pois tem como foco o desenvolvimento de empatia, habilidades sociais, controle de impulsos sexuais, bem como de distorções cognitivas, de negação, manejo de raiva e prevenção de recaída[34,35].

O acompanhamento dos agressores que praticaram o ato pela primeira vez aparenta ser mais promissor, em que 9% deles recidivaram comparados a 27% dos que não receberam investidas terapêuticas[36]. Isso leva a crer que, apesar de a literatura não chegar em um consenso quanto ao tratamento, a terapia pode trazer benefícios e levar a maior controle do comportamento e prevenir recidivas.

CONSIDERAÇÕES FINAIS

A agressão sexual é danosa para a saúde mental das vítimas e resulta em diversos desfechos negativos da saúde mental e sexual frequentemente. Um dos desfechos pode ser a perpetração da violência sexual na vida adulta, levando à ideia de um ciclo da violência sexual. Os estudos apontam para frequentes comorbidades psiquiátricas nos agressores. São fundamentais a avaliação da saúde mental desse segmento, e a divulgação dos cuidados diagnósticos e terapêuticos, a fim de se ampliar o diagnóstico e se alcançar o início do tratamento de modo precoce e preventivo, bem como ampliar o tratamento de pessoas já judicializadas, mas que terão mais chances de não recidivar.

REFERÊNCIAS

1. Otto KO, Douglas KS. Handbook of violence risk assessment. New York: Taylor & Francis; 2010.
2. Turvey, BE. Criminal profiling. Sitka: Elsevier; 2008.
3. Levenson JS, Brannon YN, Fortney T, Baker J. Public perceptions about sex offenders and community protection policies. Analyses of Social Issues and Public Policy (ASAP). 2007;7(1): 137-61.
4. Bureau of Justice Statistics. Sexual assault of young children as reported to law enforcement: victim, incident, and offender characteristics (n. NCJ 182990). Washington: US Department of Justice; 2000.
5. Stoltenborgh M, van Ijzendoorn MH, Euser EM, Bakermans-Kranenburg MJ. A global perspective on child sexual abuse: meta-analysis of prevalence around the world. Child Maltreat. 2011;16(2):79-101.
6. Laboratório de Estudos da Criança (LACRI). São Paulo (SP): Instituto de Psicologia da Universidade de São Paulo; 2008. Disponível em: www.ip.usp.br/laboratorios/lacri. Acesso: 18 mar. 2010.
7. Lins MZS. Avaliação do sistema de informação para a infância e adolescência (SIPIA), com foco na notificação de violência sexual na Região Metropolitana de Fortaleza, no período de 1999 a 2007 [Tese – Programa de Pós-Graduação em Saúde Pública]. Rio de Janeiro (RJ): Escola Nacional de Saúde Pública Sergio Arouca; 2008.
8. Brito AM, Zanetta DM, Mendonça RC, Barison SZ, Andrade VAG. Violência doméstica contra crianças e adolescentes: estudo de um programa de intervenção. Cienc Saude Colet. 2005;10(1):143-9.
9. Maniglio, R. The role of child sexual abuse in the etiology of suicide and non-suicidal self-injury. Acta Psychiatr Scand. 2011;124:30-41.
10. Paolucci EO, Genuis ML, Violato C. A metaanalysis of the published research on the effects of child sexual abuse. J Psychol. 2001;135:17-36.

11. McElroy SL, Soutullo CA, Taylor P, Nelson EB, Beckman DA, Brusman LA, et al. Psychiatric features of 36 men convicted of sexual offenses. J Clin Psychiatry. 1999;60:414-20.
12. Siegel LJ. Criminology. 8.ed. Belmont: Wadsworth/Thompson Learning; 2003.
13. Marshall WL, Cripps E, Anderson D, Cortoni FA. Self-esteem and coping strategies in child molesters. J Interpersonal Violence. 1999;14:955-62.
14. Hanson RK, Harris A. Where should we intervene? Dynamic predictors of sexual offense recidivism. Crim Justice Behav. 2000;27:6-35.
15. Polaschek DL, Hudson SM, Ward T, Siegert R. Rapists' offense processes: a preliminary descriptive model. J Interpersonal Violence. 2001;16:523-44
16. McCoy K, Fremouw W. The relation between negative affect and sexual offending: a critical review. Clin Psychol Rev. 2010;30:317-25.
17. Serran G, Marshall L. Coping and mood in sexual offending. In: Marshall W, Fernandez Y, Marshall L, Serran G (eds.). Sexual offender treatment: controversial issues. West Sussex, England: John Wiley & Sons; 2006. p.109-24.
18. Gee D, Ward T, Eccleston L. The function of sexual fantasies for sexual offenders: a preliminary model. Behav Change. 2003;20:44-60.
19. Marshall WL, Barbaree HE. An integrated theory of the etiology of sexual offending. In: Marshall WL, Laws DR, Barbaree HE (eds.). Handbook of sexual assault: issues, theories, and treatment of the offender. New York: Plenum Press; 1990. p.257-75.
20. Finkelhor D, Ormrod R, Turner H, Hamby SL. The victimization of children and youth: a comprehensive, national survey. Child Maltreatment. 2005;10(1):5-25.
21. Blanchard R, Klassen P, Dickey R, Kuban ME, Blak T. Sensitivity and specificity of the phallometric test for pedophilia in nonadmitting sex offenders. Psychol Assess. 2001;13:118-26.
22. Schaefer GA, Mundt IA, Feelgood S, Hupp E, Neutze J, Ahlers CJ, et al. Potential and dunkelfeld offenders: two neglected target groups for prevention of child sexual abuse. Int J Law Psychiatry. 2010;33:154-63.
23. Seto MC. Pedophilia and sexual offending against children: theory, assessment, and intervention. Washington, DC: American Psychological Association; 2008.
24. Mokros A, Osterheider M, Nitschke J. Pädophilie: prävelenz, ätiologie und diagnostik. Nervenarzt. 2012;83:355-8.
25. Hanson RK, Bussiere MT. Predicting relapse: a meta-analysis of sexual offender recidivism studies. J Consulting Clin Psychol. 1998;66(2):348-62.
26. Becker JV, Murphy W. What we know and do not know about assessing and treating sex offenders. Psychol Public Policy Law. 1998;4(1/2):116-37.
27. Putnam F. Ten year research update review: Child sexual abuse. J Am Acad Child Adolesc Psychiatry. 2003;42(3):269-78.
28. Hanson RK, Harris AJR. Dynamic predictors of sexual recidivism. Ottawa, Canada: Department of the Solicitor General of Canada; 1998.
29. Hanson RK, Morton-Bourgon K. The characteristics of persistent sexual offenders: a meta-analysis of recidivism studies. J Consulting Clin Psychol. 2005;73(6):1154-63.
30. Baratta A, Javelot H, Morali A, Halleguen O, Weiner L. The role of antidepressants in treating sex offenders. Sexologies. 2012; 21(3):106-8.
31. Darjee R, Quinn A. Pharmacological treatment of sexual offenders. The Wiley handbook of what works with sexual offenders. Hoboken: John Wiley & Sons. 2020. p.217-45.
32. Marques JK, Wiederanders M, Day DM, Nelson C, van Ommeren A. Effects of a relapse prevention program on sexual recidivism: final results from California's #(SOTEP). Sex Abuse. 2005;17(1):79-107.

33. Hanson RK, Gordon A, Harris AJR, Marques JK, Murphy W, Quinsey VL, et al. First report of the collaborative outcome data project on the effectiveness of treatment for sex offenders. Sex Abuse. 2002;14(2):169-94.
34. Schmucker M, Lösel F. Does sexual offender treatment work? A systematic review of outcome evaluations. Psicothema. 2008;20:10-9.
35. Beech AR, Mandeville-Norden R, Goodwill A. Comparing recidivism rates of treatment responders/nonresponders in a sample of 413 child molesters who had completed community -based sex offender treatment in the United Kingdom. Int J Offender Ther Comp Criminol. 2012;56:29-49.s
36. Nicholaichuk T, Gordon A, Gu D, Wong S. Outcome of an institutional sexual offender treatment program: A comparison between treated and matched untreated offenders. Sex Abuse. 2000;12(2):139-53.

17
Transtornos parafílicos

João Paulo Lian Branco Martins
Lucas Naufal Macedo
Nisa Regina Bubola Lima
Marco de Tubino Scanavino

Parafilias são atos ou fantasias que se desviam do comportamento sexual socialmente aceito, mas que podem ser necessários e, em alguns casos, imprescindíveis ao indivíduo para se vivenciar excitação sexual e/ou orgasmo[1].

Dessa forma, uma parafilia, por si só, não requer intervenção psiquiátrica. Afinal, o espectro parafílico de comportamento abrange desde condutas aceitas pela norma até atos prejudiciais ou destrutivos para o indivíduo ou aqueles que o cercam. Trata-se de uma pluralidade de manifestações, na qual foram descritas mais de 40 modalidades, sendo as mais comuns a pedofilia, o exibicionismo, o voyeurismo, o frotteurismo, o sadomasoquismo, o fetichismo e o travestismo[2,3].

O comportamento parafílico desperta o interesse não só dos profissionais de saúde, como também de outros atores da sociedade. E não é para menos. Dada a grande associação com crimes sexuais, essas condutas representam questão de saúde pública de extrema relevância, ainda que a maioria daqueles que perpetram abuso sexual infantil, estupro ou agressão sexual não atenda critérios para um diagnóstico de transtornos mentais[4]. Na outra ponta, níveis significativos de morbidade impõem um fardo pesado aos sobreviventes de agressões sexuais, como se pode observar pela perda de qualidade de vida e produtividade, bem como aumento dos custos com saúde mental das vítimas[5].

HISTÓRIA DOS CONCEITOS

Dos desvios sexuais às parafilias

Carregados de extrema complexidade, os conceitos que serão tratados neste capítulo jamais foram estanques e raramente aceitos com a serenidade científica necessária. Provas dessa árdua trajetória são as mudanças ocorridas, desde a metade do século XX, na maneira como as duas principais classificações de transtornos mentais que existem hoje encaram os desvios sexuais. Essas modificações refletem, *pari passu,* o gradativo abandono de noções que a medicina tinha adotado em meados do século XIX quando o assunto se tornou matéria médica. Na época, a normalidade sexual baseava-se no coito dentro do matrimônio heterossexual, enquanto os "desvios do instinto reprodutivo" eram vistos como doenças mentais[6].

Ao longo da história e ao sabor dos ventos sociais, as fronteiras do comportamento aceitável mudaram bastante e, mesmo hoje, nas diferentes tradições culturais, é enorme a variação entre os atos considerados admissíveis.

A questão, na verdade, é milenar. A proibição do bestialismo e alertas contra o travestismo presentes no *Velho Testamento* (*Levítico* 18) indicam a existência dessas práticas na Antiguidade e da preocupação em modulá-las. No entanto, nas diversas culturas, variou-se o conceito do que é desvio sexual com delimitações que incluíam desde o grau de consentimento, passando pelo local do ato, pela idade dos envolvidos, por sua natureza, se ocorria sofrimento ou dano e a frequência das práticas até o desagrado percebido pelos demais[7].

Os desvios consagraram sua entrada na medicina quando, em 1886, foram descritos em detalhe no livro *Psychopathia sexualis*[8] de Richard von Krafft-Ebing – o primeiro levantamento sistemático e completo das diferentes formas de perturbação da vida sexual humana. E, já na virada do século XX, Emil Kraepelin manifestou seu interesse pelo tema, descrevendo o caso de um homem com tendências pedofílicas[9,10].

Ainda na primeira metade do século passado, a atenção às perturbações da sexualidade deixou de ser exclusividade da investigação médica. Coube à Psicanálise aprofundar sua pesquisa, uma vez que a proposta de psicoterapia desenvolvida por Sigmund Freud tinha como uma de suas bases a sexualidade.

Mesmo assim, os comportamentos sexuais nunca deixaram de ser uma área de grande interesse da medicina. Em um movimento ousado e contrário ao senso comum da época, Havelock Ellis[11] e Magnus Hirschfeld advogaram que a homossexualidade constituía uma condição médica e não uma degeneração pecaminosa.

Esse movimento que, aos olhos de hoje, pode soar retrógrado, na verdade significou avanço substancial. Retirado do campo da religião e do tabu místico, o tema pode ser estudado pela ciência, o que resultou, em meados dos anos 1970, em sua remoção do *Manual Diagnóstico e Estatístico de Transtornos Mentais* (DSM) da American Psychiatric Association (APA). Não por acaso, Ellis foi considerado pornógrafo[12] e Hirschfeld teve seus livros queimados pelos nazistas[13].

A evolução dos desvios sexuais nas classificações de transtornos mentais

A publicação dos *Relatórios Kinsey* sobre a sexualidade masculina[14] e a feminina[15], além de abalar o conceito de "normalidade", descrevendo uma gama variada de comportamentos sexuais, consagrou o termo "desvio sexual", que prontamente seria acolhido pela comunidade médica. É o que se pode constatar na 6ª edição da Classificação Internacional de Doenças (CID-6) publicada em 1949 e a primeira a ser editada pela então recém-criada Organização Mundial da Saúde (OMS).

Além de abandonar o título *Lista Internacional das Causas de Morte* com que foi chamada nas cinco edições anteriores, a CID-6 inovou ao trazer categorias de transtornos e morbidades mentais. Em seu capítulo "Transtornos mentais, psiconeuróticos e de personalidade", constava a categoria dos Desvios sexuais, que incluía, entre outros, o exibicionismo, o fetichismo, a homossexualidade, a sexualidade patológica e o sadismo.

Em 1952, quando da publicação da primeira versão do *Diagnostic and Statistical Manual of Mental Disorders* (DSM – *Manual Diagnóstico e Estatístico de Transtornos Mentais*) da APA, em alinhamento com a CID-6, a homossexualidade também foi incluída entre os Desvios sexuais, na categoria mais abrangente de Transtornos de personalidade sociopática[16]. Na época, com a homossexualidade, estavam também outros diagnósticos que hoje compõem os transtornos parafílicos, como travestismo, pedofilia, fetichismo e sadismo.

Na CID-7 de 1955, a seção de Desvios sexuais não sofreu alterações, mas a 8ª edição de 1965 exibiu, no capítulo "Transtornos mentais", uma robusta expansão desse agrupamento. Os desvios incluíam agora homossexualidade, fetichismo, pedofilia, travestismo, exibicionismo e outros desvios sexuais. Esta última categoria agregava diagnósticos como o masoquismo, o narcisismo, a necrofilia, o sadismo e o voyeurismo.

Em sua trajetória para deixar de ser considerada doença mental, a homossexualidade ainda figurava na 2ª edição do DSM de 1968, incluída na categoria Desvios sexuais. Esta, agora, fazia parte do capítulo de "Transtornos de personalidade e outros transtornos mentais não psicóticos"[17].

No entanto, seis anos depois, em 1974, a revisão da 2ª edição do manual, em consonância com a noção resultante do debate sobre os direitos dos homossexuais, redesignou a homossexualidade como transtorno de orientação sexual e acrescentou que ela "por si só não constitui um transtorno psiquiátrico", ressaltando que o novo código deveria ser empregado apenas para "indivíduos cujos interesses sexuais sejam direcionados para pessoas do mesmo sexo e que estejam [...] em conflito com [...] sua orientação sexual"[18].

Aprovada em 1975, a CID-9[19] inovou ao ser a 1ª edição de classificação internacional a incluir definições e descrições de transtornos mentais. Publicada em 1977, trouxe o agrupamento de Transtornos e desvios sexuais como parte do capítulo "Transtornos mentais". Nele, estavam incluídos a homossexualidade, o bestialismo, a pedofilia, o travestismo, o exibicionismo, o transexualismo, os transtornos da identidade psicossexual, a frigidez, a impotência e outros desvios ou transtornos sexuais. Como na revisão anterior, este último agregava quadros como fetichismo, masoquismo e sadismo.

A definição de desvio sexual oferecida pela 9ª edição da classificação de doenças da OMS reunia atos sexuais que não tinham propósito reprodutivo por causa do gênero do parceiro, da natureza do ato em si, dos órgãos envolvidos e do coito ocorrer sob circunstâncias incomuns. Como decorrência, havia um conjunto de transtornos que orbitava violações da ordem social e supostas falhas morais, cuja etiopatogenia seria corolário de certas formas não psicóticas de personalidade. Essa definição, porém, teve vida curta, uma vez que, em 1980, foi posta de lado pela comunidade médica com o surgimento da noção de parafilia no DSM-III e, mais tarde, definitivamente enterrada com a publicação do CID-10[20].

As parafilias e os transtornos parafílicos

Em 1980, a introdução do termo "parafilia" para substituir "desvio sexual" ainda presente no DSM-II também se fez acompanhar da exclusão completa da homossexualidade do manual da APA, com sua 3ª edição (DSM-III) na qual o transtorno de orientação sexual cedeu lugar para a homossexualidade egodistônica[21].

O vocábulo "parafilia" havia sido proposto pelo folclorista e sexólogo Friedrich S. Krauss em 1903[22], mas ganhou projeção ao constar no prefácio do livro *Disorders of the instincts and the emotions. Sexual aberrations. The phenomena of fetishism in relation to sex*[23]. Nele, seu autor, Wilhelm Stekel, ao mesmo tempo em que arriscava novos termos para substituir neurose e psicose, também propunha parafilia como sucedâneo de perversão. Já, então, ele dissociava as parafilias das demais categorias de transtornos mentais e dava ênfase ao fato de que o desvio (do grego "*para*") residia naquilo para que a pessoa era atraída (do grego "*filia*"). Com base nessa argumentação, em 1980, a APA fez figurar o termo na seção de Transtornos psicossexuais do DSM-III.

O DSM-III e sua revisão, DSM-III-R, publicada em 1987, exerceram enorme influência na elaboração do capítulo de "Transtornos mentais" da CID-10 de 1990 e, em particular, na seção "Transtornos sexuais".

Ao substituir desvios sexuais, as parafilias adentraram a CID-10 como parte da categoria Transtornos de personalidade e comportamento em adultos, com o nome de Transtornos da Preferência Sexual, sob o código F65. Desse rol, foram excluídos a homossexualidade e quaisquer problemas resultantes da orientação sexual. Estes últimos foram agregados na categoria F66: "Transtornos psicológicos e do comportamento associados ao desenvolvimento e orientação sexuais".

Um chamativo problema, apontado por Alan Giami, na 10ª edição da classificação de doenças da OMS, porém, foi a ausência do conceito de "sofrimento" ("*distress*") como critério qualificador para que uma parafilia pudesse obter o *status* de transtorno mental. Afinal a própria CID-10 define transtorno mental como sendo caracterizado por sinais e sintomas associados ao sofrimento[20].

Esse aspecto foi mais bem atendido na 4ª edição do DSM, lançada em 1994[24]. Em sua seção Transtornos sexuais e de identidade de gênero as parafilias foram definidas como transtornos psiquiátricos do comportamento sexual anormal e caracterizadas por fantasias e impulsos intensos e recorrentes ou comportamentos que envolvessem objetos, atividades ou situações não habituais, que causassem perturbação clínica significativa ou comprometimento social, ocupacional ou de outras áreas importantes do funcionamento.

No DSM-IV, foram reservadas classificações específicas para as parafilias mais comuns (pedofilia, exibicionismo, voyeurismo, frotteurismo, sadismo sexual, masoquismo sexual, fetichismo e travestismo). A categoria Parafilia não especificada incluiu, então, as modalidades menos frequentes como escatologia telefônica, necrofilia, zoofilia e coprofilia.

A essa altura, cabe ressaltar que, em momento algum, o estupro foi incluído na categoria das parafilias, uma vez que esse ato representa uma expressão sexual de agressão e não uma expressão agressiva do comportamento sexual[25].

Em 2000, a DSM-IV-TR[26], revisão da 4ª edição, definiu as parafilias como fantasias excitantes, impulsos ou comportamentos sexuais recorrentes e intensos ao longo de, pelo menos, seis meses, envolvendo: I) objetos não humanos, II) sofrimento ou humilhação de si mesmo ou do parceiro, ou III) crianças ou outras pessoas que não consintam com o ato.

Embora abrangente, essa definição deixava aos clínicos um dilema de difícil solução. Empregava o vocábulo para agregar transtornos mentais de excitação atípica, mas não oferecia qualquer termo para indicar interesses sexuais atípicos não patológicos. Como, então, excluir do rol das patologias a excitação sexual atípica, intensa e persistente que, diferente do transtorno mental, não gera sofrimento, perturbação ou prejuízo?

A solução para o dilema deu-se nove anos depois com a publicação da 5ª edição do manual estatístico da APA, o DSM-5[27], que redefine o termo "parafilia" e considerá-lo não como uma categoria de transtornos, mas como um conjunto de padrões de excitação sexual atípicos descritos como "qualquer interesse sexual intenso e persistente que não aquele voltado para a estimulação genital ou para carícias preliminares com parceiros humanos que consintam e apresentam fenótipo normal e maturidade física".

No lugar do termo até então empregado, na 4ª edição do manual, consagrou-se a expressão "transtorno parafílico". Dessa forma, a nova categorização passou a agregar entidades patológicas definidas por padrões de excitação sexual atípicos, intensos e persistentes, acompanhadas de perturbações e prejuízos clinicamente significativos. Em outras palavras, o DSM-5 permite ao médico reconhecer uma parafilia – um padrão de comportamento – como algo distinto de um transtorno parafílico – um diagnóstico médico.

No DSM-5, a parafilia deixa de ser uma condição absoluta para o raciocínio clínico e passa a ser encarada como necessária, mas não suficiente para o diagnóstico. Em outras palavras, além de comportamentos parafílicos, o indivíduo terá de cumprir critérios específicos. Assim sendo, o DSM-5 reserva o diagnóstico de transtorno parafílico para indivíduos que, "pelo menos ao longo de seis meses, apresentam um foco atípico de excitação sexual e um padrão de excitação recorrente, intenso e duradouro" (o que se convencionou chamar critério A) "com alguém incapaz de consentir, ou cujos impulsos e fantasias sexuais causaram perturbação ou prejuízo clinicamente significativo em áreas sociais, ocupacionais ou outras áreas importantes do funcionamento" (critério B).

O critério A especifica, então, a natureza da parafilia, que poderia ser o foco erótico em crianças ou expor a genitália a estranhos, enquanto o critério B elenca suas consequências negativas como sofrimento, prejuízo ou dano a outros. Portanto, o diagnóstico requer a concomitância de um componente parafílico, representado pelo critério A e outro de dano, englobado pelo critério B.

Se a pessoa atende ao critério A, mas não ao B, pode-se dizer, então, que ela tem uma dada parafilia, mas não um transtorno parafílico.

Já a CID-11, lançada em fevereiro de 2022, caracteriza os transtornos parafílicos com base em um padrão persistente e intenso de excitação sexual atípica, que se manifesta por pensamentos, fantasias, impulsos e/ou comportamentos sexuais. Se o foco do padrão de excitação envolve outros indivíduos cuja idade ou circunstâncias os tornam incapazes de consentir (por exemplo, pré-púberes, animais ou pessoa que não se dê conta que está sendo vista por uma janela), cabe o diagnóstico apenas se o indivíduo tiver agido de acordo com esse padrão de excitação e/ou este o tiver deixado intensamente angustiado.

Nos padrões de excitação que envolvam adultos que consintam ou comportamento solitário, um transtorno será diagnosticado apenas se:

- O indivíduo apresentar-se angustiado com a natureza da excitação e a angústia não se dever apenas à rejeição ou ao medo de ser rejeitado, dado seu padrão de excitação.

- A natureza do comportamento parafílico envolver importante risco de lesão ou morte.

Portanto, de acordo com a CID-11, um padrão de excitação que não envolva indivíduos que não consintam ou sejam incapazes de consentir e que não esteja associado à angústia intensa ou ao risco significativo de lesão ou morte não deve ser considerado um transtorno[28].

Ainda que menos explícita do que a redação presente no DSM-5, a definição da CID-11 também consagra maior tolerância a pensamentos, fantasias, impulsos e/ou comportamentos outrora estigmatizados como desvios.

Espectro parafílico e as classificações atuais

Como consequência das novas classificações, estamos, então, autorizados a falar em um espectro parafílico, um gradiente que parte de comportamentos saudáveis e quase normais para ter, na outra ponta, atos danosos ou destrutivos para o próprio indivíduo ou outras pessoas. Afinal, a elevada incidência de comportamentos parafílicos na população geral nos leva a pensar neles mais como elementos do repertório sexual saudável do que necessariamente como sintomas e sinais de transtornos.

Confirmando a assertiva anterior, em entrevistas com 7.022 pessoas, no ano de 2010, Oliveira e Abdo constataram que 52% dos homens tinham praticado, pelo menos uma vez na vida, sexo "não convencional" (parafilias e sexo não parafílico, como *swing*, *ménage à trois* e sexo grupal), sendo que os dois comportamentos não convencionais mais comuns – voyeurismo (13%) e fetichismo (13%) – foram parafílicos[29].

Uma importante distinção entre a CID-11 e o DSM-5 é que a primeira usa um requisito de duração mais flexível do que o de 6 meses, presentes no segundo, para diagnóstico de transtorno parafílico. Em vez da delimitação rígida de um período, as diretrizes da CID-11 exigem um juízo clínico de que o padrão de excitação seja sustentado, focado e intenso, deixando claro que um único episódio não é suficiente[20].

Em sua seção Transtornos parafílicos, o DSM-5 delineia os critérios para oito transtornos específicos, incluindo as seguintes categorias diagnósticas: transtorno voyeurista, transtorno exibicionista, transtorno frotteurista, transtorno de masoquismo sexual, transtorno de sadismo sexual, transtorno pedofílico, transtorno fetichista e transtorno transvéstico. Seu texto também permite o diagnóstico de outro transtorno parafílico especificado para indivíduos com tipos raros de transtornos parafílicos, como transtorno zoofílico e transtorno necrófilo, e transtorno parafílico não especificado.

Em seu sexto capítulo dedicado a "Transtornos mentais, do comportamento ou do neurodesenvolvimento", a CID-11 inclui os seguintes transtornos parafílicos: transtorno exibicionista (6D30), transtorno voyeurista (6D31), transtorno frotteurista (6D34), transtorno pedofílico (6D32), transtorno de sadismo sexual coercitivo (6D33), outros transtornos parafílicos envolvendo indivíduos que não consintam (6D35) e outros transtornos parafílicos envolvendo comportamento solitário ou indivíduos que consintam (6D36).

OS TRANSTORNOS PARAFÍLICOS E SEUS AGRUPAMENTOS

Neste capítulo, serão abordados, com maior ou menor aprofundamento, os transtornos parafílicos relativamente mais comuns e que costumam implicar atos para sua satisfação que, por causa do caráter nocivo e do dano a outros, são classificados como delitos criminais. A exceção fica por conta do transtorno pedofílico, que será objeto de uma seção à parte deste livro.

A ordem de apresentação dos transtornos corresponde a esquemas usuais de classificação. Há dois grupos básicos: os de preferência por atividades anormais e os de preferências por alvo anômalo.

O primeiro grupo é subdividido em transtornos do namoro, dada a semelhança distorcida deles com comportamentos de namoro (transtornos voyeurista, exibicionista e frotteurista), e transtornos da algolagnia, os quais envolvem dor e sofrimento (transtornos do masoquismo sexual e do sadismo sexual).

O segundo grupo inclui o transtorno pedofílico – cujo alvo anômalo são outros seres humanos – e os transtornos fetichista e transvéstico, caracterizados por outros alvos.

Transtornos de preferência por atividades anormais

Transtornos do namoro

Transtorno exibicionista

A noção de exibicionismo foi proposta em 1877 pelo médico francês Charles Lasègue em um artigo que descreveu uma forma de alienação mental marcada por um desejo intenso de exibir seus genitais.

Estima-se que a prevalência do transtorno exibicionista varie de 2 a 4% entre os homens, com taxas muito mais baixas entre as mulheres[30].

De acordo com Freund, que propôs o agrupamento dos transtornos de namoro[31], a idade de início da atividade exibicionista, uma das parafilias mais comuns[32], em geral coincide com a puberdade e diminui gradualmente com os anos, mas o consumo de álcool e drogas pode causar recidivas.

Um terço até a metade dos exibicionistas relata se masturbar durante a exposição ou quando fantasiam estar se expondo. Dois terços ocasionalmente se masturbam em locais públicos quando estão sozinhos. Cerca de um terço relata que deseja ter relações sexuais com a pessoa-alvo e espera que a exposição genital excite a vítima[33].

De acordo com o DSM-5, fala-se em transtorno exibicionista quando:

> por um período de pelo menos seis meses, houver excitação sexual recorrente e intensa à exposição dos próprios genitais a uma pessoa que não espera o fato e que está nua, despindo-se ou em meio a atividade sexual, conforme manifestado por fantasias, impulsos ou comportamentos (Critério A), e o indivíduo colocar em prática tais impulsos sexuais com uma pessoa que não consentiu, ou os impulsos ou as fantasias sexuais causarem sofrimento clinicamente significativo ou prejuízo no funcionamento social, profissional ou em outras áreas importantes da vida do indivíduo (Critério B).

Esse transtorno apresenta subtipos que variam de acordo com a idade da pessoa a quem o exibicionista prefere expor seus genitais (crianças, pré-púberes, adultos ou se isto lhe é indiferente).

Em muitos casos, o exibicionista masturba-se enquanto se expõe ou fantasia que está se expondo. Alguns dos indivíduos que atendem ao critério para o diagnóstico estão cientes de um desejo de chocar o alvo, enquanto outros fantasiam que o alvo também se excita.

As explicações para o comportamento exibicionista variam muito e não parece haver um traço que una os indivíduos que atendem esse diagnóstico. São marcantes as diferenças entre pessoas que expõem repetidamente seus genitais a estranhos com respeito à história pessoal, estrutura de personalidade, atitude em relação às mulheres e gratificação erótica do ato. Alguns costumam apresentar transtornos mentais comórbidos[34] e não são raros os exibicionistas que abusam de substâncias, o que pode ser suficientemente desinibidor a ponto de sobrepujar a contenção e facilitar a exposição[35].

Com exceção do transtorno pedofílico, são raras as pesquisas de biologia básica direcionadas para os transtornos parafílicos. Por ser este também o caso do transtorno exibicionista, pouco se pode conjecturar sobre fatores genéticos, de estrutura cerebral ou neuroquímicos envolvidos em sua etiopatogenia. No entanto, antecedentes de abuso sexual na infância e na adolescência, como ocorre com outros transtornos associados à agressão sexual, têm sido considerados fatores de risco significativos. É prevalente uma história de problemas de vínculo parental, uma vez que cerca de 60% dos agressores sexuais relata relacionamentos ruins com seus pais[36].

A disfunção sexual parece ser a tônica entre agressores sexuais[37]. Costuma se fazer presente a crença partilhada por muitos de que são menos desejáveis e competentes do que os demais[38]. A preocupação, porém, não se limita ao desempenho, como também ao tamanho e à forma do pênis[39]. Desse modo, há quem proponha que a exposição para obter um sobressalto da vítima funcionaria como estímulo para a conduta, uma vez que, na fantasia do agressor, a reação confirmaria sua potência[40]. Não é de se surpreender, portanto, que muitos exibicionistas acreditem que suas vítimas se excitem sexualmente ao ver sua genitália[41], o que contrasta com relatos de mulheres à experiência, que, em sua maioria, classificam-na como perturbadora e ameaçadora[42].

Transtorno voyeurista

Atos de voyeurismo são provavelmente os comportamentos sexuais mais comuns com potencial de desrespeito às leis[43].

Para avaliar a prevalência de excitação sexual em espionar outras pessoas fazendo sexo, um estudo sueco reuniu uma amostra nacional representativa de 2.450 pessoas entre 18 e 60 anos, selecionadas aleatoriamente. Destas, 191 (8%; destes, 12% são homens e 4% são mulheres) relataram pelo menos um episódio de excitação sexual em espionar outros fazendo sexo[44]. Em uma área rural dos Estados Unidos, um estudo com 60 universitários do sexo masculino constatou que 42% haviam observado secretamente outros em situações sexuais[45].

Entre os fatores de riscos arrolados para comportamentos voyeurísticos, estão o sexo masculino, a presença de mais problemas psicológicos, menos satisfação com a vida, elevado uso de álcool e drogas e maior interesse em atividades sexuais, que incluam mais parceiros, maior excitação, masturbações mais frequentes, consumo de pornografia e grande probabilidade de ter tido um parceiro sexual do mesmo sexo[44].

O voyeurismo torna-se um problema quando o indivíduo não se excita de outra forma e não resiste a atividades voyeurísticas, mesmo em detrimento do próprio bem-estar. Privacidades são violadas enquanto se observa a atividade sexual de outros sem que haja consentimento. Muitas vezes, uma pessoa é espionada, filmada ou fotografada sem sua permissão em áreas adentradas ilegalmente. Quando não se age dessa maneira descrita, o quadro faz-se acompanhar de frustração ou estresse. Depois desse comportamento, não raro se vivencia culpa.

No DSM-5, o transtorno voyeurista é um dos transtornos parafílicos, que, diferente da maioria, para serem firmados, requerem, além dos dois critérios habituais, um terceiro componente.

Para seu diagnóstico não basta que o critério A contemple excitação sexual devida a observar uma pessoa que ignora estar sendo observada enquanto se atenda o componente de dano (critério B). É preciso cumprir um critério C que requer que o indivíduo que se excita e/ou coloca em prática os impulsos voyeuristas tenha, no mínimo, 18 anos.

Transtorno frotteurista

O frotteurismo oferece oportunidade para reflexões em torno de práticas parafílicas ilegais e inaceitáveis que, sem o preenchimento dos devidos critérios, não se configuram transtorno mental.

A primeira menção a frotteurismo se deu em 1886, no livro *Psychopathia sexualis* do psiquiatra alemão Richard von Krafft-Ebing. Sua denominação advém do verbo francês *"frotter"* que significa "esfregar" ou "friccionar", e seus substantivos derivados são *"frottage"* e *"frotteur"*, que seria, ao pé da letra, a pessoa que esfrega.

De prevalência supostamente baixa, uma vez que raras são as pesquisas representativas capazes de fornecer estimativas confiáveis na população em geral[46], o transtorno frotteurista é uma eventualidade incomum em ambulatórios de saúde mental. Estudos, porém, indicam que as comorbidades são costumeiras. Pessoas que preenchem seus critérios diagnósticos tendem a apresentar outros comportamentos parafílicos como exibicionismo e voyeurismo[45,47].

De acordo com o DSM-5, o diagnóstico de transtorno frotteurista requer que seu portador manifeste, por um período de pelo menos seis meses, excitação sexual recorrente e intensa resultante de tocar ou esfregar-se em pessoa que não consente, conforme manifestado por fantasias, impulsos ou comportamentos, bem como o preenchimento do critério de dano comum aos demais transtornos parafílicos.

Como comportamento isolado – portanto sem preencher todos os critérios diagnósticos – o frotteurismo, diferente do transtorno que lhe corresponde, chega a ser bastante prevalente. De acordo com um estudo, ao menos uma vez na vida, foi praticado por até 32% dos homens na população geral[48]. Se a maioria dos que praticam essa parafilia são indivíduos do sexo masculino entre 15 e 25 anos[49], suas vítimas majoritariamente são do sexo feminino[50].

Prática oportunista, o frotteurismo ocorre comumente em áreas superlotadas como elevadores, escadas rolantes, ônibus, trens, metrôs ou multidões onde a vítima pode supor que o contato seja acidental.

Os *frotteurs* também escolhem locais públicos na esperança de que seus alvos se sintam constrangidos demais para reagir.

Trata-se de uma parafilia fortemente reforçada pela gratificação sexual imediata com pouquíssimo custo e investimento para quem a realiza[51].

Transtornos da algolagnia

Transtornos de sadismo sexual e de masoquismo sexual

Agrupadas anteriormente na CID-10 como sadomasoquismo e separadas no DSM-IV, como sadismo e masoquismo, esses interesses parafílicos continuaram a ter abordagens bastante diferentes na CID-11 e no DSM-5-TR.

Uma das diferenças significativas entre os dois atuais manuais diagnósticos na maneira como abordam os transtornos parafílicos está na remoção das páginas da CID-11 de categorias presentes na CID-10 como o fetichismo (F65.0), o travestismo fetichista (F65.1) e o sadomasoquismo (F56.5). Dessas três, hoje a publicação da OMS preserva apenas o sadismo no diagnóstico transtorno de sadismo sexual coercitivo (6D33).

Na nova edição, os fenômenos removidos podem ser diagnosticados na categoria Outro transtorno parafílico envolvendo comportamento solitário ou indivíduos que consentem, caso estejam associados a sofrimento intenso ou risco significativo de lesão ou morte. Por sua vez, o DSM-5 inclui o transtorno fetichista, o transtorno transvéstico, o de sadismo sexual e o de masoquismo sexual.

Em linhas gerais, em ambas as classificações, o masoquismo sexual caracteriza-se por fantasias, impulsos sexuais ou comportamentos recorrentes, intensos e sexualmente excitantes que envolvem atos (reais, não simulados) de ser humilhado, espancado, amarrado ou submetido a sofrimento. Pode eventualmente resultar em ferimentos ou mesmo morte.

Já o sadismo sexual caracteriza-se por fantasias, impulsos sexuais ou comportamentos recorrentes, intensos e sexualmente excitantes que envolvem atos (reais, não simulados), nos quais o sofrimento psicológico ou físico (entre os quais a humilhação) da vítima é sexualmente excitante. Tem início comumente nos primeiros anos da idade adulta e pode estar associado a estupros.

Na CID-10, a categoria Sadomasoquismo (F65.5) definia-se como uma preferência por atividade sexual que envolvia a prática de *bondage* (prender, amarrar e/ou restringir consensualmente um parceiro) ou infligir dor e humilhação. Caso o indivíduo preferisse receber esses estímulos, falava-se em masoquismo, acrescentando "1" ao código (F65.51); do contrário, havia o sadismo (F65.52). A classificação também previa indivíduos que se excitavam igualmente com atos sádicos e masoquistas.

Por sua vez, o DSM-IV tinha as duas categorias separadas em transtorno de masoquismo sexual e transtorno de sadismo sexual.

Na elaboração da CID-11, porém, o comitê concluiu que, por não representar um risco importante para crimes sexuais, o masoquismo sexual deveria ser excluído dos transtornos parafílicos definidos, sendo destinado à categoria Outro transtorno parafílico envolvendo comportamento solitário ou indivíduos que consentem, principalmente quando se trata de asfixiofilia, uma forma perigosa e potencialmente letal de masoquismo sexual envolvendo excitação por privação de oxigênio.

Enquanto isso, no DSM-5, o transtorno do masoquismo sexual manteve-se como entidade clínica independente, requerendo que, por um período de pelo menos seis meses, haja excitação sexual recorrente e intensa resultante do ato de ser humilhado, espancado, amarrado ou vítima de qualquer outro tipo de sofrimento, conforme manifestado por fantasias, impulsos ou comportamentos, atendendo, como já estabelecido, o critério de dano.

Por sua vez, o sadismo, manteve destaque na classificação da OMS, figurando na categoria Transtorno de sadismo sexual coercitivo como um padrão sustentado, focado e intenso de excitação sexual, manifestado por pensamentos, fantasias, impulsos ou comportamentos sexuais persistentes, que envolve a imposição de sofrimento físico ou psicológico a uma pessoa que não consente. Quando o indivíduo não age de acordo com esses pensamentos, essas fantasias ou esses impulsos, deve haver angústia significativa.

Por definição, o transtorno de sadismo sexual coercitivo exclui especificamente o sadismo e o masoquismo consensuais. Também não se diagnostica esse transtorno caso o comportamento não reflita um padrão sustentado, focado e intenso de excitação sexual sádica coercitiva. É o caso, por exemplo, de se provocar ocasionalmente sofrimento físico ou psicológico em indivíduos que não consentem durante um episódio maníaco ou sob a influência de substâncias.

Muitos crimes sexuais envolvendo sofrimento de indivíduos que não consentem não estão associados a um padrão subjacente e persistente de excitação sexual. Esses comportamentos podem ser transitórios e ocorrer de forma impulsiva ou oportunista.

É importante distinguir o transtorno de sadismo sexual coercitivo do BDSM (do inglês "*bondage, discipline, sado-masochism*"), o conjunto de práticas envolvendo *bondage* e disciplina, dominação, submissão e sadomasoquismo, caracterizadas por preferências e atividades sexuais consensuais. Como foi demonstrado na Austrália, 1,8% dos indivíduos sexualmente ativos (2,2% dos homens e 1,3% das mulheres) praticaram BDSM ao longo do ano anterior[52], lembrando que, se consensuais, o masoquismo e o sadismo não se associam com desempenho social e psicológico precário[53,54]. Sabendo disso, as equipes que cuidaram das últimas atualizações da CID e do DSM levaram em consideração as críticas dos que não consideram patológicas as práticas e a cultura do BDSM uma vez que se baseiam no livre-arbítrio e no consentimento[55,56].

Transtornos de preferências por alvo anômalo

Transtorno fetichista

Hoje, fetiches também são entendidos como fixações sexuais intensas em algum objeto inanimado ou parte do corpo – geralmente tidos como desprovidos de cunho sexual – que sejam alvo de fantasias ou impulsos sexuais intensos e necessários parcial ou integralmente para que o indivíduo se excite. No entanto, até meados do século XIX, o termo era apenas a designação de amuletos dotados de poderes mágicos ou sobrenaturais.

A palavra que se conhece na atualidade tem origem no vernáculo português "*feitiço*", que, passando pelo francês como "*fétiche*", retornou à nossa língua grafada sem o acento, tendo se consagrado no inglês como "*fetish*". Fruto da interação dos europeus com certos povos da África Ocidental[57], ao longo dos séculos XVII e XVIII, a palavra ganhou conotação mística muito antes da sexual.

O termo *fetichismo* foi usado pela primeira vez com cunho erótico pelo psicólogo francês Alfred Binet em 1887[58], sendo posteriormente adotado por Krafft-Ebing[59].

O fetichismo requer que a obtenção de prazer e excitação se dê pelo uso particular de roupas, adornos e objetos (os fetiches). Via de regra, exige-se que sejam empregados na masturbação ou no ato sexual objetos relacionados ao corpo, como sapatos, meias, *lingerie*, luvas etc., podendo substituir a atividade sexual típica ou se integrar a ela. São segurados, esfregados, saboreados, cheirados ou pede-se ao parceiro que os use.

No DSM-5, como ocorre com o transtorno voyeurista, o diagnóstico do transtorno fetichista precisa atender às exclusões do critério C. Não basta, então, para seu diagnóstico que, por um período de pelo menos seis meses, haja excitação sexual recorrente e intensa resultante do uso de objetos inanimados ou de um foco altamente específico em uma ou mais de uma parte não genital do corpo, conforme manifestado por fantasias, impulsos ou comportamentos (critério A), desde que contemplado o critério de dano (B). É necessário, então, um terceiro critério que cobra que os objetos de fetiche não se limitem a artigos de vestuário usados em travestismo/*cross-dressing* (como no transtorno transvéstico) ou a dispositivos especificamente criados para estimulação genital tátil como os vibradores.

Transtorno transvéstico

O termo "travestismo", formado pelas palavras latinas "*trans*" (através, cruzar) e "*vestitus*" (roupa), foi proposto, em 1910, por Magnus Hirschfeld[60]. O médico alemão o empregou para designar pessoas que, independentemente de suas inclinações sexuais, auferiam prazer em trajar roupas do sexo oposto.

Tendo avaliado 17 casos, dos quais 16 eram homens, Hirschfeld chamou atenção para o fato de que sua casuística era composta preponderantemente de homens heterossexuais, o que também o levou a diferenciar essa prática da homossexualidade. Hoje, algumas poucas pesquisas apontam entre 0,5 e 3% de *crossdressers*/travestis na população geral[61].

Com o passar dos anos, o termo agregou sentidos pejorativos que se associaram à prostituição e a comportamentos antissociais. Isso levou muitos a preferirem o vocábulo inglês *"cross-dressing"* para evitar o estigma associado à palavra original. Já a denominação *"drag queen"* foi reservada para situações de cunho artístico.

Quando não travestidos, indivíduos heterossexuais masculinos que apresentam travestismo aparentam ser tipicamente masculinos, enquanto o comportamento de travestis homossexuais masculinos tende a ser mais feminino e performático[62]. Muitos travestis masculinos heterossexuais são casados e têm filhos e se travestem apenas em privado. Também é possível que o travestismo se apresente com fetichismo ou com autoginefilia (propensão parafílica de um homem se sentir sexualmente excitado com a ideia ou a imagem de si mesmo como uma mulher).

Cabe ressaltar que, ao propor a noção de autoginefilia, Ray Blanchard pretendia que ela subordinasse o conceito de travestismo, incluindo fantasias sexuais nas quais a roupa feminina desempenhava apenas um papel pequeno ou ausente[63].

O ímpeto para se travestir geralmente aparece no final da infância ou no início da adolescência. Alguns pesquisadores chegam a sugerir predisposição genética, mas a maior parte destaca o peso das vivências. Muitos travestis relatam problemas familiares, como uma relação pai-filho desconfortável. Alguns referem ter sido elogiados quando crianças por parecerem "fofos" em roupas femininas, enquanto outros foram forçados a usar esses trajes como punição. Inúmeros travestis masculinos afirmam terem se masturbado na adolescência usando roupas femininas ou com elas por perto[64].

O travestismo aumenta em frequência durante momentos de estresse. Isso parece coadunar com a percepção de que, embora a excitação sexual diminua com a idade, não se nota redução significativa do desejo em se travestir.

Enquanto a CID-11 destina o transtorno transvéstico para a categoria Outro transtorno parafílico envolvendo comportamento solitário ou indivíduos que consentem, o DSM-5 ainda lhe confere destaque entre os principais transtornos parafílicos. No manual da APA, para merecer esse diagnóstico, uma pessoa tem de atender o critério parafílico (A), que cobra excitação sexual recorrente e intensa resultante de se vestir como o sexo oposto (*cross-dressing*) por um período de pelo menos seis meses, conforme manifestado por fantasias, impulsos ou comportamentos, atendendo o critério de dano (B).

Ao contrário de muitas parafilias, o transtorno transvéstico tem pouco potencial para causar danos físicos ao indivíduo ou a outros. No entanto, os travestis muitas vezes se sentem culpados por seu comportamento, e isso pode prejudicar seus relacionamentos, principalmente se houver desaprovação de cônjuges ou parceiros[65]. Além disso, o travestismo é ilegal em algumas regiões do mundo.

Outros transtornos parafílicos

Tanto a classificação da OMS quanto a da APA reservam categorias residuais para parafilias menos comuns ou não devidamente estudadas.

No DSM-5, a categoria Outro transtorno parafílico especificado destina-se a condições em que os sintomas não satisfazem todos os critérios para qualquer transtorno na classe diagnóstica. É empregada quando o clínico opta por comunicar a razão específica pela qual a apresentação não satisfaz os critérios como é o caso da escatologia telefônica (telefonemas obscenos), necrofilia (excitação sexual envolvendo cadáveres), zoofilia (excitação envolvendo animais), coprofilia (fezes), clismafilia (enemas), urofilia (urina) e asfixia erótica ou autoerótica (asfixiolfilia).

Já a categoria Transtorno parafílico não especificado é reservada para condições em que os sintomas causam sofrimento clinicamente significativo ou prejuízo, mas não atendem todos os critérios para qualquer transtorno na classe diagnóstica dos transtornos parafílicos. Deve ser empregada quando o médico opta por não especificar a razão pela qual os critérios para um transtorno específico não são satisfeitos e não há informações suficientes para que seja realizado um diagnóstico mais específico.

A CID-11, por sua vez, inclui a categoria Outros transtornos parafílicos envolvendo indivíduos que não consentem a fim de abranger padrões de excitação parafílica não descritos em outras categorias e que sejam focados em pessoas cuja idade ou condição os torna não dispostos a consentir ou incapazes de fazê-lo. Trata-se de situações não suficientemente comuns ou bem pesquisadas, como é o caso da necrofilia e da zoofilia.

Também consta na CID-11, a categoria Outro transtorno parafílico envolvendo comportamento solitário ou indivíduos que consentem. Serve para descrever padrões persistentes e intensos de excitação sexual atípica – manifestados por pensamentos, fantasias, impulsos e/ou comportamentos sexuais – que envolvem adultos que consentem ou comportamentos solitários, desde que:

- A pessoa se angustie significativamente pela natureza do padrão e que a angústia não se deva à rejeição ou ao temor de que ela aconteça.
- A natureza do comportamento envolva risco significativo de lesão ou morte.

A exclusão do sofrimento causado pela rejeição ou pelo temor de rejeição cumpre evitar o uso indevido dessa categoria com base apenas na estigmatização social[66].

AVALIAÇÃO DOS TRANSTORNOS PARAFÍLICOS

Diante de um caso suspeito, deve-se averiguar suas características fundamentais. Dados como idade do indivíduo, gênero, estado civil atual e anterior, número de filhos, emprego atual e anterior e escolaridade precisam ser coletados para delinear o contorno demográfico do paciente.

Já seu perfil clínico deve ser estabelecido, elencando-se a frequência e o tipo das fantasias e das atividades sexuais convencionais e parafílicas empreendidas pelo paciente, se o comportamento parafílico é exclusivo ou não, a idade em que foi iniciado, o gênero e idade das vítimas caso haja, se essas são intrafamiliares, conhecidas ou não, se é feito uso de internet ou vídeo, se há eventual emprego de violência, condenações por crimes sexuais, história familiar e pessoal de distúrbios sexuais, tratamentos anteriores para crimes sexuais, consumo de álcool ou drogas ilícitas antes do comportamento, história familiar e pessoal de transtornos mentais, tentativas de suicídio, antecedentes de trauma cranioencefálico, demência, doenças psiquiátricas e tratamento e história de abuso sexual, além de características como empatia, enfrentamento do estresse, impulsividade, relações interpessoais, *insight*, motivação para o tratamento, distorções cognitivas, negação e, se houver, grau de retardo mental[67].

Para se concluir o diagnóstico de transtorno parafílico, cabe determinar o número e tipo de parafilias, eventuais comorbidade psiquiátricas (especialmente transtornos aditivos ou transtornos de personalidade) e clínicas, bem como exame físico cuidadoso, dosagens séricas e níveis plasmáticos de hormônios.

TRATAMENTO

O tratamento dos transtornos parafílicos representa um desafio no campo da saúde mental e sempre foi cercado de incertezas clínicas e de dilemas éticos[68-70]. Estes últimos muitas vezes refletem uma vertente punitiva em contraposição à intenção terapêutica, uma vez que, nos países onde o tratamento hormonal é praticado, agressores sexuais são sujeitos a alguma coação, quer seja do judiciário ou por pressão da família, empregadores ou demais envolvidos[71-73].

O manejo clínico de indivíduos com transtorno parafílico deve ser individualizado e flexível, incluindo abordagens farmacológicas e psicoterapêuticas. A combinação desses dois enfoques costuma ser mais eficaz do que o emprego de apenas um deles[74,75], e visa diminuir interesses parafílicos prejudiciais e substituí-los por apetências não parafílicas e outros comportamentos não danosos[76].

No entanto, em que pese o fato de a maioria dos casos ser leves e sem vítimas, grande parte dos estudos dedica-se a quadros mais graves, no qual há envolvimento de agressão sexual como abuso sexual infantil, estupro e exibicionismo. Afinal os graus significativos de morbidade presentes em sobreviventes de agressões sexuais resulta em considerável perda de qualidade de vida e funcionamento social[77].

Os primórdios do tratamento das parafilias remontam ao final do século XIX, na forma de castração cirúrgica, abordagem usada pela primeira vez em 1892, na Suíça, para tratar um paciente com "imbecilidade" que relatava dor nevrálgica nos testículos e "hipersexualidade"[78]. Ao longo do século XX, a castração cirúrgica ou orquiectomia bilateral foi indicada para alguns criminosos sexuais nos Estados Unidos[79], na Dinamarca, na Noruega[80], na Holanda[81], na Alemanha[1,82,83] e na Suíça[84]. Os pacientes variaram em diagnóstico e tipo de crime sexual.

Os objetivos gerais do tratamento dos transtornos parafílicos são aprimorar a qualidade de vida dos pacientes e preservar e ampliar interesses sexuais normofílicos, por meio da redução ou da supressão de fantasias e comportamentos sexuais desviantes[85]. Dessa forma, ao coibir os impulsos sexuais e diminuir o risco de mais vitimização, limita-se tanto o fardo individual como o social[49]. A farmacoterapia e o tratamento hormonal (nos países em que essa modalidade é permitida) devem fazer parte de um tratamento abrangente, incluindo a psicoterapia.

Abordagens psicoterapêuticas

Para o tratamento de transtornos sexuais, já foram descritas diferentes abordagens psicoterapêuticas cuja aplicação também é válida para os parafílicos. Quer individuais, de grupo ou de família, elas têm como alvo um ou mais dos seguintes aspectos: reconhecer padrões de excitação e atração sexual, desenvolver habilidades sociais para aprimorar as interações com parceiros adultos e reduzir a impulsividade sexual[86].

As psicoterapias compõem um aspecto essencial do tratamento, embora haja debate sobre sua eficácia na prevenção em longo prazo de crimes sexuais. Não são poucos os que recomendam a combinação de abordagens para garantir resultados mais robustos[87], e boa parte das revisões da literatura prega a associação de psicoterapia e farmacoterapia[88].

Vários estudos relataram que os melhores resultados na prevenção de crimes sexuais repetidos contra crianças ocorrem quando agentes farmacológicos e psicoterapia são usados em conjunto[71]. Entretanto, até o momento, as evidências são insuficientes para orientar os clínicos quanto às melhores técnicas e à duração adequada do tratamento. Isso se dá porque uma parcela considerável dos estudos se baseia em observações clínicas e não na comparação entre tratamentos e/ou placebo[89].

Terapias de grupo

As diversas psicoterapias de grupo buscam confrontar a negação e a racionalização, permitindo que cada participante aprenda com a experiência dos demais, componham uma rede de apoio e se livrem do segredo e da vergonha ao verem que não estão sozinhos[90]. Muitas vezes, potencializam a terapia individual. No caso específico de agressores sexuais, o objetivo é desenvolver empatia empregando-se técnicas de identificação com a vítima[91].

Entre as modalidades de grupo, a terapia de família/casal oferece aos parceiros e aos familiares atenção que merecem, uma vez que sofrem efeitos negativos como dificuldades sexuais genéricas, desconfiança, traição, vergonha e autoestima rebaixada[92,93].

Os grupos de autoajuda, empregados habitualmente para o tratamento da dependência sexual, adaptam o modelo dos Doze Passos, cujo foco é controlar o comportamento problemático, propondo novas estratégias de enfrentamento[94].

Psicoterapias individuais

As modalidades individuais são encabeçadas pela terapia cognitivo-comportamental (TCC)[95]. Recomendada por muitos autores, ela se baseia no "modelo de dependência"[96] e almeja eliminar deficiências cognitivas associadas a comportamentos desadaptativos e disfuncionais. Tendo como alvo a excitação problemática, o controle de impulsos, a empatia pela vítima, o gerenciamento das emoções e das distorções cognitivas, a abordagem cognitivo-comportamental busca estabelecer vínculos entre os pensamentos e os sintomas-alvo. A intenção é que assim se corrijam percepções errôneas, crenças irracionais e vieses de raciocínio. Com frequência, faz-se acompanhar de técnicas como a sensibilização encoberta, a saciedade verbal e masturbatória, a dessensibilização imaginal e o *biofeedback*[49].

Estudos envolvendo a TCC para agressores sexuais indicam alguma redução na reincidência[97], mas pesquisas com acompanhamento mais longo não têm garantido os mesmos resultados.

Também não parecem reduzir a reincidência abordagens como tratamento orientado pelo *insight*, comunidades terapêuticas e outros programas psicossociais.

Corriqueiramente empregada, a terapia de prevenção de recaídas tem como objetivo ensinar os pacientes a anteciparem e lidarem com situações que podem levar à recaída. Como técnica de autocontrole, permite identificar situações de risco que alteram distorções cognitivas ou pensamentos falhos[98].

Com menos frequência, estudos também propõem a psicanálise ou a terapia psicodinâmica. Esta última, ao empregar o enfoque psicanalítico, busca abordar representações inconscientes e substituir defesas primitivas por outras mais maduras[99].

Entre as propostas terapêuticas menos estudadas, constam o Programa de Abordagem Orientada a Tarefas, que se dá por etapas[100]; o Protocolo de Comportamento Sexual Fora de Controle, que se associa à psicoterapia de grupo e à farmacoterapia[101]; a terapia de aversão que pareia o estímulo parafílico com um evento aversivo[102], mas não tem sido mais empregada isoladamente[103]; o Modelo de Estágio Psicoterapêutico de Goodman[104]; o *mindfulness*, que emprega técnicas de meditação[105,106]; e a Gestalt terapia, que tem por base filosofias existenciais e fenomenológicas[107,108].

Nos estudos, quanto mais longos os períodos de observação, maiores as taxas de reincidência cumulativa, deixando a impressão de que a durabilidade das terapias psicológicas é limitada. Além disso, a maioria das pesquisas não enfocou criminosos com alto risco de violência sexual, o que significa que elas não podem ser generalizadas para todos os agressores sexuais. Portanto, são necessários mais estudos bem conduzidos com tempos de acompanhamento mais longos[109-114].

PSICOFARMACOTERAPIA

Inibidores seletivos da recaptura de serotonina

Os inibidores seletivos da recaptura de serotonina (ISRS) são as drogas de escolha no tratamento dos transtornos parafílicos, porque alteram o desejo e as fantasias sexuais, reduzindo o comportamento indesejado e a impulsividade[85]. Ações secundárias dos ISRS no comportamento sexual também conferem oportunidades para o tratamento[115,116].

Uma vez que esses transtornos costumam cursar com outras comorbidades psiquiátricas, o emprego desses medicamentos ganha espaço, pois ajuda a minorar sintomas ansiosos, obsessivo-compulsivos e depressivos concomitantes[117]. Isso posto, há ainda evidências robustas de que ISRS como a sertralina e a fluoxetina reduzem os comportamentos sexuais parafílicos independentemente do efeito antidepressivo[118].

A justificativa para o uso de antidepressivos serotoninérgicos em agressores sexuais é baseada em várias evidências, sendo a primeira o papel da serotonina e subtipos específicos de receptores cerebrais serotoninérgicos nos comportamentos sexuais[119]. O aumento dos níveis sinápticos desse neurotransmissor promove efeitos benéficos no cérebro de agressores sexuais[120,121].

Modelos animais mostram que níveis reduzidos de serotonina intensificam o desejo sexual e comportamentos associados, enquanto sua atividade central aumentada tem efeitos contrários[122]. Níveis elevados desse neurotransmissor no hipotálamo inibem a motivação sexual e o sinal de testosterona, enquanto seu aumento no córtex pré-frontal reforça a resiliência emocional e o controle dos impulsos[123]. Em homens com transtornos pedofílicos, foi relatada atividade diminuída dos neurônios pré-sinápticos serotoninérgicos e a regulação positiva dos receptores 5HT2A pós-sinápticos[123].

As parafilias geralmente têm início na adolescência e se limitam a fantasias relacionadas à masturbação entre 12 e 18 anos. Administrados nesta fase, os ISRS podem prevenir interesses parafílicos[124].

Também foi encontrada relação entre desregulação da serotonina e traços de impulsividade antissocial, ansiedade, depressão e hipersexualidade[125,126]. Os ISRS mostraram-se eficazes em diminuir a impulsividade, além de intensificar comportamentos afiliativos secundários a um aumento de vasopressina e ocitocina[127].

Por sua vez, a semelhança de fantasias, impulsos e comportamentos parafílicos com sintomas obsessivos/compulsivos reforça o emprego dessa classe de medicamentos. Como os ISRS provaram ser eficazes no tratamento de transtornos obsessivo-compulsivos, parece lógico empregá-los em pacientes com transtornos parafílicos ou hipersexuais cujos sintomas têm um elemento compulsivo.

Outro efeito benéfico da administração crônica de ISRS é o aumento dos níveis do fator neurotrófico derivado do cérebro (BDNF). Essa ação resulta em neuroproteção aos neurônios dopaminérgicos do hipocampo, do estriado e do mesencéfalo, promovendo maior plasticidade neuronal e, consequentemente, melhora dos sintomas depressivos e mudança de comportamento[128].

Em países que permitem o tratamento hormonal, os ISRS, cujo uso isolado é reservado para casos mais leves, costumam ser associados a antiandrógenos ou agonistas de GnRH para melhorar sintomas depressivos, frequentemente observados nos primeiros meses de tratamento com essas drogas. Por sua vez, a combinação de psicoterapia e ISRS foi considerada mais eficaz do que a psicoterapia isolada[129].

Outras drogas psicotrópicas

Outros psicotrópicos foram avaliados para o tratamento de transtornos parafílicos, como lítio, antidepressivos tricíclicos, antipsicóticos, anticonvulsivantes e naltrexona, sem demonstrar eficácia significativa[49]. Porém, uma vez que é elevada a taxa de comorbidades psiquiátricas em parafílicos, recomenda-se que elas sejam diagnosticadas e tratadas com drogas apropriadas.

O emprego de lítio e anticonvulsivantes foi objeto de poucos estudos controlados, e eficácia alguma foi observada na ausência de transtorno bipolar associado a transtornos parafílicos[130,131]. Houve, no entanto, relatos de casos destacando a eficácia do topiramato na redução da hipersexualidade[132-134].

Efeitos colaterais anticolinérgicos mais comuns da clomipramina em comparação com os ISRS limitaram seu uso em transtornos parafílicos[135].

Quanto aos antipsicóticos, há relatos de caso que citam o emprego de clorpromazina, benperidol[136], haloperidol[137] e risperidona[138], bem como a sugestão do uso de clozapina para sintomas parafílicos induzidos por agentes dopaminérgicos em pacientes com doença de Parkinson[139].

Antagonista opioide de ação prolongada empregada no tratamento da dependência de álcool e drogas, a naltrexona também teve sua ação avaliada por estudo prospectivo[140] e relato de caso[141].

Cabe lembrar que doenças neurológicas como demências[142] e efeitos colaterais de drogas empregadas em seu tratamento podem se confundir com transtornos do comportamento sexual[143]. Agonistas dopaminérgicos, prescritos na doença de Parkinson, acarretam distúrbios do controle dos impulsos, o que aumenta o risco de comportamento sexual inadequado[85]. Antipsicóticos atípicos também foram associados à hipersexualidade em vários relatos de casos de pacientes psicóticos[144,145].

TRATAMENTOS HORMONAIS E CIRÚRGICOS

Tendo como efeito principal a redução dos andrógenos circulantes pela remoção dos testículos, a orquiectomia bilateral para criminosos sexuais foi descontinuada na maior parte da Europa no início dos anos 1970. Porém ainda é praticada em algumas situações na Alemanha e na República Tcheca[146] e vem sendo reintroduzida em alguns estados dos Estados Unidos desde 1996[147]. No Brasil, sua prática não é autorizada.

Já as terapias hormonais, ao contrário da intervenção cirúrgica, têm efeitos reversíveis com sua descontinuação. A primeira delas, empregando estrogênios, foi objeto de estudos a partir de 1949[148], que resultaram na recomendação para que não seja empregada nos transtornos parafílicos. Foram inúmeros os relatos de efeitos colaterais como náuseas, ganho de peso, feminização, câncer de mama, doenças cardiovasculares e cerebrovasculares e tromboembolismo[149].

Por essa razão, o uso de estrogênios foi suplantado já nos anos 1960 pelo emprego de antiandrógenos esteroidais, medicações destinadas a reduzir os níveis de testosterona e de di-hidrotestosterona (DHT) circulantes. É o caso do acetato de ciproterona e do acetato de medroxiprogesterona. Além dessa redução, tais drogas bloqueiam a captação celular de andrógenos, interferindo na ligação de DHT aos receptores de andrógenos.

A ciproterona, administrada por via oral ou intramuscular de depósito, é empregada em alguns países europeus e no Canadá[150,151], enquanto a medroxiprogesterona está disponível nos Estados Unidos[152].

Estudos abertos e controlados com antiandrógenos esteroidais constataram diminuição significativa das fantasias sexuais e ausência de comportamento sexual desviante em 80 a 90% dos indivíduos dentro de 4 a 12 semanas[49], mas foram observados efeitos colaterais preocupantes como ondas de calor, queda de cabelo, ginecomastia, ganho de peso e osteoporose[153].

Considerados promissores, os agonistas do hormônio liberador do hormônio luteinizante (GnRH) são administrados via intramuscular de depósito com o intuito de reduzir os níveis de testosterona[154-156]. Para tanto, suprimem a liberação fisiológica e pulsátil do hormônio luteinizante da hipófise, o que inibe a produção testicular de testosterona. Além disso, também devem sua ação ao fato de o GnRH reduzir o comportamento sexual por ação neuromoduladora no bulbo olfatório ou na amígdala[157,158]. Análogos de GnRH, como triptorrelina, leuprorrelina e gosserrelina, são úteis quando há contraindicação para antiandrógenos ou estes são ineficazes[117,159]. Nos países onde são empregados com essa finalidade, costumam ser indicados para homens adultos com parafilias graves, alto risco de violência sexual e fantasias sexualmente sádicas e/ou violência física[49].

Cabe ressaltar que, no Brasil, com base na Constituição Federal brasileira, os tratamentos hormonais são entendidos como um desrespeito à integridade física do indivíduo e proibidos. Porém, desde 2002, têm sido propostos projetos de lei com a intenção de implantar o método, alguns com objetivos de punição e outros de prevenção.

CONSIDERAÇÕES FINAIS

Observou-se que as associações responsáveis pelas classificações diagnósticas têm feito esforços para revisar os critérios diagnósticos dos transtornos parafílicos de modo a atualizar a classificação com as mudanças culturais e conceituais envolvendo o comportamento sexual ao longo do tempo.

Os profissionais da saúde mental necessitam de formação e capacitação robusta na área, visto que é fundamental o diagnóstico não estar influenciado por desconhecimento técnico específico da área nem de aspectos morais pessoais.

Infelizmente, os tratamentos disponíveis apresentam poucas evidências dada a escassez de estudos com apropriado desenho metodológico. Faz-se fundamental maior engajamento da comunidade científica para aprimorar esse campo de conhecimento com dados robustos de evidência científica, dado aos importantes desfechos negativos envolvidos, incluindo para terceiros.

REFERÊNCIAS

1. Garcia FD, Thibaut F. Current concepts in the pharmacotherapy of paraphilias. Drugs. 2011;71(6): 771-90.
2. Abel GG. Paraphilias. In: Kaplan HI, Sadock BJ (eds.). Comprehensive textbook of psychiatry. v.1. Baltimore: Williams & Wilkins; 1989. p.1069-85.
3. Money J. Treatment guidelines: antiandrogen and counseling of paraphilic sex offenders. J Sex Marital Ther. 1987;13(3):219-23.
4. Assumpção AA, Garcia FD, Garcia HD, Bradford JMW, Thibaut F. Pharmacologic treatment of paraphilias. Psychiatric Clin North Am. 2014;37(2):173-81.
5. Post LA, Mezey NJ, Maxwell C, Novalés WW. The rape tax tangible and intangible costs of sexual violence. J Interpersonal Violence. 2002;17(7):773-82.
6. Lanteri-Laura G. Lecture des perversions: Histoire de leur appropriation medicale [Lecture of the perversions: A history of their medical appropriation]. Paris: Masson; 1979.
7. Hensley C, Tewksbury R. Sexual deviance. Boulder: Lynne Rienner; 2003.
8. Krafft-Ebing R. Psychopathia sexualis. Trad. francesa de E. Laurent E. e S. Csapo S. Paris: Georges Carré Editeur; 1895.
9. Kraepelin E. Psychiatrie: Ein Lehrbuch für Studierende und Ärzte. 7.ed. Leipzig: Barth; 1903. v.1. p.298; 8.ed. 1920. v.1, 408.
10. Bleuler E. Lehrbuch der Psychiatrie. Berlin: Julius Springer; 1916. p.421.
11. Ellis H, Symonds JA. Das konträre Geschlechtsgefühl (in German). Leipzig: Wigand; 1896.
12. Green J, Karolides NJ. Encyclopedia of censorship. New York: Facts on File; 2005.
13. Bauer H. The Hirschfeld archives: violence, death, and modern queer culture. Philadelphia: Temple University Press; 2017.
14. Kinsey AC, Pomeroy WB, Martin CE. Sexual behavior in the human male. Bloomington: Saunders; 1948.
15. Kinsey AC, Pomeroy WB, Martin CE, Gebhard PH. Sexual behavior in the human female. Bloomington: Saunders; 1953.
16. American Psychiatric Association. Diagnostic and statistical manual of mental disorders. Washington: APA; 1953.
17. American Psychiatric Association. Diagnostic and statistical manual of mental disorders. 2.ed. Washington: APA; 1968.
18. American Psychiatric Association. Homosexuality and sexuality orientation disturbance: proposed change in DSM-II. Washington: APA; 1973. p.44.
19. Organização Mundial da Saúde. 9ª Revisão da lista da Classificação Internacional de Doenças (CID-9). Genebra: WHO; 2001.
20. Giami A. Between DSM and ICD: paraphilias and the transformation of sexual norms. Arch Sex Behav. 2015;44(5):1127-38.

21. American Psychiatric Association. Diagnostic and statistical manual of mental disorders. 3.ed. Washington: APA; 1980.
22. Janssen DF. How to "ascertain" paraphilia? An etymological hint. Arch Sex Behav. 2014;43:1245-6.
23. Stekel W. Disorders of the instincts and the emotions. Sexual aberrations. The phenomena of fetishism in relation to sex. New York: Liveright; 1930.
24. American Psychiatric Association. Diagnostic and statistical manual of mental disorders. 4.ed. Arlington: APA; 2013.
25. Finkelhor D, Araji S. Explanations of pedophilia: a four factor model. J Sex Res. 1986;22:145-61.
26. American Psychiatric Association. Diagnostic and statistical manual of mental disorders. 4.ed. Text Revision. Washington: APA; 2000.
27. American Psychiatric Association. Diagnostic and statistical manual of mental disorders. 5.ed. Arlington: APA; 2013.
28. Krueger RB. Sexual disorders and sexual health in the ICD-11: parallels and contrasts with DSM-5 paraphilic disorders. 2013.
29. Oliveira Junior WM, Abdo CH. Unconventional sexual behaviors and their associations with physical, mental and sexual health parameters: a study in 18 large Brazilian cities. Rev Bras Psiquiatr. 2010;32:264-74.
30. First MB. DSM-5 and paraphilic disorders. J Am Acad Psychiatry Law. 2014;42:191-201.
31. Freund K, Watson R. Mapping the boundaries of courtship disorder. J Sex Res. 1990;27(4):589-606.
32. Heil P, Ahlmeyer S, Simons D. Crossover sexual offenses. Sex Abus. 2003;15:221-36.
33. Freund K, Watson R, Rienzo D. The value of self-reports in the study of voyeurism and exhibitionism. Ann Sex Res. 1988;1:243-62.
34. Snaith P. Exhibitionism: a clinical conundrum. Br J Psychiatry. 1983;143:231-5.
35. Baltieri D, Guerra de Andrade A. Drug consumption among sexual offenders against females. Int J Offender Ther Compar Criminol. 2008;52:62-80.
36. Marshall W. The role of attachments, intimacy, and loneliness in the etiology and maintenance of sexual offending. Sex Relation Ther. 2010;25:109–21.
37. Phillips EA, Rajender A, Douglas T, Brandon AF, Munarriz R. Sex offenders seeking treatment for sexual dysfunction – ethics, medicine, and the law. J Sex Med. 2015;12:1591-600.
38. Carvalho J, Quinta-Gomes A, Nobre PJ. The sexual functioning profile of a nonforensic sample of individuals reporting sexual aggression against women. J Sex Med. 2013;10:1744-54.
39. Wylie K, Eardley I. Penile size and the 'small penis syndrome'. BJU Int. 2006;99:1449-55.
40. Fenichel O. Neurotic acting out. Psychoanal Rev. 1945;37:197-206.
41. Seeman MV. Portrait of an exhibitionist. Psychiatr Q. 2020;91:1249-63.
42. European Union Agency for Fundamental Rights. Violence against women: an EU-wide survey. Viena: European Union Agency for Fundamental Rights; 2014.
43. Bradford J, Boulet J, Pawlak A. The paraphilias: a multiplicity of deviant behaviours. Can J Psychiatry. 1992;37:104-8.
44. Langstrom N, Seto MC. Exhibitionistic and voyeuristic behavior in a Swedish national population survey. Arch Sex Behav. 2006;35:427-35.
45. Templeman TN, Stinnet RD. Patterns of sexual arousal and history in a "normal" sample of young men. Arch Sex Behav. 1991;20:137-50.
46. Langstrom N. The DSM diagnostic criteria for exhibitionism, voyeurism, and frotteurism. Arch Sex Behav. 2010;39:317-24.
47. Freund K, Seto MC, Kuban M. Frotteurism and the theory of courtship disorder. In: Laws DR, O'Donohue WT (eds.). Sexual deviance: theory, assessment, and treatment. New York: Guilford Press; 1997. p.111-30.
48. Joyal CC, Carpentier J. The prevalence of paraphilic interests and behaviors in the general population: a provincial survey. J Sex Res. 2017;54:161-71.

49. Thibaut F, Barra FDL, Gordon H, Cosyns P, Bradford JMW; WFSBP Task Force on Sexual Disorders. The World Federation of Societies of Biological Psychiatry (WFSBP) guidelines for the biological treatment of paraphilias. World J Biol Psychiatry. 2010;11:604-55.
50. Choi B, Kim I, Lee GY, Kim S, Kim SH, Lim MH. Estimated prevalence and impact of the experience of becoming a victim of exhibitionism and frotteurism in Korea: a general population based study. Crim Behav Ment Health. 2020;30:132-40.
51. Lussier P, Piche L. Frotteurism: psychopathology and theory. In: Laws DR, O'Donohue WT (eds.). Sexual deviance: theory, assessment, and treatment. 2.ed. NewYork: Guilford Press; 2008. p.131-49.
52. Richters J, De Visser RO, Rissel CE, Grulich AE, Smith AMA. Demographic and psychosocial features of participants in bondage and discipline, "sadomasochism" or dominance and submission (BDSM): data from a national survey. J Sex Med. 2008;5:1660-8.
53. Krueger RB. The DSM diagnostic criteria for sexual masochism. Arch Sex Behav. 2010;39:346-56.
54. Wismeijer AAJ, Van Assen MALM. Psychological characteristics of BDSM practitioners. J Sex Med. 2013;10:1943-52.
55. Moser C, Kleinplatz PJ. DSM-IV-TR and the paraphilias: an argument for removal. J Psychol Hum Sex. 2005;17:91-109.
56. Reiersøl O, Skeid S. The ICD diagnoses of fetishism and sadomasochism. J Homosex. 2006;50:243-62.
57. Pietz W. The origin of fetishism: a contribution to the history of theory (Ph.D. diss.). University of California, Santa Cruz; 1988.
58. Binet A. Du fétichisme dans l'amour. Revue Philosophiqu. 1887;24:143-67.
59. Bullough VL. Science in the bedroom: a history of sex research. New York: Basic Books; 1995. p.42.
60. Hirschfeld M. Die Transvestiten: Eine Untersuchung über den erotischen Verkleidungstrieb, mit umfangreichem kasuistischem und historischem Material. Berlin: Verlag Alfred Pulvermacher; 1910.
61. Bullough VL, Bullough B. Cross dressing, sex, and gender. Philadelphia: University of Pennsylvania Press; 1993.
62. Whitam FL. A cross-cultural perspective on homosexuality, transvestism, and trans-sexualism. In: Wilson G (ed.). Variant sexuality. New York: Routledge; 2014. p.176-201.
63. Blanchard R. Clinical observations and systematic studies of autogynephilia. J Sex Marital Ther. 1991;17(4):235-51.
64. Laws DR, O'Donohue WT. Sexual deviance: theory, assessment, and treatment. 2.ed. New York: Guilford; 2008. v. 2.
65. Rudd PJ. My husband wears my clothes: crossdressing from the perspective of a wife. 2.ed. Katy: PM; 1999.
66. Krueger RB. Proposals for paraphilic disorders in the International Classification of Diseases and Related Health Problems, Eleventh Revision (ICD-11). Arch Sex Behav. 2017;46:1529-45.
67. Thibaut F, Bradford JMW, Briken P, Barra FDL, Habler F, Cosyns P; WFSBP Task Force on Sexual Disorders. The World Federation of Societies of Biological Psychiatry (WFSBP) guidelines for the treatment of adolescent sexual offenders with paraphilic disorders. World J Biol Psychiatry. 2016;17(1):2-38.
68. King M, Bartlett A. British psychiatry and homosexuality. Br J Psychiatry. 1999;175(2):106-13.
69. Alexander M, Gunn J, Cook DAG, Taylor PJ, Finch J. Should a sexual offender be allowed surgical castration? BMJ. 1993;307(6907):790-3.
70. Mellela JT, Travin S, Cullen K. Legal and ethical issues in the use of antiandrogens in treating sex offenders. Bull Am Acad Psychiatr Law. 1989;17(3):223-32.
71. Bowden P. Treatment: use, abuse, and consent. Crim Behav Ment Health. 1991;1(2):130-41.
72. Berlin F. Sex offender treatment and legislation. J Am Acad Psychiatry Law. 2003;31:510-3.
73. Ward T, Gannon TA, Birgden A. Human rights and the treatment of sex offenders. Sex Abuse. 2007;19(3):195-216.
74. McConaghy N. Paedophilia: a review of the evidence. Aust N Z J Psychiatr. 1998;32(2):252-65.

75. Hall RC. A profile of pedophilia: definition, characteristics of offenders, recidivism, treatment outcomes, and forensic issues. Mayo Clin Proc. 2007;82(4):457-71.
76. Murphy L, Bradford JB, Fedoroff JP. Paraphilias and paraphilic disorders. In: Gabbard GO (ed.). Gabbard's treatments of psychiatric disorders. 5.ed. Washington: APA; 2014.
77. Post L, Mezey N, Maxwell N, Wilbert W. The rape tax: tangible and intangible costs of sexual violence. J Interpers Violence. 2002;17(7):773-82.
78. Sturup GK. Castration: the total treatment. In: Resnik HL, Wolfgang ME. Sexual behaviors: social, clinical, and legal aspects. Boston: Little, Brown and Company; 1972.
79. Ortmann J. The treatment of sexual offenders: castration and antihormone therapy. Int J Law Psychiatry. 1980;3(4):443-51.
80. Bremer J. Experiences with operative castration of female psychiatric patients in the reproductive AGE. Acta Psychiatrica Scandinavica. 1959;34:231.
81. Heim N, Hursch CJ. Castration of sex offenders: treatment or punishment? A review and critique of recent European literature. Arch Sex Behav. 1979;8(3):281-304.
82. Langelüddeke A. Castration of Sexual Criminals de Gruyter. Berlin; 1963.
83. Heim N. Castration in treatment of sex offenders: results of a pilot study. In: Justizministerium Baden-Württemberg (ed.). Proceedings of the German Conference on Treatment Possibilities for Sex Offenders in Eppingen. Stuttgart; 1977.
84. Wille R, Beier KM. Castration in Germany. Ann Sex Res. 1989;2(2):103-33.
85. Cornu F. Catamnestic Studies on Castrated Sex Delinquents from a Forensic-Psychiatric Viewpoint. Karger, Basel; 1973.
86. Chaudhary S, Garg B. Management of paraphilias: guidelines, challenges and options. Indian J Health Sex Cult. 2020;4:27-41.
87. Rosenberg KP, Carnes P, O'Connor S. Evaluation and treatment of sex addiction. J Sex Marital Ther. 2014;40:77-91.
88. Kaplan MS, Krueger RB. Diagnosis, assessment, and treatment of hypersexuality. J Sex Res. 2010;47(2-3):181-98.
89. Hanson RK, Morton-Bourgon KE. The characteristics of persistent sexual offenders: a meta-analysis of recidivism studies. J Consult Clin Psychol. 2005;73(6):1154-63.
90. Hayden D. Total sex addiction recovery: a guide to therapy. Bloomington: Xlibris; 2013.
91. University of Wisconsin, Board of Regents; 2002.
92. Turner M. Uncovering and treating sex addiction in couples therapy. J Family Psychotherapy. 2009;20(2-3):283-302.
93. Milrad R. Coaddictive recovery: early recovery issues for spouses of sex addicts. Sex Addict Compulsivity. J Treatment Prev. 1999;6(2):125-36.
94. Hardy SA, Ruchty J, Hull TD, Hyde R. A preliminary study of an online psychoeducational program for hypersexuality. Sex Addict Compulsivity. 2010;17(4):247-69.
95. Gerber J. Treatment of sexually compulsive adolescents. Psychiatr Clin North Am. 2008;31(4):657-69.
96. Garcia FD, Thibaut F. Sexual addictions. Am J Drug Alcohol Abuse. 2010;36(5):254-60.
97. Losel F, Schmucker M. The effectiveness of treatment for sexual offenders: a comprehensive meta--analysis. J Exp Criminol. 2005;1(1):117-46.
98. Marlatt GA, Gordon JR. Relapse prevention: maintenance strategies in addictive behavior change. New York: Guilford; 1985.
99. Glasser M, Kolvin I, Campbell D, Glasser A, Leitch I, Farrelly S. Cycle of child sexual abuse: links between being a victim and becoming a perpetrator. Br J Psychiatry. 2001;179(6):482-94.
100. Carnes P. Recovery start kit: Carefree: Gentle Path; 2008.
101. Braun-Harvey D, Vigorito MA. Treating out of control sexual behavior: rethinking sex addiction. Springer; 2015.

102. Beech AR, Harkins L. DSM-IV paraphilia: descriptions, demographics and treatment interventions. Aggression Violent Behav. 2012;17(6):527-39.
103. Marshall WL, Marshall LE. Psychological treatment of the paraphilias: a review andan appraisal of effectiveness. Curr Psychiatry Rep. 2015;17(6):47.
104. Goodman A. Sexual addiction: an integrated approach. Madison: International Universities Press; 1998.
105. Reid RC, Bramen JE, Anderson A, Cohen MS. Mindfulness, emotional dysregulation, impulsivity, and stress proneness among hypersexual patients. J Clin Psychol. 2014;70(4):313-21.
106. Baer RA. Mindfulness training as a clinical intervention: a conceptual and empirical review. Clin Psychol Sci Pract. 2003;10(2):125-43.
107. Friedman HR. A gestalt approach to sexual compulsivity. Sex Addict Compulsivity: J Treat Prevention. 1999.
108. Yontef GM. Awareness, dialogue & process: essays on Gestalt therapy. The Gestalt Journal Press; 1993.
109. Kenworthy T, Adams CE, Bilby C, Brooks-Gordon B, Fenton M. Psychological interventions for those who have sexually offended or are at risk of offending. Cochrane Database Syst Rev. 2004;3:CD 004858.
110. Maletzky BM, Steinhauser C. A 25-year follow up of cognitive-behavioral therapy with 7275 sexual offenders. Behav Modif. 2002;26(2):123-47.
111. Dennis J, Huband N, Khan O, Ferriter M, Jones H, Powney M. Psychological interventions for adults who have sexually offended or are at risk of offending. Cochrane Database Syst Rev. 2012;12:CD007507.
112. Walton JS, Chou S. The effectiveness of psychological treatment for reducing recidivism in child molesters: a systematic review of randomized and nonrandomized studies. Trauma Viol Abuse. 2015;16(4):401-17.
113. Grønnerød C, Grønnerød JS, Grøndahl P. Psychological treatment of sexual offenders against children: a meta-analytic review of treatment outcome studies. Trauma Viol Abuse. 2015;16(3):280-90.
114. Gannon TA, Olver ME, Mallion JS, James M. Does specialized psychological treatment for offending reduce recidivism? A meta-analysis examining staff and program variables as predictors of treatment effectiveness. Clin Psychol Rev. 2019;73:101752.
115. Jacobsen FM. Fluoxetine-induced sexual dysfunction and an open trial of yohimbine. J Clin Psychiatry. 1992;53:119-22.
116. Bijlsma EY, Chan JS, Olivier B, Veening JG, Millan MJ, Waldinger MD, et al. Sexual side effects of serotonergic antidepressants: mediated by inhibition of serotonin on central dopamine release? Pharmacol Biochem Behav. 2014;121:88-101.
117. Hill A, Briken P, Kraus C, Strohm K, Berner W. Differential pharmacological treatment of paraphilias and sex offenders. Int J Offender Ther Comp Criminol. 2003;47(4):407-21.
118. Bradford J. The treatment of sexual deviations using a pharmacological approach. J Sex Res. 2000;37(3):248-57.
119. Bradford JM. The neurobiology, neuropharmacology, and pharmacological treatment of the paraphilias and compulsive sexual behavior. Can J Psychiatry. 2001;46(1):26-34.
120. Saleh FM. Serotonin reuptake inhibitors and the paraphilias. Am Acad Psychiatry Law Newsletter. 2004;29(3):12-3.
121. Winder B, Lievesley R, Elliott H, Hocken K, Faulkner J, Norman C, Kaul A. Evaluation of the use of pharmacological treatment with prisoners experiencing high levels of hypersexual disorder. J Forensic Psychiatry Psychol. 2018;29(1):53-71.
122. Lorrain DS, Riolo JV, Matuszewich L, Hull EM. Lateral hypothalamic serotonin inhibits nucleus accumbens dopa- mine: implications for sexual satiety. J Neurosci. 1999;19(17):7648-52.
123. Maes M, van WD, De Vos N, Westenberg H, Van HF, Hendriks D, et al. Lower baseline plasma cortisol and prolactin together with increased body temperature and higher mCPP-induced cortisol responses in men with pedophilia. Neuropsychopharmacology. 2001;24(1):37-46.
124. Bradford J, Fedoroff P. Pharmacological treatment of the juvenile sex offender. In: Barbaree H, Marshall W (ed.). The juvenile sex offender. 2.ed. v.16. New York: Guilford; 2006. p.358-82.

125. Kafka MP. Successful treatment of paraphilic coercive disorder (a rapist) with fluoxetine hydrochloride. Br J Psychiatry. 1991;158(6):844-7.
126. Beech A, Mitchell I. A neurobiological perspective on attachment problems in sexual offenders and the role of selective serotonin reuptake inhibitors in the treatment of such problems. Clin Psychol Rev. 2005;25(2):153-82.
127. Gołyszny M, Obuchowicz E. Are neuropeptides relevant for the mechanism of action of SSRIs? Neuropeptides. 2019;75:1-17.
128. Bjo€rkholm C, Monteggia LM. BDNF-a key transducer of antidepressant effects. Neuropharmacology. 2016;102:72-9.
129. Bradford JM, Greenberg DM. Pharmacological treatment of deviant sexual behaviour. Ann Rev Sex Res. 1996;7(1):283-306.
130. Bartova D, Nahunek K, Svetka J. Pharmacological treatment of deviant sexual behavior. Act Nerv Super. 1978;21:163-4.
131. Nelson E, Brusman L, Holcomb J, Soutullo C, Beckman D, Welge JA, et al. Divalproex sodium in sex offenders with bipolar disorders and comorbid paraphilias: an open retrospective study. J Affect Disord. 2001;64(2-3):249-55.
132. Fong TW, De la Garza RH, Newton TF. A case report of topiramate in the treatment of nonparaphilic sexual addiction. J Clin Psychopharmacol. 2005;25:512-4.
133. Khazaal Y, Zullino DF. Topiramate in the treatment of compulsive sexual behavior: case report. BMC Psychiatry. 2006;6(1):22.
134. Shiah IS, Chao CY, Mao WC, Chuang YJ. Treatment of paraphilic sexual disorder: the use of topiramate in fetishism. Int Clin Psychopharmacol. 2006;21:241-3.
135. Leo RJ, Kim KY. Clomipramine treatment of paraphilias in elderly demented patients. J Geriatr Psychiatry Neurol. 1995;8(2):123-4.
136. Tennent G, Bancroft J, Cass J. The control of deviant sexual behavior by drugs: a double-blind controlled study of benperidol, chlorpromazine, and placebo. Arch Sex Behav. 1974;3(3):261-71.
137. Zbytovsky J. Haloperidol decanoate in the treatment of sexual deviations. Cesk Psychiatr. 1993;89(1):15-7.
138. Bourgeois JA, Klein M. Risperidone and fluoxetine in the treatment of pedophilia with comorbid dysthymia. J Clin Psychopharmacol. 1996;16:257-8.
139. Fernandez HH, Durso R. Clozapine for dopaminergic- induced paraphilias in Parkinson's disease. Mov Disord. 1998;13(3):597-8.
140. Ryback RS. Naltrexone in the treatment of adolescent sexual offenders. J Clin Psychiatry. 2004;65(7):982-6.
141. Firoz K, Nidheesh Sankar V, Rajmohan V, Manoj Kumar G, Raghuram TM. Treatment of fetishism with naltrexone: a case report. Asian J Psychiatr. 2014;8:67-8.
142. Guay D. Inappropriate sexual behaviors in cognitively impaired older individuals. Am J Ger Pharmacother. 2008;6(5):269-88.
143. Krueger RB, Kaplan MS. Disorders of sexual impulse control in neuropsychiatric conditions. Semin Clin Neuropsychiatry. 2000;5(4):266-74.
144. Cheon E, Koo BH, Seo SS, Lee JY. Two cases of hypersexuality probably associated with aripiprazole. Psychiatry Investig. 2013;10(2):200-2.
145. Thomson SR, Patil N, Ommurugan B, Bhandary RK. A case of hyper sexuality probably associated with clozapine. Psychopharmacol Bull. 2018;48(4):20-4.
146. Stone TH, Winslade WJ, Klugman CM. Sex offenders, sentencing laws and pharmaceutical treatment: a prescription for failure. Behav Sci Law. 2000;18(1):83-110.
147. Weinberger LE, Sreenivasan S, Garrick T, Osran H. The Impact of surgical castration on sexual recidivism risk among sexually violent predatory offenders. J Am Acad Psychiatry Law. 2005;33:16-36.
148. Golla FL, Hodge SR. Hormone treatment of sexual offenders. Lancet. 1949;253(6563):1006-7.
149. Field LH. The treatment of sexual offenders. Med Sci Law. 1973;13(3):195-6.

150. Gordon H, Grubin D. Psychiatric aspects of the assessment and treatment of sex offenders. Adv Psychiatr Treat. 2004;10(1):73-80.
151. Sammet K. Risking more freedom? Cyproterone acetate, sexual offenders and the German "law on voluntary castration and other methods of treatment" 1960-1975. Medizinhist J. 2005;40(1):51-78.
152. Meyer JW, Cole CM. Physical and chemical castration of sex offenders: a review. J Rehab. 1997;25(3-4):1-18.
153. Gijs L, Gooren L. Hormonal and psychopharmacological interventions in the treatment of paraphilias: an update. J Sex Res. 1996;33(4):273-90.
154. Rousseau L, Couture M, Dupont A, Labrie F, Couture N. Effect of combined androgen blockade with an LHRH agonist and flutamide in one severe case of male exhibitionism. Can J Psychiatry. 1990;35(4):338-41.
155. Dickey R. The management of a case of treatment-resistant paraphilia with a long-acting LHRH agonist. Can J Psychiatry. 1992;37(8):567-9.
156. Thibaut F, Cordier B, Kuhn JM. Effect of a long-lasting gonodatrophin hormone-releasing hormone agonist in six cases of severe male paraphilia. Acta Psychiatr Scand. 1993;87(6):445-50.
157. Kendrick KM, Dixson AF. Luteinizing hormone releasing hormone enhances proceptivity in a primate. Neuroendocrinology. 1985;41(6):449-53.
158. Moss RL, Dudley CA. Luteinizing hormone-releasing hormone (LHRH) peptidergic signals in the neural integration of female reproductive behavior. In: Lakoski JM, Perez-Polo JR, Rassin DK (ed.). Neural control of reproductive function. New York (NY): Liss; 1989. p.485-99.
159. Roesler A, Witztum E. Pharmacotherapy of paraphilias in the next millennium. Behav Sci Law. 2000;18(1):43-56.

18

Transtorno pedofílico

Lucas Naufal Macedo
Nisa Regina Bubola Lima
João Paulo Lian Branco Martins
Marco de Tubino Scanavino

INTRODUÇÃO

Durante quase cinco décadas, o transtorno pedofílico (TP) tem sido classificado como um transtorno mental pelo *Manual Diagnóstico e Estatístico de Transtornos Mentais* (DSM). De acordo com sua quinta edição, trata-se de um transtorno parafílico caracterizado por fantasias, impulsos sexuais ou comportamentos intensos e recorrentes envolvendo crianças ou crianças pré-púberes (no geral, 13 anos ou menos), que duram seis meses ou mais, podendo o indivíduo colocar em prática ou não esses impulsos, bem como vir a ter sofrimento intenso ou dificuldades interpessoais por causa deles[1].

O Manual traz ainda alguns requisitos para o diagnóstico, como o indivíduo ter 16 anos ou mais e ser pelo menos 5 anos mais velho que a criança. Para fins de classificação, o DSM-5-TR traz especificadores como pedofilia exclusiva, quando não há interesse por adultos; pedofilia não exclusiva, quando também se manifesta atração sexual por adultos; tipo de atração sexual, se pelo sexo masculino, pelo sexo feminino ou por ambos e limitado a incesto.

É válido salientar que os manuais diagnósticos são instrumentos de categorização das doenças/dos transtornos no contexto de atenção à saúde e não necessariamente se igualam às tipificações penais nos diferentes países. Frequentemente, o senso comum e os meios de comunicação não distinguem a pessoa com transtorno pedofílico da pessoa que comete crimes sexuais[2], tampouco o Código Penal brasileiro, o que talvez dificulte a concepção do transtorno pedofílico como uma condição médica que pode ser abordada e ter suas consequências negativas reduzidas.

A prevalência do TP é calculada em 1% para a população masculina[3] e não há dados nem estudos suficientes sobre pedofilia na população feminina[4]. No entanto, em amostras de agressores condenados por crimes sexuais contra crianças, em média 50% apresentam TP, e esse número pode subir para valores tão altos quanto 67%[5], denotando o alto risco de encarceramento entre os indivíduos afetados. Além do mais, pedófilos condenados tendem a apresentar diversas comorbidades psiquiátricas, como transtornos de humor, transtorno ansioso, uso de álcool e outras drogas e inclusive outras parafilias[6], sugerindo que essas condições, se não tratadas, podem aumentar o risco de delitos e reincidência.

No geral, como discutido no capítulo sobre agressores sexuais, pedofilia e abuso sexual infantil não devem ser confundidos. Muitos dos motivos que levam uma pessoa a abusar sexualmente de uma criança excluem pedofilia. Seguindo o mesmo raciocínio, pedofilia não está diretamente ligada a crimes sexuais, sendo que muitos indivíduos pedófilos conseguem controlar suas fantasias e impulsos e conseguem se manter abstinentes de abuso, somando cerca de 50%[3].

ETIOLOGIA

A etiologia do interesse sexual por crianças continua desconhecida. As teorias a respeito da pedofilia giram em torno da concepção que ela é de natureza predeterminada e/ou imutável, e outras em que a natureza dela teria maior flexibilidade, sendo o ambiente um contribuinte[7].

Alguns autores assumem que os homens adultos teriam uma série de esquemas mentais independentes sobre preferências sexuais, selecionados para detectar gênero, vigor juvenil e construção física que são determinados por meio da evolução[8]. Em alguns casos, de acordo com essa hipótese, esses esquemas de detecção podem apresentar falhas. No caso da pedofilia, quando esses esquemas que reconhecem e detectam a construção física ou maturação sexual apresentam falhas, crianças pré-púberes podem se tornar atrativas por terem características associadas à juventude ao mesmo tempo em que falta a sinalização da maturação sexual.

Outros autores supõem que a genética tem uma contribuição no desenvolvimento da pedofilia[9,10], porém nenhum deles é conclusivo quanto à evidência. Teorias evolucionistas propuseram que homens preferem a juventude do objeto sexual, uma vez que isso é visto como sinal de fertilidade. Assumindo que a atração por indicadores de juventude pode ser impactada por expressão genética e fatores ambientais, caso ocorresse uma rara combinação de todos os alelos envolvidos nessa identificação atrativa e dos fatores ambientais que movem a pessoa para o extremo interesse em indicadores de juventude, poderia resultar em interesse sexual por crianças, evidenciando uma herdabilidade[9]. Além disso, como em diversas situações patológicas ou não, o papel da epigenética e modificações químicas como a metilação são algumas das explicações para a modificação do DNA ao longo da vida[11], podendo também ter sua participação no desenvolvimento da pedofilia.

Existem outras teorias que relacionam o aprendizado social e o condicionamento ao desenvolvimento da pedofilia. Esse mecanismo pode se dar por meio de influências de aprendizagem sociais, como brincadeiras infantis sexualizadas, abuso ou exposição à pornografia e discussões inapropriadas[12]. Por exemplo, foi visto que homens que vivenciaram abuso sexual na infância mostraram mais tendências pedofílicas e tiverem vítimas mais jovens em comparação com homens que não sofreram abuso sexual infantil[13].

De forma geral, existem diversas hipóteses para o desenvolvimento da pedofilia e nenhuma delas vista independentemente tem o potencial de explicar por completo o desenvolvimento do transtorno, sendo então tido como desenvolvimento multifatorial.

CORRELATOS NEUROBIOLÓGICOS, NEUROPSICOLÓGICOS E ANATÔMICOS

Estudos têm mostrado que pessoas com diagnóstico de TP apresentam menor QI total do que controles saudáveis, mesmo que ainda dentro da faixa normal. Além disso, têm maiores índices de déficit de atenção e características do transtorno no espectro autista, bem como apresentam alterações em exames de neuroimagem, como menor hipocampo e núcleo *accumbens*[14].

Cazala et al.[15] avaliaram a resposta cerebral de pedófilos a estímulos visuais representando crianças por meio de ressonância magnética funcional e observaram ativação bilateral nos córtices occipital lateral e temporal, em particular no giro temporal inferior direito, podendo essas áreas mediarem a excitação sexual nesses casos. Por sua vez, em estudo por tomografia por emissão de pósitrons, Fonteille et al.[16] encontraram ativação do giro temporal inferior direito, porém em sua porção mais caudal, tendo a porção proximal um efeito inibitório.

Estudos envolvendo análises neuropsicológicas costumavam ter resultados inconsistentes, talvez em parte pelas amostras heterogêneas ou mal definidas e testes com confiabilidade questionável. Mais recentemente, alguns trabalhos têm tentado padronizar melhor as avaliações e encontraram resultados mais reprodutíveis. Por exemplo, Suchy et al.[17], ao analisarem condenados por crimes sexuais contra crianças, pedófilos e não pedófilos, bem como pareando-os com um grupo-controle, constataram que agressores com transtorno pedofílico tinham velocidade de processamento mais lenta e indícios de disfunção executiva. Ainda assim, é importante que futuros estudos levem em conta comorbidades psiquiátricas e *status* de encarceramento nas análises estatísticas, pois são potenciais confundidores[18].

DIAGNÓSTICO

O diagnóstico de acordo com o DSM-5 foi colocado no início deste capítulo e na CID-11 foi extensivamente mencionado no Capítulo "Transtornos parafílicos". Portanto, trataremos aqui da avaliação diagnóstica.

O diagnóstico de TP pode ser bastante desafiador, pois além de se tratar de uma condição envolvendo comportamento sexual, o que já costuma conferir maior dificuldade de abertura por parte dos pacientes/entrevistados, invariavelmente transpassa questões como sigilo profissional, acordo terapêutico e possíveis implicações legais se uma situação de risco for detectada. Apesar de o *setting* ter um potencial de interferir na relação entre o indivíduo e a equipe de saúde ou pesquisadores, é importante transformar o processo de anamnese numa situação de conforto e confiança em que o paciente tenha a oportunidade de compartilhar informações confidenciais com um profissional experiente[19].

Na tentativa de adicionar objetividade à avaliação, Freund (1965)[20] desenvolveu um método chamado pletismografia peniana ou falometria, que consiste em avaliar o aumento da circunferência peniana quando o indivíduo é exposto a estímulos visuais e sonoros de adultos e crianças de ambos os sexos. Esta avaliação requer laboratório e pessoal treinado, bem como aplicação conforme técnicas padronizadas. Apesar destas limitações, o método tem boa especificidade para interesse sexual pedofílico e ajuda a avaliar resposta a tratamentos farmacológicos e risco de reincidência[21], principalmente em contexto forense. No Brasil, ainda não foi validado.

Seto et al.[22] desenvolveram um instrumento de avaliação clínica baseado em dados comportamentais e histórico criminal para determinar a probabilidade de interesse pedofílico, principalmente para fins de pesquisa ou triagem em ambiente clínico. A SSPI-2 (*The Screening Scale for Pedophilic Interests*) é composta de 5 itens em sua versão mais recente[23] e avalia dados como número de vítimas, idade e gênero delas, bem como envolvimento com pornografia infantil. A SSPI-2 surge como uma alternativa à falometria, mas se utiliza de dados gerados por ela quando de sua aplicação em centenas de condenados por crimes sexuais contra crianças. É válido notar que a SSPI-2 depende de ações comportamentais, como ter vitimado uma criança ou um adolescente. Considerando que aproximadamente 50% dos pedófilos não se envolvem em atos ilícitos, utilizar apenas a SSPI-2 pode não ser a melhor opção em casos fora da esfera forense.

Outros métodos disponíveis incluem tarefas de associação implícitas utilizando imagens e vídeos de crianças alternados com estímulos neutros. Os testes avaliam o tempo de reação após o estímulo, associação que o indivíduo faz das figuras com a ideia de ser uma imagem sexual ou não, piscar perante as figuras (fenômeno associado ao estado emocional) e tempo que o avaliado passa observando uma figura. Entretanto, esses métodos ainda carecem de melhor validação[19].

TRATAMENTO

Em se tratando de indivíduos com pedofilia que não cometeram crimes sexuais, um importante objetivo do tratamento é mitigar os aspectos negativos da experiência do estigma associado ao desejo pedofílico[24]. Existe uma grande barreira social e cultural que dificulta os potenciais agressores sexuais a buscarem ajuda e tratamento, uma vez que as situações de abuso ou violência são pouco trabalhadas pela área da saúde e consequentemente têm pouca representatividade social. Em muitos casos esses indivíduos acabam não desenvolvendo uma percepção de que o desejo pedofílico é um problema de saúde, e buscar ajuda de forma espontânea frente a todos esses entraves é um mérito importante.

Sabe-se que o estigma da discriminação, tanto vivenciado quanto percebido, está associado com estresse psicológico, principalmente se esses indivíduos estigmatizados esperam ser rejeitados[24]. O estresse associado ao estigma pode levar a problemas de desregulação emocional, a questões sociais e interpessoais, e processos cognitivos específicos, como vergonha e ansiedade, que aumentam o risco para a psicopatologia. Abordar essas questões e trazer à luz a consciência do estigma e como ele afeta a funcionalidade pode ter impacto importante na prevenção.

Outra ação importante no tratamento de indivíduos com pedofilia não infratores seria abordar psicologicamente fatores de risco significativos que têm sido associados a futuros abusadores sexuais contra crianças. Por exemplo, um crime sexual pode acontecer em momento de vulnerabilidade associada à solidão e à rejeição social. Dessa forma, trabalhar a experiência de solidão e conseguir articular meios para que ocorra satisfação íntima e social podem ser elementos-chave para um tratamento preventivo de indivíduos com pedofilia não infratores[24]. Além disso, deve-se promover técnicas cognitivas e comportamentais que têm como foco o manejo da excitação e impulso sexual destinado a crianças, por exemplo acessar as fantasias sexuais e história traumática de abuso sexual infantil[24].

Com relação ao tratamento farmacológico, a ideia inicial de se usar medicação tem por objetivo minimizar comportamentos sexuais excessivos e reduzir o desejo sexual[25]. Estudos internacionais feitos com população incriminada por abuso sexual infantil indicaram que a utilização de hormonioterapia (acetato de ciproterona, acetato de medroxiprogesterona e análogos de hormônio liberador de gonadotrofina – GnRH) reduziu a atividade sexual em abusadores pedófilos[25].

No entanto, existem questões éticas e diversos efeitos colaterais relacionadas à castração química e sua utilização não é autorizada no Brasil. São mais amplamente utilizadas, entretanto, outras medicações que também visam a redução da libido e que podem ter uma ação terapêutica no controle da impulsividade e da compulsividade, na desregulação emocional, no tratamento de comorbidades como depressão e ansiedade. Elas também apresentam bons resultados, como é o caso dos antidepressivos, especialmente os inibidores seletivos da recaptação de serotonina (ISRS)[25].

REFERÊNCIAS

1. American Psychiatric Association (APA). Diagnostic and statistical manual of mental disorders 5.ed., text revision. Washington: APA; 2022.
2. Perrotta G. Pedophilia: definition, classifications, criminological and neurobiological profiles, and clinical treatments. A complete review. Open J Pediatr Child Health. 2020;5(1):19-26.
3. Seto M C. Pedophilia and sexual offending against children: theory, assessment and intervention. 2.ed. Washington, DC: American Psychological Association; 2018.
4. Chow EWC, Choy AL. Clinical characteristics and treatment response to SSRI in a female pedophile. Arch Sex Behav. 2002;31(2):2115.
5. Eher R, Olver ME, Heurix I, Schilling F, Rettenberger M. Predicting reoffense in pedophilic child molesters by clinical diagnoses and risk assessment. Law Hum Behav. 2015;39(6):571-80.
6. Raymond NC, Coleman E, Ohlerking F, Christenson GA, Miner M. Psychiatric comorbidity in pedophilic sex offenders. Am J Psychiatry. 1999;156:786-8.
7. Gannon TA. A compositional explanatory theory of pedophilia. Aggression Violent Behavior. 2021;61.
8. Quinsey VL, Lalumi'ere ML. Evolutionary perspectives on sexual offending. Sex Abuse: J Res Treatment. 1995;7(4):301-15.
9. Alanko K, Salo B, Mokros A, Santtila P. Evidence for heritability of adult men's sexual interest in youth under age 16 from a population-based extended twin design. J Sex Med. 2013;10(4):1090-9.
10. Jakubczyk A, Krasowska A, Bugaj M, Kopera M, Klimkiewicz A, Łoczewska A et al. Paraphilic sexual offenders do not differ from control subjects with respect to dopamine-and serotonin-related genetic polymorphisms. J Sex Med. 2017;14(1):125-33.
11. Goldman D. Our genes, our choices. London: Elsevier Science; 2012.
12. Laws DR, Marshall WL. A conditioning theory of the etiology and maintenance of deviant sexual preference and behavior. In: Marshall WL, Laws DR, Barbaree HE (eds.). Handbook of sexual assault. Boston: Springer; 1990. p.209-29.
13. Nunes KL, Hermann CA, Malcom JR, Lavoie K. Childhood sexual victimization, pedophilic interest, and sexual recidivism. Child Abuse Neglect. 2013;37(9):703-11.
14. Abé C, Adebahr R, Liberg B, Mannfolk C, Lebedev A, Eriksson J, et al. Brain structure and clinical profile point to neurodevelopmental factors involved in pedophilic disorder. Acta Psychiatr Scand. 2021;143(4):363-74.
15. Cazala F. Brain responses to pictures of children in men with pedophilic disorder: a functional magnetic resonance imaging study. Eur Arch Psychiatry Clin Neurosci. 2019;6:713-29.

16. Fonteille V, Redouté J, Lamothe P, Straub D, Lavenne F, Le Bars D, et al. Brain processing of pictures of children in men with pedophilic disorder: A positron emission tomography study. Neuroimage Clin. 2019;21:101647.
17. Suchy Y, Whittaker JW, Strassberg DS, Eastvold A. Neurocognitive differences between pedophilic and nonpedophilic child molesters. J Int Neuropsychol Soc. 2009;15(2):248-57.
18. Tenbergen G, Wittfoth M, Frieling H, Ponseti J, Walter M, Walter H, et al. The neurobiology and psychology of pedophilia: recent advances and challenges. Frontiers Hum Neurosci. 2015;9:344.
19. Carvalho J, Bradford J, Murphy L, Briken P, Fedoroff P. Measuring pedophilic sexual interest. J Sex Med. 2020;17(3):378-92.
20. Freund K. Diagnosing heterosexual pedophilia by means of a text for sexual interest. Behav Res Ther. 1965;3(4):229-34.
21. McPhail IV, Hermann CA, Fernane S, Fernandez YM, Nunes KL, Cantor JM. Validity in phallometric testing for sexual interests in children: a meta-analytic review. Assessment. 2019;26(3):535-51.
22. Seto MC, Lalumière ML. A brief screening scale to identify pedophilic interests among child molesters. Sex Abuse. 2001;13(1):15-25.
23. Stephens S, Seto MC, Cantor JM, Lalumière ML. The Revised Screening Scale for Pedophilic Interests (SSPI-2) may be a measure of pedohebephilia. J Sex Med. 2019;16(10):1655-63.
24. Cantor JM, McPhail IV. Non-offending pedophiles. Curr Sex Health Rep. 2016;8(3):121-8.
25. Landgren V, Savard J, Dhejne C, Jokinen J, Arver S, Seto MC et al. Pharmacological treatment for pedophilic disorder and compulsive sexual behavior disorder: a review. Drugs. 2022;82(6):663-81.

19 Violência sexual e aspectos psiquiátricos

Anne Caroline Dias
Marco de Tubino Scanavino

INTRODUÇÃO E DEFINIÇÕES

Segundo a Organização Mundial da Saúde (OMS), violência sexual é "qualquer ato sexual ou tentativa de obter ato sexual, investidas ou comentários sexuais indesejáveis, ou tráfico ou qualquer outra forma, contra a sexualidade de uma pessoa usando coerção"[1].

Estima-se que 43,9% das mulheres nos Estados Unidos sofreram violência sexual, e 23,4%, dos homens[2].

No Brasil, em 2020, as denúncias de violência sexual contra crianças e adolescentes correspondem a 17 mil casos, em 87% dos casos o agressor é adulto do sexo masculino, e em 46% dos casos a vítima é adolescente do sexo feminino[3].

A violência sexual é universal, ocorrendo historicamente em todas as sociedades, independentemente de classe social, e as vítimas em sua maioria são do sexo feminino, e os agressores são do sexo masculino e costumam ter vínculo com as vítimas[2].

As crianças e os adolescentes são mais vulneráveis à violência sexual, tanto no ambiente escolar, como no ambiente domiciliar, tendo efeito em longo prazo na vida das vítimas podendo levar a perpetração da violência e da revitimização[2].

ETIOPATOGENIA

As repercussões psiquiátricas da violência sexual se associam a fatores biológicos, interpessoais e psicológicos. Entre os fatores psicológicos e interpessoais, estão a divulgação tardia do evento de violência (após 1 mês), o apoio recebido após a divulgação e a fonte de apoio[4]. Entre os fatores biológicos estão fatores genéticos, neuroestruturais e neuroendócrinos.

A metilação do DNA tem sido relacionada em estudos sobre a exposição ao evento traumático e o desenvolvimento de transtorno de estresse pós-traumático (TEPT) e de transtorno depressivo maior (TDM)[5]. O cuidado materno no início da vida, segundo estudos com animais, pode influenciar a metilação do DNA, e a resposta da prole ao estresse ao longo de toda a vida. Há aumento de metilação do DNA na região hipocampal entre aqueles que desenvolvem TEPT, após exposição a evento traumático, quando comparados a modelos animais que não desenvolvem. Além disso, a exposição a evento traumático na infância, incluindo violência sexual, tem sido associada a genes específicos, entre eles o gene responsável pelo transporte de serotonina[6].

Já em relação às alterações neurológicas estruturais há controvérsias, com estudos que indicaram redução no volume hipocampal em indivíduos que desenvolvem TEPT, outros estudos indicam essa redução apenas entre esses indivíduos que sofreram violência sexual na infância e ainda há os estudos que indicam redução de volume em outras regiões além do hipocampo[7].

Há consenso em relação à diminuição do fluxo sanguíneo e do metabolismo da glicose em região hipocampal entre os indivíduos que desenvolveram TEPT após exposição à violência sexual, comparando-se aos controles[8]. Além disso, esses indivíduos que desenvolveram TEPT apresentaram maior dificuldade de ativar o córtex pré-frontal durante tentativas de regular respostas emocionais negativas[9].

Alterações no eixo hipotálamo-hipófise-adrenal têm sido associadas a desenvolvimento e cronicidade de TEPT entre as vítimas de agressão sexual, com aumento da responsividade do eixo hipotálamo-hipófise-adrenal, levando à supressão exacerbada do cortisol em repouso ou quando expostos a fatores estressantes[10].

Um conjunto de reações denominado "dissociação peritraumática" é o indicador clínico preditivo de TEPT mais significativo. Na dissociação ocorre fragmentação aguda da experiência, sentimento de medo avassalador e alterações de memória. A associação entre dissociação peritraumática e TEPT resultou na caracterização do transtorno de estresse agudo, que pode durar de 2 a 30 dias; dos indivíduos que desenvolvem transtorno de estresse agudo (TEA), 75% desenvolvem posteriormente o TEPT[11].

QUADRO CLÍNICO E DIAGNÓSTICO

A violência sexual, de acordo com estudos, pode desencadear TEA, TEPT, transtornos de ansiedade, TDM, transtorno de uso de substâncias (TUS) e tentativas de suicídio.

Para as mulheres expostas a 3 ou 4 tipos de violência relacionada ao gênero, 77,3% apresentaram transtorno de ansiedade, 52,5% apresentaram transtorno de humor, 47,1% apresentaram transtorno por uso de substância, 56,2% apresentaram TEPT e 34,7% apresentaram tentativas de suicídio[13,14].

O TEA requer exposição, testemunhar ou tomar ciência de evento traumático associado aos seguintes aspectos:

- Reação de medo ou impotência.
- Ansiedade.
- Revivescência do evento: lembranças, sonhos e reações dissociativas, que causam sofrimento. Sendo traumática e intrusiva.
- Pelo menos 3 sintomas dissociativos, entre eles: entorpecimento emocional, redução da percepção do ambiente, desrealização, despersonalização ou amnésia dissociativa.

Os sintomas devem durar de 2 a 30 dias[12].

O TEPT também requer exposição, testemunhar ou tomar ciência de evento traumático e se caracteriza pelos seguintes aspectos:

- Revivescência do evento: lembranças, sonhos e reações dissociativas, que causam sofrimento. Sendo traumática e intrusiva.
- Evitação: esquiva de pessoas, lugares, situações, pensamentos e emoções, ou seja, elementos associados com o trauma.
- Alerta persistente: excitação e reatividade geral aumentada (surtos de raiva, irritabilidade, autodestrutividade, hipervigilância e déficit de concentração).
- Alterações cognitivas e de humor: alienação e incapacidade de sentimentos positivos.

Esses sintomas devem durar pelo menos 1 mês para que o TEPT seja diagnosticado[12].

Há ainda o TEPT complexo, caracterizado pelos seguintes aspectos[15]:

- Revivescência do evento: lembranças, sonhos e reações dissociativas que causam sofrimento. Sendo traumática e intrusiva.

- Evitação: esquiva de pessoas, lugares, situações, pensamentos e emoções, ou seja, elementos associados com o trauma.
- Alerta persistente: excitação e reatividade geral aumentada (surtos de raiva, irritabilidade, autodestrutividade, hipervigilância e déficit de concentração).
- Desregulação afetiva com autodepreciação e distúrbios nas relações interpessoais.

O TDM é diagnosticado quando há pelo menos 2 semanas de duração e pelo menos 5 dos seguintes sintomas:

- Humor depressivo.
- Anedonia.
- Hipersônia ou insônia.
- Aumento ou perda de peso.
- Lentificação ou agitação psicomotora.
- Fadiga ou diminuição de energia.
- Dificuldade de concentração ou compreensão.
- Sensação de inutilidade ou culpa.
- Ideias de morte.

Entre os 5 sintomas, um deve necessariamente corresponder a humor depressivo ou anedonia e deve haver sempre prejuízo de funcionamento não relacionado a outra condição médica ou efeito de substância exógena[12].

Os transtornos relacionados a substâncias exógenas divididas em 10 classes (álcool, cafeína, canabinoides, alucinógenos, inalantes, opioides, sedativos – hipnóticos e ansiolíticos, estimulantes, tabaco e outros) são divididos em TUS e transtornos induzidos por substância (intoxicação, abstinência e outros transtornos induzidos). O TUS se apresenta por 11 sintomas possíveis:

- Fissura.
- Tolerância.
- Abstinência.
- Gasto de tempo para obter.
- Incapacidade de controlar o desejo.
- Uso de quantidades maiores ou por mais tempo.
- Uso em situações de exposição a riscos.
- Manutenção apesar dos desfechos físicos.
- Manutenção apesar dos desfechos psicossociais.
- Estreitamento de repertório.
- Prejuízo de atividades ocupacionais, sociais e de relacionamento.

Sendo considerada dependência leve da substância de 2 a 3 sintomas, dependência moderada de 4 a 5 sintomas e dependência grave a partir de 6 sintomas.

DIAGNÓSTICO DIFERENCIAL

Entre outros possíveis desfechos negativos associados à violência sexual estão comportamentos de risco, problemas nos relacionamentos interpessoais e problemas intrapessoais.

Os comportamentos de risco incluem atividade sexual com maior número de parceiros, relações sexuais desprotegidas frequentemente, intercâmbio de sexo por bens e serviços, maior número de gravidezes indesejadas, abortos e contágio por infecções sexualmente transmissíveis[16].

O abuso de substâncias e comportamentos sexuais de risco podem aumentar o risco de exposição repetida à violência sexual, caracterizando a revitimização. Essa apresenta associação com abuso sexual precoce (r = 0,59), com tamanho de efeito mais forte para formas mais graves de vitimização[17]. De acordo com a *National Intimate Partner and Sexual Violence Survey*, 35,2% das mulheres que relataram estupro ocorrido antes dos 18 anos de idade tinham sofrido estupro também na idade adulta[18].

Entre os problemas de relacionamentos interpessoais, pode-se encontrar maior chance de vitimização psicológica, física e sexual por parceiro íntimo, menor confiança emocional nos parceiros íntimos e maiores dificuldades sexuais (como atividade sexual menos frequente, menores satisfação e iniciativa sexual, e mais afetos negativos quando sexualmente excitadas)[19].

TRATAMENTO

No caso do TEA, o tratamento consiste na prevenção de sintomas pós-traumáticos, recomendando-se administração de hidrocortisona endovenosa nas primeiras horas após o trauma, uso de propranolol diário, uso de sertralina e terapia cognitivo-comportamental (TCC) com foco em trauma[20].

Em relação ao TEPT e ao TDM, as bases do tratamento são suporte psicossocial, medicação, psicoeducação e psicoterapia (TCC ou psicoterapia interpessoal).

As medicações de primeira linha no tratamento medicamentoso são sertralina, venlafaxina e paroxetina. Dos pacientes, 50% apresentam cronificação de sintomas; a medicação deve ser mantida por 12 meses nos pacientes que respondem à medicação (com aumento da taxa de resposta à medicação ao longo do tempo)[21].

A linha de psicoterapia com maior evidência é a TCC focada no trauma, sendo eficaz em prevenir recaídas. Além disso, a TCC demonstrou ter efeitos duradouros em mitigar sintomas de TEPT entre os grupos expostos a diferentes eventos traumáticos[22]. Nos estudos, de 5 a 8 sessões são suficientes para reduzir os sintomas de TEPT e TEA. Há também a terapia de processamento cognitivo, que é uma terapia baseada em protocolo para tratamento de depressão, ansiedade e TEPT em sobreviventes de violência sexual, que produz efeitos de melhora em todos os parâmetros nesses transtornos de acordo com estudo conduzido na República Democrática do Congo[23].

Apesar da TCC e suas variações tratarem eficazmente o TEPT, as taxas de não adesão e não resposta ainda permanecem altas[24]. Há ainda outras linhas de psicoterapia com evidências incipientes até o momento, mas que tem auxiliado no tratamento cotidiano.

Quando não há resposta inicialmente, o tratamento de TEPT deve seguir o curso adiante: aumento de dose de inibidor seletivo de recaptação de serotonina ou de inibidor da recaptação de serotonina e noradrenalina, substituição de medicação por outra classe de primeira linha, associação de dois medicamentos de primeira linha, associação de medicação de primeira linha com psicoterapia de evidência comprovada, associação de olanzapina, risperidona ou prazosina ao medicamento de primeira linha e, como última opção, associação de MDMA (metilenodioximetanfetamina) à psicoterapia (com evidência de potencialização e efeitos duráveis)[21].

Para o tratamento de TDM, inibidores seletivos de recaptação de serotonina (ISRS) e venlafaxina são considerados tratamentos medicamentosos de primeira linha. Há maior evidência de resposta ao uso de escitalopram, sertralina e mirtazapina com venlafaxina, com taxas mais altas de remissão com o uso de venlafaxina. Os episódios leves de depressão devem ser tratados com psicoeducação, medicamentos de primeira linha associados ou não à psicoterapia e estímulo a atividades físicas. Os episódios moderados devem associar psicoeducação, psicoterapia e medicação a mudanças psicossociais. E os episódios graves, além das condutas tomadas para os episódios moderados, devem ser tratados também com antipsicóticos de segunda geração, internação hospitalar e, em casos refratários, eletroconvulsoterapia.

CONSIDERAÇÕES FINAIS

A violência sexual caracteriza-se por "qualquer ato sexual ou tentativa de obter ato sexual, investidas ou comentários sexuais indesejáveis, ou tráfico ou qualquer outra forma, contra a sexualidade de uma pessoa usando coerção". Ela é universal e independe de classe social.

As vítimas em sua maioria são do sexo feminino, e os agressores são do sexo masculino. As crianças e os adolescentes são mais vulneráveis e sofrem com efeitos em longo prazo, podendo levar à perpetração da violência e à revitimização.

A violência sexual pode desencadear TEA, TEPT, transtornos de ansiedade, transtorno depressivo maior (TDM), TUS e tentativas de suicídio. Além de comportamentos de risco, problemas nos relacionamentos interpessoais e problemas intrapessoais.

As bases do tratamento são suporte psicossocial, medicação, psicoeducação e psicoterapia (TCC ou psicoterapia interpessoal). As medicações de primeira linha no tratamento medicamentoso são sertralina, venlafaxina e paroxetina. A linha de psicoterapia com maior evidência é a TCC focada no trauma.

Apesar da TCC e suas variações tratarem eficazmente o TEPT, as taxas de não adesão e não resposta ainda permanecem altas. Há ainda outras linhas de psicoterapia com evidências incipientes até o momento, mas que têm auxiliado no tratamento cotidiano, devendo-se conduzir mais estudos confiáveis para aumentar as possibilidades de tratamento e diminuir impactos em médio e longo prazo na vida das vítimas de violência sexual.

VINHETA CLÍNICA

Identificação: OCP, 35 anos, sexo feminino, natural de Feira de Santana (BA), reside em São Paulo há 15 anos, jornalista, católica, divorciada, mora com os 2 filhos.

Queixa e duração: muito abalada após violência há 1 mês.

História pregressa da moléstia atual: está com medo e não consegue sair de casa sozinha desde que ocorreu o episódio de violência sexual. Relata diminuição de apetite e sobressaltos frequentes há 1 mês. Explica que estava em um relacionamento amoroso, e o namorado a levou de surpresa a um local de troca de parceiros sexuais, onde ele assistiu a 3 homens ter relações sexuais com ela mesmo sem consentimento. OCP se sentiu violentada e terminou o relacionamento após o ocorrido, porém o parceiro se recusou a aceitar o rompimento. Ela não denunciou e sente vergonha de falar sobre o ocorrido, procurando ajuda somente após 1 mês. Atualmente só usa o banheiro e toma banho se a filha de 12 anos estiver com ela no mesmo ambiente.

Tem muitos pesadelos com pessoas a agarrando e com o evento ocorrido. Relata pensamentos intrusivos com o evento, apresentando taquicardia e sentindo-se como se estivesse em um filme, “vendo a si mesma de fora”.

Não teve mais relações afetivas e sexuais após o evento, sente-se suja e incapaz de amar novamente.

Antecedentes pessoais: 2 cesáreas. Hipertensão arterial sistêmica.

Antecedentes familiares: pai com transtorno depressivo recorrente.

Hábitos e vícios: tabagista (15 maços-ano).

Exame psíquico: não se dispõe espontaneamente a falar do que sofreu há um mês nem quando indagada de maneira genérica. Esfrega as mãos e olha para os lados com medo. Parece amedrontada. Atenção voluntária rebaixada. Hiperprosexia. Memória de evocação comprometida. Não se recorda de dados pessoais e admite que antes era capaz de evocá-los. A princípio, as respostas são monossilábicas. Passa a chorar quando lhe indago o que a trouxe à consulta, o que demonstra esquiva emocional. Insiste que não quer pensar no que aconteceu. Prefere esquecer, mas não consegue.

Impressões: fica evidente a revivescência do trauma no relato de sonhos ou de recordações intrusivas e na sensação de repulsa quando se recorda da agressão e das humilhações sofridas. Descrições de insônia e irritabilidade sugerem hiperestimulação autonômica, bem como o comportamento vigilante e levemente sobressaltado quando, ocasionalmente, a porta da sala é aberta. O humor polarizado para depressão e ansioso. Discurso truncado com conteúdo de autorrecriminações.

Hipótese diagnóstica: TEPT.

Conduta: introdução de ISRS (sertralina) e encaminhamento para TCC com foco em evento traumático.

REFERÊNCIAS

1. Krug EG, Dahlberg LL, Mercy JA, Zwi AB, Lozano R. Relatório mundial sobre violência e saúde. Geneva: Organização Mundial da Saúde; 2002.
2. Dartnall E, Jewkes R. Sexual violence against women: the scop e of the problem. Best Pract Res Clin Obstet Gynaecol. 2013;27:3-13.
3. Ministério da Saúde. Secretaria de Atenção à Saúde. Departamento de Ações Programáticas Estratégicas. Prevenção e tratamento dos agravos resultantes da violência sexual contra mulheres e adolescentes: norma técnica. Brasília: Ministério da Saúde; 2022.
4. Littleton H, Axsom D, Grills-Taquechel AE. Longitudinal evaluation of the relationship between maladaptive trauma coping and distress: examination following the mass shooting at Virginia Tech. Anxiety Stress Coping. 2010;22:1-18.
5. Surrat HL, Kurtz SP, Weaver JC, Inciardi JA. The connections of mental health problems, violent life experiences, and the social milieu of the "stroll" with the HIV risk behaviors of female street sex workers. J Psychol Hum Sex. 2005;17:23-44.
6. Walsh K, Galea S, Koenen KC. Mechanisms underlying sexual violence exposure and psychosocial sequelae: A theoretical and empirical review. Clin Psychol. 2012;19(3):260-75.
7. Bremner JD, Innis RB, White T, Fujita M, Silbersweig D, Goddard AW, et al. SPECT [I-123]iomazenil measurement of the benzodiazepine receptor in panic disorder. Biol Psychiatry. 2000;47(2):96-106.

8. Kim SY, Chung YK, Kim BS, Lee SJ, Yoon JK, An YS. Resting cerebral glucose metabolism and perfusion patterns in women with posttraumatic stress disorder related to sexual assault. Psychiatry Res. 2012;201:214-7.
9. Nees F, Witt SH, Flor H. Neurogenetic approaches to stress and fear in humans as pathophysiological mechanisms for posttraumatic stress disorder. Biol Psychiatry. 2018;83:810-20.
10. Cicchetti D, Toth S. A developmental psychopathology perspective on child abuse and neglect. J Am Acad Child Adolesc Psychiatry. 1995;34:541-65.
11. Boris NW, Zeanah CH. Practice parameter for the assessment and treatment of children and adolescents with reactive attachment disorder of infancy and early childhood. J Am Acad Child Adolesc Psychiatry. 2005;44:1206-19.
12. American Psychiatric Association. DSM-5 – Manual Diagnóstico e Estatístico de Transtornos Mentais.
13. Maclaughlin J, O'Connor RC, O'Carrol RE. Intimate partner abuse and suicidality: a systematic review. Clin Psychol Rev. 2012;32:677-89.
14. Rees S, Silove D, Chey T. Lifetime prevalence of gender-based violence in women and the relationship with mental disorders and psychosocial function. JAMA. 2011;306(5):513-21.
15. Cloitre M, Shevlin M, Brewin CR, Bisson JI, Roberts NP, Maercker A, et al. The International Trauma Questionnaire: development of a self-report measure of ICD-11 PTSD and complex PTSD. Acta Psychiatrica Scandinavica. 2018;138:536-46.
16. Van Roode T, Dickson N, Herbison P, Paul C. Child sexual abuse and persistence of risky sexual behaviors and negative sexual outcomes over adulthood: Findings from a birth cohort. Child Abuse Neglect. 2009;33(3):161-72.
17. Classen C, Nevo R, Koopman C, Nevill-Manning K, Gore-Felton C, Rose D, et al. Recent stressful life events, sexual revictimization and their relationship with traumatic stress symptoms among women sexually abused in childhood. J Interpersonal Violence. 2002;17:1274-90.
18. Walsh K, Galea S, Koenen KC. Mechanisms underlying sexual violence exposure and psychosocial sequelae: A theoretical and empirical review. Clinl Psychol. 2012;19(3):260-75.
19. Matthew AM, Delahanty DL, Nugent R, Berkowitz SJ. Pharmacological secondary prevention of PTSD in youth: challenges and opportunities for advancement. J Traumatic Stress. 2012;25:543-50.
20. Oehen P, Traber R, Widmer V, Schnyder U. A randomized, controlled pilot study of MDMA (±3,4-methylenedioxymethamphetamine): assisted psychotherapy for treatment of resistant, chronic post-traumatic stress disorder (PTSD). J Psychopharmacol. 2013;27(1):40-52.
21. Williams T, McCaul M, Schwarzer G, Cipriani A, Stein DJ, Ipser J. Pharmacological treatments for social anxiety disorder in adults: a systematic review and network meta-analysis. Acta Neuropsychiatrica. 2020;32(4):169-76.
22. Bass JK, Annan J, McIvor Murray S, Kaysen D, Griffiths S, Cetinoglu T, et al. Controlled trial of psychotherapy for Congolese survivors of sexual violence. N Eng J Med. 2013;368(23):2182-91.
23. Bradley R, Greene J, Russ E, Dutra L, Westen D. A multidimensional meta-analysis of psychotherapy for PTSD. Am J Psychiatry. 2005;162(2):214-27.

20

Violência doméstica contra a mulher como objeto de pesquisa e atenção: desafios ao campo da saúde

Lilia Blima Schraiber

A violência contra mulher por parceiro ou ex-parceiro íntimo será a temática deste capítulo, nomeada também como violência doméstica contra mulheres. Efetivamente, para mulheres, parceiros ou ex-parceiros representam 70 a 90% dos agressores[1].

O enfoque aqui dado é o de apresentar e debater os desafios de lidar com essa violência no campo da saúde, seja da perspectiva da produção de conhecimento em pesquisas científicas, seja da perspectiva prática do enfrentamento no plano dos serviços de saúde, da violência doméstica na assistência a mulheres que vivem ou viveram essa situação.

INTRODUÇÃO

Embora estudos sobre a violência doméstica contra a mulher tenham sido publicados cada vez mais em revistas da saúde, internacionalmente desde os anos 1970[2,3] e, no Brasil, a partir da segunda metade dos anos 1990, o impulso significativo é detectado em 2005[4]. A própria Organização Mundial da Saúde (OMS) lançou apenas em 2002 seu Relatório Mundial[5], reconhecendo também a violência doméstica contra mulheres como questão de saúde pública e a ser enfrentada com políticas de atenção às mulheres e de prevenção dessa e de outras violências.

Não obstante, um estudo realizado em 19 unidades básicas de saúde da Grande São Paulo (sendo 14 delas na cidade de São Paulo), entre 2001 e 2002, apontava o não reconhecimento dos profissionais desses serviços como sendo a violência doméstica um legítimo objeto de suas práticas de atendimento[6]. A violência doméstica, assim, configurava-se para os profissionais como uma situação concebida como fora do escopo da saúde: fora do escopo do conhecimento científico e da assistência à saúde propriamente ditos, embora reconhecida em estudos pelos inúmeros impactos na saúde, seja em agravos físicos ou mentais[1].

O século XXI, porém, marca uma inflexão importante no Brasil, nesse sentido, com forte influência do surgimento da Lei Maria da Penha[7] em 2006, normatizando o ato de violência doméstica como crime e estabelecendo punições legais ao agressor, bem como com forte influência da mídia escrita e televisiva. Como aponta estudo mais recente igualmente em unidades básicas de saúde na cidade de São Paulo, toda uma mudança na construção da rede intersetorial de serviços para enfrentamento da violência contra a mulher parece estar ocorrendo, com impactos nas relações que os serviços de saúde podem estabelecer com os demais serviços, configurando outra participação da saúde no enfrentamento à violência doméstica contra mulheres e reconhecimento da importância dessa participação por seus profissionais[8].

DEFINIÇÕES

A violência contra mulheres é uma questão das relações interpessoais ocorridas no espaço público ou no âmbito da vida privada. A respeito dessas relações, no campo da saúde, em geral, é vista como uma situação da esfera sociocultural da vida cotidiana. Assim, os contextos em que ocorrem não são tidos como situações de adoecimento tão características quanto as que geram os agravos à saúde mais usuais e que constituem riscos de adoecer para condições patológicas bem reconhecidas na nosografia médica, como doenças cardiovasculares, doenças respiratórias, cânceres ou que comprometem a saúde mental, entre outras. Por isso é difícil o entendimento de que esses contextos sejam determinantes de muito sofrimento mental, gerador de sérias patologias, bem como sejam determinantes de adoecimentos físicos graves. Por isso tampouco há a percepção por parte dos profissionais de saúde de que a violência, ainda que não seja problema só da saúde, deva ser problema respondido também por esse campo.

Em outros termos, se não se apresenta como algo próprio ao escopo da saúde, deveria ao menos ser identificada e diagnosticada como situação de vida que produz adoecimentos diversos e receber um primeiro tratamento nos serviços de saúde, para ser complementado por serviços de outros setores, por exemplo, os da segurança pública, os do sistema judiciário ou os da assistência social e psicossocial. Além disso, também deveria haver uma preocupação com a prevenção da violência, tal como há por referência aos diversos contextos que são reconhecidos como determinantes dos agravos à saúde de modo geral.

Definida como fenômeno biopsicossocial, a violência tem sua criação na vida em sociedade e em sua configuração participam problemas da política, da economia, da moral, do direito, da psicologia, das relações humanas e institucional e do plano individual[9].

Já se pode ver que, de um lado, todo o contexto que desencadeia o comportamento violento e o tipo de relação interpessoal a ele ligado são questões de abordagem complexa, e os conceitos de integralidade e de vulnerabilidade[10] fornecem uma aproximação mais completa para os estudos epidemiológicos da determinação social da violência e dos agravos à saúde associados.

De outro, pode-se notar também que a conceituação do que é a própria violência, enquanto situação da vida em sociedade, também não é algo simples. De fato, sua abordagem requer um olhar interdisciplinar e atento para impactos emocionais importantes. Interdisciplinar porque, como evento social, a violência diz respeito a normas sociais e culturais, bem como normas que são históricas, isto é, correspondem a certas tradições das relações interpessoais, entre elas a tradição segundo a qual há uma hierarquia nas relações entre homens e mulheres ou entre pessoas com identidades sociais masculinas, ou mais tendentes a essa condição, e femininas, ou mais tendentes a essa outra condição.

Historicamente um valor maior foi dado às decisões nas relações interpessoais e às atribuições sociais correspondentes ao masculino, dotando a identidade masculina de maior autoridade, em especial na esfera pública da vida social, e ficando as atribuições da vida privada sob a responsabilidade das mulheres ou das pessoas identificadas a essa condição, dotada a vida privada, então, de menor valor social diante da esfera pública. Essa tradição refere-se à marca de gênero das relações sociais, qual seja, são relações atravessadas pela desigualdade entre as condições masculinas e femininas, definida como desigualdade de gênero.

A historiadora Joan Scott define gênero como elemento constitutivo de relações sociais baseado nas diferenças percebidas entre os sexos, e uma forma primeira de significar as relações de poder, sendo essa desigualdade de gênero organizadora da vida material para toda a sociedade e usada como seu referente simbólico[11]. Por isso, a violência contra mulheres define-se como uma violência de gênero, em dois sentidos: enquanto comportamentos masculinos de aculturação das mulheres em desigualdades de gênero, prevenindo mudanças nessa configuração sociocultural; bem como enquanto tentativa de retomada da maior autoridade do homem em crises ou ameaças de ruptura da dominação masculina tradicional que estejam em curso na sociedade.

Por todas essas razões, como bem observou Heise[12], em diferentes países, normas culturais ou legais que dão direito aos homens de controlarem as mulheres estão associadas a altos índices de violência doméstica contra mulheres. As normas também criam a noção de propriedade masculina sobre as mulheres, dando o controle masculino sobre a riqueza da família e conectando o exercício da masculinidade com dominação, como o poder de delimitar comportamentos das mulheres em nome da honra masculina, e ainda conectando masculinidade com soberania, dando ao homem a palavra final nas decisões.

Diante dessas definições, o estudo ou a intervenção sobre situações de violência não podem ser baseados apenas em uma disciplina científica, demandando uma abordagem interdisciplinar. Por isso, a violência é considerada um tema complexo.

Muitas vezes a violência é simplesmente confundida com o poder, alguém ocupando a posição de maior poder abusa dessa condição, a violência seria, então, o excesso dominador no exercício de uma autoridade, transformando a legítima autoridade em autoritarismo[13]. Muitos filósofos e pensadores demonstram uma importante distinção entre poder e violência, em que esta última seria um instrumento desse poder e não uma forma interativa ou dialógica de relação, mesmo naquela em que há uma hierarquia de autoridade reconhecida. Outros apontam, ainda, que essas relações não corresponderiam a um agir ético e comunicativo, remetendo a violência para questões também da comunicação e da linguagem[14].

Complementarmente a violência é um tema sensível, que demanda dos pesquisadores que registrarão os relatos das mulheres em situação de violência e dos profissionais que buscarão prover atenção a essas mulheres um aprendizado para lidar com a esfera da vida doméstica e com as relações íntimas entre parceiros nessa vida doméstica e, ainda, um aprendizado para lidar com as emoções que são evocadas no relato de cada caso e repercutem naquele ou naquela que está escutando. Isso demandará que profissionais e pesquisadores se deparem com posicionamentos, do ponto de vista ético, quanto à crítica e à rejeição da violência, e do ponto de vista político, quanto à proteção dos direitos humanos das mulheres que foram violados nessa situação. Então qualifica-se a violência como um tema sensível, além de complexo.

Consequentemente, a violência é um tema repleto de desafios diante da cultura científica e daquela profissional que são tradicionalmente vigentes no campo da saúde e remetem para objetividades neutralizadoras dos sujeitos, os que são agentes da ciência, bem como agentes da prática profissional[14].

Outra face das dificuldades nas concepções de violência reside nos significados atribuídos a esse termo pelas próprias mulheres, que, longe de utilizá-lo para se referir à situação vivida, preferem outras nomeações, como "agressão" ou "ignorância", à violência, termo que guardam para o estupro por estranhos. Muitas vezes, essas mulheres até não conseguem nomear a trágica experiência vivida, como "uma dor que não tem nome". Por isso mesmo considera-se que a invisibilidade e o silêncio são questões associadas à violência[15].

Assim sendo, já por referência a essas dificuldades mencionadas relativamente aos profissionais de saúde em lidar com a situação de violência, bem como relativamente às mulheres de relatarem suas situações de violência, é de perguntarmos: por que as mulheres não contam? Por que os profissionais não perguntam? Os Quadros 1 e 2 sintetizam o que a literatura aponta nesse sentido.

Quadro 1 O silêncio das mulheres

Por que a mulher não conta o que está acontecendo?
Representações (banalização e naturalização) e sentimentos contraditórios
Não crê ser importante falar; não há por que falar
Sente-se envergonhada ou humilhada
Sente-se culpada pelo fato
Teme pela sua segurança e pela dos filhos
Sente que não tem controle sobre sua vida
Espera que o agressor mude; ele promete mudança
Tem medo de perder os filhos
Quer proteger o parceiro: razões econômicas ou afetivas
Teve más experiências quando falou no passado

Fonte: Schraiber et al., 2003[15]; d'Oliveira et al., 2020[16].

Quadro 2 O silêncio dos profissionais

Por que o pessoal de saúde não pergunta?
A violência é um problema da polícia ou do Judiciário, não da saúde
Não saberiam o que fazer, por isso têm medo de perguntar
Não devem se intrometer e não sabem como perguntar
A pressão para atender muitas pessoas por turno não lhes permite mencionar a violência que chama novas e desconhecidas ações
Têm medo do agressor e/ou de represálias
Os próprios profissionais sofrem/sofreram, testemunharam ou cometem violência; essa proximidade dificultaria a ação

Fonte: Schraiber et al., 2033[15]; d'Oliveira et al., 2020[16].

Em contrapartida, desafios próximos a esses são colocados para a pesquisa científica na produção de conhecimento. Deve-se considerar igualmente, então, quão apropriados são os desenhos tradicionalmente usados nas pesquisas acerca dos agravos e das patologias usuais em saúde. Uma reflexão sobre o que já se sabe e como é possível melhorar o conhecimento a esse respeito faz-se necessária.

DA PRODUÇÃO CIENTÍFICA: PREVALÊNCIAS, RISCOS, VULNERABILIDADES E DESAFIOS PARA O BOM DESENHO DE PESQUISA

Estudos publicados já apontam, no caso brasileiro, para diversas características da violência doméstica contra a mulher. As principais formas de violências estão destacadas na Tabela 1, na qual se mostra a especificidade da violência contra a mulher (VCM) pelas características dessa violência e pelos contrastes das prevalências da violência contra mulheres com aquela contra homens.

Tabela 1 Violência contra a mulher (VCM): um problema específico

Violência do espaço doméstico e com altas magnitudes, que atravessam classes sociais	Brasil: VCM F/S
O parceiro é o principal agressor	SP: 41%; ZMPE: 40,6% Agressor-parceiro: 70%; 90%
A violência sexual marca a diferença para mulheres diante da sofrida por homens	SUS/GSP: estudo com mulheres VCM 54,8% Agressor-parceiro: 83%
Por ser doméstica é repetitiva, crônica e agravada pelo tempo	SUS/SP: estudo com homens VCH 79% Agressor não doméstico e outro homem: 80%
Riscos associados: escolaridade média; ter bens ou renda própria; primeira relação sexual forçada; violência na família de origem; abuso sexual na infância	SUS/SP: estudo com homens reconhecido como violência perpetrada por homens contra sua parceira: 52%
Vulnerabilidades sociais (sociocultural), interpessoais (familiares e comunitárias) e individuais de gênero	Brasil urbano: violência sexual por parceiro(a) contra mulher: 11,8%; contra homem: 5,1%

GSP: Grande São Paulo; SP: município de São Paulo; SUS: Sistema Único de Saúde; VCH: violência contra o homem; VCM: violência contra a mulher; V F/S: violência física e/ou sexual; ZMPE: 15 municípios da Zona da Mata de Pernambuco. Fonte: Schraiber et al., 2007[17]; Schraiber et al., 2007[18]; Schraiber et al., 2008[19]; d'Oliveira et al., 2009[20]; Schraiber et al., 2012[21]; Barros e Schraiber, 2017[22].

É importante destacar que na Tabela 1 são demonstradas prevalências das violências e seus riscos associados. Mas nem sempre a produção desses dados consegue contemplar questões centrais para a compreensão da violência como fenômeno sociocultural e ligada às desigualdades de gênero, tal como considerado nas definições dessa violência. Salienta-se que um bom desenho, nesse sentido, deveria buscar, tal como na Figura 1, alcançar não apenas atos cometidos e autores da violência, mas o contexto em que ocorre e no qual se pode alcançar as motivações para a agressão.

Nem sempre desenhos clássicos de estudos epidemiológicos voltados para mensurar as prevalências incluem variáveis ou categorias empíricas capazes de identificar a desigualdade de gênero para além da desigualdade socioeconômica, usualmente estimada pela escolaridade como aproximação da condição socioeconômica. Cabe apontar estudo mais recente que busca aferir essas desigualdades de gênero para além da interação socioeconômica[23].

Outros desafios que estão ligados ao desenho de estudo dizem respeito ao melhor modo de comunicar-se com as mulheres, seja em aplicação de questionários como instrumento de produção de dados de cunho quantitativo, seja no uso de entrevistas mais abertas como em estudos qualitativos, ou mesmo na modalidade de estudos mistos, que combinam as duas abordagens. Diante da questão já mencionada quanto às dificuldades de revelação por parte das mulheres e às dificuldades de comunicação por parte dos pesquisadores, o que se aplica também na assistência às mulheres por parte dos profissionais de saúde,

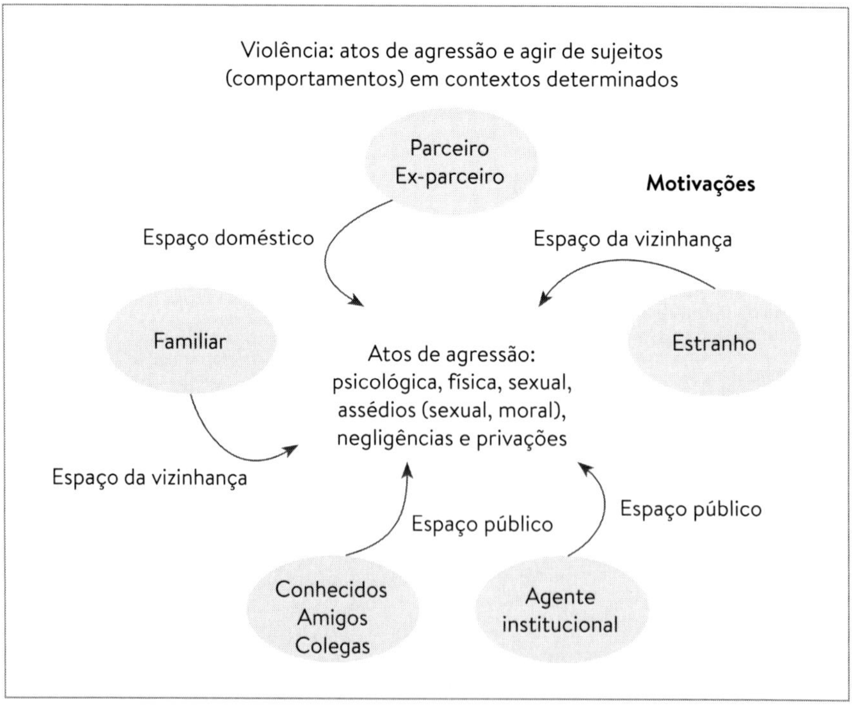

Figura 1 Violência: atos de agressão e agir de sujeitos em contextos determinantes.

a própria OMS recomenda que a comunicação seja feita sempre se indagando por atos concretos de agressões ou abusos praticados, e não por meio do termo "violência", em razão da polissemia desse termo tal como apontado anteriormente acerca da invisibilidade e dos silêncios relativos à violência, bem como recomenda que o instrumento se valha sempre de termos culturalmente adequados a cada sociedade e que sempre tenha muitas oportunidades de relato, ou seja, que o instrumento indague várias vezes sobre a ocorrência de situações de violência.

Dado que ao longo de uma pesquisa podem ocorrer relatos que mostrem que a mulher já está em risco de morte na situação em que se encontra ou que a mulher já tenha um grande impacto sobre sua saúde e requer em ambos os sentidos uma imediata atenção, é importante não apenas preparar a equipe de pesquisa para essas situações, como também antes de iniciar o trabalho de campo a pesquisa deve identificar e ter como referência serviços especializados no atendimento de casos de violência, aspecto metodológico do desenho que fará parte da ética da pesquisa, certamente.

A todos esses desafios anteriores, soma-se um adicional, que, além de metodológico, garantindo a boa produção de dados por parte dos pesquisadores, é igualmente ético: trata-se de apoiar durante a produção dos dados o próprio produtor do dado em trabalho de campo; apoiar o pesquisador que ouve todos os relatos, o que como dissemos é emocionalmente também muito difícil. Nesse sentido, as pesquisas em torno da violência devem preocupar-se com os pesquisadores de campo envolvidos, fornecendo-lhes a possibilidade de terem supervisões e até assistência de caráter psicoemocional durante a pesquisa.

Todos esses desafios mencionados são apresentados e discutidos em Schraiber et al.[1,14].

DOS IMPACTOS NA SAÚDE: O GRANDE LEQUE DE AGRAVOS E A PRÁTICA PROFISSIONAL

A violência doméstica contra mulheres produz diversos agravos à saúde das mulheres envolvidas. A Figura 2 sintetiza esses agravos. Publicada em Schraiber et al.[1], é uma adaptação com modificações de uma grande revisão prévia da literatura[24]. A figura mostra os agravos à saúde associados à violência sofrida, no plano da saúde física e da saúde mental, bem como ainda assinala os impactos nos serviços de saúde, em termos de seus usos. Além disso, a figura dá destaque à dor crônica de diferentes localizações no corpo, o que ainda é pouco estudado.

É importante registrar também que essa violência doméstica não produz impactos apenas na saúde das mulheres. Há estudos que mostram repercussões também nas crianças. Esses impactos podem decorrer da violência diretamente sofrida pela criança, pois há uma grande porcentagem de crianças vítimas de

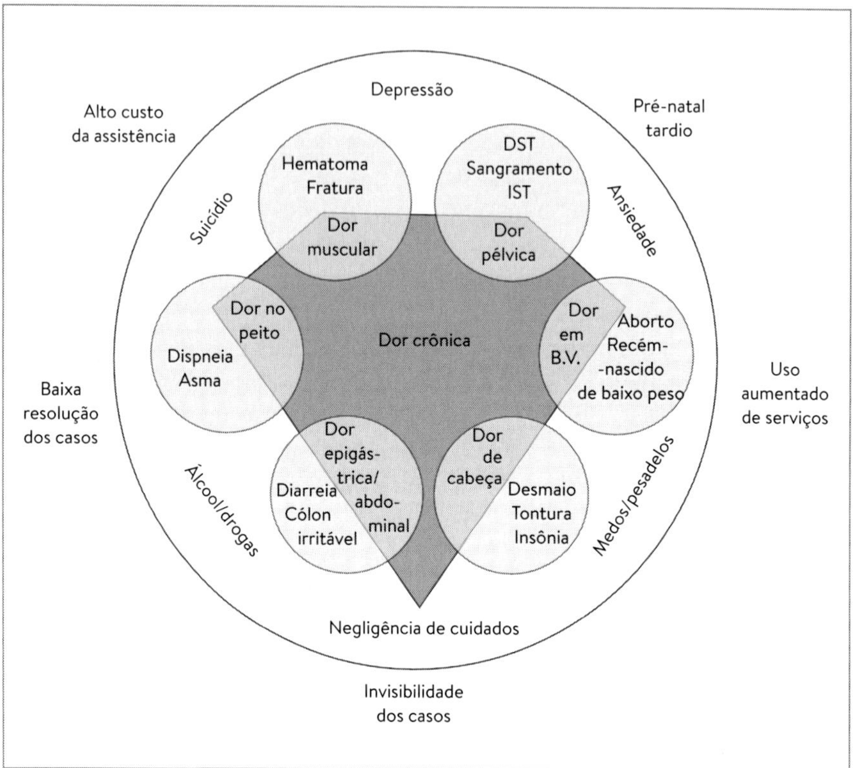

Figura 2 Violência contra a mulher e repercussões na saúde. Fonte: Schraiber et al., 2005[1].

violência cujas mães também sofrem violência[1]. Mas ainda podem decorrer do testemunho por parte da criança, da violência sofrida pela mãe. Ambas as condições resultam em sofrimentos mentais importantes, como os relacionados à enurese noturna das crianças ou ao desenvolvimento de comportamentos agressivos na família e/ou na escola, com consequente baixa de aprendizado e com evasão escolar[25].

Além disso, há também impactos nas crianças que seriam mais efeitos de negligência de cuidados, no caso cuidados maternos, como a diminuição da taxa de vacinação entre crianças cujas mães sofrem violência, comparativamente àquelas cujas mães não a sofrem[3]. Cabe notar que a negligência de cuidados por parte da mulher que sofre violência não se aplica apenas a terceiros, de quem cuida, como as crianças. Aplica-se igualmente a si própria, em seu autocuidado, como registrado na Figura 2, que também aponta para possível indicador dessa negligência pela associação entre sofrer violência e iniciar pré-natal tardiamente.

Mas a literatura também registra que os maiores agravos à saúde decorrentes da violência se situam na esfera mental, representados pela ideação e pela tentativa de suicídio[26].

Se a variedade de sinais e sintomas associados a sofrer violência doméstica torna mais difícil levantar essa hipótese diagnóstica na prática assistencial cotidiana, essa alegação perde muita força quando comparada às questões da invisibilidade da violência e dos silêncios que a cercam, o que se coloca até os tempos atuais, como depõem os próprios profissionais da saúde, em estudo que destacou a atenção primária como local da produção dos dados[16]. Afinal, as questões já consideradas por referência às dificuldades da pesquisa na produção do conhecimento também cabem, adaptadas, ao contexto da assistência nos serviços de saúde. Assim se é necessário que o profissional esteja atento a como perguntar, a dar muitas oportunidades de relato e a não usar termos estigmatizantes, além de levar em conta a própria polissemia do termo violência para as mulheres, tal como já considerado, também são necessários alguns outros cuidados no plano institucional dos serviços. O Quadro 3 sintetiza esses requisitos para os serviços de saúde.

Quadro 3 Procedimentos e ética na atenção integral nos serviços

Além de cuidar das demandas particulares da saúde:
Nunca ser violento (o combate à violência institucional)
Propiciar a revelação dos episódios, combatendo a banalização e o julgamento moral
Oferecer boa escuta em primeiro acolhimento e indicar cuidado integral
Buscar decisões compartilhadas com a mulher e respeitar seus limites
Trabalhar em equipe e buscar atuar em conjunto com outros setores de atenção e prevenção

Fonte: d'Oliveira et al., 2009[27]; Schraiber et al., 2012[28].

Destaque-se o fato de que esses requisitos para a prática profissional, bem como para a organização institucional dos serviços de saúde, não se acomodam facilmente às formas atuais de organização e gestão dos serviços de saúde. Tampouco são facilmente incorporadas ao desempenho profissional em razão da concepção de boa prática técnica e boa prática assistencial tal como elaboradas na cultura considerada legítima no campo da saúde.

É de se lembrar que dominada hegemonicamente pela medicina e seus referenciais de saber e de prática profissional, o campo da saúde é regido pelo pragmatismo. É um campo pragmático em termos de que as ciências biomédicas que o fundamentam são historicamente exitosas em conhecimentos voltados para responder demandas práticas de intervenção. Ou seja, trata-se de um saber bastante tecnológico voltado para uma ação imediata e direta, como o é o saber clínico, que articula conhecimentos gerais e abstratos das doenças com um saber-fazer prático da intervenção terapêutica. Igualmente pragmático é o saber-fazer sobre os adoecimentos de populações, a epidemiologia, termo que, ademais, designa também o conhecimento das doenças (patologia) em termos coletivos das populações.

Além disso, a medicina definiu, desde o século XIX, sua intervenção como ação cabível ao corpo humano e muito mais atinente ao plano físico desse corpo. Essa definição operou para a medicina e sua prática uma redução do adoecimento a problemas localizados nesse corpo físico, construindo a base anatomopatológica para compreender o adoecimento, e o paradigma iatromecânico, inspirado na física, como explicação desse adoecimento, de que resultou a importância do diagnóstico da lesão anatômica para identificar a doença e localizar a intervenção. A medicina desenvolveu, assim, uma redução do adoecimento para esse plano da lesão anatomopatológica, redução que é conceituada como medicalização. E será uma medicalização do social, quando, nessa redução ao plano físico do corpo, o adoecimento deixará de ser principalmente compreendido como resultado dos contextos sociais de vida, ou seja, como determinação desse social[29].

A medicalização foi bastante exitosa nos primeiros tempos da prática médica, nessa reorientação dada pela construção da modernidade. Contudo, a partir dos anos 1950, com o envelhecimento da população e o surgimento das doenças crônicas e da grande ampliação das questões de sofrimento e adoecimento mentais, essa forma de diagnosticar e tratar tem se mostrado insuficiente.

Não obstante, intervir sobre a esfera mental e mais ainda sobre a esfera das relações sociais, tal qual solicita o atendimento a casos de violência, de fato ainda parece aos profissionais da saúde algo estranho à sua atuação.

CONSIDERAÇÕES FINAIS

Concluindo as reflexões em termos dos desafios apresentados pelos casos de violência doméstica ao campo da saúde, pode-se observar que é esperado que a cultura profissional em saúde identifique a boa prática como uma competência terapêutica ligada a acertos técnicos de medicação, de intervenção cirúrgica sobre o corpo e de resultados bastante imediatos, assim como identifique a boa assistência a essa medicalização. Se por um lado a medicalização aponta para intervenções que constituem efetivas terapêuticas de agravos à saúde, por outro impede, dificultando, a ampliação dessa assistência para uma escuta e uma intervenção mais voltada à autonomia das mulheres, às desigualdades de gênero e à realização dos direitos das mulheres enquanto também cidadãs e sujeitos da sociedade, e no interior dos quais está o direito de viver sem violência.

Há desafios no sentido de abrir os horizontes da prática técnica e do modo de organização assistencial nos serviços de saúde em direção a intervenções mais compartilhadas com as próprias mulheres e em direção a um conceito mais ampliado de saúde.

REFERÊNCIAS

1. Schraiber LB, d'Oliveira AFPL, Falcão MTC, Figueiredo WS. Violência dói e não é direito. A violência contra a mulher, a saúde e os direitos humanos. São Paulo: Unesp; 2005. 184p.
2. Gelles RJ. Public policy for violence against women. 30 years of successes and remaining challenges. Am J Prev Med. 2000;19(4):298-301.
3. Heise L, Ellberg M, Gottemoeller M. Ending violence against women. Population Reports. 1999;XXVII(4):1-20.
4. Schraiber LB, d'Oliveira ANPL, Couto MT. Violência e saúde: estudos científicos recentes. Rev Saúde Pública. 2006;40(spe):112-20.
5. Krug EG, Dahlberg LL, Mercy JA, Zwi AB, Lozano R. World report on violence and health. Geneva: World Health Organization; 2002.
6. Kiss LB, Schraiber LB. Temas médico-sociais e a intervenção em saúde: a violência contra mulheres no discurso dos profissionais. Ciênc Saúde Col. 2011;16(3):1943-52.
7. Brasil. Lei n. 11.340, de 7 de agosto de 2006. Cria mecanismos para coibir a violência doméstica e familiar contra a mulher, nos termos do § 8º do art. 226 da Constituição Federal, da Convenção sobre a Eliminação de Todas as Formas de Discriminação contra as Mulheres e da Convenção Interamericana para Prevenir, Punir e Erradicar a Violência contra a Mulher; dispõe sobre a criação dos Juizados de Violência Doméstica e Familiar contra a Mulher; altera o Código de Processo Penal, o Código Penal e a Lei de Execução Penal; e dá outras providências (Lei Maria da Penha). Diário Oficial da União. 8 ago 2006.
8. Aguiar JM, d'Oliveira AFPL, Schraiber LB. Mudanças históricas na rede intersetorial de serviços voltados à violência contra a mulher – São Paulo, Brasil. Interface (Botucatu). 2020;24:e190486.
9. Minayo MCS. A violência social sob a perspectiva da saúde pública. Cad Saúde Pública. 1994;10(suppl.1):7-18.
10. Ayres JRCM. Organização das ações de atenção à saúde: modelos e práticas. Saúde Soc. 2009;18(suppl 2):11-22.
11. Scott J. Gênero: uma categoria útil para a análise histórica. Educação e Realidade. 1995;20:71-99.
12. Heise L. Violence against women: an integrated, ecological framework. Violence Against Women. 1998;4(3):262-90.
13. Azeredo YN, Schraiber LB. Violência institucional e humanização em saúde: apontamentos para o debate. Cienc Saúde Colet. 2017;22(9):3013-22.
14. Schraiber LB, d'Oliveira AFPL, Couto MT. Violência e saúde: contribuições teóricas, metodológicas e éticas de estudos da violência contra a mulher. Cad Saúde Pública. 2009;25(suppl2):S205-S216.
15. Schraiber LB, d'Oliveira APFL, Hanada H, Figueiredo WF, Couto MT, Kiss L, et al. Violência vivida: a dor que não tem nome. Interface (Botucatu). 2003;7(12):41-54.
16. d'Oliveira AFPL, Pereira S, Schraiver LB, Graglia CGV, Aguiar JM, Sousa PC, et al. Obstáculos e facilitadores para o cuidado de mulheres em situação de violência doméstica na atenção primária em saúde: uma revisão sistemática. Interface (Botucatu). 2020;24:e190164.
17. Schraiber LB, d'Oliveira AFPL, França-Junior I, Diniz CSG, Portella AP, Ludermir AB, et al. Prevalência da violência contra a mulher por parceiro íntimo em regiões do Brasil. Rev Saúde Pública. 2007;41(5):797-807.

18. Schraiber LB, d'Oliveira AFPL, Couto MT, Hanada H, Kiss LB, Durand JG, et al. Violência contra mulheres entre usuárias de serviços públicos da Grande São Paulo. Rev Saúde Pública. 2007;41(3):359-67.
19. Schraiber LB, d'Oliveira AFPL, França-Junior I. Violência sexual por parceiro íntimo entre homens e mulheres no Brasil urbano, 2005. Rev Saúde Pública. 2008;42(suppl 1):127-37.
20. d'Oliveira AFPL, Schraiber LB, França-Junior I, Ludermir AB, Portella AP, Diniz CSG, et al. Fatores associados à violência por parceiro íntimo em mulheres brasileiras. Rev Saúde Pública. 2009;43(2):299-310.
21. Schraiber LB, Barros CRS, Couto MT, Figueiredo WS, Albuquerque FP. Homens, masculinidade e violência: estudo em serviços de atenção primária à saúde. Rev Bras Epidemiol. 2012;15(4):790-803.
22. Barros CRS, Schraiber LB. Intimate partner violence reported by female and male users of healthcare units. Rev Saúde Pública. 2017;51:7.
23. Ribeiro MRC, Silva AAM, Schraiber LB, Murray J, Alves MTSB, Batista RFL, et al. Inversion of traditional gender roles and intimate partner violence against pregnant women. Cad Saúde Pública. 2020;36(5):e00113919.
24. Holtz AH. Domestic violence: the new standard of care. N J Med. 1996;93(8):33-6.
25. Durand J, Schraiber LB, França Jr I, Barros C. Repercussão da exposição à violência por parceiro íntimo no comportamento dos filhos. Rev Saúde Pública. 2011;45(2):355-64.
26. Devries K, Watts CH, Yoshihama M, Kiss LB, Schraiber LB, Deyessa N, et al. Violence against women is strongly associated with suicide attempts: evidence from the WHO multi-country study on women's health and domestic violence against women. Social Sci Med. 2011;73(1):79-86.
27. d'Oliveira AFPL, Schraiber LB, Hanada H, Durand JG. Atenção integral à saúde de mulheres em situação de violência de gênero: uma alternativa para a atenção primária em saúde. Ciênc Saúde Coletiva. 2009;14(4):1037-50.
28. Schraiber LB, d'Oliveira AFPL, Hanada H, Kiss LB. Assistência a mulheres em situação de violência: da trama de serviços à rede intersetorial. Athena Digital. 2012;12(3):237-54.
29. Schraiber LB. Racionalidade biomédica e transformações históricas da prática médica ao longo do século XX: breves apontamentos para a reflexão crítica In: Pinheiro R, Silva Junior AG, organizadores. Projeto Integralidade em Saúde – 10 anos: por uma sociedade cuidadora. Rio de Janeiro: Cepesc – IMS – UERJ – Abrasco; 2010. p.115-28.

21

Violência sexual e aspectos físicos

Cristina Hatsumi Yui

INTRODUÇÃO

A expressão da sexualidade representa a parte mais central e íntima do "eu", portanto, a mais vulnerável[1]. O que torna a violência sexual (VS) uma experiência traumática psicologicamente devastadora, marcada por medo intenso, impotência, desamparo, vergonha, culpa, perda da capacidade de autopercepção e do senso de si, resultando em graves e duradouros prejuízos à saúde física, social e mental de suas vítimas.

Essas vivências têm sido associadas a altos níveis de transtorno de estresse pós-traumático (TEPT), depressão, transtorno obsessivo-compulsivo, ansiedade, distúrbios do sono, abuso de substâncias, distúrbios alimentares, comportamento sexual de risco, ideação suicida, distúrbios gastrointestinais (dores de estômago, doença de Crohn, síndrome do intestino irritável), distúrbios ginecológicos (endometriose, vaginite), dor e fadiga crônicas, que culminam em altas taxas de mortalidade precoce nessa população[2-6].

O abuso sexual infantil (ASI) tem repercussões ainda mais graves. Raramente ocorre como um evento traumático isolado. Trata-se de um evento adverso que coexiste com uma série de outras circunstâncias estressoras na vida da criança, caracterizadas como experiências adversas na infância (EAI)[2].

Evidências apontam para associação de EAI com altas taxas de doenças físicas "não diretamente relacionadas" (cardiopatia isquêmica, hipertensão, acidente vascular encefálico, câncer, bronquite crônica ou enfisema, problemas hepáticos, artrite, diabetes)[2]. A gravidade dos prejuízos resultantes da violência contra crianças e adolescentes tem caráter aditivo, cujas consequências aumentam em função do tempo de exposição, tipos e gravidade[3-6].

Apesar dos indícios de que o estupro praticado por estranhos é mais violento e com maior gravidade nas lesões, as vítimas de VS por violência por parceiro íntimo (VPI) enfrentam maior estresse psicológico em razão da associação com outras formas de violência e da exposição à cronicidade. Ambos os tipos de violência produzem no curto e longo prazos desfechos negativos na saúde física e mental similares[7].

Estudos vêm demonstrando que os sintomas somáticos afetam mais as mulheres, tanto comparativamente àquelas que não sofreram abuso sexual, como em relação aos homens também vitimizados. Porém, quando existe associação com EAI, os sintomas são amplificados em ambos os gêneros[8]. Qualquer tipo de abuso na infância aumenta a chance de desenvolver doenças físicas na fase adulta[2].

Embora existam vítimas entre o sexo masculino e provável condição de subnotificação, existe maior vulnerabilidade das mulheres e das crianças, em que os perpetradores são em sua maioria homens, conhecidos de suas vítimas, na maioria das vezes o próprio parceiro íntimo, evidenciando características de discriminação de gênero. No caso do ASI, o perpetrador costuma ser um membro de confiança na família ou na comunidade[9].

Evidências apontam que a VPI e a violência infantil ocorrem simultaneamente, produzindo desfechos negativos transgeracionais, perpetuando o ciclo da violência[10].

Apesar da vasta literatura sobre as consequências negativas do trauma do abuso sexual na esfera mental, ainda são muito pouco difundidos a relação entre trauma da VS e seus aspectos físicos.

Diante da gravidade dos efeitos crônicos deletérios à saúde mental e física das vítimas, urge a necessidade de compreensão maior sobre os aspectos somáticos decorrentes do trauma da violência sexual, que provocam enorme impacto na evolução da gravidade e da cronicidade das condições de saúde, consequentemente no sistema de saúde pública, contribuindo, assim, para a articulação de estratégias terapêuticas mais integradas.

Trauma

Uma experiência traumática pode ser entendida como aquela que ultrapassa a capacidade de resiliência das funções adaptativas, provocando uma ruptura (defensiva) na conexão intrínseca entre emoção-consciência-corpo, com uma fixação funcional nos mecanismos neurofisiológicos, emocionais e corporais defensivos deflagrados durante o evento[1,11,12].

O impacto disruptivo de uma experiência pode ocorrer em três condições: a) quando ela ocorre em um período do neurodesenvolvimento em que ainda não foram desenvolvidos recursos suficientes para lidar com a experiência; b) quando ela ocorre de forma tão inesperada e rápida, que não houve tempo para uma reação efetiva; c) quando a experiência é tão avassaladora que não existem recursos ou reação possível para lidar com ela[13]. Todas elas estão implícitas na violência sexual.

Emoção

As emoções podem ser definidas como reações químicas e neurais, em resposta aos estímulos do ambiente que alteram temporariamente o estado do corpo e as estruturas cerebrais que mapeiam esse corpo, sustentando o pensamento[14].

São construídas a partir da interocepção, uma representação (inconsciente) dos estados do corpo (afeto/humor), interpretando continuamente as informações provenientes do ambiente interno e externo, com orientação preditiva, baseada nas experiências passadas[15], em que a experiência de vinculação nas fases precoces da vida tem papel determinante.

As emoções e os sentimentos são o valor atribuído à excitação provocada pela interocepção de acordo com o contexto em que ocorrem para cada indivíduo[15], conforme o modelo interno de apego[1,16,17].

Memória

Segundo Pierre Janet, a memória é o aparato central de organização da mente, e o funcionamento psicológico saudável depende de sua operação apropriada de armazenamento, categorização e integração de todos os elementos de uma experiência: sensações, emoções, pensamentos e ações (motoras)[12].

A integração de uma nova experiência é possível dentro de um contexto de significados adaptável a esquemas mentais preexistentes, baseados na experiência prévia dos estados do corpo (humor/afeto) e o valor atribuído (emoções/sentimentos), que organizam continuamente reações e experiências passadas com as correntes, para a resposta de adaptação às novas experiências em um processo contínuo de ampliação e flexibilização do aprendizado e da memória[12,15].

Experiências extremas como a VS ultrapassam a capacidade de adaptação. Os esquemas de significados existentes são totalmente incapazes de acomodar ou integrar essa experiência[12], provocando um impacto disruptivo sobre a consciência (dissociação), resultando no armazenamento mal-adaptativo, na memória implícita (procedural), manifestando-se patologicamente por meio de fragmentos desintegrados de memória (*flashbacks*), "ideias fixas", reações emocionais intensas e comportamentos de reencenação[1,12].

Neurodesenvolvimento

As funções psicológicas, que compõem os alicerces da saúde mental, são o produto da organização de sistemas estruturais neurobiológicos ao longo dos estágios de desenvolvimento, e a maturação de sua capacidade regulatória é uma experiência dependente[16,17].

Um processo de interação entre as experiências sensório-motora-afetivas vivenciadas no corpo e a função psicológica que exerce sobre a mente[18,19], codificação genética e formação de estruturas, marcada por intensa plasticidade na formação de conexões influenciadas pelo ambiente, particularmente as experiências relacionais afetivas com o cuidador primário[16,17].

De acordo com John Bowlby, a experiência de vinculação é fundamental na construção do modelo interno de representação de si mesmo no mundo, por meio do qual atribui valor e significado e norteia as ações adaptativas nas experiências futuras[15,17].

A emergência dos sistemas regulatórios que controlam as funções adaptativas do cérebro ocorre durante a janela crítica de aceleração no desenvolvimento cerebral (do 3º trimestre de gestação aos 24 meses)[16].

Essas funções representam especificamente o período de maturação do hemisfério direito, mais marcadamente nos primeiros três anos de vida[16], que contém principalmente os circuitos responsáveis pela resposta aguda a ameaças[1]. É a região mais interconectada com o sistema límbico, o sistema nervoso autônomo (SNA), as informações sensoriais provenientes do corpo e as estruturas subcorticais que controlam a motricidade, do que o hemisfério esquerdo. Seu desenvolvimento está diretamente associado à experiência positiva do vínculo de olhar e ao contato físico entre mãe-bebê[16].

Ocupa função central no processamento das informações socioemocionais, na facilitação das funções de vinculação, na regulação dos estados corporais e afetivos, na expressão emocional não verbal, no controle das funções vitais de suporte a sobrevivência e na capacitação para lidar ativa e passivamente com o estresse[16].

No processo de desenvolvimento, a representação primária dos estados do corpo (interocepção)[14] é o substrato para a formação do que Freud chamou ego corporal – blocos construtores e bases do desenvolvimento do ego psicológico, em que, em um desenvolvimento normal, juntos formam o sentido de *self*[16,19].

Experiências traumáticas precoces provocam rupturas no desenvolvimento neurobiológico e da consequente integração entre ego corporal e ego psicológico, dando origem a distorções na percepção sensorial, emocional e cognitiva, produzindo diversos tipos de psicopatologias e sintomas psicossomáticos[19,20].

Revitimização e perpetração

Crianças vítimas de experiências adversas na infância (EAI) têm maior risco de perpetração ou revitimização na vida adulta[10]. Mulheres abusadas sexualmente durante a infância têm 2,5 a 4 vezes maior risco de vivenciar outro episódio de violência sexual quando adulta que as mulheres sem história de abuso[4].

As consequências da EAI estão frequentemente ligadas ao gênero. Para os homens, a perpetração de todas as formas de VPI está associada à sua experiência de vitimização em todas as formas de EAI. Para as mulheres, a revitimização por violência física ou ambas, violência física e sexual, praticada por parceiro íntimo estão associadas à experiência prévia em qualquer forma de EAI[10].

Vítimas de traumas vivem em estado contínuo de resposta disfuncional ao estresse. Estudos sugerem que o comportamento de revitimização/perpetração está associado à resposta neurofisiológica condicionada pela endorfina[1].

Fortes evidências indicam que o vínculo disfuncional na infância (em que quem representa a figura de cuidado e proteção é também fonte da agressão) pode estar relacionado a altos níveis de endorfina, que servem a diferentes funções: modular a resposta à violência (dissociação e congelamento), recompensar a continuidade do vínculo (apesar de nocivo é seu único recurso de sobrevivência) e proporcionar a resiliência necessária para lidar com constantes ameaças e perdas. Em outras palavras, funciona como uma adição, o que explicaria a manutenção do vínculo abusivo entre vítima/perpetrador na VPI[1].

O estresse e a ambiguidade na experiência do vínculo disfuncional podem comprometer o reflexo de orientação, que faz parte do processo de avaliação cognitiva das situações (córtex órbito-frontal – COF), que inibe ou ativa o eixo hipófise-pituitária-adrenal (HPA).

Esse reflexo se expressa pela ação motora de movimento da cabeça de um lado para o outro, ativando todos os órgãos sensoriais da cabeça e do pescoço. Essa ação permite o escaneamento sensorial do ambiente, enviando as informações aos circuitos do cérebro responsáveis pela resposta aguda ao estresse (hemisfério direito)[1] que interpreta os sinais sensoriais de acordo com as memórias emocionais de experiências anteriores (amígdala/hipocampo)[1,21].

A resposta de congelamento/imobilidade tônica bloqueia a ação motora de todos os impulsos de movimento deflagrados para a ação defensiva, que se inicia pelo reflexo de orientação. Associado ao entorpecimento perceptual provocado pela descarga de endorfina (processo dissociativo), o reflexo pode comprometer a identificação consciente dos sinais de perigo e uma ação efetiva para se afastar dele (mesmo tendo sido finalmente identificada de forma consciente), levando as vítimas a se colocarem em recorrentes situações de risco.

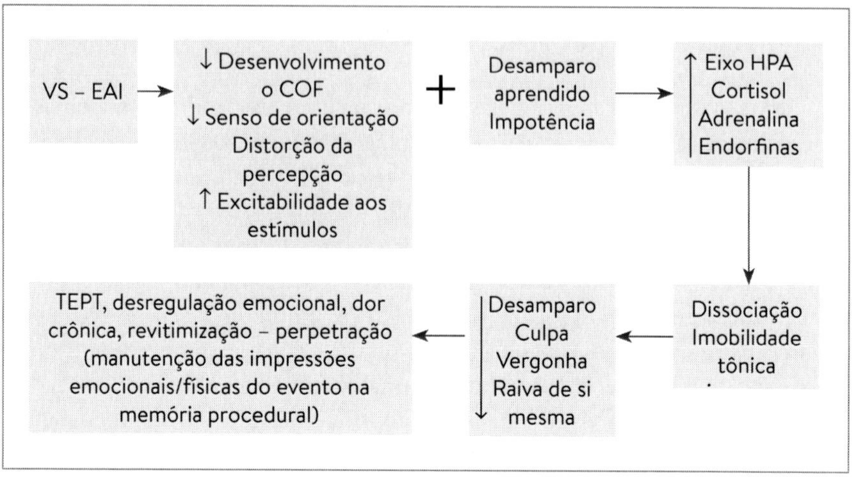

Figura 1 Relação entre experiências adversas na infância (EAI), consequências neurofuncionais e emocionais (interocepção) e resposta defensiva aprendida e sintomas.

COF: córtex órbito-frontal; HPA: hipófise-pituitária-adrenal; TEPT: transtorno de estresse pós-traumático; VS: violência sexual. Fonte: elaborada pela autora.

FISIOPATOLOGIA DOS TRANSTORNOS MENTAIS EM DECORRÊNCIA DO TRAUMA POR VIOLÊNCIA SEXUAL

O papel das experiências traumáticas no desenvolvimento da psicopatologia vem sendo compreendido por meio dos estudos sobre consciência, plasticidade neural na formação de memória implícita de longa duração, teorias de neurodesenvolvimento focados no vínculo, neurobiologia das emoções e etologia, interligados pelo fenômeno da dissociação.

Emoção, memória e trauma

Amplamente estudado nas últimas décadas, tem sido consenso que o sistema de memórias processa com mais eficácia eventos com maior significância emocional. Isso se deve ao fato de que o sistema neurobiológico das emoções e da memória estão estreitamente interligados[21].

A amígdala, envolvida na experiência das emoções negativas, tem papel essencial na plasticidade sináptica e aprimoramento da memória de longo prazo, induzida pelos hormônios do estresse liberados durante a excitação emocional[21].

Existem evidências de que memórias de longa duração não são formadas no momento da experiência, mas que resultam de um processo neural iniciado por ela, e que estímulos repetidos reforçam o processo induzindo sua consolidação[21].

De acordo com a "teoria do marcador somático" de Antonio Damásio, uma categoria específica de estímulos sensoriais/emocionais (gatilhos traumáticos) pode deflagrar uma categoria específica de respostas comportamentais mal-adaptativas, automáticas, aprendidas e inconscientes[20].

No caso da VS, incluem resposta de ansiedade, medo, desamparo aprendido, impotência, culpa e vergonha, mecanismos de dissociação e imobilidade tônica (IT), reforçando repetidamente a plasticidade para a consolidação dos sintomas de TEPT, ansiedade e depressão.

A culpa, a raiva (de si mesmo) e a vergonha, possivelmente aprendidos na experiência de vínculo precoce[1], são sentimentos comuns que também retroalimentam a manutenção dos sintomas traumáticos[11].

MANIFESTAÇÕES SINTOMÁTICAS MENTAIS SOB A PERSPECTIVA SOMÁTICA EM DECORRÊNCIA DO TRAUMA POR VIOLÊNCIA SEXUAL

Desregulação emocional

A instalação do trauma pela VS se faz por uma combinação de condições, em que o medo intenso e a percepção de inescapabilidade produzem uma sensação de profundo desamparo e impotência em suas vítimas, produzindo intensa ansiedade[1,11].

Segundo Antonio Damásio, as emoções são a expressão direta da mais alta condição de regulação biológica em organismos complexos, com o propósito de sobrevivência, sendo essenciais para a função adaptativa do cérebro[14,16]. O processo de regulação necessita das informações provenientes das sensações interoceptivas para dar início ao processo alostático[15]. É consenso que essas funções regulatórias críticas são mediadas pelos eixos simpático-adrenomedular e eixo HPA[22].

No caso das vítimas de VS, a interocepção estará constantemente relacionada à experiência do abuso: sensação de congelamento, ansiedade, medo, desamparo e impotência; comportamento antecipatório do perigo (estado de alerta constante para interpretação dos sinais de ameaça) retroalimentando a desregulação emocional.

Em termos físicos, significa uma manutenção crônica de tensão muscular, principalmente da musculatura do eixo axial com limitação ao movimento de orientação (pescoço) e cadeia miofascial respiratória (padrão de bloqueio respiratório em inspiração).

A alostase é um processo contínuo que demanda um investimento metabólico que, em humanos, dispende 20% de toda a energia biológica consumida[15].

Portanto, é compreensível que diante da alta demanda metabólica provocada pelos estados extremos de estresse de longa duração, produzam fadiga crônica, além do comprometimento do sistema imune e endócrino.

Imobilidade tônica (IT)

É muito bem conhecida a reação instintiva de "luta-fuga" descrita pela primeira vez por Walter Cannon para explicar o comportamento, tanto em humanos como em animais, diante de situações de perigo e/ou ameaça. Menos difundida, porém, é o último recurso defensivo na hierarquia dos instintos de sobrevivência – o congelamento – também chamado imobilidade tônica.

Imobilidade tônica é um comportamento defensivo inato caracterizado por uma reação temporária e involuntária de profunda inibição motora e vocal, associada a rigidez (em alguns casos flacidez) muscular, tremores, ausência de percepção de dor (analgesia), diminuição da temperatura corporal (sensação de frio), dissociação (despersonalização/desrealização), com a consciência do ambiente preservada; deflagrado em contexto de medo intenso, percepção de inescapabilidade, presença ou não de contenção física[22,23].

De acordo com estudos em animais, a IT aumenta as chances de sobrevivência da presa, quando o instinto do predador, não sendo estimulado pela resistência da presa, desiste do ataque[22,24], ou, em último caso, evitará a dor da dilaceração.

Foi descrita pela primeira vez em humanos, como "paralisia induzida por estupro", observada em mulheres vítimas de VS[24]. Está mais fortemente associada (quase duas vezes mais) à VS que em qualquer outro tipo de trauma, independentemente de gênero ou de nível educacional[24]. O que pode ser explicado pelas semelhanças nas características da relação predador-presa[24,25].

Estudos identificaram que 37 a 42% das vítimas adultas e aproximadamente 52% das crianças apresentaram IT durante o abuso[25]. Para as vítimas, a ausência de uma reação defensiva ativa aumenta a sensação de culpa e vergonha, agravando os sintomas[11].

Evidências têm mostrado associação entre IT e sintomas de TEP, sendo sua presença um preditor para a emergência de memórias intrusivas[22] e resposta reduzida ao tratamento farmacológico para TEPT[26].

A prevalência de TEPT em mulheres sexualmente vitimizadas é de 40%, muito maior que o encontrado em qualquer outra forma de violência[4]. A presença de história de abuso sexual infantil confere cinco vezes mais chances de desenvolver TEPT que em mulheres que não passaram por abuso sexual, assim como a severidade de seus sintomas[4].

O reflexo imediato da adrenalina é preparar o corpo para o alto nível de atividade muscular necessário para garantir a sobrevivência diante do perigo. O fenômeno de IT ocorre, bloqueando o sistema neurovisceromotor, repentinamente. No reino animal, essa alta carga de energia somática contida é descarregada por meio de tremores, chacoalhões, respirações profundas e, por fim, movimentos involuntários de reorientação espacial, favorecendo o retorno à homeostase[1,11].

Nos seres humanos, embora os mesmos recursos estejam disponíveis, esse mecanismo alostático não acontece[1,11], provavelmente pelo desconhecimento geral de sua função fisiológica e pelo sentimento de vergonha, mantendo suas vítimas indefinidamente prisioneiras da experiencia sensorial, física e emocional da VS.

Quando expostas a qualquer sinal associado à memória do abuso, as vítimas apresentam reação hipertônica na musculatura do eixo axial e cinturas escapular e pélvica, às vezes rigidez nos membros (referindo sensação de "travamento"), às vezes hipotonia (referindo sensação de completa perda de força muscular), sensação de confusão mental, ansiedade, medo e frio.

A reação e modulação da resposta de IT é realizada na substância cinzenta periaquedutal (mesencéfalo), que controla uma ampla variedade de funções: modulação da dor e analgesia (interação com mecanismos colinérgicos, opioides e GABAérgicos), respostas autonômicas, vocalização além dos padrões de comportamento defensivos (luta-fuga-IT)[23].

Detém papel crucial na integração entre as respostas somáticas e autonômicas, características das reações de defesa e controle dos movimentos da coluna vertebral. Estudos sugerem que a interação opióidea (endorfinas) e colinérgica (ramo dorsal do nervo vago) aumentam a duração da IT[23].

Podem estar envolvidas na alteração na sensibilidade nociceptiva, persistência dos mecanismos dissociativos e comportamento de reencenação.

Dissociação

A dissociação é um fenômeno caracterizado por uma ruptura entre grupos de processos mentais e os processos de pensamento (consciência)[1,12], que resulta, entre outras coisas, na dissociação entre o afeto e cognição. Um mecanismo protetivo de fuga psicológica contra a sensação insuportável da ansiedade e do medo experimentados durante a experiência traumática[1].

O estado alterado da consciência pode produzir distorções na memória, nas percepções sensoriais, no afeto ou no senso de identidade, em que o indivíduo pode experimentar distorções na percepção somática e no tempo, distorções na memória ou períodos de amnésia, desrealização e despersonalização[1].

É um recurso característico das crianças diante de experiências traumáticas, com tendência a escalonamento com a repetição, tornando-as mais responsivas a estímulos de cada vez menor intensidade na fase adulta, mais vulneráveis a desenvolver TEPT[1].

A dissociação está intrinsecamente associada a resposta de IT e parece representar a percepção da vítima durante o estado de congelamento, com as manifestações físicas, emocionais, percepções e memórias procedurais relacionadas[1].

O estado biológico da dissociação resulta da interação entre alta atividade parassimpática e liberação de endorfinas, subsequentes à intensa excitação simpática anterior, aparentemente mantendo em suspenso a última atividade motora defensiva antes do fenômeno (luta-fuga), aprisionada na memória procedural[1].

Fisicamente pode ser representada por sensação de desconexão do corpo com o chão (ausência de sensação de aterramento) ou de partes dele (corpo flutuando, não sentir um hemicorpo, parte inferior ou superior, sensação da cabeça separada do corpo), distorções na percepção de partes do corpo (maior ou menor, mais pesada ou leve), desorientação espacial e comprometimento da acuidade visual.

A dissociação leva à incapacidade de se conectar com sensações interoceptivas representativas dos estados do corpo (recursos e funções do ego corporal)[17] que auxiliam na estruturação e no fortalecimento do ego psicológico, o que facilitaria o processo de regulação emocional e, consequentemente, ressignificação da experiência e reintegração do senso de *self*.

Qualquer abordagem terapêutica só poderá exercer benefícios efetivos à medida que o paciente se torna capaz de reconectar-se com o próprio corpo, recuperando a integridade de sua unidade (mente-corpo).

Dor

A dor é uma resposta cortical da mais alta prioridade, de autopreservação multissistêmica do cérebro, que demanda uma resposta ativa (defensiva/protetiva). Trata-se de uma experiência sensorial e emocional subjetiva, classificada e mensurada de acordo com as experiências prévias do indivíduo[27].

Sua presença produz amplos efeitos, entre eles, redução da capacidade de processamento cortical, lentificação de tomada de decisões, modificação da atividade do sistema imune, eixo HPA e sistema nervoso simpático e redução da função do sistema reprodutivo[27].

Encontra-se frequentemente associada à desregulação emocional e a condições crônicas (cardíacas e respiratórias)[28], sendo um dos sintomas mais comumente encontrados em vítimas de VS: lombalgias, cervicalgias, dores de cabeça tensionais e dor abdominal/pélvica consideradas "inespecíficas", mas que de fato são decorrentes da hipertonia da cadeia miofascial anterior profunda (sistema fascial visceral relacionados)[29], que exercem funções psicológicas importantes para a contenção do estresse emocional, vínculo, autocentramento, expressão da sexualidade, raiva e medo[30].

O circuito do comportamento afetivo-cognitivo da dor inclui estruturas do sistema límbico (córtex cingulado anterior – ACC, ínsula e tálamo) e córtex somatossensorial. O ACC (onde é estabelecido o valor emocional para dor) é considerado o córtex motor do sistema límbico e encontra-se cronicamente ativado na dor crônica, mas também em situações de excitação negativa por antecipação do perigo, da dor e da ansiedade[27].

Além do comprometimento do sistema neurofisiológico modulatório da dor[23] pelo estresse traumático, existem fatores intrínsecos metabólicos do sistema miofascial[31] provocados pela hipertonia muscular crônica produzindo reações inflamatórias locais e dor, perpetuando seu ciclo.

Um dado interessante que pode ser relacionado ao fenômeno da IT é que achados sugerem que a dor está associada à ação dos músculos antagonistas diante de um estímulo estressor, independentemente de ser específico no músculo ou inespecífico[27].

UMA PROPOSTA DE TRATAMENTO

A necessidade de intervenções terapêuticas mais integrativas, que atuasse objetivamente nas questões processuais do desenvolvimento e de traumas (complexo, TEPT), além da dor, levou ao desenvolvimento do método Toque Integrativo Somato Emocional® – TISE®, no Instituto de Psiquiatria do Hospital das Clínicas da Faculdade de Medicina da Universidade de São Paulo (IPq-HCFMUSP), sendo oferecido na grade de práticas integrativas e complementares do Centro de Reabilitação e Hospital-Dia (CRHD-IPq-HCFMUSP).

CONSIDERAÇÕES FINAIS

A escassez de estudos apresentando a perspectiva somática integrada à psíquica em vítimas de VS estimulou o interesse da equipe de pesquisa do Ambulatório de Impulso Sexual Excessivo e de Prevenção aos Desfechos Sexuais (AISEP) em um estudo observacional, caso-controle (em andamento) intitulado: Aspectos físicos e emocionais na violência sexual: Efeitos mediadores e moderadores da desregulação afetiva sobre as manifestações somáticas*.

* Aprovado pelo comitê de ética em pesquisa sob o registro CAAE n. 30174820.1.0000.0068.

VINHETA CLÍNICA

C.S.C, 31 anos, diagnóstico de depressão, TEPT, pânico, agorafobia e transtorno de ansiedade generalizada (TAG), com risco de suicídio elevado. VS infantil crônica pelo avô. Queixa de dor abdominal inespecífica (sem causa identificada), difusa à direita; hipervigilância e resposta de extrema ansiedade a qualquer estímulo que lembre o abuso. Relatava sensação de vida "emperrada", sem perspectiva de futuro, crenças negativas sobre si (culpa). Avaliação física identificou que a dor era de origem muscular (diafragma, psoas, ilíaco). Durante o atendimento, a memória do abuso provocou confusão mental, visão embaçada, rigidez cervical e de ombros, perda de força muscular em membros inferiores (MMII) e superiores (MMSS) – expressando as respostas de dissociação e IT. Com manobras manuais específicas para alívio da dor, evocação da sensação de amparo e facilitação do reflexo de orientação, foi possível desencadear o processo alostático de descargas nos MMII, com profundo alívio da dor e da ansiedade, reconexão com a potência nos membros, o presente e a leveza no corpo. Ao final, expressou a sensação de, pela primeira vez, sentir-se "gente"; e que, sentir a força nas pernas trazia a "sensação de poder seguir em frente na vida".

REFERÊNCIAS

1. Scaer RC. The body bears the burden: trauma, dissociation, and disease. 3. ed. The body bears the burden: trauma, dissociation, and disease. 2.ed. Routledge: Taylor & Francis Group; 2014. p.1-275.
2. Anda RF, Butchart A, Felitti VJ, Brown DW. Building a framework for global surveillance of the public health implications of adverse childhood experiences. Am J Prev Med. 2010;39(1):93-8.
3. Afifi TO, MacMillan HL, Boyle M, Cheung K, Taillieu T, Turner S, et al. Child abuse and physical health in adulthood. Health Reports. 2016;27(3):10-8.
4. Cividanes GC, Mello AF, Mello MF. Revictimization as a high-risk factor for development of post-traumatic stress disorder: a systematic review of the literature. Braz J Psychiatry. 2019;41(1):82-9.
5. Assink M, van der Put CE, Meeuwsen MWCM, de Jong NM, Oort FJ, Stams GJJM, et al. Risk factors for child sexual abuse victimization: a meta-analytic review. Psychol Bull. 2019;145(5):459-89.
6. Hillis S, Mercy J, Amobi A, Kress H. Global prevalence of past-year violence against children: a systematic review and minimum estimates. Pediatrics. 2016;137(3):e20154079-e20154079.
7. Yim IS, Kofman YB. The psychobiology of stress and intimate partner violence. Psychoneuroendocrinology. 2019;105:9-24.
8. McCall-Hosenfeld JS, Winter M, Heeren T, Liebschutz JM. The association of interpersonal trauma with somatic symptom severity in a primary care population with chronic pain. J Psychosom Res. 2014;77(3):196-204.
9. World Health Organization 2021. Violence against women prevalence estimates, 2018 Global, regional and national prevalence estimates for intimate partner violence against women and global and regional prevalence estimates for non-partner sexual violence against women WHO, on behalf of the United Nations Inter-Agency Working Group on Violence Against Women Estimation and Data (VAW-IAWGED). Geneva: World Health Organization; 2021.

10. Fulu E, Miedema S, Roselli T, McCook S, Chan KL, Haardörfer R, et al. Pathways between childhood trauma, intimate partner violence, and harsh parenting: findings from the UN Multi-country Study on Men and Violence in Asia and the Pacific. Lancet Glob Health. 2017;5(5):e512-22.
11. Levine PA. Uma voz sem palavras: como o corpo libera o trauma e restaura o bem-estar. São Paulo: Summus; 2012. 324p.
12. van der Kolk B, VDHOCC. The intrusive past: the flexibility of memory and the engraving of trauma. In: Caruth C (ed.). Trauma: explorations in memory. Baltimore/London: Johns Hopkins University; 1995. p. 158-82.
13. Levine PA, Frederick A. O despertar do tigre curando o trauma. São Paulo: Summus; 1999. 234p.
14. Damasio AR, Motta LTeixeira. Em busca de Espinosa: prazer e dor na ciência dos sentimentos. São Paulo: Companhia das Letras; 2004. 352p.
15. Barrett LF. The theory of constructed emotion: an active inference account of interoception and categorization. Soc Cogn Affect Neurosci. 2017;12(1):1-23.
16. Schore AN, Schore AN. Affect dysregulation and disorders of the self. New York/London: W.W. Norton; 2003. 403p.
17. Schore JR, Schore AN. Modern attachment theory: the central role of affect regulation in development and treatment. Clin Social Work J. 2008;36(1):9-20.
18. MacNaughton I. Body, breath & consciousness: a somatics anthology: a collection of articles on family systems, self-psychology, the bodynamics model of somatic developmental psychology, shock trauma, and breathwork. Berkeley: North Atlantic; 2004. 401p.
19. Krueger DW. Body self. Development, psychopathologies, and psychoanalytic significance. Psychoanal Study Child. 2001;56:238-59.
20. van der Kolk BA. Developmental trauma disorder. Psychiatr Ann. 2005;35(5):401-8.
21. McGaugh JL. Making lasting memories: Remembering the significant. Proc Natl Acad Sci U S A. 2013;110(suppl. 2):10402-7.
22. Bados A, García-Grau E, Fusté A. Predictors of tonic immobility during traumatic events. Anales de Psicologia. 2015;31(3):782-90.
23. Monassi CR, Ramos C, Leite-Panissi A, Menescal-De-Oliveira L. Ventrolateral periaqueductal gray matter and the control of tonic immobility. Brain Res Bull. 1999;50:201-8.
24. Kalaf J, Coutinho ESF, Vilete LMP, Luz MP, Berger W, Mendlowicz M, et al. Sexual trauma is more strongly associated with tonic immobility than other types of trauma: a population based study. J Affect Disord. 2017;215:71-6.
25. Möller A, Söndergaard HP, Helström L. Tonic immobility during sexual assault – a common reaction predicting post-traumatic stress disorder and severe depression. Acta Obstet Gynecol Scand. 2017;96(8):932-8.
26. Fiszman A, Mendlowicz MV, Marques-Portella C, Volchan E, Coutinho ES, Souza WF, et al. Peritraumatic tonic immobility predicts a poor response to pharmacological treatment in victims of urban violence with PTSD. J Affect Disord. 2008;107(1-3):193-7.
27. Moseley GL. A pain neuromatrix approach to patients with chronic pain. Manual Therapy. 2003;8(3):130-40.
28. Andrade LH, Viana MC, Wang YPP, Chiavegatto Filho A, Martins SS, Siu E, et al. Dual burden of chronic physical diseases and anxiety/mood disorders among São Paulo Megacity Mental Health Survey Sample. Brazil. J Affect Disord. 2017;220:1-7.
29. Myers TW. Trilhos anatômicos meridianos miofasciais para terapeutas manuais e do movimento. 2.ed. Rio de Janeiro: Elsevier; 2010. 757p.
30. Marcher L. Body encyclopedia. Berkeley: North Atlantic; 2010. 528p.
31. Bienfait M. Fáscias e pompages. 4.ed. São Paulo: Summus; 1999. 112p.

Parte III

COMPORTAMENTO SEXUAL DE RISCO: PRINCIPAIS FATORES E CONTEXTOS, PREVENÇÃO E INTERVENÇÃO EM MÚLTIPLOS NÍVEIS

22
Comportamento sexual de risco e intervenções

Maria Luiza Sant'Ana do Amaral

INTRODUÇÃO

O que significa e quais são os comportamentos sexuais de risco?

Comportamentos sexuais de risco são práticas que aumentam a suscetibilidade para a aquisição do vírus da imunodeficiência humana (HIV) ou de outras infecções sexualmente transmissíveis (IST).

O sexo realizado de forma desprotegida (sem preservativo - masculino ou feminino) e múltiplas parcerias são os comportamentos de maior risco; além desses, outros comportamentos sexuais como desconhecer a própria história de HIV/IST e a sorologia da parceria sexual e usar drogas ou álcool associados ao sexo são comportamentos que levam o sujeito ao risco da contaminação de HIV ou IST.

As práticas sexuais que aumentam o risco de contaminação de HIV e IST são:

- Sexo anal receptivo (passivo): sem preservativo, maior que qualquer outra prática sexual, em razão da fragilidade da mucosa do reto e da ausência de proteção imunológica.
- Sexo anal insertivo (ativo): alto risco, porém menor que o receptivo.
- Sexo vaginal: alto risco para as mulheres, menor risco para os homens.

As práticas sexuais a seguir são de risco, porém menor (em ordem do grau de risco):

- Sexo oral praticado em homem.
- Sexo oral recebido por homem.

- Sexo oral praticado em mulher.
- Sexo oral recebido por mulher.
- Estimulação oral no ânus.
- Estimulação manual no ânus[1].

Em 2020, havia 37,7 milhões de pessoas vivendo com o HIV no mundo. Nos Estados Unidos, em 2019, houve incidência de 36.801 casos de HIV, dos quais 65% foram em razão de práticas sexuais entre homens e 23% por contato heterossexual. Do total de diagnósticos, 21% aconteceram entre jovens de 13 a 24 anos, contudo, do total dos diagnósticos entre homens que fazem sexo com homens (HSH), os jovens entre 13 e 24 anos foram responsáveis por 83% dos casos. E do contato heterossexual, 85% foram mulheres[2].

Os dados no Brasil, segundo o Ministério da Saúde, são de 32.687 novos casos de HIV em 2020. Desses, 73,6% aconteceram em homens, e destes 55,4% por causa de transmissão por contato sexual entre homens. A transmissão por contato heterossexual contabilizou 26% de todos os diagnósticos, e destes 88,1% aconteceram em mulheres[3].

Segundo a UNAIDS, o risco de infecção por HIV é:

- 25 vezes maior entre homens que fazem sexo com homens (HSH).
- 35 vezes maior entre pessoas usuárias de drogas injetáveis.
- 26 vezes maior para trabalhadoras do sexo.
- 34 vezes maior para mulheres transexuais[4].

No Brasil, a prevalência de HIV na população geral é de 0,4%, em que nas populações-chave é distribuída da seguinte forma:

- HSH: 18,4%.
- Mulheres transexuais e travestis: 31,2%.
- Mulheres trabalhadoras do sexo: 5,3%.
- Pessoas usuárias de drogas: 5%[5].

Assim, há uma epidemia concentrada de HIV, fortemente ocasionada por comportamentos sexuais de alto risco. Em geral, essas populações-chave no Brasil são atingidas de forma desigual e desproporcional, por estarem, em sua maioria, em vulnerabilidade social e assim se encontrarem em maior risco para aquisição de outras IST.

POPULAÇÃO JOVEM

Os jovens se envolvem cada vez mais em comportamentos sexuais de risco, tanto no não uso de preservativos como no alto número de parcerias sexuais. A seguir são apresentados alguns estudos brasileiros de relevância no tema.

Um estudo de 2015, realizado em várias cidades do Brasil, sobre as variáveis pessoais e contextuais associadas a comportamentos de risco em adolescentes, buscou investigar comportamentos de risco, fatores de risco e de proteção em adolescentes, abordando também aspectos biossociodemográficos. Participaram 519 (38,96%) adolescentes de Fortaleza (CE), 197 (14,79%) de Vitória e região metropolitana (ES), 118 (8,86%) de Belém (PA) e 498 (37,39%) de Porto Alegre (RS), sendo 61,2% do sexo feminino e 38,8% do sexo masculino, que cursavam entre o 6º ano do ensino fundamental e o 3º ano do ensino médio. Foram investigadas a violência intrafamiliar e extrafamiliar, as expectativas quanto ao futuro, a percepção acerca da relação com a religião, a família, a escola e a comunidade e a presença de eventos estressores ao longo da vida dos adolescentes. O engajamento em comportamento de risco foi identificado em 68,8% dos participantes, e 57,4% revelaram uso de substância e 37,5% manifestaram comportamento sexual de risco. Os percentuais de envolvimento em comportamento suicida e comportamento antissocial foram de 17,6 e 17,2%, respectivamente. Cerca de 4 em cada 10 adolescentes manifestaram engajamento em dois ou mais comportamentos de risco (43,8%). O alto engajamento em comportamento sexual de risco associou-se com idade mais avançada, sexo masculino, elevada autoeficácia, presença de eventos estressores, percepção negativa das relações com a família e a religião, além de ter amigo próximo que usa drogas[6].

Outro estudo composto de amostra de estudantes entre 12 e 24 anos, da rede estadual de Pernambuco, buscou avaliar a associação entre o número de parcerias sexuais e o consumo de álcool. Participaram da pesquisa 1.275 jovens, e o estudo concluiu que o envolvimento em situações de consumo de bebida alcoólica aumenta as chances de o jovem ter maior número de parcerias sexuais, sendo a bebida alcoólica um facilitador e um estímulo para encontros sexuais[7].

Pensando na associação entre o álcool e o comportamento sexual de risco, sabe-se que a iniciação precoce do uso de bebida alcoólica está associada a comportamento sexual de risco em jovens, além disso, é preciso ainda considerar a prática comum entre jovens chamada *binge drinking* (*binge* está relacionado a excesso), que é fazer consumo abusivo de álcool de forma episódica – beber de uma só vez; considerando-se a concentração de álcool no sangue de 0,08 g/dL ou mais, o que equivale a cinco ou mais doses em uma única ocasião. O Brasil apresentou uma prevalência de 50% de prática de *binge drinking* entre jovens de 14 e 18 anos, e desses 18% relataram o não uso do preservativo nas relações sexuais, de acordo com um estudo com estudantes do ensino médio nas 27 capitais[8]. Outro estudo entre universitários apresentou prevalência de 51% de *binge drinking*[9]. Estudos demonstram também que quanto maior a frequência de *binge drinking*, maior a chance de envolvimento dos jovens em comportamentos de risco, além de abuso e violência sexual[8,10].

HOMENS QUE FAZEM SEXO COM HOMENS (HSH)

A fim de uma melhor compreensão sobre o comportamento sexual de risco em HSH, faz-se necessária a discussão acerca da teoria do estresse minoritário, que lança luz sobre as experiências estressantes de pessoas que vivem socialmente em desvantagem por se identificarem ou serem vistas como membros de um grupo social minoritário.

Estigma, experiências de discriminação e preconceito resultam em sentimentos crônicos de exclusão, expectativas de rejeição e em internalização dessas atitudes e crenças sociais negativas por pertencer ou participar de um grupo minoritário. Ao se comparar as experiências sociais de homens heterossexuais e homossexuais ou bissexuais, estes últimos estão mais expostos a situações de vitimização, discriminação e rejeição, gerando nesse caso a homofobia internalizada, além de resultar em uma dificuldade de adaptação e funcionamento em ambientes sociais em geral, como dificuldades na regulação (experimentar, lidar e expressar) da emoção, causando prejuízos à saúde mental, como ansiedade, depressão e transtornos relativos a excessos comportamentais, como abuso de substâncias, jogo patológico e compulsividade sexual, em que se busca regular (negativamente) as emoções, como uma fuga comportamental, por meio desses comportamentos[11,12].

O estresse vivenciado por HSH nesse contexto de minoria sexual em geral se associa a quadros de ansiedade e de depressão e pode ainda ser aumentado quando ocorrem outros problemas de saúde psicossociais, como história de abuso sexual na infância, uso de drogas, violência entre parceiros e compulsão sexual[12].

Uma metanálise investigando risco para o HIV e experiências de homofobia entre HSH demonstrou associação entre a homofobia experienciada e a prática de sexo casual sem preservativos – com parceria sorodiscordante e de forma receptiva, sexo sob uso de álcool ou drogas, maior número de parcerias sexuais, o que revela fortemente o aumento do risco para contrair o HIV entre HSH que revelaram sofrer experiências de homofobia[13].

Estudos sugerem que estados de humor negativos impactam as tomadas de decisão e influenciam o comportamento sexual, por exemplo, níveis altos de ansiedade podem gerar maior excitação sexual, levando a comportamentos sexuais de risco, já que o sexo pode funcionar como um alívio da ansiedade, e então o indivíduo se torna mais propenso a assumir riscos, como se fosse um enfrentamento desses estados de humor negativos, além da crença de que o comportamento sexual confere validação e afirmação ao indivíduo, levando a falhas no uso do preservativo[14,15].

Assim, experiências adversas vividas na infância, como maus-tratos, abuso sexual e discriminação por pertencer a um grupo minoritário, ansiedade, depressão, compulsividade sexual, uso de drogas e álcool associados ao sexo, além de traços de personalidade como busca de sensação e impulsividade, podem aumentar as chances de vivenciar comportamentos sexuais de risco em HSH. Ou seja, é um quadro sindêmico de risco para a transmissão do HIV entre HSH, em uma coocorrência de problemas de saúde psicossociais em que os fatores interagem entre si, aumentando as chances de comportamentos sexuais de risco[14].

Também chama a atenção entre os HSH o comportamento *barebacking*, que é o intercurso sexual anal entre homens que decidem intencionalmente não usar preservativos (ver capítulo *Barebacking).*

Outro tema importante é o chemsex *(chemical sex),* muito mais praticado entre HSH, refere-se ao uso de qualquer droga ilícita antes ou durante a prática sexual. O objetivo do chemsex é facilitar, iniciar, prolongar, sustentar e/ou intensificar o encontro sexual. O chemsex eleva muito o comportamento sexual de risco, visto facilitar o sexo desprotegido, o sexo transacional, o sexo grupal e festas de sexo[16,17].

Um estudo no Reino Unido demonstra que nas relações sexuais sem uso de drogas a probabilidade de sexo desprotegido fica em torno de 25%, ao se fazer uso de uma substância, a probabilidade sobe para 30%, com uso de 2 a 4 substâncias, a chance do sexo desprotegido vai para 50%, e ao usar cinco ou mais substâncias a probabilidade de fazer sexo sem preservativo se eleva a 75%[18].

Os estudos mostram que sentimentos de "estado de falta", alta vulnerabilidade, busca por prazer e o próprio consumo de drogas conduzem a prática do chemsex. E os efeitos referidos pelos praticantes são aumento de energia e euforia, estado de alerta, melhora da função mental, aumento do desejo e do desempenho sexual e diminuição dos sentimentos hostis[18].

INTERVENÇÕES EM COMPORTAMENTO SEXUAL DE RISCO

O trabalho com comportamento sexual de risco envolve intervenções variadas, que podem ser classificadas principalmente em três, com o objetivo geral de prevenir a contaminação pelo HIV e demais IST e/ou estratégias de tratamento:

- As intervenções comportamentais que são voltadas a informação e percepção de risco.

- As intervenções biomédicas, que buscam a redução de risco e de exposição ao HIV.
- As intervenções estruturais que lidam diretamente com as condições que influenciam a vulnerabilidade das pessoas.

Intervenções comportamentais

As abordagens comportamentais objetivam oferecer aos indivíduos informação e conhecimento, por meio de comunicação direta, sobre comportamentos de risco, envolvendo drogas e prática sexual, exposição às IST e ao HIV, adesão ao tratamento e sua manutenção. As intervenções comportamentais buscam ajudar as pessoas a perceber e medir os riscos a que estão expostas e a criar estratégias para lidar com eles, de forma a enfrentar a realidade de forma clara, objetiva e efetiva.

Exemplos de intervenções comportamentais: incentivo ao uso de preservativos, aconselhamento para o HIV/aids e para outras IST, incluindo testagem, adesão aos serviços de saúde para tratamento, trabalhos psicoeducativos em grupo.

Intervenções biomédicas

O foco das abordagens biomédicas é a redução do risco à exposição do HIV, por meio de barreiras físicas ao vírus, como os preservativos, e de medicamentos antirretrovirais, por exemplo, a profilaxia antirretroviral pré-exposição (PrEP) ao HIV e a profilaxia pós-exposição ao HIV (PeP).

Intervenções estruturais

As abordagens estruturais lidam com as causas e as estruturas que afetam e geram a vulnerabilidade e o risco do indivíduo à contaminação do HIV, assim envolvem questões como preconceito, estigma, discriminação e intolerância, buscando garantir a dignidade humana e os direitos do indivíduo como cidadão. As intervenções estruturais são ações de enfrentamento ao racismo, ao sexismo, à homofobia e à transfobia, por exemplo. Além de promoção e defesa dos direitos humanos que acontecem por meio de campanhas educativas e de conscientização.

Prevenção combinada

Esta é uma estratégia de prevenção, que visa combinar as intervenções citadas anteriormente, de forma a obter uma melhor resposta, por se considerar as necessidades individuais e comunitárias. Assim a prevenção combinada sugere o uso combinado de métodos de prevenção ao HIV, aplicando as intervenções comportamentais, biomédicas e estruturais nos diversos níveis – individual, de parcerias e social, de forma a lidar com as necessidades específicas de cada indivíduo ou grupo.

É necessário lembrar que HSH e mulheres transexuais estão mais predispostos a comportamento sexual de risco e consequentemente são mais vulneráveis à contaminação pelo HIV e demais IST. Assim, o foco agora recai sobre as intervenções comportamentais, principalmente, com o objetivo de redução de práticas de riscos e de promoção de práticas sexuais mais seguras. Essas intervenções podem acontecer no nível individual, com o objetivo de promover informações relevantes em interação pessoal a fim de modificar conhecimento, atitudes, crenças, autoeficácia e bem-estar emocional. Envolvem aconselhamento de redução de risco ou intervenção motivacional desenvolvida por um profissional treinado[19].

A intervenção comportamental pode acontecer no nível grupal, também chamada "educação pelos pares", designadas para influenciar comportamento de risco individual por meio de mudanças de conhecimento, atitudes, crenças e autoeficácia em pequenos grupos focais, com desenvolvimento de habilidades, como o uso correto do preservativo, negociação com parcerias para sexo seguro e redução de risco. Uma metanálise com 59 estudos examinou a efetividade e os efeitos ao longo do tempo da "educação pelos pares" entre grupos com alto risco para o HIV e encontrou que a "educação pelos pares" pode promover testagem do HIV, aumento do uso do preservativo, redução de contaminação pelo HIV. Observou ainda que este tipo de intervenção pode transformar os comportamentos em até 24 meses, principalmente em países em desenvolvimento. O que é muito bom já que tem um baixo custo para a promoção dessa intervenção[19,20].

A intervenção comportamental pode ainda acontecer no nível da comunidade, por meio de uma mobilização da comunidade, com reuniões e trabalhos sociais. Essa intervenção depende de uma liderança – uma pessoa formadora de opinião, o que pode exigir maior organização e maior demanda de tempo, tornando-a mais desafiadora[19].

Ao se focar as intervenções comportamentais, aqui estão envolvidas as questões sociais e psicológicas, uma vez que o indivíduo é visto como uma totalidade que abrange então o biológico, o ambiente e consequentemente seu estado emocional.

As abordagens de intervenção devem se concentrar em ajudar pessoas que desejam explorar sua sexualidade de modo aberto e com segurança e incluir oportunidades para promover a autorregulação e o controle individual (por exemplo, negociação do preservativo) como parte de sua decisão pessoal. Os profissionais de saúde devem cuidar com a patologização e priorizar a redução do estigma que é direcionado para jovens HSH que experimentam aumento de atividade sexual como meio de explorar sua identidade sexual.

Pantalone et al.[21] realizaram uma revisão sistemática sobre intervenções comportamentais combinadas, associando as questões sindêmicas psicossociais com homens que vivem em estresse minoritário. Foram encontrados 44 estudos, os quais concluíram que trabalhos em grupo ou mesmo individuais apresentam maior eficácia na saúde mental e comportamento sexual de risco, em que o tempo de acompanhamento é igual ou superior a nove sessões, o que significa não apenas oferecer informação, mas trabalhar principalmente as questões psicossociais sindêmicas, já que trata-se de um público complexo que exige atenção e tempo para a internalização do autocuidado e do autorrespeito.

Intervenções interativas digitais, como aplicativos e mensagens automáticas de texto (SMS/WhatsApp), são amplamente utilizadas principalmente para a prevenção do HIV e apresentam resultados semelhantes às abordagens presenciais no que se refere ao conhecimento e aos comportamentos preventivos relacionados ao HIV, inclusive comportamentos sexuais de risco, conduzindo à maior autoeficácia[22,23].

Uma abordagem simples e eficiente acontece em programas de educação nas escolas com jovens, tratando objetivamente os comportamentos sexuais de risco e a prevenção do HIV. Estudos mostram a diminuição em comportamentos sexuais de risco em jovens que recebem educação sexual nas escolas, demonstrando assim a eficácia desses programas[24,25].

Uma abordagem que é referência em diminuição de comportamentos sexuais de risco e melhora em saúde mental é o Modelo IBM – Informação, Motivação e Habilidades Comportamentais, que trabalha como determinantes do comportamento sexual mais seguro o conjunto de informações, como transmissão e prevenção do HIV; a motivação, como percepção de vulnerabilidade; e habilidades comportamentais, como a capacidade de negociação com o parceiro no uso do preservativo ou de recusa ao uso de drogas antes do sexo. Esse modelo ainda considera a importância do apoio social e a aprovação de seus pares como características de motivação para adotar práticas sexuais mais seguras[26,27].

Ao focar principalmente nos HSH que sofrem de estresse minoritário e, por conseguinte, apresentam maiores chances de comportamento sexual de risco, será abordado agora um trabalho de intervenção adaptado a eles. Pachankis et al. criaram a intervenção ESTEEM – *effective skills to empower effective men* – com base na teoria sindêmica, na teoria do estresse minoritário e na terapia cognitivo-comportamental (TCC), considerando que somente por pertencer a um grupo sexual minoritário, homens homossexuais e bissexuais e lésbicas estão mais expostos a sofrer vitimização, discriminação, rejeição familiar e social, acarretando problemas de saúde mental. Assim, os objetivos principais são a redução do sexo sem preservativo, a melhora no enfrentamento do estresse minoritário e consequentemente a redução da depressão e da ansiedade[11].

A princípio, os autores se basearam em seis princípios, a saber:

- Normalizar as consequências da saúde mental do estresse minoritário.
- Retrabalhar cognições negativas decorrentes de experiências estressantes.
- Capacitar esses homens a uma comunicação mais aberta e assertiva em diferentes contextos.
- Validar os pontos fortes dos homens homossexuais e bissexuais.
- Afirmar expressões saudáveis da sexualidade.
- Facilitar a construção de relacionamentos suportivos.

E seguiram a abordagem da TCC, trabalhando com seis técnicas:

- Conscientização.
- Autoafirmação.
- Conhecimento e aceitação das emoções.
- Reestruturação das cognições do estresse minoritário.
- Redução da evitação de experiências afetivas e interpessoais.
- Treino de assertividade[11].

Com o passar do tempo e com o objetivo de adaptar os tratamentos indicados a essa população, os autores propuseram um modelo de adaptação sem se ater a uma única abordagem terapêutica, e, sim, partindo de princípios de mudança que podem ser implementados em diversas orientações teóricas e utilizando uma variedade de técnicas, buscando responder principalmente a um trabalho de cuidado e atenção ao estresse sofrido pelas minorias sexuais[28].

Os princípios afirmativos do Modelo de Adaptação são:

- Destacar como a depressão e a ansiedade são respostas normais ao estresse minoritário.
- Reconhecer que, quanto mais cedo e contínuas são as experiências de estresse minoritário, mais os indivíduos aprendem lições negativas sobre eles mesmos.
- Empoderar indivíduos de minorias sexuais para lidar eficazmente com as consequências do estresse das minorias.
- Ajudar os indivíduos de minorias sexuais a construir relacionamentos solidários e autênticos.
- Destacar os pontos fortes dos indivíduos de minorias sexuais.
- Compreender as identidades que se cruzam como uma fonte de estresse e resiliência.

Além dos princípios de mudança, o modelo de adaptação é guiado pela teoria do estresse minoritário e a fim de criar uma conceituação de casos, os autores revisaram modelos de terapia comportamental envolvendo os comportamentos em resposta a estímulos estressantes, o que significa atentar-se às respostas dadas às experiências vividas por esses homens no campo do estresse minoritário, envolvendo experiências cognitivas, afetivas, motivacionais e comportamentais. As respostas acontecem tanto de forma interna – como a própria avaliação de seu comportamento, quanto externa – como as reações de outras pessoas a seu comportamento. Essas experiências podem ser assim resumidas:

- Estímulos: as situações estressantes a serem confrontadas.
- Pensamentos: as experiências cognitivas, como os pensamentos que ocorrem, as expectativas.
- Afeto: as reações emocionais.
- Intenção: a motivação, o que se quer e/ou se espera da situação.
- Resposta: o comportamento, que se realiza ou não diante da situação estressante.
- Consequência: o resultado da situação, o sentimento, o resultado do comportamento.
- Autoavaliação: a visão de si mesmo após todas essas experiências.

Assim, essas experiências são a base para o tratamento focado em estresse minoritário, visto que as exposições situacionais de estresse minoritário podem distorcer os aspectos cognitivos, afetivos, motivacionais e comportamentais e gerar uma autoavaliação negativa. Por meio desse modelo, é possível identificar padrões cognitivos, afetivos e comportamentais entre os grupos que vivenciam as minorias[28].

Assim, é possível fazer uma intervenção de afirmação de identidade e transformar esse processo, pensando de forma mais psicológica, já que fica claro o quanto esse processo vivido de forma negativa ou distorcida conduz a comportamentos sexuais de risco, diminuindo a capacidade de enfrentamento da situação estressante. A afirmação de identidade significa revisar os valores do indivíduo, motivando-o a buscar outros comportamentos mais adaptativos com base nesses valores, e então refazer todo o modelo almejando chegar à autoavaliação de empoderamento.

VINHETA CLÍNICA

Paciente C., gênero masculino, orientação homossexual, 35 anos, chega ao ambulatório trazido por seu parceiro, é avaliado com depressão grave e ideação suicida, comportamento sexual compulsivo e múltiplas parcerias, sempre sem o uso de preservativo. Em tratamento psicológico, narra suas experiências dentro do estresse minoritário desde a infância, como ter sido satirizado por seus colegas aos 11 anos de idade, em razão de ter se apaixonado por outro menino, outra situação foi ter tido a percepção de que a mãe o rejeitou, preferindo ficar com seu segundo marido e o mandando ficar com seu pai; e situações na vida adulta, como ser discriminado dentro de seu trabalho, por seu comportamento sensível e empático. O paciente identifica no processo terapêutico que diante de toda situação de angústia sofrida diante de uma situação estressante por ser homossexual, buscava o sexo casual (sem o uso de preservativo) para alívio de sua dor. A autoavaliação era sempre de fraqueza e de baixa autoestima, visto que se sentia empoderado ao praticar o sexo e, na sequência, sentia um grande vazio. Foi trabalhado em terapia sua identidade, quem era realmente o C., quais suas características de personalidade (positivas e negativas), suas forças, seus potenciais e como poderia perceber de forma mais clara as situações estressantes e não reagir automaticamente, e, sim, refletir sobre seus sentimentos e suas intenções, respondendo de forma mais consciente. C. atualmente tem controle sobre seu comportamento sexual, consegue identificar as situações de estresse, refere se sentir discriminado e algumas vezes rejeitado, mas consegue enfrentar as situações, suportando esses sentimentos e claramente pôde modificar seu processo cognitivo, emocional e comportamental, não partindo para comportamento sexual de risco, chegando a uma autoavaliação mais empoderada, sentindo-se mais confiante e com melhora em sua autoestima.

CONSIDERAÇÕES FINAIS

Comportamentos sexuais de risco consistem em práticas nas quais o risco do(s) indivíduo(s) contrair(em) o HIV ou outras IST é aumentado. Geralmente caracterizados pela prática sexual sem uso de preservativo – masculino ou feminino, bem como ter múltiplas parcerias sexuais, o comportamento sexual de risco também é identificado em indivíduos que desconhecem a própria história de HIV/IST e a sorologia da parceria sexual, além dos casos em que o uso de álcool e drogas é associado à prática sexual.

Os grupos em que comportamentos sexuais de risco têm maior incidência são os de HSH, pessoas usuárias de drogas injetáveis, trabalhadoras do sexo e mulheres transexuais. Além disso, um grupo que vem se mostrando cada vez mais adepto a comportamentos de risco são os adolescentes e os jovens. Estudos estimam que, nesse grupo, a associação de álcool e drogas à prática sexual é o principal fator de risco para adquirir HIV/IST.

As intervenções em comportamento sexual de risco são variadas, podendo-se destacar as intervenções comportamentais voltadas para a informação e a percepção de risco; as intervenções biomédicas, como o uso de PrEP (profilaxia pré-exposição) e PEP (profilaxia pós-exposição), disponíveis nos sistemas público e privado de saúde; e as intervenções estruturais que consideram e lidam diretamente com as condições que influenciam a vulnerabilidade do indivíduo.

Existem muitos estudos acerca de comportamento sexual de risco, incluindo intervenções, facilitando o profissional da saúde a trabalhar com os grupos mais vulneráveis, que sofrem mais o estresse minoritário e consequentemente ficam mais suscetíveis a comportamentos sexuais de risco e contaminação do HIV e das IST.

REFERÊNCIAS

1. Centers for Disease Control and Prevention. HIV. Disponível em: https://www.cdc.gov/hiv/default.html. Acesso: 25 abr. 2023.
2. Centers for Disease Control and Prevention. HIV Statistics Center. Disponível em: https://www.cdc.gov/hiv/statistics/index.html. Acesso: 25 abr. 2023.
3. Brasil. Ministério da Saúde. Boletim Epidemiológico Especial – HIV/Aids 2021. Disponível em: https://www.gov.br/saude/pt-br/centrais-de-conteudo/publicacoes/boletins/epidemiologicos/especiais/2021/boletim-epidemiologico-especial-hiv-aids-2021.pdf/view. Acesso: 25 abr. 2023.
4. UNAIDS. Disponível em: https://www.unaids.org/en. Acesso: 25 abr. 2023.
5. Brasil. Ministério da Saúde. Consulta Pública n. 2/2018 – Agenda Estratégica para Ampliação do Acesso e Cuidado Integral das Populações-Chave em HIV, Hepatites Virais e outras ISTs. Disponível em: https://www.gov.br/saude/pt-br/acesso-a-informacao/participacao-social/consultas-publicas/2018/consulta-publica-ndeg-2-2018-agenda-estrategica-para-ampliacao-do-acesso-e-cuidado-integral-das-populacoes-chave-em-hiv-hepatites-virais-e-outras-ists. Acesso: 25 abr. 2023.
6. Zappe JG, Dell'Aglio DD. Variáveis pessoais e contextuais associadas a comportamentos de risco em adolescentes. J Bras Psiquiatr. 2016;65(1):44-52.
7. Mola R, Araújo RC, Oliveira JVB, Cunha SB, Souza GFF, Ribeiro LP, et al. Association between the number of sexual partners and alcohol consumption among schoolchildren. J Pediatr (Rio J). 2017;93(2):192-9.
8. Gomes K, Amato T de C, Bedendo A, Dos Santos EL, Noto AR. Problemas associados ao binge drinking entre estudantes das capitais brasileiras. Cien Saude Colet. 2019;24(2):497-507.
9. Bedendo A, Andrade ALM, Opaleye ES, Noto AR. Binge drinking: padrão associado ao risco de problemas do uso de álcool entre universitários. Rev Lat Am Enfermagem. 2017;25.
10. Sanchez ZM. A prática de binge drinking entre jovens e o papel das promoções de bebidas alcoólicas: uma questão de saúde pública. Epidemiol Serviços Saúde. 2017;26(1):195-8.
11. Pachankis JE, Rendina HJ, Restar A, Ventuneac A, Grov C, Parsons JT. A minority stress – emotion regulation model of sexual compulsivity among highly sexually active gay and bisexual men. Heal Psychol. 2015;34(8).

12. Pachankis JE, Jonathon Rendina H, Ventuneac A, Grov C, Parsons JT. The role of maladaptive cognitions in hypersexuality among highly sexually active gay and bisexual men. Arch Sex Behav. 2014;43(4).
13. Jeffries WL, Flores SA, Rooks-Peck CR, Gelaude DJ, Belcher L, Ricks PM, et al. Experienced homophobia and HIV infection risk among U.S. gay, bisexual, and other men who have sex with men: a meta-analysis. LGBT Heal. 2021;8(1):1-10.
14. Mustanski B. The influence of state and trait affect on HIV risk behaviors: a daily diary study of MSM. Heal Psychol. 2007;26(5):618-26.
15. Scanavino MDT, Ventuneac A, Abdo CHN, Tavares H, Amaral MLS, Messina B, et al. Sexual compulsivity, anxiety, depression, and sexual risk behavior among treatment-seeking men in São Paulo, Brazil. Braz J Psychiatry. 2018;40(4):424-31.
16. Tomkins A, George R, Kliner M. Sexualised drug taking among men who have sex with men: a systematic review. Perspect Public Health. 2019;139(1):23-33.
17. Maxwell S, Shahmanesh M, Gafos M. Chemsex behaviours among men who have sex with men: A systematic review of the literature. Int J Drug Policy. 2019;63:74-89.
18. De Sousa AFL, Queiroz AAFLN, Lima SVMA, Almeida PD, De Oliveira LB, Chone JS, et al. Chemsex practice among men who have sex with men (MSM) during social isolation from COVID-19: multicentric online survey. Cad Saude Publica. 2020;36(12).
19. Herbst JH, Beeker C, Mathew A, McNally T, Passin WF, Kay LS, et al. The effectiveness of individual-, group-, and community-level hiv behavioral risk-reduction interventions for adult men who have sex with men: a systematic review. Am J Prev Med. 2007;32(4):38-67.
20. He J, Wang Y, Du Z, Liao J, He N, Hao Y. Peer education for HIV prevention among high-risk groups: A systematic review and meta-analysis. BMC Infect Dis. 2020;20(1):1-20.
21. Pantalone DW, Holloway IW, Goldblatt AEA, Gorman KR, Herbitter C, Grov C. The impact of pre-exposure prophylaxis on sexual communication and sexual behavior of urban gay and bisexual men. Arch Sex Behav. 2020;49(1):147-60.
22. Reback CJ, Fletcher JB, Swendeman DA, Metzner M. Theory-based text-messaging to reduce methamphetamine use and HIV sexual risk behaviors among men who have sex with men: automated unidirectional delivery outperforms bidirectional peer interactive delivery. AIDS Behav. 2019;23(1):37-47.
23. Bailey JV, Wayal S, Aicken CRH, Webster R, Mercer CH, Nazareth I, et al. Interactive digital interventions for prevention of sexually transmitted HIV. AIDS. 2021;35(4):643.
24. Centers for Disease Control and Prevention. Let's Stop HIV Together. Disponível em: https://www.cdc.gov/stophivtogether/index.html. Acesso: 25 abr. 2023.
25. Raifman J, Beyrer C, Arrington-Sanders R. HIV education and sexual risk behaviors among young men who have sex with men. LGBT Health2018;5(2):131-8.
26. Fisher JD, Fisher WA. Changing AIDS-risk behavior. Psychol Bull. 1992;111(3):455-74.
27. Zhang H, Yu Q, Li Z, Xiu X, Lv F, Han M, et al. Efficacy of psychological interventions towards the reduction of high-risk sexual behaviors among people living with HIV: a systematic review and meta-analysis, 2010-2020. AIDS Behav. 2021;25(10):3355-76.
28. Jackson SD, Wagner KR, Yepes M, Harvey TD, Higginbottom J, Pachankis JE. A pilot test of a treatment to address intersectional stigma, mental health, and HIV risk among gay and bisexual men of color. Psychotherapy. 2022;59:96-112.

23

Drogas e comportamento sexual

Dângela Layne Silva Lassi
Andre Malbergier

INTRODUÇÃO

Muitos comportamentos são essenciais para a sobrevivência animal, como comer e beber. Alguns comportamentos são importantes para a perpetuação da espécie e do desenvolvimento social, como a maternagem, o sexo e a interação entre pares. Observações em modelos animais mostram a importância da integração entre esses estímulos internos e externos para a sobrevivência das espécies. Ou seja: a interação entre circuito de recompensa no sistema mesolímbico e o comportamento manifesto é fundamental no processo de tomada de decisão nos mais diversos contextos[1].

Estímulos que geram bem-estar e prazer são em geral chamados reforçadores positivos e tendem a ser buscados mais vezes, gerando repetição de comportamento. Muitos desses estímulos podem ser naturais e geralmente estão associados à sobrevivência da espécie, como sexo, e outros podem ser induzidos por estímulos artificiais, como o uso de drogas. Diversas substâncias endógenas têm sido associadas a esse processo, entre elas os opioides, os endocanabinoides e a dopamina. Com o passar do tempo e a repetição dessas experiências de prazer, ocorre uma neuroadaptação em que estímulos mais intensos, como uso de drogas, acabam sensibilizando de forma mais intensa o sistema nervoso central (SNC) e gera comportamentos mais frequentes de busca dessas experiências (saliência da droga em relação a outros comportamentos)[1].

A relação entre drogas e sexo é conhecida de longa data. Muitos indivíduos quando vão a festas, encontros, reuniões e locais de encontros costumam beber ou usar drogas para se sentirem mais animados para dançarem, para terem menos sono e para se desinibirem na hora da interação entre pares. O abuso de drogas e a busca por sexo podem apresentar o mesmo substrato neurobiológico de busca de sensações pelas vias de neurotransmissão dopaminérgicas[2].

Desde meados de 1990, com o surgimento de novas drogas psicoativas, a utilização dessas substâncias durante as práticas sexuais foi se tornando cada vez mais frequente. Também nesse período, homens que fazem sexo com homens (HSH) foram se destacando como uma população de maior risco para esse comportamento. Surge então o chemsex, ou sexo químico (em livre tradução), que é a prática de utilizar drogas psicoativas e não psicoativas de forma intencional ou não intencional antes ou durante práticas sexuais, com o objetivo de facilitar, iniciar, prolongar, intensificar ou sustentar a experiência sexual[3]. Inicialmente surgido entre HSH, o chemsex pode ser entendido também como resultado de fatores culturais e sociais como preconceitos, traumas e estigmas que inibem, condenam e recriminam as práticas sexuais homossexuais[4].

Entre as drogas psicoativas mais utilizadas estão cocaína, metanfetamina, ácido gama-hidroxibutírico (GHB), cetamina, catinonas ("sais de banho") e canabinoides sintéticos; e entre as não psicoativas os agentes utilizados para disfunção erétil e os nitritos de alquila (*poppers*), que induzem relaxamento de musculatura lisa[5].

ASPECTOS EPIDEMIOLÓGICOS: DROGAS, SEXO E SAÚDE

O álcool como um depressor do sistema nervoso central pode alterar o controle inibitório dos comportamentos e reduzir a capacidade de avaliar riscos de certas situações, como se envolver em atividades arriscadas para a saúde e a vida social. Uma importante correlação entre esse descontrole e exposição é a predisposição a um comportamento sexual mais desinibido e desprotegido, que poderia justificar maior número de parceiros sexuais de pessoas que têm transtorno por uso de álcool e maior taxa de infecções sexualmente transmissíveis nessa população.

Em uma pesquisa norte-americana com 1.200 pessoas sexualmente ativas, com idades entre 15 e 24 anos, 23% relataram combinar sexo sem proteção com bebida alcóolica ou drogas[7]. Outros 29% afirmaram que "faziam mais sexo que o planejado" por causa do álcool ou das drogas. Em outra pesquisa africana, a chance de falha de uso de preservativo durante o sexo foi 5 vezes maior se alguém (mulher, homem ou ambos os parceiros) havia bebido antes do encontro e foi especialmente provável de ocorrer se apenas a mulher tinha bebido antes do sexo.

Não só o álcool, mas as diversas drogas em geral têm sido associados a comportamentos de risco. Análises de população jovem de usuários de maconha previu uma probabilidade significativamente menor de uso de preservativo nessa população em relação a não usuários; assim como entre pessoas que fazem uso de nitritos voláteis (*poppers*) e cocaína[8,9].

Outra pesquisa brasileira em Porto Alegre com usuários de múltiplas substâncias mostrou que apenas metade dos participantes relatou o uso frequente de preservativos. A soroprevalência de HIV geral foi de 20,6%, sendo mais frequente em usuários de drogas injetáveis, em usuário de *crack* e em HSH[10]. Já em São Paulo, estudo entre população de HIV positivos, 25% dos pacientes em tratamento se envolveram em sexo inseguro. Engajar-se em sexo desprotegido foi mais comum entre mulheres, entre pessoas com parceiro HIV positivo e pessoas que usaram maconha antes do sexo[11].

Um estudo chinês com 826 participantes apontou que o uso de *club drugs* é comum entre HSH e está relacionado com sexo inseguro, HIV e infecções sexualmente transmissíveis (IST)[12]. Outro estudo norte-americano mostrou que homens usuários mais intensos de drogas têm quase 5 vezes mais chances de ter praticado sexo desprotegido no último encontro e quase 4 vezes mais chances de sofrer IST no último ano[13]. Homens jovens (18 a 29 anos) têm maior probabilidade de terem IST que os acima de 50 anos. O chamado *barebacking* (sexo sem camisinha) tem sido associado ao uso das *club drugs*[14].

Em uma coorte suíça de 2007 a 2017, o uso de drogas recreativas se manteve estável em 9%, exceto para maconha, nitratos e drogas de prescrição. HSH, no entanto, tiveram aumento de uso de 5% ao longo dos anos, principalmente de metanfetamina e GHB, drogas associadas a engajamento em sexo. O uso dessas substâncias foi significativamente associado a sexo sem preservativo e alta prevalência de depressão, sífilis e hepatite C[15].

Um grupo de pesquisadores na Alemanha concluiu, após uma pesquisa com população sobre chemsex, que consumidores de cetamina, metanfetamina e GHB em cenários de prática sexual apresentaram de forma mais frequente sintomas depressivos, ansiosos e de somatização do que a população que não os utiliza[16].

Outro fenômeno associado ao chemsex é o *slam,* que é o uso dessas substâncias de modo injetável, trazendo novamente preocupações com infecções de transmissão por via sanguínea, além das IST nesse contexto[5]. Uma revisão sistemática do Reino Unido com 38 estudos sobre chemsex entre HSH mostrou que esses homens no contexto de chemsex esperam que as drogas possam melhorar as relações sexuais e, dentre eles, os que são positivos para HIV são mais propensos a participarem de práticas de chemsex do que os negativos[17]. Além disso, homens que fazem sexo com mulheres (HSM) praticantes de chemsex têm maior tendência a praticar sexo anal desprotegido do que os que não praticam, o que aumenta o risco de transmissão de HIV e outras IST.

Apesar de a busca de uso de drogas nas práticas sexuais visar uma amplificação de sensações de prazer, o resultado pode ser o oposto e gerar prejuízos no desempenho sexual[18]. A disfunção erétil, por exemplo, está associada ao abuso de álcool e de drogas em 12% dos casos. Usuários de MDMA ao passo que relatam aumento do desejo em 90% dos casos reportam 40% de piora da ereção e 90% de retardo ejaculatório[19].

ASPECTOS EPIDEMIOLÓGICOS: DROGAS, SEXO E VIOLÊNCIA

Além de repercussões na saúde física, a relação sexo e drogas também gera grandes impactos na saúde mental e social no tocante à violência sexual. O abuso de álcool é identificado entre 30 e 70% dos casos de violência sexual, seja em vítimas seja em agressores. O álcool pode interferir na forma como se interpreta sinais eróticos, como se avalia situações de risco e como se solicita ajuda[20].

Dados do Centro Canadense de Abuso Sexual mostram que em 25% dos casos de mulheres que procuram ajuda anualmente, o uso de drogas é um importante fator associado à agressão sexual[21]. Algumas drogas consideradas "drogas do estupro", como GHB, cetamina, flunitrazepam e álcool, e suas combinações, como o denominado "boa noite cinderela", são frequentemente encontradas em exames toxicológicos de vítimas de estupro: em 63% dos casos o álcool está presente, em 30% canabinoides e em 3% GHB[22].

Em estudos de associação, apenados por crimes sexuais têm maiores taxas de abuso ou de dependência de substâncias psicoativas do que a população geral (35% das pessoas que cometem estupro são dependentes de álcool) e apresentam maiores "problemas" com o consumo de álcool do que apenados por outros crimes violentos. Homens com comportamento sexualmente agressivo (não apenados) mostram maiores taxas de dependência de álcool e de drogas, bem como de transtornos de conduta do que homens sem esse comportamento. A severidade do consumo de álcool tem sido significativamente relacionada a comportamentos sexuais violentos[20].

Já em estudos baseados em eventos e que avaliam a prevalência do uso de álcool no momento do ato agressivo mostram que 35 a 55% das vítimas de estupro consumiram bebidas alcóolicas ao tempo da ação; que 60 a 65% dos agressores consumiram bebidas alcóolicas no tempo da ação; e que a prevalência do consumo de álcool por perpetradores e vítimas de violência é maior do que entre pessoas envolvidas em atos sexuais consentidos[20].

Portanto, pode-se concluir que o consumo de substâncias psicoativas pode ser promotor, facilitador ou aliciador de determinados comportamentos sexuais violentos. Profissionais envolvidos no tratamento de dependentes químicos devem também investigar comportamentos sexuais, tendo em vista as várias repercussões desse uso na sexualidade, bem como as comorbidades existentes.

FATORES DE RISCO

A adolescência é um importante período da vida em que uma série de mudanças físicas, psíquicas, emocionais e cognitivas levará o indivíduo da vida infantil ao amadurecimento da vida adulta. Esse percurso é marcado por inseguranças, construção de identidade e experimentações. Nessa fase, comportamentos pela busca por prazer se tornam mais atrativos e frequentes, ao mesmo tempo em que a imaturidade emocional e cognitiva própria da idade ainda não permite um completo reconhecimento de riscos e consequências que eles podem acarretar, como sexo não seguro e uso de drogas lícitas e ilícitas.

Em pesquisas que avaliam comportamentos sexuais entre adolescentes, foi identificado que o início da atividade sexual é influenciado pela percepção da maturidade sexual, pela expectativa de autonomia e pelo uso de substâncias. O uso precoce de drogas está associado ao início de comportamentos sexuais precoces, e seu consumo regular e intenso, associado a comportamentos sexuais de risco[23].

Adolescentes usuários de anfetaminas, como MDMA, tendem a fazer mais uso de maconha e de álcool, a ter múltiplos parceiros sexuais, a passar a maior parte de seu tempo com amigos e menor tempo com estudos, segundo uma pesquisa nacional norte-americana entre estudantes de segundo grau. Além disso, 22% dos adolescentes atribuíram o uso dessas substâncias a uma expectativa de aumentar a sensação prazerosa durante o sexo[24].

Uma pesquisa em população de pacientes psiquiátricos no Brasil mostrou que sexo sob influência de álcool está significativamente correlacionado com sexo sem proteção, o que também corrobora com outra pesquisa norte-americana que aponta que o comportamento sexual de risco é mais frequente entre pacientes com transtornos do humor (comparados com esquizofrenia) e com transtorno por uso de substâncias (comparados com pacientes que não possuem esse transtorno)[25]. Outras comorbidades psiquiátricas menos comuns também estão associadas ao uso de substâncias como o *burnout*, a dependência de sexo (37% comorbidade com abuso, dependência de álcool e drogas), transtornos da preferência sexual (30% comorbidade com abuso, dependência de álcool e drogas) e hipoxifilia (associada ao consumo de cetamina)[26-28]. Portanto, a pesquisa de comorbidades entre pacientes usuários de substâncias se faz de extrema importância tanto para diagnóstico e direcionamento de tratamento, como para prevenção de riscos.

Além das comorbidades psiquiátricas como dependências graves, transtornos do impulso e sintomas depressivos, situações de vulnerabilidade como situação de rua e desemprego se fazem grandes fatores de risco para outra associação problemática de sexo e drogas: a troca de sexo por drogas[29].

INTERVENÇÕES

Como visto, os problemas envolvidos na relação de drogas e sexo somam uma enorme gama de contextos social, biológico e psicológico, e assim as intervenções também devem ser pensadas. Elas incluem ações de educação social a fim de minimizar preconceitos, tabus e dificuldades para falar sobre assuntos como sexo e drogas, rastreio e tratamento precoce dos fatores de risco. Uma das intervenções expoentes que surgiu exatamente nesse contexto de sexo e drogas é a redução de danos que é uma política que visa diminuir ao máximo os efeitos negativos ou lesivos do uso de drogas[30]. Essa abordagem tem suas raízes em modelos de saúde pública com uma visão mais humanista e sem preconceitos. Essa abordagem teve papel importante nas estratégias de controle do HIV em populações vulneráveis como usuários de drogas injetáveis. O modelo foi desenvolvido com base em cinco conceitos básicos:

- O foco tem sido transferido da dependência propriamente dita ou do problema da droga *per se* para os problemas associados a determinadas maneiras de usar drogas, por exemplo, a injeção. Há autores que defendem que as drogas não são o grande problema a ser atacado e, sim, a transmissão do HIV.
- O usuário, ao contrário do que muitos acreditam, pode ser racional. Ele preocupa-se com sua saúde, responde às campanhas educativas e informativas e está disposto a adotar medidas preventivas quando essas são adequadas a sua cultura e sua linguagem.
- O foco volta-se para a saúde e o corpo e afasta-se da psicopatologia.
- Os profissionais que desejam trabalhar nessa área também precisam mudar sua abordagem. Os serviços devem ir para as comunidades para trazer os usuários para o tratamento ou assessorá-los em seu próprio meio por meio de capacitação de pessoas ligadas às associações de autoajuda e da própria comunidade. Isso requer a formação de educadores de saúde e muitas vezes o alistamento de ex-usuários para essa tarefa.
- Redução da hostilidade e da confrontação e o estímulo para que se estabeleçam relações de cooperação entre os usuários e os serviços de tratamento.

Com base nessa estratégia de abordagem, diversas ações têm sido desenvolvidas e aprimoradas para aproximar o cuidado às populações mais vulneráveis, como a ampliação de distribuição de preservativos gratuitamente e de materiais educativos, oferta de vacinação e de materiais individuais e limpos como agulhas, seringas e cachimbos, o que reduz as taxas de transmissão de IST e aumentam a porta de entrada para a abordagem e a oferta de tratamento a essas pessoas.

VINHETA CLÍNICA

JAF, 32 anos, engenheiro, casado, católico, procedente de SP capital.

JAF procurou ajuda médica após 5 anos de uso de cocaína. Refere que aos 27 anos, em uma noite que saiu com amigos, após ter ingerido grande quantidade de álcool, aceitou experimentar cocaína trazida e oferecida por um amigo.

A droga, segundo o paciente, "combateu a bebedeira" e sentiu-se revigorado e mais disposto. A cocaína o ajudou a ficar mais tempo se divertindo e aproveitando mais a saída com os amigos. Também chegou com menos sinais de embriaguez em casa, o que ajudou na conversa que teve com a esposa no dia seguinte.

Após 15 dias, em nova saída com amigos, voltou a fazer essa combinação de álcool e cocaína e passou a lembrar seu amigo para que ele não esqueça de levar a droga para os encontros.

Seu uso se manteve restrito a essas saídas por 4 anos. Há 1 ano foi se encontrar com os amigos após uma discussão áspera com sua esposa. Fez uso de álcool e cocaína como sempre, mas movido por um sentimento de raiva em relação à esposa, decidiu buscar uma mulher para se relacionar sexualmente.

Enquanto dirigia pelas ruas onde há pessoas oferecendo sexo por dinheiro, deparou-se com travestis e referiu um intenso desejo por fazer sexo com eles.

Convidou um deles e se dirigiu para um motel onde realizou sexo por várias horas, penetrando e sendo penetrado pela primeira vez.

Depois dessa experiencia, a sequência de eventos: álcool-cocaína-sexo com travestis passou a acontecer mesmo em dias que não saía com amigos. Passou também a não usar mais preservativo pois sua intoxicação gerava muitas vezes dificuldade de controlar seu comportamento no ato sexual.

JAF foi encaminhado pelo médico infectologista após tratamento para sífilis. Apresentava grande sofrimento por ter relações sexuais com travestis. Não entendia esse padrão sexual, pois não se vê tendo desejo por homens. "Me sinto pecador e sujo após as relações sexuais, mas não consigo evitar" referia o paciente que apresentava também quadro depressivo, além do transtorno por uso de álcool e cocaína.

Esse caso ilustra o tema deste capítulo. O paciente em questão inicia o uso de cocaína e, depois desse uso, passa a apresentar comportamentos sexuais de risco. Além do não uso de preservativos, o uso de cocaína gera desejos e comportamentos sexuais que não aparecem quando abstinentes, desencadeando sentimentos de culpa e arrependimento. A escolha dos parceiros, a frequência do sexo e o número de parceiros estão intimamente relacionados à droga.

A relação do sexo com a droga se tornou tão estreita que o paciente refere não conseguir iniciar uma relação sem estar sob o efeito de drogas.

REFERÊNCIAS

1. Paredes RG. Opioids and sexual reward. Pharmacol Biochem Behav. 2014;121:124-31.
2. Ross MW, Mattison AM, Franklin DR Jr. Club drugs and sex on drugs are associated with different motivations for gay circuit party attendance in men. Subst Use Misuse. 2003;38(8):1173-83.
3. Stuart D. Chemsex: origins of the word, a history of the phenomenon and a respect to the culture. Drugs Alcohol Today. 2019;19:3-10.
4. Maxwell S, Shahmanesh M, Gafos M. Chemsex behaviours among men who have sex with men: a systematic review of the literature. Int J Drug Policy. 2019;63:74-89.
5. Pichini S, Di Trana A, Torrens M, Scherbaum N, Zaami S. Editorial: new trends of substance abuse: looking for new psychotropic effects of chem sex drugs, cognitive enhancers, and new psychoactive substances. Front Psychiatry. 2020;11:612192.
6. Baltieri DA. Drugs, sex and crime – empirical contributions. New York: Bentham Science; 2009. v.1.
7. Substance use and risky sexual behavior: attitudes and practices among adolescents and young adults. Survey Snapshot. 2002. Disponível em: https://www.kff.org/wp-content/uploads/2002/01/3215.pdf. Acesso em: 22 ago. 2023.
8. Hendershot CS, Magnan RE, Bryan AD. Associations of marijuana use and sex-related marijuana expectancies with HIV/STD risk behavior in high-risk adolescents. Psychol Addict Behav. 2010;24(3):404-14.
9. Ostrow DG, DiFranceisco WJ, Chmiel JS, Wagstaff DA, Wesch J. A case-control study of human immunodeficiency virus type 1 seroconversion and risk-related behaviors in the Chicago MACS/CCS Cohort, 1984-1992. Multicenter AIDS Cohort Study. Coping and Change Study. Am J Epidemiol. 1995;142(8):875-83.
10. Pechansky F, Woody G, Inciardi J, Surratt H, Kessler F, Von Diemen L, et al. HIV seroprevalence among drug users: an analysis of selected variables based on 10 years of data collection in Porto Alegre, Brazil. Drug Alcohol Depend. 2006;82(Suppl1):S109-13.
11. Cardoso LRD, Malbergier A. Who is not using condoms among HIV-positive patients in treatment in the largest city in Brazil? AIDS Care. 2015;27(5):629-36.
12. Chen X, Li X, Zheng J, Zhao J, He J, Zhang G, et al. Club drugs and HIV/STD infection: an exploratory analysis among men who have sex with men in Changsha, China. PloS one. 2015;10(5):e0126320.
13. Yu G, Wall MM, Chiasson MA, Hirshfield S. Complex drug use patterns and associated HIV transmission risk behaviors in an Internet sample of U.S. men who have sex with men. Arch Sex Behav. 2015;44(2):421-8.
14. Halkitis PN, Parsons JT, Wilton L. Barebacking among gay and bisexual men in New York City: explanations for the emergence of intentional unsafe behavior. Arch Sex Behav. 2003;32(4):351-7.
15. Hampel B, Kusejko K, Kouyos RD, Böni J, Flepp M, Stöckle M, et al., Swiss HIV Cohort Study group. Chemsex drugs on the rise: a longitudinal analysis of the Swiss HIV Cohort Study from 2007 to 2017. HIV Med. 2020;21(4):228-39.
16. Carey MP, Carey KB, Maisto SA, Schroder KE, Vanable PA, Gordon CM. HIV risk behavior among psychiatric outpatients: association with psychiatric disorder, substance use disorder, and gender. J Nerv Ment Dis. 2004;192(4):289-96.
17. Wray TB, Monti PM, Kahler CW, Guigayoma JP. Using ecological momentary assessment (EMA) to explore mechanisms of alcohol-involved HIV risk behavior among men who have sex with men (MSM). Addiction. 2020;115(12):2293-302.
18. Clayton DO, Shen WW. Psychotropic drug-induced sexual function disorders: diagnosis, incidence and management. Drug Saf. 1998;19(4):299-312.
19. Sánchez de la Vega J, Amaya Gutiérrez J, Alonso Flores JJ, García Pérez M. Erectile dysfunction in those under 40. Etiological and contributing factors. Arch Esp Urol. 2003;56(2):161-4.

20. Testa M. The impact of men's alcohol consumption on perpetration of sexual aggression. Clin Psychol Rev. 2002;22(8):1239-63.
21. Smith KM, Larive LL, Romanelli F. Club drugs: methylenedioxymethamphetamine, flunitrazepam, ketamine hydrochloride, and gamma-hydroxybutyrate. Am J Health Syst Pharm. 2002;59(11):1067-76.
22. Slaughter L. Involvement of drugs in sexual assault. J Reprod Med. 2000;45(5):425-30.
23. Strote J, Lee JE, Wechsler H. Increasing MDMA use among college students: results of a national survey. J Adolesc Health. 2002;30(1):64-72.
24. Fendrich M, Rosenbaum DP. Recanting of substance use reports in a longitudinal prevention study. Drug Alcohol Depend. 2003;70(3):241-53.
25. Peixoto ER, Barros FC, Guimarães MD. Factors associated with unprotected sexual practice among men and women with mental illnesses in Brazil. Cad Saude Publica. 2014;30(7):1475-86.
26. McKirnan DJ, Vanable PA, Ostrow DG, Hope B. Expectancies of sexual "escape" and sexual risk among drug and alcohol-involved gay and bisexual men. J Subst Abuse. 2001;13(1-2):137-54.
27. Kafka MP, Hennen J. Hypersexual desire in males: are males with paraphilias different from males with paraphilia-related disorders? Sex Abuse. 2003;15(4):307-21.
28. Allnutt SH, Bradford JM, Greenberg DM, Curry S. Co-morbidity of alcoholism and the paraphilias. J Forensic Sci. 1996;41(2):234-9.
29. Latkin CA, Curry AD. Stressful neighborhoods and depression: a prospective study of the impact of neighborhood disorder. J Health Soc Behav. 2003;44(1):34-44.
30. Stimson, GV. Harm reduction in action: putting theory into practice. Int J Drug Policy. 1998;9(6):401-9.

24
Comportamento *barebacking*

Maria Luiza Sant'Ana do Amaral

INTRODUÇÃO

A fim de designar o sexo anal sem uso de preservativo entre homens que fazem sexo com homens (HSH), com a intencionalidade da transmissão do HIV, a comunidade gay norte-americana introduziu o termo *barebacking* em meados de 1990 (originalmente o termo significa "cavalgar sem sela", utilizado em festas de rodeios), no contexto de festas sexuais para a transmissão do vírus[1], em que os soropositivos eram chamados *gift giver* – os presenteadores, e os soronegativos *bug chaser* – os presenteados[2]. A literatura científica atualmente conceitua o *barebacking* como intercurso sexual anal entre homens gays e bissexuais que decidem intencionalmente não usar preservativos, no contexto de risco do HIV[1]. Assim, o risco da contaminação existe, porém não é o propósito ou o objetivo dos praticantes de sexo *bareback*[1].

A associação entre o comportamento sexual compulsivo (CSC) e o comportamento *barebacking* já foi descrita, porém ainda não havia sido investigada especificamente em amostra de compulsivos sexuais. O CSC pode agir na motivação do comportamento *barebacking*[1] e está associado a maior risco de transmissão do HIV[3].

Aproximadamente 38 milhões de pessoas vivem com o HIV em todo o mundo. Em 2020, 1,5 milhão de pessoas foram infectadas pelo HIV e 680 mil pessoas morreram de aids em todo o mundo, o que representa um declínio de 47,7% comparado a 2010, e as novas infecções pelo HIV caíram 31% desde 2010 segundo a Organização Mundial de Saúde (OMS). No Brasil, foram diagnosticados 32.701 novos casos de HIV em 2020. Entre os homens, verificou-se que 70,7% dos casos aconteceram na faixa de 20 a 39 anos; 52,1% dos casos foram decorrentes de exposição homossexual ou bissexual e 31% heterossexual[4]. As populações-chave sob maior risco de exposição ao HIV no Brasil são os trabalhadores sexuais, com prevalência de 5,3% dos casos de HIV; pessoas que injetam drogas, prevalência de 5,9% dos casos; e os HSH, com uma prevalência de 18,3% nos casos.

CARACTERÍSTICAS DO COMPORTAMENTO *BAREBACKING*

Estudos com os HSH que se identificam como *barebackers* observam que eles podem utilizar estratégias de redução de danos quanto às posições sexuais, por exemplo, o indivíduo soropositivo ser o parceiro passivo e o negativo estar no papel ativo, a fim de diminuir o risco da contaminação pelo vírus, ou ainda a segurança negociada, na qual são feitos acordos entre os parceiros e o *serosorting*, em que os HSH praticam sexo sem preservativo, com base no *status* do HIV, apenas entre a mesma sorologia, soropositivos ou soronegativos, a soroconcordância[5]. O *serosorting* parece proteger quando falamos em HIV, porém pode contribuir para aumento na incidência de outras IST, já que o uso do preservativo é descartado.

Em relação ao HIV, HSH soropositivos se identificam mais como *barebackers* que os soronegativos[6], bem como fazem mais uso de drogas e participam com mais frequência de festas de sexo regadas a drogas (*party and play* ou PnP) que os não *barebackers*[6].

Vários estudos demonstram que os HSH com comportamento *barebacking* apresentam com mais frequência comportamentos e atitudes sexuais associados ao risco para transmissão do HIV que os HSH sem o comportamento *barebacking*, como:

- Múltiplas parcerias sexuais[7].
- Alta probabilidade de prática de sexo desprotegido, tanto na forma passiva como na ativa, com homens de sorologia desconhecida ou discordante, e consequente maior probabilidade de transmissão do HIV e outras IST[7].
- Não revelação do *status* sorológico a parceiros sexuais eventuais[8].
- Maior uso de álcool antes de se engajar em relações sexuais[9].
- Uso e abuso mais frequente de drogas[7].
- Menores níveis de compromisso com o sexo seguro[7,9].
- Uso mais frequente da internet para busca de parceiros para práticas sexuais desprotegidas[9].

Estudos sobre as motivações para o comportamento *barebacking* observam justificativas variadas entre os HSH que buscam o sexo *bareback*, como:

- Ser uma forma de expressão de masculinidade[10].
- Conectar-se intimamente com o parceiro e buscar novas sensações e/ou formas de prazer[11].
- Expressar-se com liberdade em um momento de tanta preocupação com o uso do preservativo e expressar a fadiga emocional em relação às campanhas de prevenção ao HIV[2].
- Sentir maior estimulação física[12].
- Sentir otimismo em relação ao tratamento do HIV, em que os sujeitos sentem-se mais seguros para o não uso do preservativo[13].
- Resistir ou transgredir, como uma busca de identificação por meio de um comportamento que é contrário ao convencional, sendo uma resistência como núcleo. Dessa forma, os praticantes do comportamento *barebacking* se identificariam entre si por meio dessa atitude desafiadora e transgressora[2,14].

O ambiente no qual os HSH buscam para encontrar e/ou se engajar em sexo pode ser preditor de um comportamento sexual de risco. As emoções vivenciadas durante as interações podem influenciar a tomada de decisões do indivíduo[15]. Dessa forma, homens que frequentam locais como clubes de sexo, sauna e cinemas, praticam mais sexo desprotegido que homens que não frequentam esses ambientes[15].

Homens HIV positivos que frequentam esses locais para busca de sexo apresentam níveis mais elevados do traço de personalidade "busca de sensação" e apresentam maior dificuldade em relação a adotar medidas de proteção quanto ao HIV[16]. A prática do sexo desprotegido e anônimo se torna comum enquanto a comunicação acerca disso é bastante limitada entre os usuários, reduzindo, ao mesmo tempo, as preocupações sobre os riscos de transmissão de HIV/IST nesses ambientes[17].

A internet como local para busca de parceiros sexuais eventuais também se constata como preditora de sexo desprotegido[15]. Pesquisadores têm demonstrado que HSH que usam a internet para buscar parceiros sexuais reportam maiores frequências de comportamento sexual de risco que HSH que buscam parceiros em bares e clubes[18].

Além das buscas por parcerias, vemos o consumo de mídias sexualmente explícitas (MSE), sendo o sexo *bareback* uma prática comum nelas, o que parece contribuir para maior prevalência do HIV/IST em HSH[19]. Martins et al., em pesquisa recente sobre MSE e comportamento *barebacking*, encontraram associação entre a prática de sexo anal sem uso de preservativo entre HSH e a preferência em assistir às MSE na modalidade *bareback*[20]. Parece haver uma correlação entre a preferência por filmes *bareback* e prática de sexo desprotegido[20,21].

O uso de drogas e álcool também está associado ao comportamento sexual de risco. É comum entre HSH o consumo de drogas ou álcool em antecipação ou durante a atividade sexual, principalmente entre os praticantes de sexo *bareback*, sob a alegação de busca de novas sensações, melhoria das experiências sexuais, aumento de prazer em razão da redução das inibições, aumento do desejo e redução de julgamentos diante do comportamento[6,14]. O uso de drogas e álcool também é uma forma de escapar da realidade e fugir de normas e padrões de comportamento[22]. Além de que o consumo de drogas e álcool leva a uma queda na flexibilidade cognitiva e na inibição, debilitando o planejamento e a tomada de decisão, podendo ser preditivo de comportamento *barebacking*[23].

Sintetizando, pode-se pensar em um modelo conceitual que aborde a questão do comportamento *barebacking* em quatro níveis[24]:

- Macro: em que a cultura e a ideologia heterossexual geram uma homonegatividade, contribuindo para um sentimento de rejeição social dos homossexuais, tornando possível uma percepção entre eles de alienação e desejos de transgressão. Além do sucesso do tratamento do HIV, que faz a preocupação com o vírus ser minimizada. E nesse nível encontra-se também a facilidade que a internet promove para encontros sexuais.
- Médio: em que ocorre falta de ativismo social em favor dos direitos da comunidade homossexual, contribuindo para o sentimento de homofobia internalizado e desejos de transgressão. Além de uma percepção de que a comunidade homossexual se modificou, tornando-se mais irresponsável, em que a proteção sexual não importa.
- Interpessoal: em que se busca encontrar significados para as experiências, como compartilhar emoções, viver as preferências sexuais e não se importar com a sorologia do parceiro.
- Intrapessoal: em que se encontra a questão sociodemográfica, com uma população mais jovem, branca, com menos anos de estudo e portadores de HIV. Importante também aqui são os motivos que levam ao comportamento *barebacking*, como desejo por prazer, busca de novas sensações, afirmação da masculinidade, romantismo e compulsão sexual. Por fim, o consumo frequente de álcool e drogas por essa população[24].

COMPORTAMENTO SEXUAL COMPULSIVO (CSC) E COMPORTAMENTO *BAREBACKING*

Estudos que investigam o CSC e comportamento *barebacking* em HSH demonstram que, ao se comparar HSH não compulsivos sexuais e HSH compulsivos sexuais, estes últimos experienciam altas taxas de intercurso sexual desprotegido, têm maior número de parcerias sexuais, buscam intensamente experimentar sensações, realizam mais intercursos sexuais sob a influência de drogas, são mais propensos a não revelarem seu *status* sorológico aos parceiros sexuais, engajam-se mais em maratonas sexuais, apresentam alta incidência de HIV e IST, têm menor responsabilidade quanto ao uso do preservativo, menor intenção de redução de riscos e maior possibilidade de identificação como *barebacker*[25,26]. Além dessas associações, esses homens, por não experienciar inibição ou preocupação diante da transmissão do HIV e por manter prolongados estados de excitação sexual, têm a capacidade de percepção de risco diminuída[27].

HSH com CSC apresentam o desejo sexual aumentado na presença de estados de humor negativos e utilizam muitas vezes o sexo como enfrentamento desses estados de humor, contribuindo com maior número de parcerias sexuais e com maior possibilidade de engajamento em sexo *bareback*[28].

O *barebacking*, como um comportamento sexual de alto risco, é um dos fatores associados à alta prevalência da transmissão do HIV[3]. Pesquisadores têm trabalhado com a teoria de um quadro sindêmico de risco para a transmissão do HIV entre HSH, em um modelo de coocorrência de problemas de saúde psicossociais, como depressão, abuso sexual na infância, uso de drogas e violência entre parceiros, em que os fatores interagem entre si, aumentando as chances de comportamentos sexuais de risco[29]. Além desses, outro fator importante para o comportamento sexual de risco é o CSC, que pode ser incluído como fator sindêmico relacionado ao HIV e ao comportamento sexual de risco entre HSH[30]. Enfim, estudos com HSH afirmam que o CSC é um fator de influência no comportamento *barebacking*[16].

PERSONALIDADE E COMPORTAMENTO *BAREBACKING*

A prevalência de traços de personalidade como busca de sensação/novidades e impulsividade podem influenciar estes fatores sindêmicos[29].

A busca de novidades é o aspecto da personalidade mais pesquisado por estudos sobre o comportamento sexual de risco em geral e em HSH. Alguns autores demonstraram associação entre busca de sensação sexual e comportamento *barebacking*, sugerindo que os indivíduos *barebackers* apresentam maior disponibilidade para se colocarem em risco em encontros sexuais. Experiências sexuais intensas são fatores relacionados ao comportamento *barebacking*[9].

Foi realizada uma pesquisa em uma amostra de HSH que buscaram tratamento para a compulsão sexual no Instituto de Psiquiatria (IPq) do Hospital das Clínicas da Faculdade de Medicina da Universidade de São Paulo (HCFMUSP), entre 2011 e 2014, a fim de investigar a associação entre aspectos de personalidade e o comportamento *barebacking*, utilizando o modelo psicobiológico proposto por Cloninger et al., em que busca integrar as funções mentais como um todo (pensamento, emoção e comportamento) e avaliar a personalidade por meio de determinantes neurobiológicos e psicossociais[31].

A personalidade, segundo Cloninger et al., é dividida em duas dimensões: temperamento e caráter. O temperamento envolve respostas automáticas a estímulos, manifesta-se cedo na vida e é pouco influenciado pelo ambiente, sendo mais relacionado à hereditariedade. As dimensões do temperamento são definidas em relação a quatro subsistemas cerebrais de aprendizagem procedural em resposta a:

- Novidade, relacionada a um comportamento de ativação, com base dopaminérgica.
- Perigo e punição, relacionado a um comportamento de inibição, com base serotoninérgica.
- Reforço e recompensa, relacionado a comportamento de dependência, com base noradrenérgica.
- Determinação, relacionada a comportamento de persistência.

Enquanto o caráter é definido em termos de aprendizagem ou reorganização de autoconceitos, por meio de percepções e apreensões nas relações humanas, apresentando respostas adaptativas. Três aspectos de seu desenvolvimento são diferenciados à medida que a pessoa se identifica como:

- Um indivíduo autônomo.
- Parte integrante da sociedade.
- Parte integrante de todas as coisas – universo[31].

A amostra do estudo consistiu em 69 HSH com CSC, em que 25 (36%) apresentaram o comportamento *barebacking*[28]. Esses participantes reportaram maior soropositividade (44%) que os HSH que não praticavam sexo *bareback* (9%). Apresentaram também maiores escores na escala de compulsividade sexual, além de referirem maior número de parcerias sexuais eventuais. Em relação aos aspectos da personalidade, os participantes com comportamento *barebacking* apresentaram diferenças significativas em busca de novidade, com maiores escores, e em autodirecionamento, com escores mais baixos, quando comparados ao grupo que não utilizavam o sexo *bareback* como escolha. De maneira geral, os HSH compulsivos sexuais apresentaram escores médios mais elevados que a amostra brasileira apresentada no estudo de validação do Inventário de Temperamento e Caráter (TCI)[32] na dimensão do temperamento – busca de novidades (22,94 *versus* 17,16), o que já demonstra maior impulsividade, porém entre os que praticavam o sexo *bareback* a média se apresentou ainda maior (25,92 *versus* 21,25), o que se mostrou de acordo com outros estudos, nos quais os sujeitos com comportamento *barebacking* apresentam atitudes mais impulsivas e exploratórias[14,33]. Já em relação à dimensão do caráter – autodirecionamento, a amostra geral apresentou escores menores que a média da população brasileira (21 *versus* 32,6)[32], e os que praticavam sexo *bareback* apresentaram índices ainda menores (15,72 *versus* 24,07), e não foram encontrados estudos anteriores que investigaram esse traço de personalidade em homens que apresentam o comportamento *barebacking*. O baixo autodirecionamento nesse estudo se mostrou preditor de comportamento *barebacking*, de acordo com o modelo estatístico utilizado[28].

Busca de novidades é uma dimensão do temperamento, o que significa que é inata, pouco influenciada pelo ambiente, mede como o comportamento é ativado em resposta à novidade, à tomada de decisão impulsiva, à extravagância na abordagem a estímulos de recompensa, à perda de paciência e à evitação da frustração.

Autodirecionamento, como dimensão do caráter, refere-se à autodeterminação e à força de vontade, além da habilidade que o indivíduo tem de controlar, regular e adaptar o próprio comportamento de acordo com seus valores e suas metas. Corresponde às funções executivas da personalidade, responsáveis pela habilidade de iniciar ou organizar o comportamento por meio de objetivos, proporcionando autonomia, em que a pessoa se percebe como um ser integrado, organizado e maduro, com boa autoestima, com capacidade de reconhecimento de falhas e com iniciativa para mudanças, além de possuir um sentido de propósito e significado na vida.

Autodirecionamento é uma dimensão da personalidade influenciada pelo meio ambiente, pela adaptação do indivíduo de acordo com as demandas da vida, podendo então significar que essa amostra em particular com comportamento *barebacking* pode ter sofrido maiores dificuldades durante seu desenvolvimento nos aspectos psicossociais.

TRATAMENTO

O baixo autodirecionamento está relacionado a dificuldades na aceitação de responsabilidades e nas tomadas de decisão, à falta de metas/objetivos em longo prazo, à baixa autoestima e a dificuldades em relação à percepção da própria identidade. Por ser uma dimensão do caráter, ou seja, aprendido, que ocorre durante o desenvolvimento do sujeito, é também mais responsivo às intervenções psicoterapêuticas, objetivando alcançar uma consciência crítica, a fim de promover tomadas de decisão mais consistentes e reduzir a prática de sexo *bareback*[28]. No ambulatório, trabalha-se com a psicoterapia psicodinâmica de tempo limitado, já abordada em capítulo anterior.

As intervenções citadas no capítulo do "Comportamento sexual de risco e intervenções" também se aplicam nesta população, inclusive por meio de plataformas *on-line*, em resumo, são as seguintes:

- Intervenções comportamentais: objetivam a informação e a percepção de risco.
- Intervenções biomédicas: buscam a redução do risco de exposição.
- Intervenções estruturais: avaliam as condições que influenciam a vulnerabilidade[34].

VINHETA CLÍNICA

Paciente F.A., 31 anos, funcionário público, estado civil solteiro e homossexual. Namora há 3 anos. Acredita que o namorado gosta mais dele que o contrário. Percebe-se com "desejo excessivo por sexo desde sempre". Notou tratar-se de um problema por volta dos 22 anos, quando morava com um namorado, que viajava muito. F.A. levava outras pessoas para casa a fim de praticarem sexo. Depois criava desculpas e mentiras para o parceiro. Percebe que iniciou a busca compulsiva com bate-papo por telefone, mas "tudo piorou com a internet". Relata precisar de sexo diariamente e diversas vezes. Busca o sexo atualmente em cinemas, saunas e boates.

Sensações descritas:

- Busca: "excitação, empolgação".
- Ato: "prazer, às vezes interrompido por pensamentos".
- Após o ato sexual: "vazio".

Faz sexo sempre sem preservativo: "É a estória da bala, não dá prazer com camisinha". Busca parceiros que preferem não usar preservativo também e prefere ser passivo, bem como frequenta festas *bareback*. Quanto ao risco do HIV: "eu sei, mas não tem importância".

Seguem falas do paciente (P) e do terapeuta (T):

P: "Eu saio do trabalho e vou para a caça."

P: "Depois que saio, me sinto muito mal, cheio de culpa, por causa do namorado [...] Mas não consigo, no fim sei que sou este 'louco por sexo', e não quero ser [...] Cada vez que falo para mim que não vou sair em busca de sexo, não funciona, eu vou..."

T: "E se você experimentar não lutar contra? [...] Aceitar? [...] Algo como 'isso me pertence' após a aceitação, podemos trabalhar a transformação."

P: "Ok, mas e aí? Porque posso me identificar e gostar."

T: "Ou, ao saber que você tem este desejo excessivo, que se expõe a risco, você pode tentar fazer uma escolha: 'eu tenho o desejo, mas posso não ir'."

P: "Não tenho força e coragem para nada."

T: "É que viver dá trabalho, exige compromisso, traz frustrações, alegrias e tantas outras coisas..."

P: "Eu sei que compenso tudo com sexo... Eu também fico confiante porque meu namorado briga comigo, mas está lá."

T: "Então, o menino F.A. pode tudo..."

P: "É, posso, mas não fico feliz... Isso me desvia do que tenho que pensar – meu trabalho, a faculdade, o apartamento que quero comprar..."

P: "Saio com um cara que adora festa *barebacking*, e ele sempre me chama porque estou dentro [rsss], e agora estou dizendo "não" para ele, estou tentando encarar mais de frente meu namorado, e a mim mesmo!"

CONSIDERAÇÕES FINAIS

O comportamento *barebacking* é um tema estudado principalmente sob a perspectiva da transmissão do HIV, uma vez que os HSH praticantes de sexo intencionalmente sem preservativo se colocam em risco de transmissão/contaminação. Apesar de um risco, esse comportamento não é incomum entre homossexuais, bissexuais e outros HSH, o que levanta diversas discussões sobre quais seriam as melhores maneiras de proteger esses indivíduos sob risco de contaminação pelo HIV.

Considerando os motivos relatados pelos participantes do estudo adeptos ao comportamento *barebacking*, a prática é uma realidade que deve ser compreendida e avaliada em sua amplitude, visto que os motivos de adesão são diversos, podendo ir de traumas sofridos na infância, ao desejo por novas experiências. Além disso, é importante compreender que nem todo *barebacker* é compulsivo sexual, no entanto, o comportamento sexual compulsivo pode, sim, ser um preditor do comportamento *barebacking*.

O tema estudado busca trazer reflexões também sobre a eficácia das campanhas de prevenção ao HIV, a discriminação sofrida pela população LGBTQIAP+ em relação à contaminação pelo vírus, bem como a confiança depositada por esses indivíduos nos tratamentos de profilaxia pré-exposição (PrEP) e profilaxia pós-exposição (PEP), disponíveis nos sistemas público e privado de saúde, como uma alternativa segura de substituição do preservativo.

REFERÊNCIAS

1. Parsons JT, Bimbi DS. Intentional unprotected anal intercourse among sex who have sex with men: Barebacking-from behavior to identity. Aids Behav. 2007;11(2):277-87.
2. da Silva LA V, Iriart JAB. The meanings and practices of barebacking among Brazilian internet users. Sociol Health Illn. 2012;34(5):651-64.
3. Coleman E, Raymond N, McBean A. Assessment and treatment of compulsive sexual behavior. Minn Med. 2003;86(7):42-7.
4. Brasil. Ministério da Saúde. Boletim Epidemiológico Especial – HIV/Aids 2021. Available from: https://www.gov.br/saude/pt-br/centrais-de-conteudo/publicacoes/boletins/epidemiologicos/especiais/2021/boletim-epidemiologico-especial-hiv-aids-2021.pdf/view
5. Rodriguez-Hart C, Liu H, Nowak RG, Orazulike I, Zorowitz S, Crowell TA, et al. Serosorting and sexual risk for hiv infection at the ego-alter dyadic level: an egocentric sexual network study among MSM in Nigeria. AIDS Behav 2016 2011. 2016;20(11):2762-71.
6. Parsons JT, Bimbi DS. Intentional unprotected anal intercourse among sex who have sex with men: barebacking - from behavior to identity. AIDS Behav. 2007;11(2):277-87.
7. Halkitis PN, Parsons JT, Wilton L. Barebacking among gay and bisexual men in New York City: Explanations for the emergence of intentional unsafe behavior. Arch Sex Behav. 2003;32(4):351-7.
8. Reece AS. Appetitive and addictive factors pertinent to analysis of neuroscience studies of sexuality. Proc Natl Acad Sci U S A. 2008;105(46):E86.
9. Berg RC. Barebacking among MSM Internet users. AIDS Behav. 2008;12(5):822-33.
10. Halkitis PN, Siconolfi D, Fumerton M, Barlup K. Facilitators of barebacking among emergent adult gay and bisexual men: implications for HIV prevention. J LGBT Heal Res. 2008;4(1):11-26.
11. Torres RMC, Bastos LS, Gomes MF da C, Moreira RI, Périssé ARS, da Cruz MM. Avaliação de risco para infecção HIV em homens que fazem sexo com homens e a contribuição das redes de parceiros sexuais. Cien Saude Colet. 2021;26:3543-54.
12. Wolitski RJ, Gómez CA, Parsons JT. Effects of a peer-led behavioral intervention to reduce HIV transmission and promote serostatus disclosure among HIV-seropositive gay and bisexual men. AIDS. 2005;19:S99-109.
13. Crossley ML. Making sense of "barebacking": Gay men's narratives, unsafe sex and the "resistance habitus". Br J Soc Psychol. 2004;43:225-44.
14. Reisner SL, Mimiaga MJ, Case P, Johnson CV, Safren SA, Mayer KH. Predictors of identifying as a barebacker among high-risk New England HIV seronegative men who have sex with men. J Urban Heal. 2009;86(2):250-62.
15. Pollock JA, Halkitis PN. Environmental factors in relation to unprotected sexual behavior among gay, bisexual, and other MSM. AIDS Educ Prev. 2009;21(4):340-55.
16. Halkitis PN, Parsons JT. Intentional unsafe sex (barebacking) among HIV-positive gay men who seek sexual partners on the Internet. Aids Care-Psychological Socio-Medical Asp Aids/HIV. 2003;15(3):367-78.
17. Reece M, Dodge B. Exploring the physical, mental and social well-being of gay and bisexual men who cruise for sex on a college campus. J Homosex. 2003;46(1-2):111-36.
18. Garofalo R, Herrick A, Mustanski BS, Donenberg GR. Tip of the Iceberg: young men who have sex with men, the Internet, and HIV risk. Am J Public Heal. 2007;97(6):1113-7.
19. Rosser BRS, Smolenski DJ, Erickson D, Iantaffi A, Brady SS, Grey JA, et al. The effects of gay sexually explicit media on the HIV risk behavior of men who have sex with men. AIDS Behav. 2013; 17(4):1488-98.
20. Martins A de A, Queiroz AAFLN, Frota OP, Araújo TME de, Mendes IAC, Fronteira I, et al. Consumo de mídias sexualmente explícitas e sexo anal desprotegido em homens que fazem sexo com homens. Cien Saude Colet. 2021;26(11):5841-9.

21. hai M, Barlow FK. Bareback sexually explicit media consumption and men who have sex with men's responses to sexual partners who prefer anal intercourse with or without condoms. Arch Sex Behav. 2019;48(4):1191-201.
22. Parsons JT, Halkitis PN. Sexual and drug-using practices of HIV-positive men who frequent public and commercial sex environments. AIDS Care. 2002;14(6):815-26.
23. Firkey M, Sheinfil A, Ramos J, Woolf-King SE. Cannabis and alcohol co-use and condomless anal sex among men who have sex with men living with HIV: an event-level analysis. AIDS Behav 2021 2511. 2021;25(11):3770-81.
24. Díaz YMS, Orlando-Narváez SA, Ballester-Arnal R, Díaz YMS, Orlando-Narváez SA, Ballester--Arnal R. Conductas de riesgo hacia la infección por VIH. Una revisión de tendencias emergentes. Cien Saude Colet. 2019;24(4):1417-26.
25. Coleman E, Horvath KJ, Miner M, Ross MW, Oakes M, Rosser BRS, et al. Compulsive sexual behavior and risk for unsafe sex among internet using men who have sex with men. Arch Sex Behav. 2010;39(5):1045-53.
26. Dodge B, Reece M, Herbenick D, Fisher C, Satinsky S, Stupiansky N. Relations between sexually transmitted infection diagnosis and sexual compulsivity in a community-based sample of men who have sex with men. Sex Transm Infect. 2008;84(4):324-7.
27. Bancroft J. Sexual behavior that is "out of control": a theoretical conceptual approach. Psychiatr Clin North Am. 2008;31(4):593-601.
28. Amaral MLS, Abdo CHN, Tavares H, de Tubino Scanavino M. Personality among sexually compulsive men who practice intentional unsafe sex in São Paulo, Brazil. J Sex Med. 2015;12(2):557-66.
29. Mustanski B, Garofalo R, Herrick A, Donenberg G. Psychosocial health problems increase risk for HIV among urban young men who have sex with men: preliminary evidence of a syndemic in need of attention. Ann Behav Med. 2007;34(1):37-45.
30. Parsons JT, Grov C, Golub SA. Sexual compulsivity, co-occurring psychosocial health problems, and HIV risk among gay and bisexual men: further evidence of a syndemic. Am J Public Heal. 2012;102(1):156-62.
31. Cloninger CR, Svrakic DM, Przybeck TR. A psychobiological model of temperament and character. Arch Gen Psychiatry. 1993;50(12):975-90.
32. Fuentes D, Tavares H, Camargo CHP, Gorenstein C. Inventário de temperamento e caráter de Cloninger: validação da versão em português. In: Gorenstein C, Andrade LHSG, Zuardi AW (orgs.). Escalas de Avaliação Clínica em Psiquiatria e Psicofarmacologia. São Paulo: Lemos; 2000.
33. Mansergh G, Marks G, Colfax GN, Guzman R, Rader M, Buchbinder S. "Barebacking" in a diverse sample of men who have sex with men. Aids. 2002;16(4):653-9.
34. Herbst JH, Beeker C, Mathew A, McNally T, Passin WF, Kay LS, et al. The effectiveness of individual-, group-, and community-level HIV behavioral risk-reduction interventions for adult men who have sex with men: a systematic review. Am J Prev Med. 2007;32(4):38-67.

25

Gravidez não intencional

Meireluci Costa Ribeiro

DEFINIÇÃO E ASPECTOS EPIDEMIOLÓGICOS

Gravidez não intencional é a que ocorre quando a mulher não quer engravidar: ocorre antes que ela planeje (inoportuna) ou quando ela não desejou ou não deseja mais filhos (indesejada) e se caracteriza como grave problema de saúde pública no Brasil e no mundo[1].

Apesar da Organização Mundial da Saúde (OMS)[2] reportar que a taxa aceitável de gravidez não intencional seja de 20 para 1.000 mulheres, a média mundial, entre 2015 e 2019, esteve muito acima. Dados mostram que houve, em média, 121 milhões de gravidezes não intencionais a cada ano, o que correspondeu a uma taxa anual de 64 por 1.000 mulheres de 15 a 49 anos, e de todas as gestações, 48% não foram intencionais[3] (Figura 1). No Brasil, dados do "Nascer no Brasil: Inquérito nacional sobre o parto e o nascimento", de fevereiro de 2011 a outubro de 2012, com 23.894 mulheres após o parto, mostraram que a gravidez não intencional foi referida por mais da metade (55,4%) das mulheres, com 25,5% referindo a gravidez como inoportuna e 29,9% como indesejada[1].

Quando comparados os períodos de 1990 a 1994 e 2015 a 2019, a taxa global de gravidez não intencional diminuiu, provavelmente por causa do aumento do acesso e do uso de métodos contraceptivos, o que contribui para essas tendências. No entanto, a proporção de gestações não intencionais que terminaram em aborto aumentou, principalmente em países em desenvolvimento, onde o aborto tem mais restrições legais[3]. Essas evidências sugerem que as pessoas em países desenvolvidos têm melhor acesso a cuidados de saúde sexual e reprodutiva que aquelas em países em desenvolvimento.

Vale, ainda, ressaltar que a taxa de gravidez não intencional é maior em mulheres mais jovens e adolescentes. No Brasil, dados do inquérito "Nascer no Brasil" mostram que 66% (2.693/4.080) das jovens entre 10 e 19 referiram a gravidez como não intencional[1]. Além disso, cerca de 3,9 milhões de abortos inseguros entre meninas de 15 e 19 anos ocorrem a cada ano, contribuindo para a mortalidade materna, morbidade e problemas de saúde duradouros[2].

A OMS[2] estima que, anualmente, 21 milhões de meninas entre 15 e 19 anos, provenientes de regiões em desenvolvimento, engravidem e que cerca de 12 milhões delas deem à luz. Além disso, verifica-se que pelo menos 777 mil nascimentos ocorram em adolescentes com menos de 15 anos nos países em desenvolvimento. Na América Latina, dados mostram que a média é de 66,5 bebês nascidos de mães adolescentes a cada 1.000 meninas de 15 a 19 anos, ocupando o primeiro lugar no *ranking* mundial. Segundo o Instituto Brasileiro de Geografia e Estatística (IBGE)[4], em 2018, essa taxa representou 14,9% de todos os nascimentos no Brasil, com maior prevalência (21,3%) na região Norte do país, seguida pelas regiões Nordeste (18,2%), Centro-Oeste (14,1%), Sudeste (12,3%) e Sul (12,1%).

A gravidez não intencional na adolescência representa questão extremamente séria, na medida em que as complicações de gravidez e de parto representam a principal causa de óbito em mulheres jovens com idade entre 15 e 19 anos no mundo: aproximadamente 70 mil mortes ao ano. Mães de 10 a 19 anos anos enfrentam maiores riscos de eclâmpsia, endometrite puerperal e infecções sistêmicas do que mulheres de 20 a 24 anos. Além disso, evidências mostram que 48% dos 86 milhões de gravidezes não intencionais ocorridas entre 2010 e 2014 no mundo resultaram em 25 milhões de abortos inseguros, sendo 97% deles na Ásia, na África e na América Latina[2].

FATORES DE RISCO

Diversos fatores podem contribuir para a gravidez não intencional, e entre eles vale destacar a falta de planejamento familiar, a pobreza, a falta de educação e a falha no método contraceptivo. Recentemente, a OMS[5] realizou um estudo envolvendo 36 países, e os resultados mostraram que dois terços das mulheres sexualmente ativas que desejavam adiar ou limitar a gravidez interromperam o uso de contraceptivos por medo de efeitos colaterais, problemas de saúde e subestimação da probabilidade de concepção. Isso levou a 1 em cada 4 gestações não planejadas. Outros fatores estão envolvidos na efetividade do planejamento familiar e podem envolver tanto os profissionais e os serviços de saúde como as mulheres. Primeiramente, há de se pensar que os profissionais que orientam sobre o uso de métodos contraceptivos devem receber educação e treino adequados

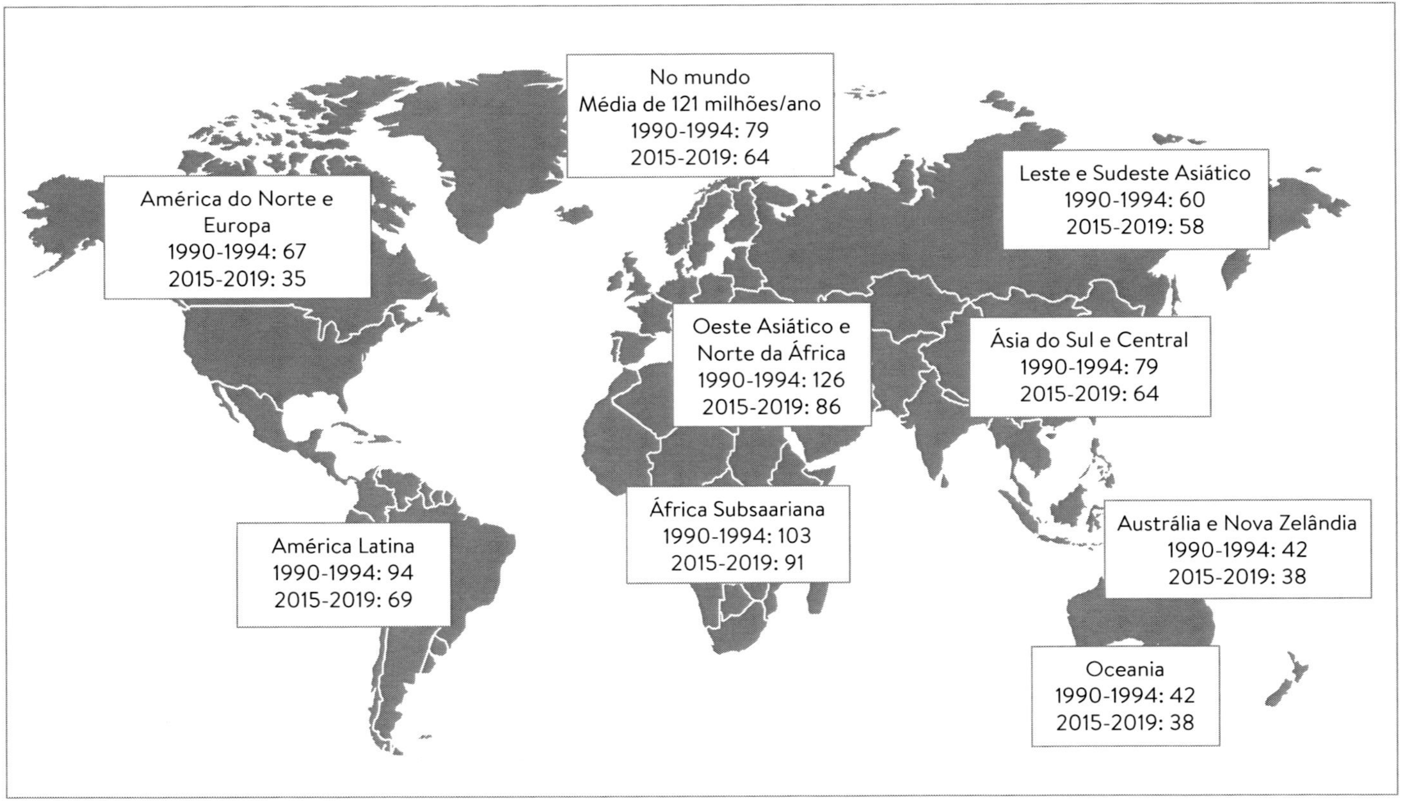

Figura 1 Taxa de gravidez não intencional a cada 1.000 mulheres de 15 a 49 anos nos últimos 30 anos.

Fonte: Bearak et al., 2020[3].

para que possam acolher a mulher em suas necessidades, estilo de vida e, ainda, lidar com a possível influência da parceria quanto à escolha e à utilização do método. Além disso, as mulheres precisam ter acesso aos contraceptivos, bem como receberem informações sobre a correta utilização, mitos e verdades quanto aos possíveis efeitos colaterais.

Evidências mostram que a gravidez não intencional no período de 2010 a 2019 mostrou-se negativamente associada à renda, uma vez que a taxa média anual de gravidez não intencional em países de alta renda foi de 34 gestações por 1.000 mulheres de 15 a 49 anos, em comparação com 66 gestações por 1.000 mulheres nos países de renda média. Em países de baixa renda, a taxa média anual de gravidez não intencional foi de 93 gestações por 1.000 mulheres na mesma faixa etária. Esses achados apontam para a desigualdade econômica global no acesso de mulheres e casais aos serviços de saúde sexual e reprodutiva[3].

No Brasil, a pesquisa "Nascer no Brasil: Inquérito nacional sobre o parto e o nascimento" analisou a correlação entre a não intencionalidade da gravidez e as variáveis sociodemográficas, individuais e história obstétrica em uma amostra com 23.894 mulheres, sendo a maioria (70,4%) com idade entre 20 e 34 anos. Verificou-se que a gravidez não intencional foi referida por 55,4% das puérperas. As seguintes variáveis mantiveram associações estatisticamente positivas e significativas com gravidez inoportuna: idade materna menor que 20 anos, cor da pele parda ou amarela, não ter companheiro, não ter trabalho remunerado, abuso de álcool com risco de alcoolismo e ter tido três ou mais partos. Os mesmos fatores foram associados à gravidez indesejada, embora a força das associações tenha sido geralmente mais forte. Ademais, verificou-se que mulheres com três ou mais partos tiveram 14 vezes mais chances de ter uma gravidez indesejada[1].

Na adolescência, vários fatores podem contribuir para a gravidez não intencional e nascimentos. Em muitas sociedades, as meninas estão sob pressão para se casar e ter filhos cedo. Em países menos desenvolvidos, pelo menos 39% das meninas se casam antes dos 18 anos e 12% antes dos 15 anos e, ainda, em muitos lugares as meninas escolhem engravidar porque têm perspectivas limitadas de educação e de emprego. Muitas vezes, em algumas sociedades, a maternidade é valorizada e o casamento, bem como ter filhos, podem ser a melhor das opções limitadas disponíveis. Ademais, adolescentes que podem querer evitar a gravidez podem não conseguir fazê-lo por causa de lacunas de conhecimento e equívocos sobre onde obter métodos contraceptivos e como usá-los. Adolescentes enfrentam, ainda, barreiras ao acesso à contracepção, incluindo leis e políticas restritivas em relação ao fornecimento de contraceptivos com base na idade ou no estado civil, preconceito do profissional de saúde e/ou falta de disposição para reconhecer as necessidades de saúde sexual de adolescentes e a própria incapacidade das jovens para acessar contraceptivos por causa do conhecimento, do transporte e das restrições financeiras. Além disso, adolescentes podem não ter autonomia para garantir o uso correto e consistente de um método contraceptivo[2]. Finalmente, uma causa adicional de gravidez não intencional é a violência sexual, que é generalizada com mais de um terço das meninas em alguns países relatando que sua primeira relação sexual foi forçada[6].

A diminuição da idade média da menarca ao longo dos anos é outro fator que pode estar associado à gravidez não intencional na adolescência. No Brasil, um estudo transversal foi realizado para avaliar a associação entre a idade da menarca e a) idade da iniciação sexual, b) idade da primeira gravidez e c) experiência de violência sexual. Foram incluídas 201 adolescentes, entre 10 e 19 anos, que visitaram o ambulatório de ginecologia de uma Unidade Básica de Saúde do Distrito Federal, em um período de 12 meses. As participantes responderam a um questionário sobre saúde sexual e reprodutiva durante as consultas médicas. Os resultados mostraram que, quanto mais precoce a idade na menarca, mais cedo foi a iniciação sexual, mais precoce a idade da gravidez inoportuna e maior o risco de violência sexual para essas jovens[7].

Quanto à associação falta de educação e gravidez não intencional, o relatório "Acelerar o progresso na redução da gravidez na adolescência na América Latina e no Caribe", elaborado pela parceria entre Organização Pan-Americana da Saúde (PAHO), Fundo de População das Nações Unidas (UNFPA) e Fundo das Nações Unidas para a Infância (Unicef), refere que, nesses países, a probabilidade de começar a conceber filhos é até quatro vezes maior em adolescentes que não receberam nenhuma educação ou receberam apenas o ensino fundamental[8].

Vale ressaltar que, além da educação formal, a falta de informação entre adolescentes e adultos jovens sobre sexualidade é fator de risco para a gravidez não intencional nessa faixa etária (Quadro 1). Mitos, crenças e desinformação podem levar jovens a praticarem sexo subestimando a possibilidade de uma gravidez. Recentemente, uma revisão integrativa da literatura identificou mitos e crenças relacionados à sexualidade na visão dessa população. Foram incluídos artigos publicados de 2011 a 2021, conduzidos no Brasil, em Gana e na Turquia, com um total de 2.260 participantes, de 11 a 25 anos de idade. Entre os mitos e crenças referidos que poderiam ter como desfecho negativo uma gravidez não intencional foram citados pelos jovens, por exemplo, que a primeira relação sexual não engravida, que não há risco de gravidez durante o período menstrual e que a relação sexual na água diminui a chance de engravidar[9].

Quadro 1 Fatores de risco para a gravidez não intencional
Falta de planejamento familiar
Pobreza
Não ter companheiro
Falta de educação
Falha no método contraceptivo
Falta de informação sobre sexualidade
Abuso de álcool
Violência sexual
Menarca precoce

DESFECHOS NEGATIVOS

A literatura apresenta possíveis desfechos negativos da gravidez não intencional na qualidade de vida da mulher. Um deles é sobre a sexualidade, definida pela OMS como "um aspecto central do ser humano ao longo da vida que engloba sexo, identidades e papéis de gênero, orientação sexual, erotismo, prazer, intimidade e reprodução"[10]. O impacto da gravidez não intencional na função sexual feminina foi acessado em estudo envolvendo 339 mulheres primíparas, saudáveis e checas. As participantes responderam questionários no segundo ou terceiro dia após o parto, com questões sobre aspectos da função sexual (frequência coital, orgasmo, dispareunia e lubrificação vaginal) em diferentes períodos: antes da gravidez e em cada trimestre gestacional. Os resultados mostraram que 93 (27,4%) das participantes referiram gravidez não intencional e apresentaram mais queixas de dispareunia e dificuldades com a excitação objetiva (falta de lubrificação vaginal), quando comparadas às mulheres com gravidez planejada[11].

A gravidez não intencional pode impactar, ademais, a saúde mental de mulheres. Um estudo na Turquia com 550 gestantes saudáveis verificou que quase um terço (149) delas apontava a gravidez como não planejada. Os autores utilizaram o *Health Practices Questionnaire* (HPQ-II) e o *Beck Depression Inventory* (BDI) para acessar dados sobre os cuidados com a saúde e a prevalência de sintomas depressivos, respectivamente. Os resultados foram comparados entre os grupos com gravidez planejada e não planejada. Foi verificado que as participantes com gravidez não planejada apresentavam escores mais baixos para cuidados de saúde como: dormir mais que oito horas noite; uso de cintos de segurança; prática de sexo seguro; ingestão adequada de cálcio; ingestão de ≥ 5 porções de frutas/verduras ao dia; comparecimento ao atendimento de pré-natal; participação em atividades educativas sobre gravidez/parto; práticas preventivas de toxoplasmose e participação em aulas sobre o parto. Além disso, apresentavam maior prevalência de sintomas depressivos quando comparadas às que haviam planejado a gestação[12].

Outro aspecto a ser considerado quanto à saúde mental da mulher na gestação está relacionado ao parceiro ter desejado ou não a gravidez. Um total de 124 casais americanos, esperando o primeiro filho, participou de um estudo que acessou a intenção da gravidez, a presença de sintomas depressivos, o suporte social e os conflitos no relacionamento. As entrevistas foram feitas pelo telefone 2 e 3 meses antes e 4 e 5 meses após o parto, e a gravidez foi referida como não intencional para 33,9% dos homens e 29% das mulheres. Os autores verificaram que a gravidez vista como não intencional pelos parceiros, mas desejada pelas gestantes, foi fator de risco para sintomas depressivos no pós-parto[13].

Ainda com relação à saúde mental de mulheres com gravidez não intencional foi realizado um estudo com 314 gestantes adultas e polonesas, que apresentavam sintomas de ansiedade e depressão na gravidez. Os autores verificaram a associação de variáveis sociodemográficas e médicas com as condições mentais das participantes. Os resultados mostraram que a gravidez não planejada se mostrou como uma das variáveis mais cruciais na gravidade de ansiedade e depressão durante a gravidez[14].

Por sua vez, o aborto inseguro, definido como um procedimento para interromper uma gravidez por pessoas sem as habilidades necessárias ou em um ambiente sem padrões médicos mínimos ou ambos, é um dos desfechos negativos associados à gravidez não intencional em todo o mundo. Dados mostram que o aborto inseguro resulta na morte de 47 mil mulheres todos os anos e deixa milhões de pessoas temporaria ou permanentemente incapacitadas[10]. De 2015 a 2019, houve 73,3 milhões abortos por ano em média, o que correspondeu a uma taxa anual global de 39 abortos (35-44) por 1.000 mulheres de 15 a 49 anos. Essas estimativas refletem que 61% (58-63) das gestações não intencionais terminaram em aborto no mundo, enquanto na América Latina, evidências mostram que essa porcentagem teve aumento de 26% (9-45) em um período de 30 anos (1990-2020)[3]. Entre as adolescentes, a situação não é diferente. Estima-se que cerca de 3,9 milhões de abortos inseguros entre meninas de 15 e 19 anos ocorram a cada ano, contribuindo para a mortalidade materna, a morbidade e problemas de saúde duradouros[15].

A gravidez precoce entre adolescentes tem grandes consequências para a saúde das jovens e de seus bebês. As complicações na gravidez e no parto são a principal causa de morte entre meninas de 15 e 19 anos em todo o mundo, com países de baixa e média renda respondendo por 99% das mortes maternas globais de mulheres de 15 a 49 anos. A gravidez precoce pode, ainda, aumentar os riscos para recém-nascidos de mães jovens. Bebês nascidos de mães com menos de 20 anos de idade enfrentam maiores riscos de baixo peso ao nascer, parto prematuro e desfechos neonatais graves[2].

Entre as adolescentes, a gravidez não intencional pode, ainda, trazer desfechos psicossociais com sérias consequências para as jovens a curto, médio e longo prazos e pode incluir estigma, rejeição ou violência por parte de parceiros, pais e colegas (Tabela 1). As meninas que engravidam antes dos 18 anos são mais propensas a sofrer violência dentro de um casamento ou uma parceria[6]. Além disso, a gravidez e o nascimento na adolescência geralmente levam as meninas a abandonar a escola, podendo comprometer a educação futura e as oportunidades de emprego, fortalecendo, assim, o ciclo de pobreza, desigualdade e exclusão[16].

Tabela 1 Desfechos negativos da gravidez não intencional

Para a mãe	Para a mãe adolescente	Para o bebê
Disfunções sexuais	Morte por complicações na gestação e parto	Menor probabilidade de ser amamentado
Sintomas depressivos	Maiores riscos para eclâmpsia	Baixo peso ao nascer
Sintomas de ansiedade	Maiores riscos para endometrite puerperal	Parto prematuro
Menor frequência nas consultas de pré-natal	Abandono da escola	Desfechos neonatais graves
Menos cuidados de saúde	Rejeição/violência por parte dos pais, parceiro e colegas	
Abortos inseguros	Abortos inseguros	

POSSÍVEIS ABORDAGENS PARA O PROBLEMA

Os cuidados com saúde sexual e reprodutiva são parte essencial da cobertura universal de saúde. Isso inclui serviços para ajudar a prevenir a gravidez não intencional, por meio da oferta de educação sexual abrangente e do planejamento familiar, possibilitando uma escolha de métodos contraceptivos modernos eficazes e acessíveis[3]. O planejamento familiar envolve informação, meios e métodos que permitem aos indivíduos decidir se e quando ter filhos e inclui uma ampla gama de contraceptivos – incluindo pílulas, implantes, dispositivos intrauterinos, procedimentos cirúrgicos que limitam a fertilidade e métodos de barreira, como preservativos. O planejamento familiar também inclui informações sobre como engravidar quando for desejável, bem como o tratamento da infertilidade[17].

O Fundo de População das Nações Unidas[17] ressalta que o planejamento familiar pode salvar vidas e trazer múltiplos benefícios para a mulher como redução de riscos de complicações durante a gravidez, redução de riscos de infecções sexualmente transmissíveis (IST), capacitação da mulher para o planejamento de gravidez e parto saudáveis, promoção da igualdade de gênero/ empoderamento de mulheres e famílias, bem como redução da pobreza e da fome. No entanto, é necessário que as mulheres tenham acesso aos serviços de planejamento familiar, além de as evidências mostrarem que orientar e educar são processos imprescindíveis para que haja aderência e continuidade na utilização de métodos contraceptivos.

Com base em uma análise dos dados disponíveis e na experiência prática de autoridades responsáveis, gerentes de programas e funcionários da linha de frente em países ao redor do mundo, a OMS emitiu algumas diretrizes para ações nos níveis de políticas individuais, familiares e comunitárias, bem como dentro dos sistemas de saúde para prevenir a gravidez precoce e os resultados reprodutivos adversos em adolescentes em países em desenvolvimento. As diretrizes são:

- Promover medidas e normas que proíbam o casamento infantil e as uniões precoces, ou seja, antes dos 18 anos de idade.
- Apoiar programas de prevenção da gravidez baseados em evidências e que envolvam múltiplos setores e visem os grupos mais vulneráveis.
- Aumentar o uso da contracepção.
- Reduzir as relações sexuais sob coerção.
- Aumentar os cuidados qualificados de pré-natal, parto e pós-parto.
- Incluir jovens na concepção e na implementação de programas de prevenção da gravidez.
- Criar ambientes que permitam a igualdade de gênero e ajudar adolescentes a exercerem seus direitos sexuais e reprodutivos[8].

Vale salientar que mesmo antes do referido relatório, diversas estratégias de prevenção, como educação em saúde, desenvolvimento de habilidades e melhoria da acessibilidade a contraceptivos, já vinham sendo empregadas por países em todo o mundo, com o objetivo de resolver esse problema. As intervenções para prevenir a gravidez não intencional incluem qualquer atividade (educação ou aconselhamento em saúde apenas, educação em saúde mais capacitação, educação em saúde mais educação em contracepção, educação e distribuição de contracepção, aconselhamento em grupo ou individual baseado na fé) destinada a aumentar o conhecimento e as atitudes dos adolescentes em relação ao risco de gravidez não intencional; promover o atraso no início da relação sexual; incentivar o uso consistente de métodos de controle de natalidade; e reduzir a gravidez inoportuna ou indesejada[18] (Quadro 2).

Quadro 2 Possíveis abordagens para prevenção da gravidez não intencional
Promover medidas e normas que proíbam o casamento infantil e as uniões precoces (antes dos 18 anos de idade)
Apoiar programas de prevenção da gravidez baseados em evidências e que envolvam múltiplos setores e visem os grupos mais vulneráveis
Aumentar o uso da contracepção
Reduzir as relações sexuais sob coerção
Aumentar os cuidados qualificados de pré-natal, parto e pós-parto
Incluir jovens na concepção e na implementação de programas de prevenção da gravidez
Criar ambientes que permitam a igualdade de gênero e ajudar adolescentes a exercerem seus direitos sexuais e reprodutivos

Fonte: PAHO, UNFPA, Unicef, 2018[8].

Com o objetivo de avaliar os efeitos de intervenções de prevenção primária (baseadas na escola, na comunidade/em casa, na clínica e na fé) em gravidezes indesejadas entre adolescentes, foi realizada uma revisão sistemática da literatura, incluindo 53 ensaios clínicos randomizados que envolveram 105.368 adolescentes, etnicamente diversos. Dezoito estudos randomizaram indivíduos, 32 randomizaram conglomerados ou grupos (escolas [20], salas de aula [6] e comunidades/bairros [6]) e 3 estudos foram mistos (randomização individual e por grupo). A duração do acompanhamento nos estudos variou de 3 meses a 7 anos e a maioria referia intervenções com 12 meses ou mais. Quatro estudos foram conduzidos em países de baixa e média renda, e todos os outros foram realizados em países de alta renda. Os resultados foram avaliados considerando-se intervenções exclusivamente educativas, intervenções para promoção do uso de contraceptivos e as intervenções combinadas. Apenas as intervenções envolvendo a combinação de educação e promoção da contracepção (intervenções múltiplas) reduziram significativamente a gravidez não intencional, no período de acompanhamento de médio e longo prazo[18].

CONSIDERAÇÕES FINAIS

A gravidez não intencional envolve aspectos biopsicossociais e afeta mulheres e famílias em todo o mundo. Falta de planejamento familiar, muitas vezes, por causa de dificuldades ou restrições no acesso a serviços de saúde e métodos contraceptivos, bem como pobreza, falta de educação, mitos, desinformação e violência sexual contra mulheres são fatores de risco para a gravidez inoportuna ou indesejada.

Os desfechos negativos da gravidez não intencional são inúmeros, podendo comprometer a saúde mental e a qualidade de vida da mulher não só durante a gestação, mas também após o parto. Os bebês nascidos também são afetados, na medida em que têm menor probabilidade de serem amamentados e maiores chances de apresentarem problemas de saúde, quando comparados àqueles nascidos de forma planejada. Finalmente, estudos mostram a dura realidade da alta prevalência de abortos inseguros com consequências graves na saúde e na vida dessas mulheres.

Diante das evidências com relação ao problema, vale salientar a importância de que se garanta, por meio de iniciativas de políticas públicas que as necessidades de planejamento familiar sejam atendidas e o acesso a métodos contraceptivos seja garantido às mulheres e famílias com equidade nas mais diversas realidades socioeconômicas e culturais. Informação, educação e acesso a serviços de saúde que ofereçam planejamento familiar com métodos contraceptivos modernos e eficazes mostram-se como possibilidades na promoção de saúde sexual e reprodutiva para adolescentes e mulheres em todo o mundo.

REFERÊNCIAS

1. Theme-Filha MM, Baldisserotto ML, Fraga AC, Ayers S, da Gama SG, Leal MD. Factors associated with unintended pregnancy in Brazil: cross-sectional results from the Birth in Brazil National Survey, 2011/2012. Reprod Health. 2016;13(Suppl 3):118.
2. World Health Organization. Adolescent pregnancy. Geneva: WHO; 2020.
3. Bearak J, Popinchalk A, Ganatra B, Moller AB, Tunçalp Ö, Beavin C, et al. Unintended pregnancy and abortion by income, region, and the legal status of abortion: estimates from a comprehensive model for 1990-2019. Lancet Glob Health. 2020;8(9):e1152-e61.
4. Junqueira V. Prevenção da gravidez na adolescência no Brasil: uma discussão necessária. São Paulo: Gove Digital; 2020.
5. World Health Organization. High rates of unintended pregnancies linked to gaps in family planning services: new WHO study. Geneva: World Health Organization; 2019.
6. Raj A, Boehmer U. Girl child marriage and its association with national rates of HIV, maternal health, and infant mortality across 97 countries. Violence Against Women. 2013;19(4):536-51.
7. Cezimbra GS, Campos Junior D, Araujo Júnior E, Guazzelli CA, Atallah AN. Increased vulnerability to pregnancy and sexual violence in adolescents with precocious menstruation. Int J Reprod Med. 2020;2020:5237814.
8. Pan American Health Organization; United Nations Population Fund; United Nations Children's Fund. Accelerating progress toward the reduction of adolescent pregnancy in Latin America and the Caribbean. Report of a technical consultation (August 29-30, 2016, Washington, D.C., USA). Washington: PAHO; 2017.
9. Cerqueira AL, Ribeiro MC. Myths and beliefs of adolescents and young adults about sexuality: an integrative literature review. Rev Psicol Criança Adolesc. 2020;11(1):51-62.
10. World Health Organization. Defining sexual health. Geneva: WHO; 2022.
11. Zahumensky J, Zverina J, Sottner O, Zmrhalova B, Driak D, Brtnicka H, et al. Comparison of labor course and women's sexuality in planned and unplanned pregnancy. J Psychosom Obstet Gynaecol. 2008;29(3):157-63.

12. Yanikkerem E, Ay S, Piro N. Planned and unplanned pregnancy: effects on health practice and depression during pregnancy. J Obstet Gynaecol Res. 2013;39(1):180-7.
13. Leathers SJ, Kelley MA. Unintended pregnancy and depressive symptoms among first-time mothers and fathers. Am J Orthopsychiatry. 2000;70(4):523-31.
14. Morylowska-Topolska J, Makara-Studzińska M, Kotarski J. The influence of sociodemografic and medical variables on severity of anxiety and depressive symptoms during particular trimesters of pregnancy. Psychiatr Pol. 2014;48(1):173-86.
15. Darroch JE, Woog V, Bankole A, Ashford LS. Adding it up: costs and benefits of meeting the contraceptive needs of adolescents. New York: Guttmacher Institute; 2016. 16 p.
16. Oliveira T. Mais de 20 mil meninas com menos de 15 anos engravidam todos os anos. Brasília: Ministério da Saude; 2020.
17. United Nations Population Fund. Family planning. New York: UNFPA; 2021.
18. Oringanje C, Meremikwu MM, Eko H, Esu E, Meremikwu A, Ehiri JE. Interventions for preventing unintended pregnancies among adolescents. Cochrane Database Syst Rev. 2016;2(2):Cd005215.

26
Desfechos negativos sexuais em estudos populacionais

Carmita H. N. Abdo

INTRODUÇÃO

A atividade sexual representa um dos indicadores de saúde e qualidade de vida, assim como o trabalho, a vida familiar e o lazer. No entanto, pode se tornar fonte de sofrimento e repercutir de forma extremamente prejudicial sobre diversos aspectos da vida.

Nesse sentido, vale mencionar no capítulo em questão as principais situações em que os desfechos negativos sexuais se manifestam, com base em estudos populacionais, para se ter a real dimensão desse problema.

Vale também sinalizar que a literatura científica nem sempre contempla esses temas por meio de pesquisas com grandes amostras. Entretanto, as amostras estudadas são representativas e robustas.

Dessa feita, serão aqui apresentados, de forma sucinta e objetiva, aspectos relativos aos seguintes temas: abuso sexual na infância e na adolescência; parafilias e transtornos parafílicos; disfunções sexuais; sexo de risco, consumo de álcool e transtornos psiquiátricos em adolescentes; quadros psiquiátricos associados à violência sexual na vida adulta; hipersexualidade e compulsão sexual; uso problemático da internet para sexo e pornografia online; transtorno mental, suicídio e automutilação deliberada em lésbicas, gays e bissexuais.

ABUSO SEXUAL NA INFÂNCIA E NA ADOLESCÊNCIA

Define-se abuso sexual contra crianças e adolescentes como qualquer ação que sirva à gratificação ou à satisfação sexual de adultos ou adolescentes com mais idade, os quais possuam ou não algum vínculo familiar ou de relacionamento atual/anterior com as vítimas. Essa prática inclui desde toques, manipulação dos genitais, das mamas ou do ânus, exploração sexual, *voyeurismo*, pornografia, exibicionismo, até contato genital, com ou sem penetração[1].

O Quadro 1 sintetiza os principais indicadores de abuso sexual em crianças e adolescentes[2].

Quadro 1 Principais indicadores de abuso sexual em crianças e adolescentes[2]

Psíquicos
Sintomas ansiosos (fóbicos ou compulsivos)
Depressão
Agressividade e hostilidade sem motivo aparente
Dificuldade de concentração e déficit de linguagem e aprendizagem
Comportamento sexual precoce ou exacerbado
Temor a exames médicos de rotina
Alterações no apetite e no sono
Consumo de álcool e/ou uso de drogas
Interesse por contracepção
Automutilação
Tentativa de suicídio
Físicos
Equimoses e fissuras anais ou genitais
Corrimento vaginal inespecífico
Infecções urinárias de repetição
Sangramento vaginal ou anal sem relação com condição médica
Dores ao urinar ou ao evacuar
Infecções sexualmente transmissíveis
Gravidez ou aborto

O abuso sexual é referido por 1 a cada 8 jovens em todo o mundo[3]. No Brasil, a violência sexual ocupa o segundo maior tipo de agressão entre aqueles na faixa etária dos 10 aos 14 anos, ficando atrás apenas da violência física[4]. Metanálises estimam que de 10 a 20% das meninas e 5 a 10% dos meninos já sofreram abuso sexual antes dos 18 anos[5,6]. Cerca de dois terços dos violentados não revelam o fato, e a maioria dos casos não é reportada às autoridades.[7]

Os efeitos atingem não apenas as vítimas, mas também a sociedade: custos com assistência médica e com o sistema penal e judiciário e queda da produtividade e do salário futuro do jovem.

Uma pesquisa brasileira que utilizou amostra representativa da população escolar encontrou 4% de adolescentes sexualmente abusados. A maior parte dos abusos foi cometida por conhecidos das vítimas: namorado/ex (25,6%), familiares (19,3%), amigos (19,2%) e pais (10,5%). As variáveis de perfil do adolescente abusado convergiram para solidão, menor número de amigos e problemas de insônia. Entre os escolares não abusados, 16% declararam sentirem-se sempre ou muito sozinhos, 22,7% disseram ter nenhum ou até dois amigos e 10,9% relataram problemas de insônia frequente por motivos que os preocupam. Entre os abusados, os percentuais foram 35,6, 33,7 e 26,4%, respectivamente[8].

Essa pesquisa mostrou ainda que jovens abusados apresentam mais chance de já terem utilizado drogas ilícitas (*odds ratio*, OR = 2,15) e álcool (OR = 1,80), assim como seus amigos (OR = 1,02). Além disso, aproximadamente duas vezes mais chances de já terem sido alvo de *bullying* (OR = 2,09), de defasagem idade-ano escolar (OR = 1,20) e menor intenção de estudar além do ensino fundamental, com maior probabilidade de já estarem trabalhando[8].

Estudo de coorte longitudinal investigou as consequências do abuso sexual na infância após 30 anos, em 900 neozelandeses que sofreram abuso, antes de 16 anos de idade. O abuso sexual na infância foi associado a taxas estatisticamente aumentadas de depressão, transtorno de ansiedade, ideação suicida, tentativa de suicídio, dependência de álcool e de drogas ilícitas. Além disso, foi associado a taxas mais altas de transtorno de estresse pós-traumático, baixa autoestima, menor satisfação com a vida, antecipação do início da atividade sexual, maior número de parceiros sexuais e mais problemas de saúde física[9].

Estudos robustos sugerem que o abuso sexual na infância prejudica o desenvolvimento saudável e pode levar a transtornos na sexualidade, incluindo parafilias. Diferentes tipos de abuso na infância podem resultar em variações nas preferências sexuais na vida adulta. Essas variações podem ser tanto de grau (baixa ou hipersexualidade) como de tipo de preferência (parafilias ou transtornos parafílicos). O abuso sexual na infância está mais associado à preferência por masoquismo e sadismo pesados; o abuso psicológico relaciona-se com aumento nas preferências por masoquismo e sadismo leves. Masoquismo de todos os graus é mais prevalente entre as mulheres, enquanto o sadismo pesado e leve prevalece entre os homens[10].

PARAFILIAS E TRANSTORNOS PARAFÍLICOS

A partir da revisão do *Manual Diagnóstico e Estatístico de Transtornos Mentais* (DSM-5-TR), o transtorno parafílico passou a ser considerado "uma parafilia que usualmente causa sofrimento ou prejuízo para o indivíduo, ou, ainda, uma parafilia cuja satisfação implica dano ou risco de dano a outro" (p.686)[11].

A prevalência das parafilias e dos transtornos parafílicos na população geral não é totalmente conhecida[11], em especial porque indivíduos com esses quadros raramente buscam tratamento. Por sua vez, algumas práticas parafílicas são caracterizadas como ofensas sexuais e têm implicações legais, o que interfere nas respostas dadas pelos participantes de estudos epidemiológicos. De todo modo, o mercado considerável de pornografia *hardcore* e de apetrechos parafílicos, além da alta incidência de violência sexual contra crianças, sugere que qualquer prevalência está subestimada. Estudos confirmam que esses transtornos costumam ser mais prevalentes em homens, indicando, porém, que um número crescente de mulheres vem sendo diagnosticado[12].

É na puberdade ou na primeira fase da adolescência que os transtornos parafílicos se iniciam, consolidando-se no início da vida adulta. O curso é crônico (comportamento sexual atípico se mantém ao longo da vida); há necessidade de estímulos parafílicos para a excitação sexual e pode haver períodos de funcionamento sexual em que não haja interesse parafílico (sazonalidade). Fantasias e práticas parafílicas tendem a diminuir de intensidade e frequência com o envelhecimento. Diante de estressores psicossociais, na concomitância com outros transtornos mentais ou quando as oportunidades favorecerem, esse comportamento pode se intensificar[11].

Transtornos pedofílico, voyeurista e exibicionista são os mais frequentes na prática clínica. O DSM-5-TR estima o transtorno pedofílico em 3 a 5% da população masculina, reconhecendo menor prevalência feminina. Exibicionismo é estimado em 2 a 4% dos homens, enquanto voyeurismo, em 12% nos homens e em 4% nas mulheres. Dados da população forense referem que o transtorno de sadismo sexual coercitivo varia de 2 a 30%[11].

Viver com fantasias, desejos e comportamentos parafílicos intensos e patológicos pode ser problemático e causar graves prejuízos. Quando a parafilia evolui para transtorno parafílico, os indivíduos estão vulneráveis a sofrimento psíquico, déficit funcional, comprometimento da vida familiar e profissional, sexo não protegido, podendo até se expor a lesões e risco de morte.

Esses quadros, sejam legais sejam ilegais, aumentam o risco de automutilação e de suicídio. O suicídio pode ser considerado pelo parafílico a opção preferível do que assumir preferível a assumir e abordar seus interesses sexuais, ser humilhado, rejeitado e isolado ou cometer violência sexual[13].

Agressores sexuais não são necessariamente indivíduos com parafilias e indivíduos com parafilias não são todos agressores sexuais, mas a presença de parafilia aumenta o risco de se engajar em violência sexual. Assim, ser portador de uma parafilia, em si, não é ilegal. Entretanto, agir em resposta a impulsos parafílicos pode ser ilegal e, em alguns casos, implica sanções severas. Dependendo do sistema legal de cada país, pode resultar em detenção, processo, liberdade condicional ou confinamento em hospital psiquiátrico forense. No caso específico da pedofilia, a lei costuma proibir que o pedófilo resida em locais próximos a creches, escolas e parques infantis, além de monitorar o acesso à internet[14].

DISFUNÇÕES SEXUAIS

Recente revisão da *Classificação Internacional de Doenças* (CID-11) define disfunções sexuais como síndromes que compreendem várias formas pelas quais indivíduos adultos podem ter dificuldade em experimentar atividade sexual satisfatória e não coercitiva[15].

No Estudo da Vida Sexual do Brasileiro (EVSB), mulheres que referiram ter dificuldades sexuais responderam que essas repercutem principalmente em: prejuízo ao amor-próprio, à autoestima (39,2%) e ao relacionamento geral com o(a) parceiro(a) (39,2%). Apenas 23,3% delas não alegaram qualquer tipo de repercussão em outras áreas da vida[16].

Depressão e ansiedade são queixas comuns em homens com disfunção erétil. Metanálise que examinou a relação entre disfunção erétil e depressão em seis estudos (n = 22.527 participantes) revelou que a presença de disfunção erétil aumentou o risco de depressão em 192% e que a incidência de depressão é 2,92 vezes maior em homens com disfunção erétil que naqueles sem essa disfunção[17]. No Estudo da Vida Sexual do Brasileiro, homens com dificuldades de ereção, quando comparados aos funcionais: tiveram menos informação sobre sexo durante a infância (20,7% *vs.* 13,2%; $p < 0,001$); mais dificuldades no início da vida sexual (32,9% *vs.* 24,8%; $p < 0,001$); mais queixa de inibição do desejo sexual (3,0% *vs.* 0,6%; $p < 0,001$); ejaculação precoce mais frequente (30,4% *vs.* 21,6%; $p < 0,001$). Também consideram sua qualidade de vida sexual insatisfatória ou muito insatisfatória (8,9% *vs.* 3,6%; $p < 0,001$); mantêm vínculos menos estáveis com as parcerias (23,2% *vs.* 14,7%; $p < 0,001$) e referem mais relacionamentos extraconjugais (54,6% *vs.* 49,6%; $p < 0,01$)[16]. Parceiras de homens com disfunção erétil têm prevalência significativamente maior de dificuldade em todos os domínios da função sexual (desejo, excitação e orgasmo)[18].

Homens com ejaculação precoce relatam frequência e satisfação significativamente menores com a relação sexual, maior angústia e dificuldade interpessoal, além de menor autoestima e confiança em seu relacionamento sexual e geral. Classificam sua qualidade de vida relacionada à saúde geral como pior do que homens sem ejaculação precoce. Parceiras de homens com ejaculação precoce também relatam menor satisfação sexual e maior angústia e dificuldade interpessoal, sendo geralmente tão afetadas negativamente quanto seus parceiros[19].

SEXO DE RISCO, CONSUMO DE ÁLCOOL E TRANSTORNOS PSIQUIÁTRICOS EM ADOLESCENTES

Adolescentes representam 50% de todos os acometidos por infecções sexualmente transmissíveis (IST) recém-diagnosticadas, embora representem apenas 25% da população sexualmente ativa. Os fatores que os colocam em maior risco de IST incluem: início sexual precoce, uso inconsistente de preservativos e consumo de álcool ou drogas antes do sexo[20].

Evidências crescentes sugerem que adolescentes com transtornos psiquiátricos —transtornos de humor ou comportamentais — têm maior chance de se envolver em comportamentos sexuais de risco, incluindo sexo desprotegido, múltiplos parceiros sexuais e início precoce na vida sexual[21].

O álcool tem se mostrado importante fator para comportamentos sexuais de risco em vários grupos. A teoria da miopia alcoólica postula que o uso de álcool facilita as interações sociais e a desinibição comportamental, aumentando assim a probabilidade de atividade sexual e risco[22]. Adolescentes com transtornos psiquiátricos e que consomem álcool parecem ainda mais propensos a se envolver em comportamento sexual[23].

No Brasil, o Estudo da Vida Sexual do Brasileiro encontrou que 29,2% das mulheres e 36,6% dos homens utilizam preservativo em todas as relações sexuais, o que mostra a baixa adesão à prática do sexo seguro[16]. Consumo de álcool e uso de drogas ilícitas são fatores de risco para o uso inconsistente de preservativos. Sexo não protegido, sob influência de álcool, é reportado por 11% das mulheres e 15% dos homens[24]. Em indivíduos vivendo com HIV/aids, o consumo de álcool eleva em duas vezes o risco de intercurso sem preservativo[25]. Uso de drogas ilícitas está associado a comportamento sexual de risco, alta prevalência de IST e soropositividade de HIV (OR = 4,178)[26].

QUADROS PSIQUIÁTRICOS ASSOCIADOS À VIOLÊNCIA SEXUAL NA VIDA ADULTA

Violência sexual é qualquer ato ou tentativa de realizar um ato sexual não consensual, comentários ou investidas sexuais não consentidas, por meio de coerção ou uso de força física, praticados por qualquer pessoa, independentemente de sua relação com a vítima, em qualquer ambiente, doméstico ou não[2].

As principais consequências da violência sexual (aguda ou crônica) são: transtorno do estresse pós-traumático (TEPT), depressão, ansiedade, fobia, queixas somáticas inespecíficas, dificuldade de concentração, tontura, transtornos alimentares, baixa qualidade do sono, disfunções sexuais, abuso de álcool, uso de drogas ilícitas, sentimento de desesperança, vergonha, vulnerabilidade e tentativa de suicídio. Essas manifestações podem se dissipar com o tempo ou se repetir de modo intermitente, anos após o episódio de violência sexual, caracterizando o TEPT[27-30].

Sintomas de TEPT são encontrados em 94% das mulheres em até duas semanas após o estupro, permanecendo para 50% delas após três meses[27]. Em 30 a 50% dos casos de TEPT decorrentes de violência sexual ocorre depressão associada[28]. Uso abusivo de álcool é 4,7 vezes maior entre mulheres sexualmente vitimizadas[29]. Violência sexual na vida adulta aumenta o risco de desejo sexual hipoativo e transtorno da excitação (1,21-1,62) em mulheres, enquanto ejaculação retardada é 2,1 vezes maior em homens[30].

HIPERSEXUALIDADE E COMPULSÃO SEXUAL

Hipersexualidade é caracterizada por um padrão recorrente de falha em controlar impulsos sexuais intensos e repetitivos ou impulsos que resultam em comportamento sexual repetitivo, causando sofrimento clinicamente significativo ou prejuízos em áreas importantes do funcionamento do indivíduo[31].

O comportamento hipersexual tem sido mais encontrado em homens que em mulheres. Dados recentes de pesquisas representativas demonstram que 7% das mulheres e 10,3% dos homens nos Estados Unidos apresentam níveis clinicamente relevantes de sofrimento e/ou prejuízo, por causa de dificuldades em controlar impulsos, sentimentos e comportamentos sexuais[32].

Amplo estudo populacional encontrou quatro fatores relacionados às consequências negativas da hipersexualidade:

- Problemas relacionados ao trabalho: negligenciar metas e compromissos escolares ou profissionais e problemas financeiros.
- Problemas pessoais: emoções negativas como humilhação, isolamento e problemas de saúde mental e espiritual ou prejuízo na qualidade dos relacionamentos ou das experiências sexuais.
- Problemas de relacionamento: mágoas, traições, conflitos, rompimentos, infecções sexualmente transmissíveis.
- Comportamento de risco: preocupações legais, prisões e perda do emprego[33].

Outro grande estudo investigou sintomas de hipersexualidade, depressão e coerção sexual, buscando identificar possíveis associações entre sintomas depressivos, comportamento sexual, fantasias e comportamento real de forçar alguém a realizar atos sexuais. A gravidade dos sintomas de hipersexualidade mostrou-se maior nos homens que nas mulheres. No entanto, número considerável de mulheres relataram níveis crescentes de gravidade dos sintomas de hipersexualidade. Sintomas de depressão, cibersexo problemático, atividade sexual com parceiro ou por masturbação, número de parceiros sexuais no último ano e tempo de consumo de pornografia, fantasias e atos de coerção sexual estão associados à gravidade dos sintomas de hipersexualidade. Em alguns homens e mulheres, os sintomas depressivos podem estar relacionados ao aumento do interesse na atividade sexual. Uma possível explicação é que o comportamento hipersexual seja praticado para lidar com problemas, estresse ou sentimentos desagradáveis[34].

Fantasiar sobre forçar alguém a fazer sexo não é incomum, tanto em mulheres como em homens. Grandes amostras *on-line* indicam que cerca de 11% delas e 22% deles compartilham essa fantasia[35].

Pesquisas demonstram que mais de 80% das pessoas que procuram tratamento para transtorno de comportamento sexual compulsivo relatam incapacidade de controlar o uso de pornografia, apesar das consequências negativas. Isso inclui efeitos prejudiciais aos relacionamentos, no trabalho, bem como a possibilidade de crimes sexuais[36]. Além desses efeitos, homens que buscam tratamento para comportamento sexual compulsivo relatam mais parceiros casuais, frequência mais alta de relações sexuais com parceiros casuais, de sexo anal e de sexo anal sem preservativo que os controles. A combinação dessas práticas aumenta o risco de IST e HIV[37].

USO PROBLEMÁTICO DA INTERNET PARA FIM SEXUAL/PORNOGRAFIA *ON-LINE*

A integração sexo e internet pode ser considerada um longo *continuum* que vai desde formas saudáveis e que melhoram o conhecimento e a expressão sexuais, até manifestações problemáticas e patológicas.

À medida que o uso da internet se expandiu para a população geral, houve preocupação generalizada sobre seu impacto. No entanto, a maioria dos que a utilizam para fins sexuais relata que seu uso não causa problemas em suas vidas. Esses usuários reportam que o engajamento *on-line* para atividades sexuais nunca (78,2%) ou raramente (12,6%) lhes pareceu um comportamento fora de controle. Por sua vez, a utilização da internet para fins sexuais aumentou o risco de abuso e problemas sexuais e 9,6% relatam vício em internet e sexo[38].

O uso de pornografia *on-line*, também conhecido como sexo cibernético, é um comportamento específico, com risco de dependência. Corresponde à utilização da internet para se envolver em diversas atividades sexuais gratificantes. A prática contínua pode resultar em problemas financeiros, legais, profissionais, de relacionamento ou pessoais, com desdobramentos negativos. Sentimento de perda de controle e uso persistente, apesar dos resultados adversos, constituem "compulsividade sexual *on-line*", ou seja, uso problemático de pornografia *on-line*.

Os preditores de comportamento sexual problemático e uso de pornografia são: sexo masculino, jovem, uso mais frequente da internet, estados de humor negativos, propensão ao tédio sexual e busca de novidades. Alguns desses fatores de risco também são compartilhados por indivíduos com comportamento hipersexual[39].

As manifestações clínicas do uso problemático de pornografia *on-line* podem ser resumidas em três situações principais[39]:

- Disfunção erétil: aumento do uso de pornografia pode ser o fator-chave para o aumento acentuado da disfunção erétil entre os jovens. Foi encontrado que 60% dos pacientes que sofrem de disfunção sexual com um parceiro real, caracteristicamente não tiveram esse problema com a utilização de pornografia[40].
- Insatisfação psicossexual: ser mais crítico a respeito do próprio corpo ou do corpo do(a) parceiro(a), maior pressão por desempenho, menos sexo presencial, busca por mais parceiros sexuais e envolvimento em sexo pago são aspectos especialmente observados por serem unilaterais.
- Comorbidades: transtorno de ansiedade, seguido por transtorno de humor, uso de substâncias e disfunção sexual. Esses achados também se associam ao tabagismo, ao consumo de álcool ou café em excesso, ao abuso de substâncias e ao uso problemático de *videogame*.

O uso de pornografia, tanto legal como ilegal, pode ser um fator propício ao crime, como a posse de pornografia com crianças ou o consumo de material de abuso sexual infantil. Também pode aumentar a probabilidade de estupro, violência doméstica, agressão sexual, compartilhamento de imagens íntimas pessoais sem consentimento, *cyber flashing* (envio de fotos obscenas indesejadas), assédio sexual presencial e *on-line*[36].

Pesquisadores encontraram mudanças na estrutura e na função do sistema nervoso central em usuários compulsivos de pornografia. Os cérebros desses indivíduos respondem às imagens de pornografia da mesma forma que os cérebros dos dependentes de cocaína respondem às imagens dessa droga[40].

TRANSTORNO MENTAL, SUICÍDIO E AUTOMUTILAÇÃO DELIBERADA EM LÉSBICAS, GAYS E BISSEXUAIS

Lésbicas, gays e bissexuais estão sujeitos a preconceito institucionalizado, estresse social, exclusão social (mesmo dentro das famílias), ódio e violência homofóbica e, muitas vezes, internalizam um sentimento de vergonha sobre sua sexualidade. Fatores de estilo de vida, como uso indevido de álcool e drogas, também aumentam o risco de morbidade[41].

Resultados de uma metanálise demonstram risco duas vezes maior de tentativas de suicídio no ano anterior em homens e mulheres homossexuais e risco quatro vezes maior em homens gays e bissexuais ao longo da vida. Da mesma forma, depressão, ansiedade, abuso de álcool e substâncias são pelo menos 1,5 vez mais comuns em pessoas lésbicas, gays e bissexuais. Os achados são semelhantes em homens e mulheres, mas as mulheres lésbicas e bissexuais estão em risco particular de dependência de substâncias, enquanto o risco de tentativas de suicídio ao longo da vida é especialmente alto em homens gays e bissexuais[41].

São necessários estudos prospectivos, mais focados em revelar os mecanismos envolvidos nos transtornos mentais dessa população. Estudos prospectivos, no entanto, são difíceis de realizar, pois muitas pessoas não podem ou não se identificam como lésbicas, gays e bissexuais até o final da adolescência ou mesmo na idade adulta jovem, quando o dano emocional já pode ter ocorrido[41].

CONSIDERAÇÕES FINAIS

Os estudos populacionais confirmam a maior prevalência de desfechos sexuais negativos entre aqueles que sofreram abuso de qualquer natureza, especialmente sexual, na infância e na adolescência.

Esses estudos também chamam a atenção para a coocorrência de transtornos mentais (notadamente depressão, ansiedade e estresse pós-traumático) nesses indivíduos, bem como hipersexualidade, maior consumo de bebidas alcoólicas e uso de drogas, parafilias/transtornos parafílicos e disfunções sexuais.

Prática de violência sexual, na idade adulta, pode ocorrer, partindo daqueles que foram vítimas na infância.

O uso excessivo e indiscriminado da pornografia repercute sobre o usuário, homem ou mulher, comprometendo seu desempenho sexual não cibernético, o que dificulta a mudança desse comportamento para o sexo presencial. Alterações em nível de estrutura cerebral já foram identificadas nesses indivíduos.

Entre lésbicas, gays e bissexuais, todos esses achados se apresentam mais contundentes e deletérios, em função do impacto do estigma social, ainda incidente sobre essa população.

Estudos sobre desfechos sexuais negativos são importantes para melhor dimensionar e coibir os fatores de risco e a repercussão sobre a saúde geral.

REFERÊNCIAS

1. Pfeiffer L, Salvagni EP. Visão atual do abuso sexual na infância e adolescência. J Pediatr (Rio J). 2005;81(5 Suppl):S197-204.
2. Abdo CHN, Scanavino MT, Gosling FJ. Riscos associados ao comportamento sexual. In: Quevedo J, Schmitt R, Kapczinski F. (orgs.). Emergências psiquiátricas. 2.ed. Porto Alegre: ArtMed; 2008. p.319-345.
3. Stoltenborgh M, Van Ijzendoorn MH, Euser EM, Bakermans-Kranenburg MJ. A global perspective on child sexual abuse: meta-analysis of prevalence around the world. Child Maltreat. 2011;16(2):79-101.
4. Brasil. Ministério da Saúde (MS). Viva: sistema de vigilância de violências e acidentes: 2009, 2010 e 2011 Brasília: Ministério da Saúde; 2013.
5. Barth J, Bermetz L, Heim E, Trelle S, Tonia T. The current prevalence of child sexual abuse worldwide: a systematic review and meta-analysis. Int J Public Health. 2013;58(3):469-83.
6. Pereda N, Guilera G, Forns M, Gómez-Benito J. The international epidemiology of child sexual abuse: a continuation of Finkelhor (1994). Child Abuse Neglec. 2009;33(6):331-420.
7. London K, Bruck M, Ceci SJ, Shuman DW. Disclosure of child sexual abuse: what does the research tell us about the ways that children tell? Psychology, Public Policy, and Law. 2005;11(1):194-226.
8. Fontes LFC, Conceição OC, Machado S. Childhood and adolescent sexual abuse, victim profile and its impacts on mental health. Cien Saude Colet. 2017;22(9):2919-28.
9. Fergusson DM, McLeod GF, Horwood LJ. Childhood sexual abuse and adult developmental outcomes: findings from a 30-year longitudinal study in New Zealand. Child Abuse Negl. 2013;37(9):664-74.
10. Abrams M, Chronos A, Milisavljevic Grdinic M. Childhood abuse and sadomasochism: new insights. Sexologies. 2022;31(3):240-59.
11. Associação Psiquiátrica Americana. Manual diagnóstico e estatístico de transtornos mentais, 5ª edição - texto revisado (DSM-5-TR). Porto Alegre: Artmed; 2023.
12. Bouchard KN, Moulden HM, Lalumière ML. Assessing paraphilic interests among women who sexually offend. Curr Psychiatry Rep. 2019;21(12):121.
13. Cohen LJ, Wilman-Depena S, Barzilay S, Hawes M, Yaseen Z, Galynker I. Correlates of chronic suicidal ideation among community-based minor-attracted persons. Sex Abuse. 2020;32(3):273-300.
14. Yakeley J, Wood H. Paraphilias and paraphilic disorders: Diagnosis, assessment and management. Advances in Psychiatric Treatment, 2014;20(3):202-13.
15. World Health Organization. International classification of diseases 11th revision (ICD-11).
16. Abdo CHN. Descobrimento sexual do Brasil – para estudiosos e curiosos. São Paulo: Summus; 2004.
17. Liu Q, Zhang Y, Wang J, Li S, Cheng Y, Guo J, et al. Erectile dysfunction and depression: a systematic review and meta-analysis. J Sex Med. 2018;15 (8):1073-82.
18. Jiann BP, Su CC, Tsai JY. Is female sexual function related to the male partners' erectile function? J Sex Med. 2013;10(2):420-9.
19. Balon R. Burden of sexual dysfunction. J Sex Marital Ther. 2017;43(1):49-55.
20. Cunningham K, Martinez DA, Scott-Sheldon LAJ, Carey KB, Carey MP; MASH Research Team. Alcohol use and sexual risk behaviors among adolescents with psychiatric disorders: a systematic review and meta-analysis. J Child Adolesc Subst Abuse. 2017;26(5):353-66.
21. Shrier LA, Walls C, Lops C, Kendall AD, Blood EA. Substance use, sexual intercourse, and condom nonuse among depressed adolescents and young adults. J Adolesc Health. 2012;50(3):264-70.
22. Patrick ME, Maggs JL, Lefkowitz ES. Daily associations between drinking and sex among college students: a longitudinal measurement burst design. J Res Adolesc. 2015;25(2):377-86.

23. Reyna VF, Farley F. Risk and rationality in adolescent decision making: implications for theory, practice, and public policy. Psychol Sci Public Interest. 2006;7(1):1-44.
24. Cashell-Smith ML, Connor JL, Kypri K. Harmful effects of alcohol on sexual behaviour in a New Zealand university community. Drug Alcohol Rev. 2007;26(6):645-51.
25. Shuper PA, Joharchi N, Irving H, Rehm J. Alcohol as a correlate of unprotected sexual behavior among people living with HIV/AIDS: review and meta-analysis. AIDS Behav. 2009;13(6):1021-36.
26. Gálvez-Buccollini JA, DeLea S, Herrera PM, Gilman RH, Paz-Soldan V. Sexual behavior and drug consumption among young adults in a shantytown in Lima, Peru. BMC Public Health. 2009;9:23.
27. Rothbaum BO, Foa EB, Riggs DS, Murdock T, Walsh W. A prospective evaluation of post-traumatic stress disorder in rape victims. J Traumatic Stress. 1992;5:455-75.
28. Kessler RC, Sonnega A, Bromet E, Hughes M, Nelson CB. Posttraumatic stress disorder in the National Comorbidity Survey. Arch Gen Psychiatry. 1995;52(12):1048-60.
29. McCauley J, Kern DE, Kolodner K, Dill L, Schroeder AF, DeChant HK, et al. Clinical characteristics of women with a history of childhood abuse: unhealed wounds. JAMA. 1997;277(17):1362-8.
30. Steel JL, Herlitz CA. Risk of sexual dysfunction in a randomly selected nonclinical sample of the Swedish population. Obstet Gynecol. 2007;109(3):663-8
31. Kraus SW, Krueger RB, Briken P, First MB, Stein DJ, Kaplan MS, et al. Compulsive sexual behaviour disorder in the ICD-11. World Psychiatry. 2018;17(1):109-10.
32. Dickenson JA, Gleason N, Coleman E, Miner MH. Prevalence of distress associated with difficulty controlling sexual urges, feelings, and behaviors in the United States. JAMA Netw Open. 2018;1(7):e184468.
33. Koós M, Bőthe B, Orosz G, Potenza MN, Reid RC, Demetrovics Z. The negative consequences of hypersexuality: revisiting the factor structure of the hypersexual behavior consequences scale and its correlates in a large, non-clinical sample. Addict Behav Rep. 2020;13:100321.
34. Engel J, Kessler A, Veit M, Sinke C, Heitland I, Kneer J, et al. Hypersexual behavior in a large online sample: Individual characteristics and signs of coercive sexual behavior. J Behav Addict. 2019;8(2):213-22.
35. Joyal CC, Cossette A, Lapierre V. What exactly is an unusual sexual fantasy? J Sex Med. 2015 Feb;12(2):328-40.
36. Sharpe M, Mead D. Problematic pornography use: legal and health policy considerations. Curr Addict Rep. 2021;8(4):556-67.
37. Scanavino MDT, Ventuneac A, Abdo CHN, Tavares H, Amaral MLS, Messina B, et al. Sexual compulsivity, anxiety, depression, and sexual risk behavior among treatment-seeking men in São Paulo, Brazil. Braz J Psychiatry. 2018;40(4):424-31.
38. Cooper A, Morahan-Martin J, Mathy RM, Maheu M. Toward an increased understanding of user demographics in online sexual activities. J Sex Marital Ther. 2002;28(2):105-29.
39. de Alarcón R, de la Iglesia JI, Casado NM, Montejo AL. Online porn addiction: what we know and what we don't – a systematic review. J Clin Med. 2019;8(1):91.
40. Voon V, Mole TB, Banca P, Porter L, Morris L, Mitchell S, et al. Neural correlates of sexual cue reactivity in individuals with and without compulsive sexual behaviours. PLoS One. 2014;9(7):e102419.
41. King M, Semlyen J, Tai SS, Killaspy H, Osborn D, Popelyuk D, et al. A systematic review of mental disorder, suicide, and deliberate self harm in lesbian, gay and bisexual people. BMC Psychiatry. 2008;8:70.

27

HIV/aids: evolução clínica, diagnóstico e abordagens atuais

Isabelle Vera Vichr Nisida
Isadora Id Limongelli
Natacha Cerchiari
Aluisio Cotrim Segurado

INTRODUÇÃO

O vírus da imunodeficiência humana (HIV) é o agente causador da síndrome da imunodeficiência adquirida (aids). Dados epidemiológicos globais apontavam para a existência, em 2021, de 38,4 milhões de pessoas vivendo com HIV (PVHIV) em todo o mundo, 960 mil das quais no Brasil, país que concentra o maior número de PVHIV na região da América Latina e Caribe. Ao lado disso, desde o início da pandemia de HIV/aids em 1981, os dados da Organização Mundial da Saúde (OMS) contabilizam 36,3 milhões de mortes por aids no mundo, e mais de 291 mil mortes no Brasil[1]. Cabe, ainda, ressaltar que apesar dos avanços das últimas décadas na prevenção e manejo dessa infecção, o número de novos infectados em 2021 ainda é preocupante, totalizando 1,5 milhão de pessoas em todo o mundo e 32.701 no Brasil.

O manejo e o controle da infecção por HIV atualmente envolvem ações de prevenção voltadas a impedir novas infecções e o tratamento das PVHIV, visando reduzir a progressão da infecção para aids e a morte em decorrência dessa doença. Desde dezembro de 2013, o Ministério da Saúde do Brasil (DCCI/SVS/MS) recomenda o início imediato de tratamento antirretroviral (TARV) para todas as PVHIV, independentemente de seu estágio clínico e/ou imunológico[2].

Sabe-se que o contato sexual é a mais importante via de aquisição do HIV em todo o mundo e que o risco de transmissão do HIV da pessoa infectada para seus(suas) parceiros(as) sexuais depende da presença de partículas virais e células infectadas nas secreções genitais. Esse risco é diretamente associado à intensidade da viremia, ou seja, a quantidade de vírus presente na circulação. Além da via sexual, cabe lembrar que o HIV pode, também, ser transmitido pelo sangue (transfusões ou compartilhamento de agulhas e seringas contaminadas) e da mãe infectada para seu filho durante a gestação ou pelo aleitamento materno.

ETIOPATOGENIA

O HIV pertencente à família dos retrovírus, caracterizado por possuir material genético constituído de RNA e enzimas, como a transcriptase reversa, que permite a transcrição do RNA viral em DNA, e a integrase, que possibilita a posterior integração do vírus ao genoma do hospedeiro humano. Essa característica é importante, pois permite compreender que a infecção por HIV é perene, ou seja, perdura por toda a vida da pessoa infectada, impossibilitando, portanto, falar de cura à luz dos conhecimentos atuais.

Na infecção via sexual, após a penetração no organismo, o HIV contamina inicialmente células do sistema imune presentes nas mucosas (células dendríticas), que transportam as partículas virais inicialmente para os gânglios linfáticos regionais. A partir de então se dá a infecção dos linfócitos T auxiliares (linfócitos CD4+), células de importância fundamental para a capacidade de resposta imune do hospedeiro, que constituem as células-alvo principais da infecção. Dos linfonodos, as células T infectadas ganham a circulação sistêmica e disseminam o HIV pelo organismo. Nessa fase, ocorre intensa replicação viral e a viremia torna-se bastante elevada. Desencadeia-se, então, a resposta imune do hospedeiro, mediada por linfócitos T CD8+ e anticorpos específicos, que controlam parcialmente a replicação viral, sem, todavia, ser capaz de eliminar o vírus. Na fase inicial, podem surgir sintomas inespecíficos, comuns a outras viroses, mas, quando presentes, esses resolvem-se espontaneamente após cerca de uma semana. Inicia-se, a seguir, a fase silenciosa da infecção, em que o indivíduo não apresenta qualquer sintoma, fase essa que na ausência de tratamento pode durar vários anos (7 a 10, em média) até que surjam os sintomas da aids. É importante lembrar que o tratamento antirretroviral suprime a replicação do vírus, permitindo, portanto, bloquear a progressão da infecção e impedir o desenvolvimento da aids.

Na ausência de tratamento, ao contrário, a replicação viral persiste, e a perda progressiva de linfócitos T CD4+ leva à disfunção imune característica da infecção em suas fases mais avançadas e, finalmente, ao aparecimento dos sintomas de aids, descritos a seguir.

QUADRO CLÍNICO E DIAGNÓSTICO

Conforme mencionado anteriormente, algumas pessoas exibem sintomas clínicos após a aquisição do HIV. Essas manifestações surgem cerca de uma semana após a infecção e são autolimitadas, regredindo espontaneamente em algumas semanas, mesmo sem tratamento. Essa fase, denominada infecção aguda por HIV, pode ser acompanhada de febre, aumento dos gânglios linfáticos e manchas na pele (exantema), sintomas comuns aos de outras viroses agudas.

Em seguida, a pessoa vivendo com HIV passa a um período de latência clínica, em que permanece totalmente assintomática, até que, anos mais tarde, com o desenvolvimento de uma imunodeficiência progressiva, surgem os sintomas precoces da doença por HIV, como diarreia crônica, emagrecimento acentuado e sudorese noturna. Evolutivamente, ao se acentuar a imunodeficiência podem surgir sinais e sintomas da aids. As manifestações clínicas nessa fase são bastante diversas, a depender da infecção ou neoplasia oportunista que podem se instalar em diferentes órgãos. Entre os agravos mais frequentes neste momento estão a pneumocistose, a tuberculose pulmonar e extrapulmonar, a toxoplasmose do sistema nervoso central, a neurocriptococose, o sarcoma de Kaposi, linfomas e infecções intestinais como a criptosporidíase.

Do ponto de vista diagnóstico, é importante ressaltar que toda pessoa com exposição sexual de risco ou diagnosticada com IST deve ser testada para infecção por HIV. O diagnóstico pode ser feito seguindo os algoritmos propostos pelo Ministério da Saúde, que compreendem a utilização de testes sorológicos, que visam identificar anticorpos específicos anti-HIV e/ou testes moleculares, cujo objetivo é a detecção do RNA viral (Figura 1)[2].

A testagem de rotina nada mais é que testes diagnósticos em pessoas assintomáticas para estabelecer o diagnóstico precoce com o objetivo de reduzir a morbidade e mortalidade do agravo rastreado[2]. Além do HIV, outras IST devem ser pesquisadas, como sífilis e hepatites virais. A frequência de testagem varia de pessoa para pessoa, dependendo da frequência de exposição. Em geral, são utilizados intervalos de 3 meses até 2 anos para retestagens, a depender da frequência de exposição do paciente a relações sexuais desprotegidas. Os indivíduos com suspeita de impulso sexual que buscam tratamento psiquiátrico devem ser incluídos na testagem. Deve-se considerar para cada paciente qual é sua prática sexual e o risco de adquirir HIV/IST. Por exemplo, os pacientes com impulso sexual que são mais dependentes de masturbação, pornografia ou contatos pela internet parecem apresentar menor risco de infecção por HIV/IST. Em contrapartida, os pacientes envolvidos na prática de *barebacking*, que decidem, intencionalmente, não usar preservativos, devem ser orientados sobre o uso de antirretrovirais como profilaxia pré-exposição da infecção por HIV (PrEP)[3,4].

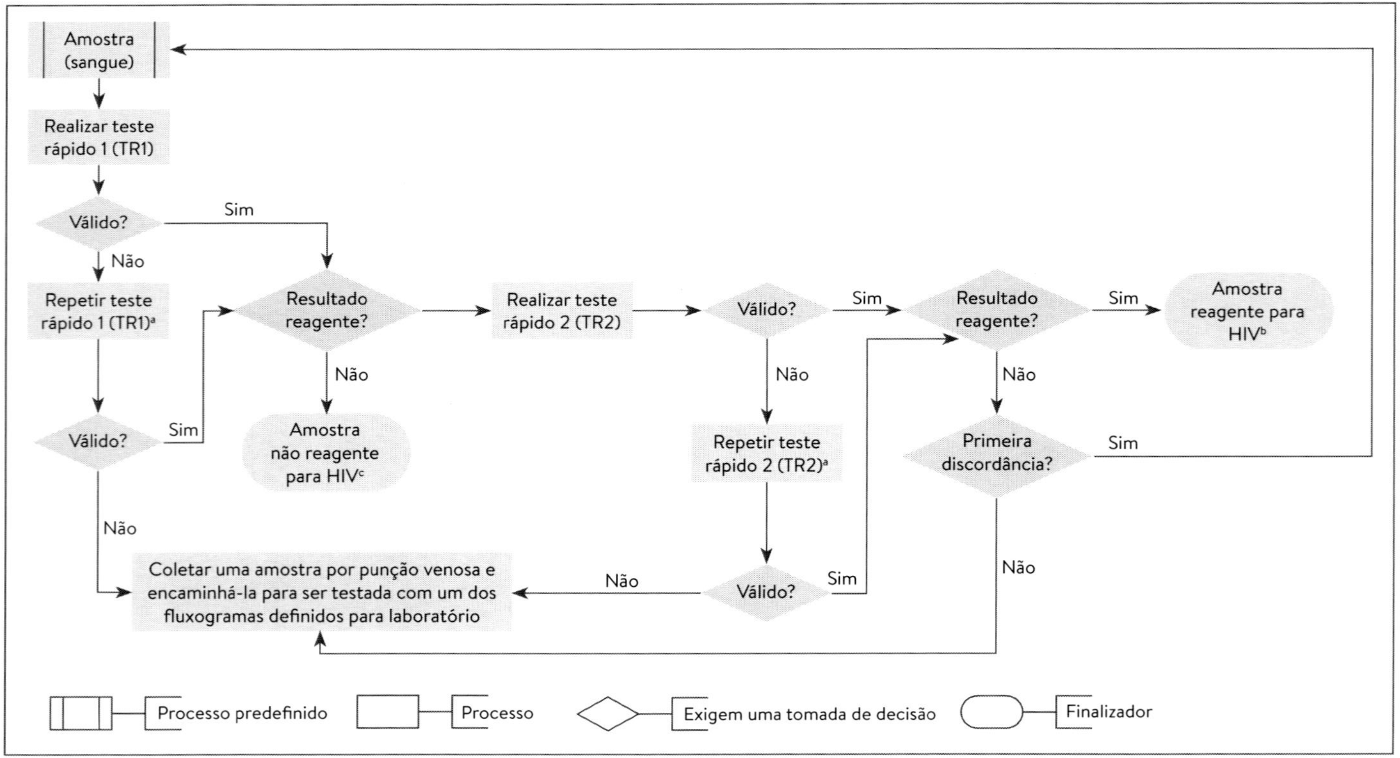

Figura 1 Fluxograma diagnóstico de HIV por teste rápido. TRI + TR2: sequencial. TR-1 e TR-2 de fabricantes diferentes.

a: Utilizar um conjunto diagnóstico do mesmo fabricante, preferencialmente de lote de fabricação diferente. b: Encaminhar o paciente para realizar o teste de Quantificação de Carga Viral (RNA HIV-1). c: Em caso de suspeita de infecção pelo HIV, uma nova amostra deverá ser coletada 30 dias após a data da coleta desta amostra. Fonte: Ministério da Saúde, 2018[14].

TRATAMENTO

Conforme citado anteriormente, adota-se no Brasil a estratégia "testar e tratar" para o manejo da infecção por HIV, isto é, todas as PVHIV devem iniciar a terapêutica, independentemente de apresentarem ou não manifestações clínicas da infecção ou de seu estado imune. O tratamento antirretroviral no Brasil é fornecido gratuitamente no âmbito do Sistema Único de Saúde (SUS), conforme detalhado no Protocolo Clínico de Diretrizes Terapêuticas (PCDT) de 2018 do Ministério da Saúde. É importante destacar que o tratamento exige a administração combinada de drogas antirretrovirais, com o objetivo de aumentar a potência da medicação na supressão da replicação viral e de retardar o aparecimento de resistência medicamentosa. O esquema recomendado para a terapia inicial consiste no uso de tenofovir (TDF) + lamivudina (3TC) + dolutegravir (DTG), com tomada em dose única diária de 2 comprimidos, quando não há condições que impossibilitem o uso dessas medicações[5]. As possíveis interações farmacológicas que podem comprometer a eficiência do tratamento devem ser consideradas. A Figura 2 relaciona as possíveis interações da terapia antirretroviral com medicações psiquiátricas de uso mais comum[5].

PREVENÇÃO

As estratégias de prevenção da infecção por HIV devem levar em conta a complexa interação de múltiplos fatores relacionados à vulnerabilidade das pessoas à aquisição viral. Deve, portanto, combinar múltiplas ações voltadas à prevenção da infecção por HIV propriamente dita e às demais infecções sexualmente transmissíveis (IST)[2].

A mandala (Figura 3) é a representação que tem por fim combinar a ideia de movimento de algumas das diferentes estratégias de prevenção, sem que haja hierarquia entre elas[2]. Sempre é importante ressaltar que o uso de preservativo não é a única forma de prevenção de IST e há a necessidade de se avaliar práticas e frequências de relações sexuais dos pacientes, dando-lhes voz na identificação de suas vulnerabilidades, de tal sorte a que as estratégias de prevenção possam ser incorporadas pelos indivíduos, da forma que melhor se encaixe nas rotinas em que sejam adotadas.

Também deve-se ficar atentos a uma prática sexual que vem ganhando muitos adeptos, o chemsex, definido como o uso de substâncias psicoativas (cocaína, metanfetamina, GHB-ácido gama-hidroxibutirato, *poppers*, entre outras) durante a prática sexual[6]. É de crucial importância o questionamento dessas práticas tanto para orientações como para possíveis interações das substâncias entre si ou com outras substâncias, por exemplo, o álcool, quanto pela redução de percepção de

Antidepressivos		ATV/r	DRV/c	DRV/r	LPV/r	EFV	ETV	NVP	RPV	MVC	DTG	EVG/c	RAL
ISRS	Citalopram	↑[a]	↑	↑	↑[a]	↓	↓	↓	↔	↔	↔	↑	↔
	Escitalopram	↑[a]	↑	↑	↑[a]	↓	↓	↓	↔	↔	↔	↑	↔
	Fluvoxamina	↑	↑	↑	↑	↔	↔	E	↔	↔	↔	↑	↔
	Fluoxetina	↑	↑	↑	↑	↔	↔	↔	↔	↔	↔	↑	↔
	Paroxetina	↑↓?	↑↓?	↓39%	↑↓?	↔	↔	↔	↔	↔	↔	↑↓?	↔
	Sertralina	↓	↑	↓49%	↓	↓39%	↓	↓	↔	↔	↔	↑	↔
IRSN	Duloxetina	↑↓	↑	↑↓	↑↓	↔	↔	↔	↔	↔	↔	↑	↔
	Venlafaxina	↑	↑	↑	↑	↓	↓	↓	↔	D	↔	↑	↔
ATC	Amitriptilina	↑[a]	↑	↑	↑[a]	↔	↔	↔	↔	↔	↔	↑	↔
	Clomipramina	↑[a]	↑	↑	↑[a]	↓	↓	↓	↔	↔	↔	↑	↔
	Desipramina	↑[a]	↑	↑	↑5%[a]	↔	↔	↔	↔	↔	↔	↑	↔
	Doxepina	↑	↑	↑	↑	↔	↔	↔	↔	↔	↔	↑	↔
	Imipramina	↑[a]	↑	↑	↑[a]	↓	↓	↓	↔	↔	↔	↑	↔
	Nortriptilina	↑[a]	↑	↑	↑[a]	↔	↔	↔	↔	↔	↔	↑	↔
	Trimipramina	↑	↑	↑	↑	↔	↔	↔	↔	↔	↔	↑	↔
AToc	Maprotilina	↑	↑	↑	↑	↔	↔	↔	↔	↔	↔	↑	↔
	Mianserina	↑	↑	↑	↑	↓	↓	↓	↔	↔	↔	↑	↔
	Mirtazapina	↑	↑	↑	↑	↓	↓	↓	↔	↔	↔	↑	↔
Outros	Bupropiona	↓	↔	↓	↓57%	↓55%	↔	↓	↔	↔	↔	↑?	↔
	Lamotrigina	↓32%	↔	↓	↓50%	↓	↔	↔	↔	↔	↔	↔	↔
	Nefazodona	↑	↑	↑	↑	↓E	↓E	↓E	E	E	↔	↑	↔
	Extrac. óleo de erva de São João	D	D	D	D	D	D	D	D	D	D	D	D?
	Trazodona	↑	↑	↑	↑	↓	↓	↓	↔	↔	↔	↑	↔

Legenda

- ↑ Potencial elevação da exposição ao antidepressivo
- ↓ Potencial diminuição da exposição ao antidepressivo
- ↔ Sem efeito significativo
- D Potencial diminuição da exposição de um medicamento ARV
- E Potencial elevação da exposição de um medicamento ARV
- [a] Recomenda-se monitorização do traçado do ECG
- [b] O RCM norte-americano recomenda que a coadministração deve ser evitada uma vez que não existem dados suficientes para uma recomendação. Os números referem-se à diminuição da AIJC do antidepressivo conforme observado em estudos de interação medicamentosa
- ISRS Inibidores seletivos da recaptação da serotonina
- IRSN Inibidores da recaptação da serotonina e noradrenalina
- ATC Antidepressivos tricíclicos
- ATeC Antidepressivos tetracíclicos

Legenda

- (cinza claro) Sem interação com relevância clínica
- (preto) Estes medicamentos não devem ser coadministrados
- (cinza escuro) Potencial interação que pode exigir ajuste de dose ou monitorização apertada
- (branco) Potencial interação com baixa intensidade prevista (aumento da AUC < 2 ou redução da AUC < a 50%). Não se recomenda o ajuste da dose a priori exceto se o medicamento tiver um intervalo terapêutico estreito

Nota: a diferença de cores usada para graduar o significado clínico da interação medicamentosa é baseada na http://www.hiv-druginteractions.org (Universidade de Liverpool)
Informação adicional sobre dados farmacocinéticos, interações medicamentosas e ajuste de doses pode ser encontrada no *website* referido anteriormente.

Figura 2 Interações medicamentosas entre antidepressivos e antirretroviral (ARV).
Fonte: Ministério da Saúde, 2018[5].

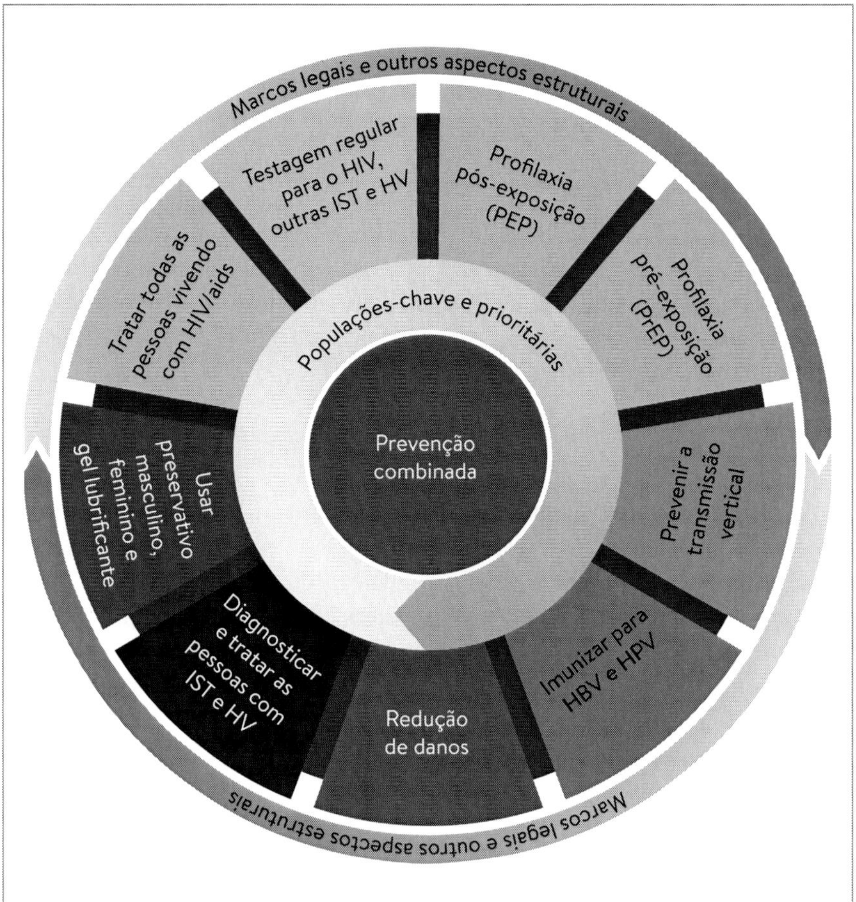

Figura 3 Mandala da prevenção combinada.
Fonte: Ministério da Saúde, 2022[2].

vulnerabilidade ou mesmo impossibilidade de tomada de decisão para uso de métodos de prevenção no momento da relação sexual quando sob seu efeito.

Profilaxia pré-exposição (PrEP)

O uso da PrEP para a prevenção do HIV tem aumentado tanto pela sua eficácia como pela facilidade de uso. Essa estratégia consiste no uso de medicação antirretroviral por pessoas que não estão infectadas pelo HIV com intuito de prevenir a aquisição do vírus. O esquema mais utilizado para esse fim é a tomada diária de 1 comprimido de tenofovir associado à entricitabina (TDF/FTC), independentemente da exposição sexual[7].

No Brasil, foi conduzido um ensaio clínico prospectivo, aberto e randomizado em três centros de referência nas cidades do Rio de Janeiro e de São Paulo. O estudo PrEP Brasil incluiu 450 participantes, entre homens que fazem sexo com homens (HSH) e mulheres transgênero, com acompanhamento durante 48 semanas para avaliação de adesão[8,9]. Foram diagnosticadas duas infecções por HIV nesse período, ambas em participantes que não apresentaram nível sérico de TDF detectável (incidência de 0,51 infecção/100 pessoas), demonstrando a eficiência elevada dessa estratégia para a prevenção de infecção pelo HIV quando empregadas na rotina assistencial.

Profilaxia pós-exposição (PEP)

A PEP está disponível nas unidades de saúde como CTA/SAE/PS/UPA/AMA. Consiste em tomada de medicação antirretroviral tenofovir + lamivudina + dolutegravir por pessoas que tiveram recentes exposições de risco ao HIV. Essas exposições consistem em: acidente com material biológico, exposições sexuais consentidas ou em situação de violência sexual. A eficácia dessa estratégia, contudo, exige que a medicação seja iniciada em até 72 horas após a exposição, devendo ser mantida por um período de 28 dias[10].

Ressalta-se que no atendimento inicial às pessoas que tiveram exposições de risco, além da testagem para infecção por HIV, é, também, preconizada a testagem para hepatites B e C e sífilis. Esses testes devem ser repetidos entre 4 e 6 semanas após a exposição e em 3 meses após a exposição (período de incubação máximo da hepatite C e sífilis).

Tratamento como prevenção

PVHIV que estão em tratamento regular com antirretrovirais e apresentam carga viral indetectável há pelo menos 6 meses não transmitem o HIV via sexual[11]. Considera-se, portanto, o tratamento antirretroviral também uma estratégia de prevenção da infecção por HIV.

Vacinas contra outras infecções sexualmente transmissíveis (IST) como parte da prevenção combinada da infecção por HIV

Em função de compartilharem as mesmas formas de transmissão e das possíveis interações entre o HIV e os agentes causadores de outras IST preveníveis por vacinas, recomenda-se a imunização contra as hepatites A e B e a infecção pelo papilomavírus humano (HPV) para as PVHIV ou expostas ao HIV.

- Hepatite A (HAV): O principal mecanismo de transmissão do HAV é o fecal--oral, sendo a transmissão sexual infrequente. Contudo, recentemente, diversos casos de transmissão sexual do vírus da hepatite A foram confirmados em países da Europa e no Brasil[12]. No SUS, a vacina para hepatite A está indicada para crianças de 15 meses a cinco anos incompletos (quatro anos, 11 meses e 29 dias), além de pessoas em qualquer idade que apresentem hepatopatias crônicas, infecção pelo HIV, doenças imunossupressoras ou de depósito.
- Papilomavírus humano (HPV): a vacina está indicada para meninas de 9 a 14 anos e meninos de 11 a 14 anos, com intervalo de 6 meses, sendo que para PVHIV (além de pessoas transplantadas de órgãos sólidos ou medula óssea e pacientes oncológicos) a faixa etária indicada para imunização, recentemente estendida, é de 9 a 46 anos, com o esquema de vacinação composto de três doses (0, 2 e 6 meses).
- Hepatite B (HBV): desde 2016 está indicada para todas as faixas etárias, sendo que três doses de vacina contra a hepatite B induzem títulos protetores de anticorpos (anti-HB ≥ 10 UI/mL) em mais de 90% dos adultos.

PROGNÓSTICO

Quando não tratada, a infecção por HIV invariavelmente evolui para suas formas avançadas, com desenvolvimento da aids e óbito. Ao contrário, com o tratamento regular e com o uso regular da terapia antirretroviral, a evolução para aids pode ser evitada em PVHIV. Nessas condições, os indivíduos tratados se mantêm com a carga viral plasmática de HIV indetectável e podem ter expectativa de vida semelhante à de uma pessoa que não vive com o vírus.

Por fim, cabe comentar que as PVHIV com uso regular de antirretrovirais e supressão sustentada da replicação viral podem se manter em estado de ativação imune sustentada e inflamação crônica, que podem elevar o risco de desenvolvimento de comorbidades, como doenças cardiovasculares, câncer, doenças hepáticas e distúrbios neuropsiquiátricos. Sabe-se que as doenças neuropsiquiátricas são mais frequentes entre PVHIV que na população geral, com prevalência de depressão variando entre 20 e 40%[13]. Além disso, as PVHIV podem desenvolver alteração neurocognitiva associada ao HIV (HAND, sigla originada do idioma inglês que significa *HIV-associated neurocognitive disorder*). A HAND caracteriza-se por perda cognitiva em diferentes graus de intensidade. Antes do advento da terapia antirretroviral eficaz, a demência associada ao HIV era frequentemente diagnosticada no estágio final de vida de muitos pacientes com aids. Com a maior sobrevida de PVHIV, observou-se aumento na prevalência das formas leves de HAND. Não existe um instrumento único para diagnóstico de HAND na prática clínica, mas deve-se suspeitar dessa possibilidade sempre que o paciente apresentar alterações cognitivas, independentemente de sua intensidade.

CONSIDERAÇÕES FINAIS

Apesar dos avanços na prevenção e no manejo da infecção por HIV, obtidos ao longo das quatro últimas décadas, essa segue sendo um desafio de saúde pública global, cujo controle mais efetivo está incluído na agenda global das Nações Unidas para 2030. As estratégias de controle e prevenção da infecção, assim como o manejo delas requer abordagem por equipe multiprofissional, que tenha como foco tanto a saúde física (incluindo grupos de adesão, ações de promoção da saúde, com incentivo a hábitos de vida saudável, privilegiando atividade física, intervenções nutricionistas e supervisão clínica contínua) como a saúde mental (com participação de psiquiatras, psicólogos, assistentes sociais) com intuito de melhorar a qualidade vida do paciente como um todo.

REFERÊNCIAS

1. Indicadores HIV/AIDS – DCCI. Disponível em:http://indicadores.aids.gov.br. Acesso em: 8 set. 2022.
2. Ministério da Saúde. Protocolo clínicos e diretrizes terapêuticas para atenção integral às pessoas com infecções sexualmente transmissíveis. 2022. Disponível em: http://bvsms.saude.gov.br/bvs/publicacoes/protocolo_clinico_atecao_integral_ist.pdf. Acesso em: 8 set 2022.
3. Scanavino M DT, Ventuneac A, Abdo CHN, Tavares H, Amaral MLS, Messina B, et al. Sexual compulsivity, anxiety, depression, and sexual risk behavior among treatment-seeking men in São Paulo, Brazil. Braz J Psychiatry. 2018;40:424-31.
4. Amaral MLS. Impulso sexual excessivo e comportamento barebacking em homens que fazem sexo com homens [dissertação]. São Paulo: Universidade de São Paulo, Faculdade de Medicina; 2014. Disponível em: https://www.teses.usp.br/teses/disponiveis/5/5160/tde-12082014-150348/publico/MariaLuizaSantAnadoAmaral.pdf. Acesso em: 8 set. 2022.
5. Ministério da Saúde. Protocolo clínico e diretrizes terapêuticas para manejo da infecção pelo HIV em adultos, 2018. Disponível em: https://www.gov.br/aids/pt-br/centrais-de-conteudo/pcdts/2013/hiv-aids/pcdt_manejo_adulto_12_2018_web.pdf/view. Acesso em: 8 set. 2022.
6. Roux P, Fressard L, Suzan-Monti M, et al. Is on-demand HIV pre-exposure prophylaxis a suitable tool for men who have sex with men who practice chemsex? Results From a Substudy of the ANRS-IPERGAY Trial. J Acquir Immune Defic Syndr. 2018;79:e69-e75.
7. Ministério da Saúde. Protocolo Clínico e Diretrizes Terapêuticas para profilaxia pré-exposição (PrEP) de risco à infecção pelo HIV. 2022. Disponível em: http://antigo.aids.gov.br/pt-br/pub/2022/protocolo-clinico-e-diretrizes-terapeuticas-para-profilaxia-pre-exposicao-prep-de-risco-0. Acesso em: 8 set. 2022.
8. Grinsztejn B, Hoagland B, Moreira RI, et al. Retention, engagement, and adherence to pre-exposure prophylaxis for men who have sex with men and transgender women in PrEP Brasil: 48 week results of a demonstration study. Lancet HIV. 2018;5:e136-e145.

9. Luz PM, Osher B, Grinsztejn B, Maclean RL, Losina E, Stern ME, et al. The cost-effectiveness of HIV pre-exposure prophylaxis in men who have sex with men and transgender women at high risk of HIV infection in Brazil. J Int AIDS Soc. 2018;21:e25096.
10. Ministério da Saúde. Protocolo clínico e diretrizes terapêuticas para profilaxia pós-exposição (PEP) de risco à infecção pelo HIV, IST e hepatites virais; 2022. Disponível em: http://antigo.aids.gov.br/pt-br/pub/2022/protocolo-clinico-e-diretrizes-terapeuticas-para-profilaxia-pre-exposicao-prep-de-risco-0. Acesso em: 8 set. 2022.
11. Ministério da Saúde. Protocolo clínico e diretrizes terapêuticas para profilaxia pós-exposição (PEP) de risco à infecção pelo HIV, IST e hepatites virais; 2021. Disponível em: https://bvsms.saude.gov.br/bvs/publicacoes/protocolo_clinico_diretrizes_terapeuticas_profilaxia_pos_exposicao_risco_infeccao_hiv_ist_hepatires_virais_2021.pdf. Acesso em: 8 set. 2022.
12. Ministério da Saúde. Boletim epidemiológico de hepatites virais. 2019. Disponível em: https://www.gov.br/aids/pt-br/pub/2019/boletim-epidemiologico-de-hepatites-virais-2019. Acesso em: 8 set. 2022.
13. European AIDS Clinical Society (EACS). EACS Guidelines 11.0. 2021. Disponível em: https://www.eacsociety.org/media/final2021eacsguidelinesv11.0_oct2021.pdf. Acesso em: 8 set. 2022.
14. Ministério da Saúde. Manual técnico para o diagnóstico da infecção pelo HIV em adultos e crianças, 4.ed. Brasília: Ministério da Saúde; 2018.

28

Prevenção da infecção pelo HIV: profilaxia pré e pós-exposição

Luiza Arcas Gonçalves
Isabelle Vera Vichr Nisida

INTRODUÇÃO

Após mais de 40 anos do início da pandemia do vírus da imunodeficiência humana (HIV), foram mais de 84,2 milhões de infecções e 40,1 milhões de óbitos por doenças relacionadas à síndrome da imunodeficiência adquirida (aids). Apesar da redução de incidência de novos casos na última década, em 2021, cerca de 1,5 milhão de pessoas foram recém-infectadas pelo HIV, muito além da meta da Unaids (do inglês, Joint United Nations Programme on HIV/Aids) de 500 mil novos casos no ano de 2020. No Brasil, também houve redução da incidência, mantendo ainda 32.701 novas infecções em 2020, em especial entre os jovens de 20 a 34 anos. Nesse contexto, as diferentes formas de prevenção do HIV são a peça-chave para controle dessa epidemia.

O método de prevenção combinada consiste na escolha de mais de uma estratégia de prevenção de infecção pelo HIV, considerando as demandas individuais. Não há hierarquização entre as diferentes estratégias, o melhor método é o que o indivíduo escolhe para atender suas necessidades sexuais e de proteção, com boa adesão, seja:

- Testagem regular para a infecção pelo HIV.
- Uso habitual e correto de preservativos.
- Diagnóstico oportuno e tratamento adequado das infecções sexualmente transmissíveis (IST).
- Redução de danos.
- Gerenciamento de risco e vulnerabilidades.

- Supressão da replicação viral pelo tratamento antirretroviral (indetectável = intransmissível).
- Imunizações para hepatite B e HPV.
- Prevenção da transmissão vertical do HIV, da sífilis e da hepatite B.
- Profilaxia pós-exposição ao HIV (PEP).
- Profilaxia pré-exposição ao HIV (PrEP).

A mandala de prevenção (Figura 1) resume as possíveis abordagens preventivas para infecção pelo vírus da imunodeficiência humana.

A abordagem preventiva do HIV torna-se ainda mais importante em contextos de alto risco de exposição ao vírus. Pacientes com transtorno de comportamento

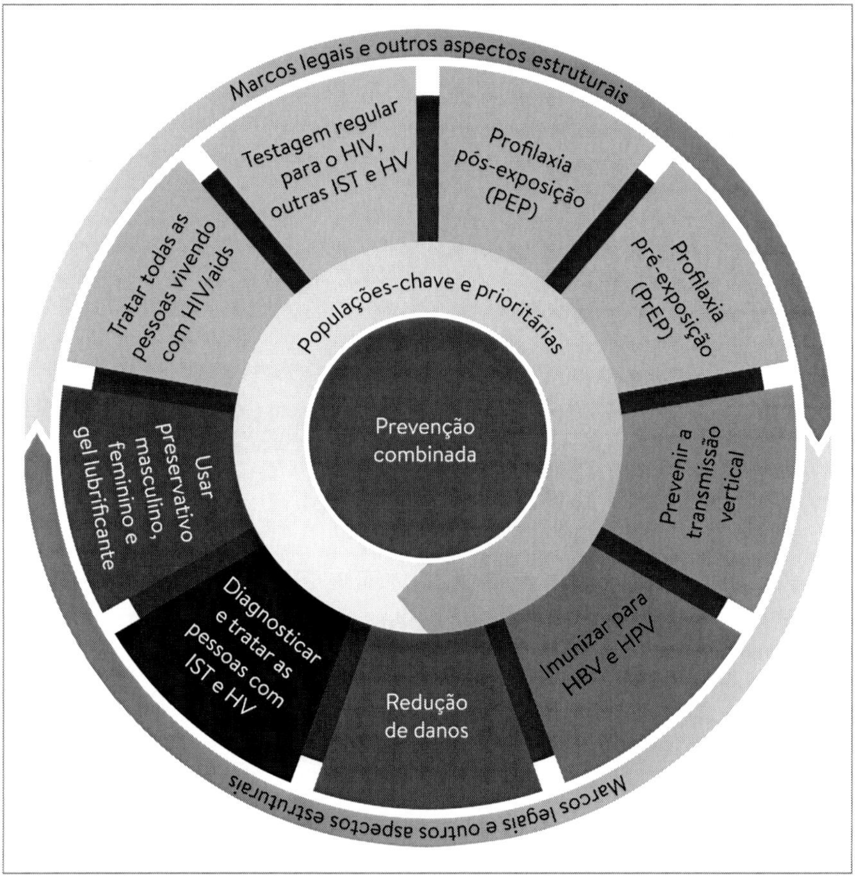

Figura 1 Mandala de prevenção.
Fonte: Ministério da Saúde, 2022[10].

sexual compulsivo (TCSC), apesar de pouco abordados sobre as estratégias de prevenção das IST, podem ser de alta vulnerabilidade para sua aquisição. O TCSC consiste na falha no controle de impulsos sexuais, manifestado em ato sexual excessivo com deslocamento das prioridades do dia a dia em favor da satisfação sexual. Porém, nem sempre há envolvimento de parceiros sexuais, podendo se apresentar com masturbação excessiva e/ou consumo de pornografia, esses de menor risco para HIV e outras IST. Por sua vez, grande parcela dos pacientes com TCSC tem relações excessivas com múltiplas parcerias casuais, com baixa adesão aos métodos de barreira e, assim, maior chance de exposição ao vírus. A ampliação de opções preventivas para esse grupo de maior vulnerabilidade é essencial, visto que muitas vezes as orientações se limitam ao uso de preservativo, estratégia que já se mostrou de baixa adesão.

Entre os diferentes métodos de prevenção, há as estratégias biomédicas que consistem no uso de antirretrovirais (ARV) por uma pessoa soronegativa, com risco de infecção por HIV, com o objetivo de reduzir as chances de ocorrência dessa infecção. O momento do uso dos antirretrovirais em relação à exposição ao vírus define caso se trate de profilaxia pré-exposição (PrEP) ou pós-exposição (PEP).

ESTRATÉGIAS BIOMÉDICAS

Profilaxia pré-exposição ao HIV

Indicação e avaliação inicial

A profilaxia pré-exposição é uma estratégia segura e eficaz que consiste no uso de ARV para reduzir o risco de adquirir a infecção pelo HIV, utilizado antes da exposição. No Brasil, a PrEP foi implementada em 2017, inicialmente apenas para as populações-chave na epidemia do HIV: homens que fazem sexo com homens (HSH), pessoas transgênero e trabalhadores do sexo. Porém, desde agosto de 2022, a indicação da profilaxia foi ampliada para adultos e adolescentes acima de 15 anos (com peso corporal ≥ 35 kg) sob risco de aquisição do vírus. Dessa forma, a indicação da profilaxia depende da exposição do indivíduo ao HIV, considerando práticas sexuais, parcerias e contextos específicos que levam a maior exposição ao vírus.

A fim de avaliar situações de maior risco, devem ser considerados: práticas sexuais anais ou vaginais com penetração sem preservativo, frequência de relações com parcerias eventuais, quantidade e diversidade de parcerias, histórico de episódios de infecção sexualmente transmissível, busca repetida por PEP, contextos de relações sexuais em troca de dinheiro, objetos de valor, drogas, moradia etc. e prática sexual sob a influência de drogas psicoativas (chemsex).

Pacientes com TCSC, muitas vezes, são de alta vulnerabilidade para aquisição do vírus, e a indicação de PrEP pode ser uma estratégia efetiva de prevenção nesse grupo. Por sua vez, para os indivíduos com práticas sexuais majoritariamente solitárias, como masturbação e consumo de pornografia, outros métodos preventivos podem ser considerados. A Figura 2 representa o fluxograma do Ministério da Saúde para avaliação de indicação de PrEP, considerando o risco de exposição ao vírus.

Para a indicação do uso da PrEP, deve-se primeiramente excluir o diagnóstico prévio de infecção pelo HIV. É recomendada a realização de teste rápido anti-HIV, utilizando amostra de sangue, visto a maior quantidade de anticorpos quando comparado ao fluido oral, este último não recomendado nesse contexto. Caso o teste rápido não esteja disponível, poderão ser utilizados exames laboratoriais para o diagnóstico da infecção pelo HIV. A Figura 3 mostra o fluxograma do Ministério da Saúde com uso de teste rápido para confirmação do diagnóstico

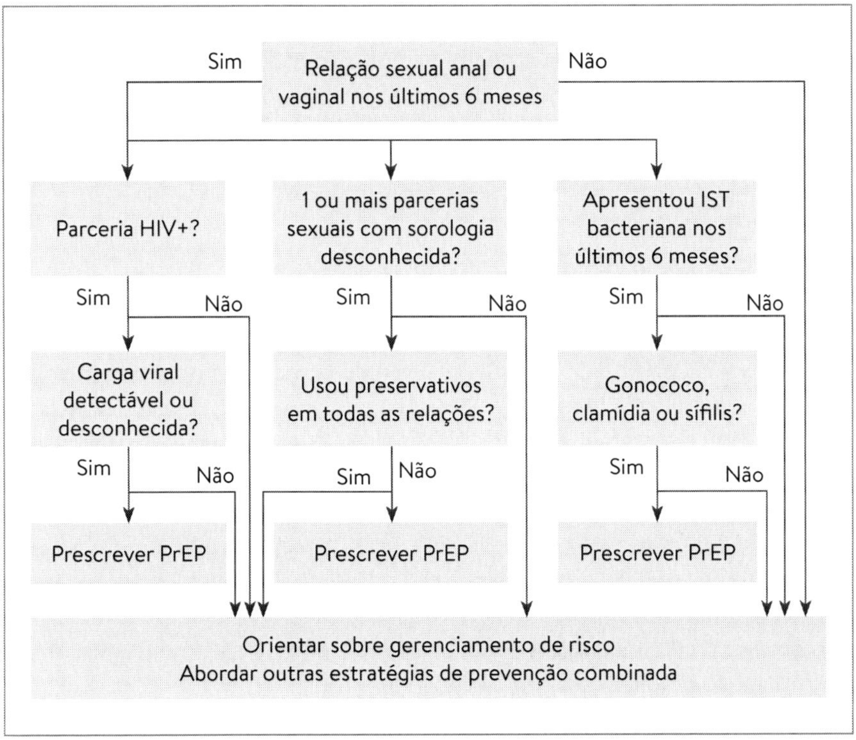

Figura 2 Fluxograma para avaliação de indicação de profilaxia pré-exposição ao HIV (PrEP).

Fonte: Ministério da Saúde, 2022[10].

de HIV. Em situações de exposição de risco recente, sobretudo nos últimos 30 dias, há possibilidade de infecção mesmo com resultado não reagente, sendo recomendado repetir a testagem em 30 dias.

Além da investigação laboratorial, é recomendada a avaliação de sinais e sintomas compatíveis com infecção viral aguda pelo HIV. Em geral, ela se manifesta como uma síndrome mono-*like* autolimitada com febre, mal-estar, cefaleia, fadiga, faringite, exantema, linfadenopatia, mialgia, ulcerações mucocutâneas e até hepatoesplenomegalia, com resolução em 3 a 4 semanas. Nesse contexto, é necessária a realização de exame de carga viral para HIV para confirmação diagnóstica. Caso o diagnóstico de HIV seja confirmado, a PrEP não está mais indicada e o paciente deverá ser encaminhado para tratamento e acompanhamento da infecção (Figura 3).

Assim como as demais estratégias de prevenção, a efetividade da PrEP está diretamente relacionada à adesão a essa profilaxia. Por isso, nos últimos anos, houve uma busca por diferentes modalidades de profilaxia pré-exposição a fim de facilitar a posologia e aumentar a adesão ao método. Atualmente no Brasil, apenas o esquema oral diário com fumarato de tenofovir desoproxila (TDF) e entricitabina (FTC) é recomendado pelo Ministério da Saúde. Entretanto, a Organização Mundial da Saúde (OMS) propõe outros esquemas de PrEP: TDF e FTC oral sob demanda, cabotegravir (CAB) injetável bimestral e dapivirina (DPV) em anel vaginal.

Esquemas de PrEP

Esquema oral diário: TDF e FTC

Trata-se de esquema de alta eficácia, diretamente associada à adesão ao esquema antirretroviral. No ensaio clínico iPrEx, envolvendo HSH e mulheres trans, o esquema diário TDF e FTC conferiu redução de 44% no risco de infecção pelo HIV. Porém, quando avaliado apenas os que tinham nível sérico detectado de ARV, a redução de incidência de HIV foi de 95%. Em contexto mais próximo de "vida real", o estudo aberto PROUD avaliou a eficácia da PrEP diária em HSH com resultado de 86%. Em relação a homens e mulheres cis heterossexuais, o estudo TDF2 demonstrou eficácia de 62%, menor entre as mulheres (49%) que entre os homens (80%). O Partners PrEP apresentou resultados semelhantes entre casais heterossexuais sorodiferentes, com redução de 75% no risco de infecção por HIV, com eficácia de 66% entre as mulheres cis. A concentração de ARV da mucosa retal é mais de 10 vezes superior à da mucosa cervicovaginal, necessitando de alta adesão para garantir efeito protetor à infecção pelo HIV, o que justifica a menor eficácia encontrada nos ensaios clínicos.

O esquema diário de PrEP é feito com um comprimido combinado de TDF 300 mg e FTC 200 mg uma vez ao dia, sendo recomendada dose de ataque de

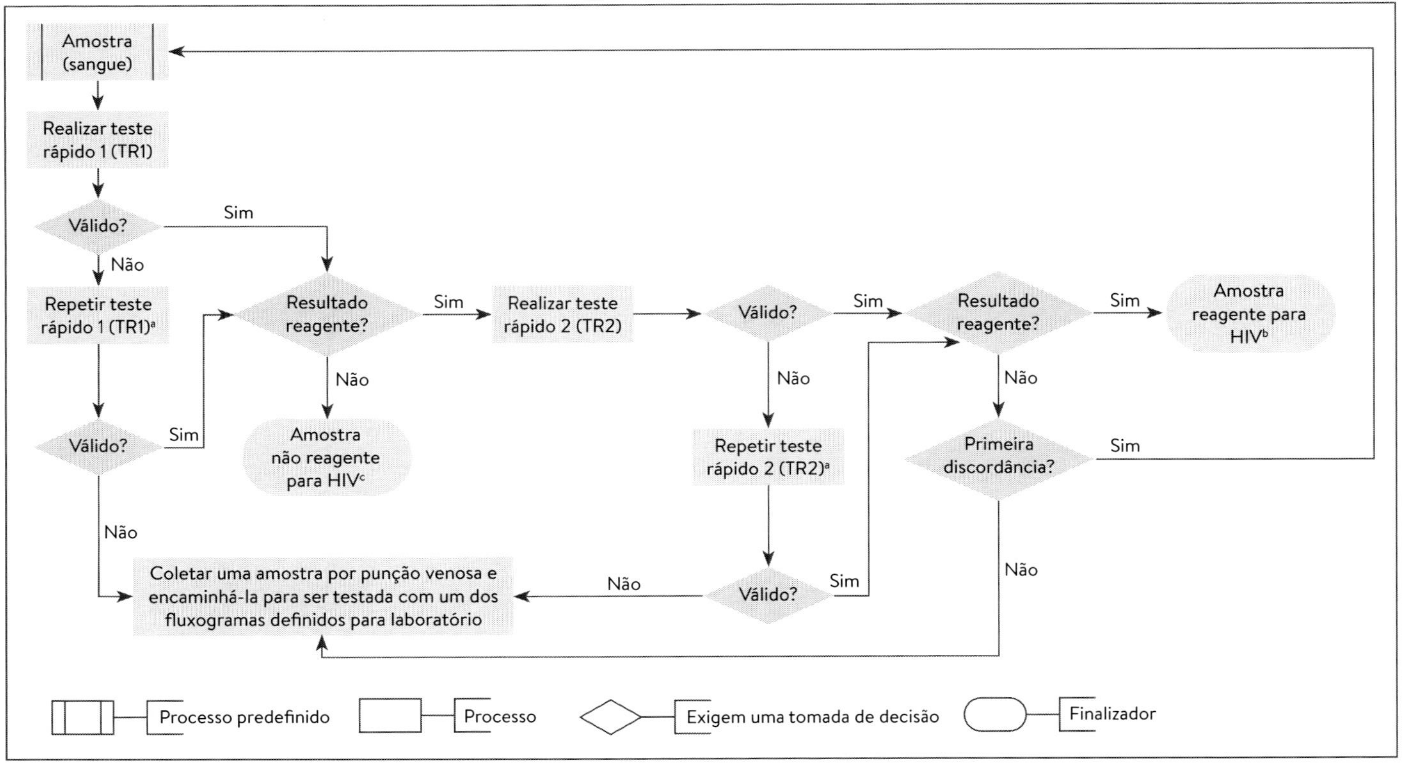

Figura 3 Fluxograma diagnóstico de HIV por teste rápido.

a: Utilizar um conjunto diagnóstico do mesmo fabricante, preferencialmente de lote de fabricação diferente. b: Encaminhar o paciente para realizar o teste de Quantificação de Carga Viral (RNA HIV-1). c: Em caso de suspeita de infecção pelo HIV, uma nova amostra deverá ser coletada 30 dias após a data da coleta desta amostra. Fonte: Ministério da Saúde, 2018[13].

dois comprimidos de TDF/FTC no primeiro dia para garantir nível protetor de ARV mais precocemente. A profilaxia deve ser iniciada após o teste negativo para HIV, idealmente no mesmo dia, podendo ser realizada até sete dias após a testagem.

Por diferenças farmacocinéticas, são necessários 20 dias de uso contínuo da profilaxia (sem perdas de dose) para garantir concentração elevada de ARV na mucosa cervicovaginal, enquanto, após sete dias de TDF/FTC (com pelo menos quatro comprimidos por semana) há garantia de concentração em mucosa anal. Dessa forma, para relações vaginais, é necessário uso de estratégia de prevenção alternativa nos primeiros 20 dias de uso de PrEP. Já para relações anais entre HSH, quando utilizada dose de ataque, há garantia de níveis protetores de antirretrovirais em mucosa anal desde o primeiro dia, desde que tomados pelo menos duas horas antes da relação sexual e mantido uso regular subsequente.

Os eventos adversos associados ao TDF/FTC são raros e quando presentes, em geral, são associados ao TDF. O tenofovir desoproxila é um inibidor da transcriptase reversa análogo de nucleotídeo, com potencial nefrotoxicidade (em especial por acometimento tubular) e redução da densidade mineral óssea. Apesar da incidência de eventos adversos não ter sido diferente entre os usuários de PrEP e placebo nos ensaios clínicos, é recomendada sua avaliação tanto no início da profilaxia como no decorrer do acompanhamento. Por isso a avaliação da função renal é feita para todos os indivíduos candidatos à PrEP por meio do cálculo de *clearance* de creatinina (ClCr). Dada sua potencial toxicidade renal, a PrEP não está indicada para os que apresentam ClCr abaixo de 60 mL/min. Em relação ao risco de diminuição de massa óssea, não há evidência de aumento da incidência de fraturas patológicas em usuários de PrEP, sem indicação rotineira de densitometria óssea em indivíduos em uso da profilaxia. Entretanto, caso haja histórico de fratura óssea patológica ou fatores de risco para osteoporose, são recomendados avaliação e acompanhamento médico específico, sem contraindicação ao início da PrEP. Em geral, os potenciais eventos adversos do TDF/FTC são reversíveis com a interrupção do medicamento.

A combinação TDF/FTC tem poucas interações medicamentosas, podendo ser utilizada com segurança com contraceptivos e repositores hormonais. O uso de álcool, maconha e cocaína não interagem com TDF/FTC, assim como as drogas usadas em contexto de chemsex, como *poppers*, ácido gama-hidroxibutírico (GHB) e metanfetaminas. As medicações de amplo uso na psiquiatria também têm pouca interação com o esquema de PrEP oral, como ilustrado na Tabela 1.

Esquema oral sob demanda: TDF e FTC (2+1+1)

A estratégia de PrEP sob demanda surgiu em uma tentativa de aumentar a adesão ao método de prevenção de HIV, em especial, para aqueles com menor

Tabela 1 Interações medicamentosas tenofovir desoproxila e estricitabina (TDF/FTC)

Medicamento	Interação	Recomendação
Bupropiona	Sem interação	
Carbamazepina	Sem interação	
Citalopram	Sem interação	
Desvenlafaxina	Sem interação	
Escitalopram	Sem interação	
Fenitoína	Sem interação	
Fenobarbital	Sem interação	
Fluoxetina	Sem interação	
Haloperidol	Sem interação	
Carbonato de lítio	Pouca interação	Evitar ou vigiar função renal
Mirtazapina	Sem interação	
Olanzapina	Sem interação	
Oxcarbazepina	Sem interação	
Paroxetina	Sem interação	
Quetiapina	Sem interação	
Risperidona	Sem interação	
Sertralina	Sem interação	
Topiramato	Pouca interação	Evitar ou vigiar função renal
Valproato	Sem interação	
Venlafaxina	Sem interação	

Fonte: adaptada de HIV Drug Interactions.

frequência de atividade sexual. O esquema de PrEP sob demanda consiste na administração de dois comprimidos TDF 300 mg e FTC 200 mg antes da exposição sexual – entre 2 e 24 horas – um comprimido 24 horas após e um comprimido 48 horas após a primeira dose de ARV, conforme o esquema ilustrado na Figura 4. É uma estratégia de profilaxia recomendada pela OMS apenas para HSH, dada a ausência de dados na literatura para seu uso em mulheres transgêneros, mulheres cisgênero, homens transgêneros, homens que fazem sexo com mulheres e indivíduos com infecção crônica por hepatite B.

Tanto o estudo IPERGAY quanto o Prevenir avaliaram a estratégia de PrEP sob demanda em homens homossexuais e HSH. O primeiro avaliou o TDF/FTC sob demanda em comparação a placebo, com redução de 86% no risco de infecção pelo HIV em sua fase cega e 97% na fase aberta do estudo. Já o estudo Prevenir comparou a incidência de HIV em usuários de TDF/FTC diário e

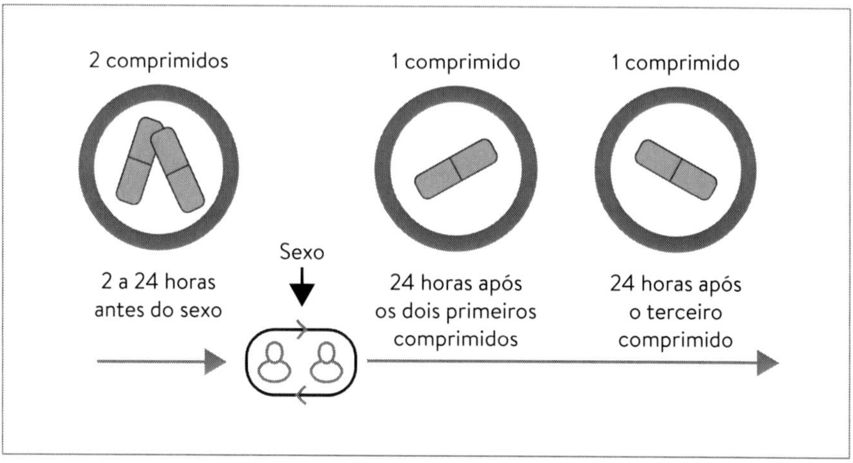

Figura 4 Esquema da posologia de tenofovir desoproxila/entricitabina (TDF/FTC) sob demanda.

Fonte: Organização Mundial de Saúde, 2019.

sob demanda, sem diferença entre os dois grupos. Nos casos de soroconversão relatados no grupo de intervenção, a PrEP tinha sido interrompida.

Para homens que fazem sexo com homens, tanto TDF/FTC diário como sob demanda são opções eficazes e seguras, sendo a escolha entre as modalidades baseada no que melhor se adapta ao estilo de vida individual, em especial, no que tange à frequência de relações sexuais e sua previsibilidade. A PrEP sob demanda é uma alternativa para os que têm menos de duas relações por semana e são capazes de planejar o sexo com pelo menos duas horas de antecedência. Em contrapartida, os que têm relações mais frequentes ou imprevisíveis, a PrEP diária é uma opção mais adequada.

Esquema intramuscular: CAB

O cabotegravir injetável é uma alternativa de profilaxia pré-exposição ao HIV recomendado pela OMS desde julho de 2022, com a vantagem de ser um esquema de longa duração, com aplicações bimestrais. O cabotegravir injetável de ação prolongada é um inibidor de integrase administrado na dose de 600 mg via intramuscular, com quatro semanas de intervalo entre as duas primeiras doses e, posteriormente, a cada oito semanas.

Os estudos de aprovação da droga HPTN 083 e HPTN 084 avaliaram a redução do risco de infecção pelo HIV do CAB quando comparado ao TDF/FTC, tendo incluído, respectivamente, HSH e mulheres transexuais e mulheres cis gênero e homens trans (este último com baixa representatividade). Houve 79% de redução de risco de aquisição de HIV entre os que receberam cabotegravir injetável em relação aos que usaram PrEP oral. O esquema TDF/FTC é altamente eficaz quando utilizado com boa adesão, entretanto, muitas pessoas têm dificuldade em utilizar esquema oral diário de forma consistente, justificando o menor risco de infecção pelo HIV nos que utilizaram o CAB. No HPTN 084, a estimativa de adesão ao esquema diário por coleta aleatória de nível sérico de ARV em 405 pacientes mostrou que apenas 18% dos pacientes tinham concentrações de ARV compatíveis com pelo menos quatro doses por semana em relação ao mês anterior. Enquanto a adesão ao método injetável foi elevada em ambos os estudos, de 93% no HPTN 04 e 92% no HPTN 03.

Apesar de melhor adesão, o intervalo entre as aplicações do cabotegravir deve ser respeitado, com flexibilidade de até uma semana antes ou uma depois da data agendada. Pela longa meia-vida do cabotegravir, quando o indivíduo descontinua ou atrasa a tomada do CAB, as concentrações do ARV diminuem lentamente, sem garantia de proteção ao HIV. Caso a infecção pelo vírus no contexto de subdose de ARV, há risco de seleção de resistência aos inibidores de integrase, com possível prejuízo ao esquema preferencial com DTG.

O esquema de cabotegravir injetável é recomendado para adultos acima de 18 anos com risco aumentado para infecção pelo HIV, seja HSH, mulheres cisgênero, mulheres transgênero ou homens transgênero. É um esquema com alta tolerabilidade, sendo os principais eventos adversos relacionados à aplicação intramuscular da droga, como dor local, endurecimento no sítio de aplicação e inchaço. Não há toxicidade renal, podendo ser utilizada sem necessidade de ajuste para indivíduos com *clearance* de creatinina acima de 15 mL/min. Em contrapartida, o cabotegravir pode ser hepatotóxico, justificando o monitoramento de transaminases antes e durante o uso de CAB e sua descontinuação, caso confirmada. Dessa forma, o CAB não deve ser recomendado para pessoas com doença hepática avançada ou hepatite viral aguda. Em casos de coinfecção por hepatites B ou C, devem ser consideradas outras opções de profilaxia visto que os dados clínicos são limitados, além de não apresentar atividade contra o vírus da hepatite B (preferência ao TDF).

O CAB possui poucas interações medicamentosas, sem interação relevante com contraceptivos e repositores hormonais, assim como com drogas recreativas e comumente utilizadas em chemsex. As medicações de uso psiquiátrico também podem ser utilizadas com segurança com o esquema injetável de cabotegravir, com exceção de anticonvulsivantes como carbamazepina, oxcarbazepina, fenitoína e fenobarbital que reduzem os níveis de CAB, como ilustrado na Tabela 2.

Tabela 2 Interações medicamentosas do cabotegravir

Medicamento	Interação	Recomendação
Bupropiona	Sem interação	
Carbamazepina	Com interação	Não coadministrar por redução o CAB
Carbonato de lítio	Sem interação	
Citalopram	Sem interação	
Desvenlafaxina	Sem interação	
Escitalopram	Sem interação	
Fenitoína	Com interação	Não coadministrar por redução o CAB
Fenobarbital	Com interação	Não coadministrar por redução o CAB
Fluoxetina	Sem interação	
Haloperidol	Sem interação	
Lamotrigina	Sem interação	
Levetiracetam	Sem interação	
Mirtazapina	Sem interação	
Olanzapina	Sem interação	
Oxcarbazepina	Com interação	Não coadministrar por redução o CAB
Paroxetina	Sem interação	
Quetiapina	Sem interação	
Risperidona	Sem interação	
Sertralina	Sem interação	
Topiramato	Sem interação	
Valproato	Sem interação	
Venlafaxina	Sem interação	

Fonte: adaptada de HIV Drug Interactions.

Esquema anel vaginal: DPV

O anel vaginal contendo dapivirina é uma estratégia adicional recomendada pela OMS para mulheres com risco substancial de infecção pelo HIV (incidência de HIV > 3 por 100 pessoas-anos). A profilaxia é administrada por anel vaginal feito de silicone contendo 25 mg de dapivirina, um novo inibidor da transcriptase reversa não análogo de nucleosídeo, que é liberado lentamente ao longo de 4 semanas. O anel deve ser usado continuamente por 28 dias, devendo ser substituído por um novo após esse período.

Dois ensaios clínicos randomizados, o *Ring Study* e ASPIRE, avaliaram a eficácia do anel vaginal de dapivirina na redução de infecção pelo HIV, com resultados próximos a 30%. Já os estudos abertos, DREAM e HOPE, mostraram maior eficácia, com redução de 62% na transmissão do HIV, associada à maior adesão e à maior retenção das usuárias da profilaxia.

Dada a ação local da dapivirina com baixa absorção sistêmica, o uso do anel vaginal não possui eventos adversos relevantes. Como é bem tolerado, apesar de sua moderada redução no risco de infecção pelo HIV, o uso do anel de dapivirina pode ser parte da estratégia de prevenção combinada em mulheres que não querem ou não podem utilizar outra modalidade de PrEP. Ainda que a prevalência de TCSC no sexo feminino seja menor na literatura, é de extrema importância a indicação de profilaxia nessa população, considerando suas particularidades e modalidades disponíveis – seja TDF/FTC oral (alta adesão), cabotegravir injetável ou anel vaginal com dapivirina.

Acompanhamento

O acompanhamento do usuário de PrEP deve ser realizado com consultas trimestrais, exceto a avaliação inicial que é recomendada após 30 dias para verificar adesão e eventos adversos. A adesão deve ser regularmente abordada, visto que é fundamental para que a profilaxia seja efetiva. A testagem para HIV, seja por sorologia seja por teste rápido, deve ser realizada em todas as consultas para identificar precocemente soroconversão e possibilitar início de terapia antirretroviral.

Indivíduos elegíveis para PrEP apresentam maior risco para outras IST, visto que compartilham da mesma via de transmissão do HIV. Dessa forma, é necessário não só orientar sobre o uso de preservativos, como também sobre a higienização das mãos, da genitália, do períneo e da região anal, antes e depois das relações sexuais; limpeza de vibradores, *plugs* anais e vaginais e uso de luvas de látex para dedilhado ou *fisting*. O diagnóstico e o tratamento precoces das infecções sexualmente transmissíveis também é essencial como estratégia de prevenção, pois além de quebrar a cadeia de transmissão das IST também reduz o risco de infecção pelo HIV.

A testagem para sífilis, hepatite C e pesquisa de clamídia e gonococo deve ser periódica, as primeiras a cada 3 meses e a última a cada 6 meses ou na presença de sintomas. O teste de hepatite B (HBsAg, anti-HBs e anti-HBc – total e IgM) também está indicado não só para o diagnóstico de hepatite B crônica e asseguração do referenciamento pertinente, como também garantia da vacinação dos suscetíveis. Da mesma forma, a sorologia de hepatite A deve ser feita na consulta inicial para avaliar a indicação da vacina, em caso de suscetibilidade.

Compensação de risco

Desde a incorporação da PrEP como estratégia de prevenção ao HIV, questionamentos surgiram sobre uma possível compensação de risco pela desinibição de comportamento de maior vulnerabilidade a infecções sexualmente transmissíveis pela redução da percepção de risco. Apesar de possível efeito negativo da profilaxia sobre uso de métodos de barreira e número de parcerias sexuais, com consequente aumento de IST, os ensaios clínicos não demonstraram diferença de incidência de IST entre os usuários de PrEP e o grupo placebo. Estudos abertos e observacionais posteriores foram controversos em relação ao aumento de incidência de IST. Uma metanálise recente associou o uso de profilaxia pré-exposição com aumento significativo na clamídia retal e tendência de aumento de qualquer IST, sem diferença estatística.

Estudo longitudinal australiano avaliou a incidência de IST antes e após uso de TDF/FTC diário, com aumento significativo de infecções sexualmente transmissíveis, em especial clamídia e gonorreia retal, mesmo após ajuste de frequência de testagem. Entretanto, a vulnerabilidade para IST não é homogênea entre os usuários de PrEP, no mesmo estudo, uma parcela de 25% dos pacientes foram responsáveis por cerca de 75% das IST. O risco de IST foi associado a maior número de parcerias, prática de sexo grupal e diagnóstico prévio de infecção sexualmente transmissível. A adesão ao método de barreira não foi associada ao aumento de incidência de IST.

A profilaxia pré-exposição é uma estratégia segura e eficaz para prevenção do HIV. A compensação de risco pode ocorrer em parte dos usuários de PrEP e impactar na incidência de infecções sexualmente transmissíveis bacterianas, porém, não invalida a PrEP como importante método de prevenção. É fundamental para a equipe multidisciplinar explorar os fatores de risco para aquisição de novas infecções sexualmente transmissíveis a fim de gerenciar as vulnerabilidades e garantir diagnóstico e tratamento oportuno dessas infecções.

Profilaxia pós-exposição ao HIV

A profilaxia pós-exposição ao HIV (PEP), disponível no Brasil desde 2010, consiste no uso de antirretrovirais após situação de risco de infecção pelo HIV, a fim de reduzir as chances de ocorrência dessa infecção. É uma estratégia emergencial e deve ser iniciada o mais precocemente possível, no máximo até 72 horas após a exposição.

A indicação da PEP deve ser feita de acordo com o risco de exposição ao material biológico. Relações sexuais desprotegidas, sejam consentidas sejam em situações de violência sexual, sempre são consideradas exposição de risco para infecção pelo HIV. Diante de uma exposição, o indivíduo deve ser avaliado quanto ao seu *status* sorológico por meio de testes rápidos. Caso a amostra seja não reagente, a pessoa exposta é suscetível ao HIV, e a PEP está indicada. Se a amostra for reagente, a infecção ocorreu antes da exposição, e o indivíduo deverá ser encaminhado para acompanhamento e início da terapia antirretroviral. A avaliação da pessoa-fonte pode auxiliar na decisão de início de PEP, porém, é infrequente a possibilidade de testagem da fonte de exposição. Se a fonte for desconhecida ou sabidamente infectada pelo HIV, a PEP deve ser realizada. Em contrapartida, se o teste rápido for negativo, a PEP não está indicada, entretanto, pode ser considerada caso a pessoa-fonte tenha história de exposição de risco nos últimos 30 dias, por causa da janela imunológica. A Figura 5 ilustra o fluxograma de indicação da PEP ao HIV, considerando exposição de risco ao HIV.

O esquema ARV indicado para PEP em adultos é de 1 comprimido coformulado de tenofovir/lamivudina (TDF/3TC) 300 mg/300 mg e 1 comprimido de dolutegravir (DTG) 50 mg ao dia, por 28 dias. O mesmo esquema é indicado para mulheres em idade fértil e gestantes, independentemente da idade gestacional. A dose de DTG é otimizada para 50 mg a cada 12 horas para indivíduos em uso

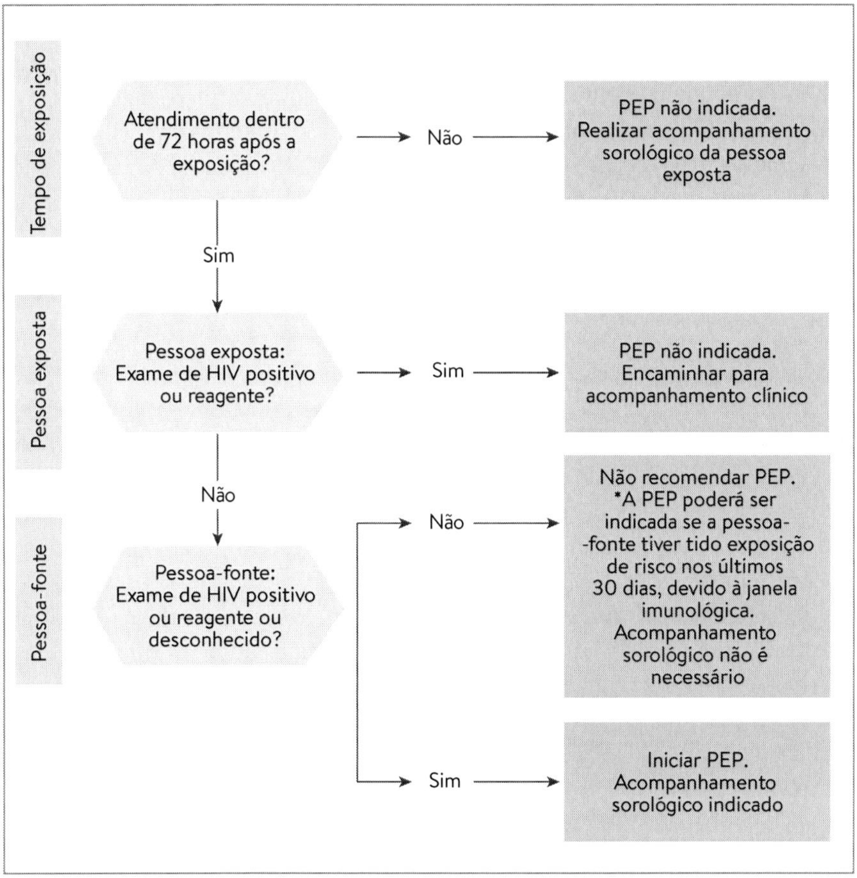

Figura 5 Fluxograma de indicação de profilaxia pós-exposição (PEP) ao HIV.
Fonte: Ministério da Saúde, 2021.

de rifampicina, carbamazepina, fenitoína ou fenobarbital, por interação com o inibidor de integrase. Em caso de fonte multiexperimentada, é recomendada a avaliação do histórico de ARV utilizado e de exames de genotipagem recentes a fim de adequar o esquema de PEP a depender da presença de cepas resistentes. Entretanto, a PEP não deve ser atrasada na ausência de médico infectologista, sendo recomendado início do esquema preferencial e posterior reavaliação.

A adesão ao esquema de PEP é fundamental para o sucesso da profilaxia, sendo recomendada a dispensação completa do esquema de 28 dias. O esquema preferencial costuma ser bem tolerado, com eventos adversos pouco frequentes, leves e autolimitados, como efeitos gastrointestinais e cefaleia. Caso o indivíduo exposto apresente intolerância ao esquema de PEP, poderá ser reavaliado para adequação do esquema terapêutico ou prescrição de sintomáticos.

A pessoa exposta deverá ser orientada quanto à necessidade de uso de preservativos nas relações sexuais, prevenção de gestação e interrupção temporária da amamentação no caso das lactantes até definição diagnóstica. Todas as pessoas potencialmente expostas ao HIV deverão repetir a testagem em 4 a 6 semanas e 12 semanas após a exposição para avaliar soroconversão. Após o exame de controle de 12 semanas com resultado não reagente para HIV, não são mais necessárias as precauções anteriormente instituídas, viabilizando o retorno à amamentação.

CONSIDERAÇÕES FINAIS

Nas últimas décadas, a evolução dos métodos de prevenção, diagnóstico e tratamento das IST contribuíram para melhor enfrentamento e controle dessas doenças. A compreensão de grupos de vulnerabilidade para aquisição dessas infecções pelas equipes de saúde favorece sua visibilidade e fortalece a instituição dos diversos métodos de prevenção, já disponíveis a todos os indivíduos de maior risco. Neste contexto, os pacientes com TCSC devem ser reconhecidos, a depender de suas práticas sexuais, como de alta exposição às IST e ao HIV e, dessa forma, incluídos na abordagem de prevenção, testagem e tratamento dessas infecções pelos clínicos, infectologistas, psiquiatras e equipe multidisciplinar. A orientação quanto à disponibilidade de serviços de acolhimento, testagem e manejo de IST/HIV é essencial para ampliar o acesso desse grupo de risco e garantir a quebra da cadeia de transmissão do HIV e outras infecções.

SITES DE INTERESSE

- Serviços no Brasil que oferecem PEP: http://antigo.aids.gov.br/pep_onde/
- Serviços no Brasil que oferecem PrEP: http://antigo.aids.gov.br/pt-br/acesso_a_informacao/servicos-de-saude/prep
- Centros de testagem e aconselhamento de HIV no Brasil: http://cnes2.datasus.gov.br/Mod_Ind_Especialidades_Listar.asp?VTipo=106&VListar=1&VEstado=00&VMun=00&VComp=00&VTerc=00&VServico=106&VClassificacao=001&VAmbu=&VAmbuSUS=&VHosp=&VHospSus=

REFERÊNCIAS

1. Noret M, Balavoine S, Pintado C, Siguier M, Brun A, Bauer R, et al. Daily or on-demand oral tenofovir disoproxil fumarate/emtricitabine for HIV pre-exposure prophylaxis: experience from a hospital-based clinic in France. AIDS. 2018;32(15):2161-9.
2. Cottrell ML, Yang KH, Prince HMA, Sykes C, White N, Malone S, et al. A translational pharmacology approach to predicting outcomes of preexposure prophylaxis against HIV in men and women using tenofovir disoproxil fumarate with or without emtricitabine. J Infect Dis. 2016;214(1):55-64.
3. McCormack S, Dunn DT, Desai M, Dolling DI, Gafos M, Gilson R, et al. Pre-exposure prophylaxis to prevent the acquisition of HIV-1 infection (PROUD): effectiveness results from the pilot phase of a pragmatic open-label randomised trial. Lancet. 2016;387(10013):53-60.
4. Patterson KB, Prince HA, Kraft E, Jenkins AJ, Shaheen NJ, Rooney JF, et al. Penetration of tenofovir and emtricitabine in mucosal tissues: implications for prevention of HIV-1 transmission. Sci Transl Med. 2011;3(112):112re4.
5. Thigpen MC, Kebaabetswe PM, Paxton LA, Smith DK, Rose CE, Segolodi TM, et al. Antiretroviral preexposure prophylaxis for heterosexual HIV transmission in Botswana. N Engl J Med. 2012;367(5):423-34.
6. Grant RM, Lama JR, Anderson PL, McMahan V, Liu AY, Vargas L, et al. Preexposure chemoprophylaxis for HIV prevention in men who have sex with men. N Engl J Med. 2010;363(27):2587-99.
7. Thurman AR, Schwartz JL, Cottrell ML, Brache V, Chen BA, et al. Safety and pharmacokinetics of a tenofovir alafenamide fumarate-emtricitabine based oral antiretroviral regimen for prevention of HIV acquisition in women: a randomized controlled trial. EClinicalMedicine 2021;36:100893.
8. World Health Organization. What's the 2+1+1? Event-driven oral pre-exposure prophylaxis to prevent HIV for men who have sex with men: Update to WHO's recommendation on oral PrEP. Geneva: World Health Organization; 2019.
9. World Health Organization. Guidelines on long-acting injectable cabotegravir for HIV prevention. Geneva: World Health Organization; 2022.
10. Ministério da Saúde. Protocolo clínico e diretrizes terapêuticas para profilaxia pré-exposição (PrEP) de Risco à Infecção pelo HIV. Brasília: Ministério da Saúde; 2022.
11. Ministério da Saúde. Protocolo clínico e diretrizes terapêuticas para profilaxia pós-exposição (PEP) de risco à infecção pelo HIV, IST e hepatites virais. Brasília: Ministério da Saúde; 2021.
12. Ministério da Saúde. protocolo clínico e diretrizes terapêuticas para manejo da infecção pelo HIV em Adultos. Brasília: Ministério da Saúde; 2018.

13. Ministério da Saúde. Manual técnico para o diagnóstico da infecção pelo HIV em adultos e crianças, 4.ed. Brasília: Ministério da Saúde; 2018.
14. Molina J-M, Capitant C, Spire B, Pialoaux G, Cotte L, Charreau I, et al. On-demand preexposure prophylaxis in men at high risk for HIV-1 infection. N Engl J Med. 2015;373(23):2237-46.
15. Baeten JM, Donnell D, Ndase P, Mugo NR, Campbell JD, Wangisi J, et al. Antiretroviral prophylaxis for HIV prevention in heterosexual men and women. N Engl J Med. 2012;367(5):399-410.
16. World Health Organization. Guidelines: updated recommendations on HIV prevention, infant diagnosis, antiretroviral initiation and monitoring. Geneva: World Health Organization; 2021.
17. Delany-Moretlwe S, Hughes JP, Bock P, Ouma SG, Hunidzarira P, Kalonji D, et al. Cabotegravir for the prevention of HIV-1 in women: results from HPTN 084, a phase 3, randomised clinical trial. Lancet. 2022;399:1779-89.
18. Landovitz RJ, Donnell D, Clement ME, Hanscom B, Cottle L, Coelho L, et al. Cabotegravir for HIV prevention in cisgender men and transgender women. N Engl J Med. 2021;385:595- 608.
19. Baeten JM, Palanee-Phillips T, Brown ER, Schwartz K, Soto-Torres LE, Govender V, et al. Use of a vaginal ring containing dapivirine for HIV-1 prevention in women. N Engl J Med. 2016;375:2121-32.
20. Nel A, van Niekerk N, Van Baelen B, Malherbe M, Mans W, Carter A, et al. Safety, adherence, and HIV-1 seroconversion among women using the dapivirine vaginal ring (DREAM): an open-label, extension study. Lancet HIV. 2021;8(2):e77-86.
21. Baeten JM, Palanee-Phillips T, Mgodi NM, Mayo AJ, Szydlo DW, Ramjee G, et al. Safety, uptake, and use of a dapivirine vaginal ring for HIV-1 prevention in African women (HOPE): an open-label, extension study. Lancet HIV. 2021;8(2):e87-95.
22. Brown E, Hendrix C, van der Straten A, Kiweewa F, Mgodi N, Palanee Philips T, et al. Greater dapivirine release from the dapivirine vaginal ring is correlated with lower risk of HIV-1 acquisition: a secondary analysis from a randomized, placebo-controlled trial. J Int AIDS Soc. 2020;23:e25634.
23. Nel A, Bekker L-G, Bukusi E, Hellström E, Kotze P, Louw C et al. Safety, acceptability and adherence of dapivirine vaginal ring in a microbicide clinical trial conducted in multiple countries in sub-Saharan Africa. PLoS ONE. 2016;11:e0147743.
24. Landovitz RJ, Donnell D, Clement ME, Hanscom B, Cottle L, Coelho L, et al. Cabotegravir for HIV prevention in cisgender men and transgender women. N Engl J Med. 2021;385(7):595-608.
25. Traeger MW, Schroeder SE, Wright EJ, Hellard ME, Cornelisse VJ, Doyle JS, et al. Effects of pre-exposure prophylaxis for the prevention of human immunodeficiency virus infection on sexual risk behavior in men who have sex with men: a systematic review and meta-analysis. Clin Infect Dis. 2018;67(5):676-86.
26. Traeger MW, Cornelisse VJ, Asselin J, Price B, Roth NJ, Willcox J, et al. Association of HIV preexposure prophylaxis with incidence of sexually transmitted infections among individuals at high risk of HIV infection. JAMA. 2019;321(14):1380-90.
27. Amaral MLS, Abdo CHN, Tavares H, Scanavino MT. Personality among sexually compulsive men who practice intentional unsafe sex in São Paulo, Brazil. J Sex Med. 2015;12(2):557-66.
28. Scanavino MDT, Ventuneac A, Abdo CHN, Tavares H, Amaral MLS, Messina B, et al. Sexual compulsivity, anxiety, depression, and sexual risk behavior among treatment-seeking men in São Paulo, Brazil. Rev Bras Psiquiatr. 2018;40(4):424-31.
29. Scanavino MT, Ventuneac A, Rendina HJ, Abdo CHN, Tavares H, Amaral MLS, et al. Sexual compulsivity scale, compulsive sexual behavior inventory, and hypersexual disorder screening inventory: translation, adaptation, and validation for use in brazil. Arch Sex Behav. 2016;45(1):207-17.
30. Dodge B, Reece M, Herbenick D, Fisher C, Satinsky S, Stupiansky N. Relations between sexually transmitted infection diagnosis and sexual compulsivity in a community-based sample of men who have sex with men. Sex Transm Infect. 2008;84(4):324-7.

29
HIV e disfunções sexuais

Marco de Tubino Scanavino

INTRODUÇÃO

Embora os indivíduos soropositivos tenham mantido um papel central na manutenção da epidemia, somente a partir da 12ª Conferência Mundial de Aids, realizada em Genebra em 1998, a sexualidade das pessoas vivendo com HIV/ aids recebeu atenção mais sistemática[1]. Após receber o diagnóstico, é comum que as pessoas se envolvam em um estado de humor negativo e diminuam a frequência da atividade sexual e aqueles que permanecem com práticas sexuais provavelmente o fazem sem proteção adequada[2]. A adesão a práticas de sexo seguro após o diagnóstico de infecção pelo HIV pode ter um impacto negativo no funcionamento sexual da maioria dos sujeitos[3]. Os indivíduos que têm parceria são significativamente mais propensos a manter a atividade sexual do que aqueles sem[4]. Nos profissionais, o funcionamento sexual é muitas vezes negligenciado entre os cuidados de pacientes HIV positivos. Geralmente, informações sobre a relação entre fatores hormonais, fatores psicológicos, efeitos de drogas, estágio da doença e funcionamento sexual não são faladas por profissionais de saúde[3]. Além disso, deve-se considerar que os indivíduos que adquirem o HIV por meio de transfusões sexuais ou parenterais (excluindo transfusões de sangue) já fazem parte de uma população com maior risco de disfunção sexual, pois muitos fatores de risco para o HIV também são para a ocorrência de disfunção sexual, como conflitos com a orientação ou identidade sexual, depressão e problemas psicológicos relacionados à autoimagem[5].

Vários fatores podem modificar a resposta sexual. Começando na juventude, as disfunções sexuais são altamente prevalentes em todas as faixas etárias. Os sintomas da disfunção sexual incluem disfunção erétil, perda de libido, ejaculação precoce ou retardada, distúrbios orgásmicos, dificuldades de excitação e dispareunia, entre outros[6].

O CICLO DA RESPOSTA SEXUAL

Foi desenvolvido pelo casal Masters e Johnson[7]. Eles estudaram cerca de trezentos casais que se engajaram no relacionamento sexual em um laboratório de pesquisa. Identificaram as fases de excitação, orgasmo, platô e resolução. Alguns anos depois a Associação Psiquiátrica Americana incluiu também a fase do desejo, que havia sido proposta pela Helen Kaplan[8].

O desejo pode ser eliciado pelos órgãos dos sentidos. O estímulo sensorial (tátil, visual, auditiva, olfativa e gustativa), via sistema nervoso, conduz os estímulos até o cérebro, no centro sexual localizado no sistema límbico. Uma ordem motora é desencadeada pelo sistema nervoso parassimpático para desenvolver a resposta sexual nos órgãos pélvicos de aumento do fluxo sanguíneo na região genital[8]. O parassimpático faz parte do sistema nervoso autônomo. Portanto, não é diretamente dependente do controle.

Existem diferenças entre os diversos estímulos. O estímulo tátil é um estímulo muito forte. Por isso muitas pessoas utilizam o toque e a masturbação como forma de iniciar a resposta sexual. No visual, os estudos mostram que os homens respondem bastante ao estímulo visual.

E não vamos esquecer as fantasias sexuais, a cognição, que é um fator forte de início de resposta sexual. Lembrando que parte dos compulsivos sexuais tem esse aspecto bastante aumentado. Fantasia muito, o que propicia a prontidão para resposta sexual. A fase de excitação, após o desejo ter aparecido, ocorre então por via nervosa, o envio de sinais nervosos através dos nervos.

Além do centro sexual na área límbica, tem um outro centro sexual no sistema nervoso parassimpático entre S2 e S4. O parassimpático comanda a vasodilatação. O processo passa pelo centro de S2 e S4, continua até a região pélvica, no sistema intersticial masculino, ocorre então maior produção de acetilcolina, com a liberação de óxido nítrico. Por sua vez, aumenta o cálcio intracelular, levando à contratura da camada muscular do vaso, permitindo maior fluxo sanguíneo e culminando com a ereção. Na mulher o processo resulta no aumento dos órgãos sexuais e com a lubrificação vaginal. A fase do orgasmo é a resultante da excitação máxima. Geralmente está associado à ejaculação masculina; e nas mulheres, contrações musculares crônicas, vaginais e perineais, que são mais ou menos perceptíveis.

O orgasmo é um processo mediado pelo nervo pudendo, e a sensação de prazer é uma sensação realizada pela interpretação de todos esses processos no córtex sensorial. Que processos? A contratura da musculatura lisa dos órgãos sexuais acessórios, o aumento e a liberação da pressão na uretra posterior, a contração do bulbo uretral e perineal dentro da musculatura do assoalho pélvico, a sensação de inevitabilidade ejaculatória, a emissão e a ejaculação propriamente dita. Todos esses fenômenos acabam sendo mediados pelo nervo pudendo, o qual leva essa informação, e é no córtex sensorial que ocorre a percepção, levando a uma sensação de prazer, como reflexo desses fenômenos que ocorreram.

A fase de resolução é aquela fase na qual as pessoas geralmente estão satisfeitas, e se sentem bem, com plenitude, ou nirvana, esse fenômeno é mediado pela liberação de substâncias endógenas, os opioides endógenos chamados endorfinas.

Nesse ponto existe diferença entre homens e mulheres: os homens apresentam o período refratário, e as mulheres, não. As mulheres permanecem mais potencialmente excitáveis, mesmo após o orgasmo. Para o homem, a possibilidade de voltar a se excitar, mesmo que estimulado, declina fortemente logo após o orgasmo. O tempo de recuperação para se engajar em nova resposta sexual é variável de homem para homem.

No final da década de 1990, uma pesquisadora canadense chamada Basson[9] propôs que a resposta sexual feminina não era compatível com esse ciclo de resposta de Masters e Johnson[7]. Então ela definiu o ciclo de resposta sexual feminino como um ciclo circular, com pressupostos diferentes. Primeiro pressuposto, não ter desejo sexual *a priori* é normal no ciclo de Basson, basta ter atitude e "boa vontade para torna-se receptiva" quando estimuladas no contexto apropriado. Qual é o contexto apropriado? É o contexto apropriado para aquela mulher, geralmente envolvendo afetividade e confiança. Nesse contexto, ela aceita se engajar na relação, em vez de refutá-la, o que permite a continuidade de um processo biológico interno que a maior parte das vezes ainda não é perceptível pela mulher. Vários estudos demonstraram que mulheres expostas a imagens de parceiros ou parceiras atraentes apresentam aumento do fluxo sanguíneo na região genital, porém não se percebem excitadas. A percepção de estar desejante ocorre em um segundo momento, que é esse "desejo subjetivo". Esse "desejo subjetivo" aparece depois no ciclo de Basson.

A continuidade levará à satisfação sexual com ou sem orgasmo, isso também é um outro diferencial do conceito da Basson. A satisfação sexual pode estar em função do encontro sexual, de estar junto, de estar com a outra pessoa de forma mais afetiva, mesmo quando não ocorre o orgasmo. Além disso, existem recompensas não sexuais como intimidade, bem-estar e falta de efeitos negativos da anulação sexual. "Anulação sexual" é o contrário da postura de receptividade para o encontro sexual. Existe diferença entre o percurso de se apropriar da sexualidade entre os homens e as mulheres. Nos homens o processo é mais rápido, por questões anatômicas e culturais. E para a mulher, essa experiência sexual depende muito de confiança e experiências saudáveis com parceiros ou parceiras, o que evitará a anulação sexual[9].

Para o *Manual Diagnóstico e Estatístico de Transtornos Mentais*, 5ª edição, texto revisado (DSM-5-TR)[10], os conceitos fundamentais das principais disfunções sexuais são: transtorno do desejo sexual hipoativo, que é caracterizado pela ausência ou pela diminuição persistente ou recorrente de fantasias sexuais e desejo sexual. Podem causar sofrimento significativo e dificuldades nos relacionamentos; transtorno de aversão sexual envolve uma aversão persistente ou recorrente a qualquer tipo de contato sexual, o que resulta em evitação de atividades sexuais que possam desencadear desconforto ou repulsa intensa; transtorno de excitação sexual feminina refere-se à dificuldade persistente ou recorrente de alcançar ou manter a excitação sexual adequada, caracterizada por diminuição ou ausência de lubrificação vaginal, inchaço dos órgãos genitais ou sensações subjetivas de excitação sexual; transtorno de excitação sexual masculina consiste na dificuldade persistente ou recorrente de alcançar ou manter uma ereção adequada durante a atividade sexual. Pode envolver a incapacidade de atingir a rigidez peniana ou a incapacidade de manter a ereção por tempo suficiente para a relação sexual; transtorno do orgasmo feminino caracteriza-se pela dificuldade persistente ou recorrente de atingir o orgasmo, mesmo após uma fase de excitação sexual adequada e estimulação sexual adequada; transtorno do orgasmo masculino envolve a dificuldade persistente ou recorrente de atingir o orgasmo ou atraso persistente ou ausência de ejaculação, mesmo com estimulação sexual adequada; e transtorno da dor durante a penetração, conhecido anteriormente como vaginismo e dispareunia, envolve a presença de dor genital recorrente ou persistente associada à relação sexual em mulheres. Pode ser causado por espasmos involuntários dos músculos do assoalho pélvico ou por condições físicas específicas[10].

Fatores como falta de habilidade, baixa educação sexual e conflitos psicológicos desempenham papel importante no desenvolvimento da disfunção sexual no início da atividade sexual[6]. Hábitos de vida e condições mórbidas tornam-se importantes fatores de risco para disfunção sexual durante o envelhecimento; esses fatores incluem hipertensão, diabetes, depressão, doenças cardíacas, deficiência de hormônios sexuais, tabagismo, estilo de vida sedentário e dependência de drogas[11]. Fatores socioeconômicos, como escolaridade, emprego e estado civil, também têm sido relacionados a dificuldades sexuais[12].

A terapia antirretroviral altamente ativa (HAART) demonstrou anteriormente fornecer o melhor manejo clínico para pacientes infectados pelo HIV, pois diminui a prevalência de hipogonadismo e doença avançada por HIV, que são as principais causas de disfunção sexual em pessoas infectadas com HIV[13,14]. No entanto, a prevalência de disfunções sexuais nos anos após o surgimento da HAART mostra altas taxas ainda[14]. Neste capítulo, são analisados os fatores etiológicos envolvidos nas disfunções sexuais de pessoas com HIV/aids. Também são descritas as disfunções sexuais mais prevalentes em homens e mulheres. São propostas etapas para a avaliação e o diagnóstico da disfunção sexual em pessoas com HIV/aids. São discutidas as principais estratégias terapêuticas para recuperar a função sexual saudável dessa população. Por fim, são comentados os fatores prognósticos.

EPIDEMIOLOGIA

As prevalências de disfunções sexuais em pacientes com HIV/aids foram revisadas: 49,7% apresentaram disfunção erétil (44,6% entre homens heterossexuais e 56% entre HSH), 16,9% com ejaculação precoce (15,5% entre homens heterossexuais e 18,3% entre HSH), a prevalência de disfunção sexual feminina foi de 27,4%, e 41,5% delas apresentaram diminuição da libido[14]. Existem diferenças sobre as disfunções sexuais mais prevalentes entre homens e mulheres.

As disfunções sexuais femininas mais prevalentes são baixo desejo sexual, disfunção orgásmica e dispareunia[5,15]. Uma maior frequência de inatividade sexual (36%) durante os últimos 12 meses em mulheres com aids foi relatada por um estudo brasileiro[16], que está de acordo com outro estudo de mulheres com HIV/aids, dos quais 28% relataram não ter parceiros sexuais por uma média de 69 meses[17].

Já se sabe que as mulheres com HIV/aids que têm parceiros mantêm mais a atividade sexual do que quem não tem. Mas no estudo brasileiro as mulheres também não mantêm a excitação sexual até o final do sexo, e provavelmente isso pode explicar em parte a inatividade sexual, pois essas mulheres parecem achar o sexo insatisfatório[16].

Nos homens infectados pelo HIV, as disfunções sexuais mais prevalentes são a disfunção erétil e a ejaculação precoce. No Brasil, um estudo de caso-controle aninhado em um estudo populacional transversal com pessoas que relataram aids constatou que mais de 50% dos homens relataram sintomas ejaculatórios, e 33% dos homens que vivem com aids e reportou disfunção erétil[16]. Nesse estudo, 12% dos homens com aids também relataram dispareunia, enquanto nenhum homem sem aids a relatou[16]. A dispareunia masculina não é comumente relatada na literatura, possivelmente porque não é regularmente investigada em estudos sobre a função sexual masculina.

ETIOLOGIA

Existem quatro fatores importantes associados às disfunções sexuais em pacientes com HIV/aids: condições mentais, hormonais, farmacêuticas e outras condições mórbidas.

Fatores mentais

No primeiro momento, a condição de ser soropositivo para o HIV pode causar sentimentos de perda de atratividade sexual e redução do desejo sexual e da satisfação sexual. Além disso, eles podem ser confrontados com a ausência de parceiros sexuais, particularmente quando revelam seu estado sorológico. Além disso, a resposta sexual pode ser prejudicada pelo medo ou pela culpa em vir a contaminar as parcerias[1,3].

Um estudo francês representativo com pacientes ambulatoriais de HIV mostrou associação entre dificuldades sexuais e discriminação por amigos e parceiros, sofrendo de lipodistrofia, sintomas muito perturbadores relacionados ao HIV. Os autores recomendam apoio psicológico para a experiência com HIV para melhorar a vida sexual[18]. Sentimentos de culpa por ter adquirido o HIV na transmissão sexual podem se tornar um fator psicogênico e influenciar negativamente a resposta sexual. Talvez por causa desse ponto, as disfunções sexuais sejam mais prevalentes em homens homossexuais do que em usuários de drogas intravenosas[19]. De fato, homens gays e bissexuais têm maiores taxas de disfunções sexuais[20] ou apenas se queixam mais aos médicos sobre o transtorno por valorizarem mais a função sexual do que outros.

A depressão é um dos fatores mentais mais importantes associados às disfunções sexuais[21]. Um estudo com 300 homens infectados pelo HIV descobriu que a idade avançada e a depressão estavam associadas à disfunção erétil, e a conta atual de CD4 mais alta era protetora[22].

Os fatores mais comuns associados à disfunção sexual feminina são os aspectos psicossociais da infecção pelo HIV e a imagem corporal negativa associada ao uso de medicamentos causadores de lipodistrofia[5,15,23].

Fatores hormonais

O hipogonadismo foi uma das causas mais frequentes de disfunção sexual antes da HAART. Atualmente, os indivíduos infectados pelo HIV podem ter níveis de testosterona mais elevados do que os indivíduos não infectados. Além disso, o estradiol é frequentemente maior em homens (50% deles) em HAART, possivelmente por causa do aumento da conversão periférica dos andrógenos em estrogênios nos tecidos lipídicos[23,24]. Mas o papel do estradiol nas disfunções sexuais do HIV não é claro. A diminuição esperada no sangue dos hormônios gonadotrofinas não foi confirmada[25], e um estudo observou melhora na função sexual, apesar dos níveis sanguíneos mais elevados de estradiol[26]. Por sua vez, um estudo em coelhos encontrou receptores de estrógeno no corpo cavernoso e encontrou alterações fisiopatológicas na função erétil quando os coelhos estão sob ingestão contínua de estrogênio[27]. Outro estudo com homens mais velhos descobriu que o equilíbrio entre testosterona (diminuída) e estradiol (superior) está associado à disfunção erétil[28].

A hiperprolactinemia pode estar associada à disfunção sexual, pois diminui as liberações de gonadotrofina e foi encontrada em parte dos indivíduos com HIV, mas um estudo não encontrou diferença nos níveis de prolactina entre pacientes com e sem dificuldades sexuais[26].

Fatores farmacológicos

A era HAART mostra altas taxas de disfunção sexual, apesar da melhoria das condições de saúde. Relatos anedóticos de estudos sugerem associação entre inibidores de protease e disfunções sexuais, mas alguns estudos encontraram uma espécie de evidência sobre isso. Esses estudos encontraram um possível efeito sobre o receptor de testosterona por inibidores da protease[29,30]. Outras evidências para explicar a disfunção sexual por um efeito da HAART são escassas. Estudos futuros sobre questões farmacológicas podem especificar o papel etiológico dos antirretrovirais para a disfunção sexual.

Tem sido relatada disfunção ejaculatória associada pelo uso de didanosina[5]. A neuropatia é uma possível complicação pelo uso de alguns antirretrovirais e pode ser um fator de disfunção sexual para alguns pacientes[31].

No entanto, os indivíduos infectados pelo HIV usam muitos outros medicamentos que estão associados à diminuição da resposta sexual. Medicamentos como cetoconazol, fluconazol, ganciclovir, megestrol, metadona e cimetidina podem diminuir o nível de testosterona e causar disfunção sexual[3,32]. Anti-hipertensivos, diuréticos, hipolipêmicos, benzodiazepínicos, antidepressivos e antipsicóticos também estão associados a disfuncídeos sexuais[32-35].

Condições comórbidas

Algumas condições mórbidas são comuns em pessoas com HIV e algumas delas são frequentemente associadas à disfunção sexual como hepatopatia, diabetes, hiperlipidemia, hipertensão, doença vascular e dependência de álcool[11].

DIAGNÓSTICO

Quando um paciente vem para receber cuidados sobre a função sexual, ele precisa de tempo e mais de uma reunião com o profissional de saúde para se vincular e revelar seus problemas de vida íntima.

Mas se um paciente procura atendimento médico por outras razões, mas também tem problemas sexuais, dificilmente ele falará espontaneamente. Além disso, a vida sexual é pouco investigada por praticantes, na verdade em ambientes de saúde mental. Ocorre também no contexto clínico do HIV/aids. Em uma pesquisa na Universidade sobre clínicas de HIV, 60% dos médicos não perguntam sobre o funcionamento sexual de mulheres infectadas pelo HIV[23], apesar de as dificuldades sexuais serem muito prevalentes em mulheres com HIV.

Por essa razão, para investigar a função sexual de pessoas com HIV, o primeiro ponto a considerar é uma relação médico-paciente apropriada[36], que é fundamental para investigar os sintomas clínicos e sexuais dos pacientes. É importante uma atitude de mente aberta e livre de julgamentos por parte do profissional.

O diagnóstico de disfunções sexuais segue alguns passos para o diagnóstico: relação médico-paciente consistente, investigação da história clínica e exame físico, investigação da história de vida sexual, avaliação da resposta sexual e verificação dos níveis séricos hormonais.

História clínica e exame físico

A história clínica compreende a avaliação das condições imunológicas, comorbidades e medicamentos. Danos imunológicos graves podem indicar o diagnóstico de aids. A má condição de saúde prejudica a resposta física e sexual. No entanto, o hipogonadismo deve ser investigado. Ao exame físico a ginecomastia e a atrofia testicular podem indicar hipogonadismo[37]. O hipogonadismo é definido como baixos níveis de testosterona (< 300 ng/dL) no início da manhã, com manifestações clínicas associadas, incluindo disfunção sexual, perda de peso e massa muscular, fadiga, humor deprimido e anemia[38].

Já se fala sobre a comorbidade mais frequente e o uso de alguns medicamentos que também influenciam na resposta sexual.

História sexual

A história sexual deve começar a investigar os conceitos sobre sexualidade da família (pai e mãe), seguindo a história sexual do paciente, finalizando com foco em algumas questões específicas de gênero.

Sexualidade na família de origem

Quando a sexualidade é muito reprimida, pode minar a vivência de uma ampla experiência de sexo e amor na adolescência e na vida adulta jovem[39], que são fundamentais para o processo de amadurecimento sexual. O amadurecimento não psicológico e sexual e possíveis conflitos internos influenciam a resposta sexual. Quando alguém vive em uma família disfuncional na infância e tem contato precoce com a experiência erótica (abuso sexual ou ambiente familiar permissivo), pode ser traumático e prejudicar o desenvolvimento da personalidade, pois as crianças experimentam sentimentos de desproteção, insegurança, vergonha ou culpa. Então, essa pessoa pode apresentar problemas sexuais (aversão, impulso excessivo, dificuldades sexuais) mais tarde em sua vida[40].

Sobre a violência sexual sofrida durante a infância e a adolescência, muitos estudos têm relatado sérios efeitos psicológicos e consequências sexuais[41-43]. As vítimas de violência muitas vezes têm alta frequência do transtorno pós-traumático de estresse, depressão, ideação suicida e baixa autoestima[41-43]. Essas questões psicopatológicas são fatores de risco para o HIV/aids na vida adulta, pois os humores negativos promovem práticas sexuais sem o uso de preservativos e, portanto, a exposição ao vírus[41]. Assim, pesquisas documentaram a associação entre abuso sexual na infância e maior frequência de comportamento sexual de risco na vida adulta[40-43]. Ao mesmo tempo, em vários estudos com indivíduos HIV positivos é descrito abuso sexual na infância, cuja frequência varia entre 24 e 76%[44,45-48].

História sexual própria

A própria história sexual é muito importante. As primeiras experiências sexuais com meninos ou meninas, a primeira relação sexual completa, o exercício da masturbação são todos passos significativos no processo de amadurecimento sexual, que compreendem a obtenção de conhecimento sobre seu corpo (zonas erógenas) e dos outros. Quando alguém tem dificuldades sexuais nas primeiras experiências sexuais e não está preparado para lidar, isso pode promover uma atitude negativa em relação ao sexo, e novas experiências serão evitadas, minando o amadurecimento sexual[6]. Uma pessoa com conexão sexual está sob maior risco de disfunção sexual[6] e, por sua vez, uma pessoa com disfunção sexual está sob maior risco de comportamento sexual não seguro[37], mesmo que seja infectada pelo HIV.

Questões de gênero

Algumas questões específicas de gênero também são importantes de serem investigadas. Para os homens, a orientação sexual do homossexual apresenta vulnerabilidade especial para a disfunção sexual, talvez pelo processo de aceitação da orientação sexual, pelas dificuldades para lidar com a baixa aceitação pela família e pela sociedade e pelos problemas com a identidade de gênero[49]. Alguns estudos relataram taxas mais altas de disfunção sexual em homens infectados pelo HIV que fazem sexo com homens[50].

Para as mulheres, a saúde mental é um ponto forte a ser investigado. A depressão é um forte fator de risco para a disfunção sexual[51] e, quando tratada, pode prejudicar substancialmente os sintomas da função sexual[52].

Menos investigada, mas tão importante é a autoimagem e a imagem corporal. A autoimagem compreende a percepção de si mesma sobre a questão feminina e a questão erótica. Eles são passos de desenvolvimento sexual e são determinantes para a mulher se sentir segura para se envolver em experiências sexuais na vida adulta. O preconceito sobre a imagem corporal pela lipodistrofia tem sido considerado o fator mais importante para a disfunção sexual em mulheres infectadas pelo HIV[15], bem como pode influenciar as mulheres a não se envolverem em relações sexuais com parceiros.

Outro ponto importante sobre a função sexual feminina é a presença de sentimentos positivos pelo parceiro[39] e a habilidade sexual do parceiro, pois se sabe que muitas mulheres só têm experiências sexuais positivas quando são estimuladas por um parceiro em um contexto apropriado, que envolvem afeto e preliminares[39].

Diferença entre disfunção sexual orgânica e psicogênica

Também é relevante na história sexual distinguir entre características de disfunção sexual orgânica ou psicogênica (Tabela 1)[53,54]. O psicogênico ocorre mais frequentemente em indivíduos mais jovens, o início é rápido, pode estar relacionado a eventos adversos da vida (quando aparece logo após o diagnóstico de HIV, por exemplo) ou início problemático da vida sexual, a apresentação não é constante e muda dependendo dos parceiros, ou das situações, e não pode ser apresentada na masturbação. Além disso, o orgânico ocorre com mais frequência em homens mais velhos, o início é insidioso, não tem relação com eventos adversos da vida, a apresentação é constante, bem como ocorre na masturbação. Para os homens, quando a ereção peniana noturna está presente, é sugestiva de etiologia psicogênica. Considerando a infecção pelo HIV, pode-se pensar que indivíduos apenas soropositivos com boas condições de saúde provavelmente apresentam disfunção sexual por etiologia psicogênica, e indivíduos com condições imunológicas ruins ou diagnóstico de aids provavelmente apresentam disfunção sexual por fatores orgânicos.

Tabela 1 Diferença clínica entre disfunção sexual orgânica e psicogênica

Características	Orgânica	Psicogênica
Idade de início	Velhice	Juventude
Início	Insidioso	Rápido
Padrão	Constante	Variável
Masturbação	Sim	Não
Eventos adversos da vida e/ou problemas no início da vida sexual	Não	Sim
Homens: ereção peniana noturna	Não	Sim

Avaliação da resposta sexual

Alguns instrumentos padronizados para a avaliação rápida da resposta sexual podem ser usados, pois os profissionais de saúde muitas vezes têm dificuldade em investigar a vida sexual dos pacientes. Para o sexo feminino, pode-se usar o Índice de Função Sexual Feminina (FSFI) para avaliar a função sexual feminina. O FSFI é um questionário autorresponsivo com 19 questões de múltipla escolha divididas em seis domínios principais. O questionário avalia as fases do ciclo sexual (desejo, excitação e orgasmo), a satisfação sexual e a dispareunia nas últimas quatro semanas[55]. Para o sexo masculino, existe o Índice Internacional de Função Erétil (IIEF), que aborda os domínios relevantes da função sexual masculina (função erétil, função orgásmica, desejo sexual, satisfação sexual e satisfação geral), é psicometricamente testado, autoadministrado de maneira rápida em pesquisas ou ambientes clínicos[56].

A Tabela 2 mostra geralmente itens para a investigação da função sexual[16].

Avaliação laboratorial

A avaliação laboratorial pode envolver uma triagem de hormônios sexuais, incluindo testosterona, estrogênio, estradiol, prolactina e gonadotrofina. É importante verificar a testosterona livre sérica ou os níveis de globulina ligadora de hormônios sexuais, porque geralmente é aumentada em indivíduos infectados pelo HIV[57]. Quando há suspeita de etiologia orgânica, avaliações mais profundas podem ocorrer, como ultrassonografia com Doppler (obstrução arterial) ou estudo de condução nervosa (neuropatia).

A Tabela 3 resume as etapas para o diagnóstico.

Tabela 2 Itens para a avaliação da função sexual

Itens para homens e mulheres	"Você teve relações sexuais durante os últimos 12 meses?", "Você precisa ser estimulado por seu parceiro para iniciar a relação sexual?", "A estimulação (preliminares) é necessária para você por um longo tempo antes da relação sexual?", "Se não houver estimulação recíproca prévia (preliminares), você e seu parceiro procedem à relação sexual genital?", "Você se masturba regularmente?", "Você costuma ter desejo sexual?", "Você sente dor durante a relação sexual?"
Itens específicos para mulheres	"Quando você beija e abraça durante a relação sexual, você sente excitação sexual e a vagina fica molhada?", "Você mantém a excitação sexual e uma vagina molhada até o final da relação sexual?", "Você atinge o orgasmo durante a atividade sexual (dentro da vagina ou fora do clitóris)?"
Itens especificamente para homens	"Você sente o prazer de obter uma ereção e mantê-la até o final da relação sexual?", "Você sempre consegue manter uma ereção (pênis duro) até o final da intercultura sexual?", "Você ejacula (expele líquido branco através do pênis) mais rápido do que deseja?", "Você ejacula (expele líquido branco através do pênis) mais tarde do que deseja?", "Você ejacula (expele líquido branco através do pênis) no momento desejado para você?"

Fonte: Tubino Scanavino e Abdo, 2010[16].

TRATAMENTO

O tratamento de disfunções sexuais em pacientes com HIV/aids envolve farmacoterapia, intervenções psicoterápicas e abordagens psicoeducativas sobre sexo seguro.

Farmacoterapia

Para o manejo farmacológico pode ser considerada a alteração do antirretroviral utilizado, a associação de inibidores da fosfodiesterase-5, a reposição de testosterona quando o hipogonadismo foi diagnosticado e o letrozol se o estradiol estiver aumentado.

Antirretrovirais

Se a medicação é o principal fator, você pode tentar outro medicamento que tenha pouca influência na resposta sexual, como a nevirapina[58,59] ou atazanavir[60].

Tabela 3 Passos para o diagnóstico

1. Relação médico-paciente consistente			
2. História clínica e exame físico	Imunológico Comorbidades Hipogonadismo		
3. História sexual	Família	Repressão Abuso sexual	
	Próprio sexual História	O início Exercício de masturbação Primeira relação sexual completa	
	Questões de gênero	Homens que fazem sexo com homens	Orientação sexual Questões de gênero
		Mulher	Saúde mental Autoimagem Imagem corporal Sentimentos pelo parceiro Habilidade do parceiro
	Características da disfunção	Orgânica Psicogênica	
4. Avaliação da resposta sexual	Desejo Excitação Orgasmo Resolução Satisfação		
5. Avaliação laboratorial	Hormonal	Testosterona Estradiol Gonadotrofina Prolactina Estrogênio Globulina ligadora de hormônios sexuais	
	Metabólico	Carboidrato Perfil lipídico	

Inibidores da fosfodiesterase-5

O uso de inibidores da fosfodiesterase-5 é altamente recomendado na disfunção sexual masculina, mas deve-se ter cuidado com as interações medicamentosas com antirretrovirais, particularmente com inibidores da protease (especialmente ritonavir), pois ambos são metabolizados pelo sistema do citocromo P450. Por causa do aumento da concentração sérica de inibidores da fosfodiesterase-5 quando associados a inibidores de protease e cetoconazol, a dosagem deve ser reduzida[37,61]. Os inibidores da fosfodiesterase-5 mais utilizados são sildenafila, tadalafila e vardenafila.

Poppers (nitrato de amila) são contraindicados por homens usuários de inibidores da fosfodiesterase-5, porque reduz a pressão arterial, especialmente em combinação com inibidores da fosfodiesterase-5.

Reposição de testosterona

Se o paciente atingir os critérios diagnósticos para hipogonadismo, há algumas opções para a reposição de testosterona.

Por sua vez, a reposição de testosterona não é prescrita para pacientes com HIV sem diminuição nos níveis sanguíneos de testosterona livre, porque a não melhora das disfunções sexuais foram relatadas nessa condição, e eles serão expostos aos efeitos adversos[14]. Às vezes, a reposição de testosterona pode ser problemática até mesmo para homens hipogonadais, como no relato de três pacientes infectados pelo HIV com disfunção erétil cuja baixa testosterona e SHBG apresentam apesar de estarem recebendo oxandrolona a longo prazo, além da terapia de reposição de testosterona e da HAART. A descontinuação da oxandrolona levou à normalização ou à melhora dos níveis de testosterona em todos os três pacientes com melhora sintomática em um paciente. Os autores levantaram a hipótese de que o metabolismo de primeira passagem da oxandrolona administrada por via oral pode diminuir a síntese hepática de SHBG, permitindo que a testosterona exogenamente fornecida seja excretada[62].

A propósito, a reposição de testosterona mostra bons resultados na disfunção sexual da maioria dos indivíduos hipogonadais infectados pelo HIV[63-67] e a substituição pelo tópico de gel de testosterona mostra bons benefícios[68].

Letrozol

Finalmente, alguma melhora no desejo sexual foi relatada em alguns pacientes em HAART que foram tratados com letrozol, um inibidor da aromatase que inibe a conversão de testosterona em estradiol. Treze homens que fazem sexo com homens em HAART com baixo desejo sexual, bem como níveis elevados de estradiol foram aleatoriamente alocados para receber testosterona parenteral ou letrozol por seis semanas. Instrumentos padronizados apontaram melhora no desejo e na frequência de atos sexuais em ambos os braços de tratamento[69].

Psicoterapia

As abordagens psicoterápicas sobre a disfunção sexual de pessoas infectadas pelo HIV envolvem terapias de apoio, processuais, psicossexuais e psicoeducacionais.

Apoio

Se o fator mais importante é o psicogênico, pode-se usar a terapia de suporte no período inicial após o diagnóstico de HIV. Deve-se focar em desmistificar os estigmas do HIV/aids como doença mortal e como associados ao comportamento sexual não convencional. A abordagem de apoio diminuiria o medo e a culpa.

Uma abordagem estruturada de apoio pode ser necessária para que as mulheres que sofreram violência sexual possam superar e retomar a vida sexual.

Processual

Pessoas que têm conflitos sexuais graves porque cresceram em uma família com alta repressão sexual ou sofreram abuso sexual na infância, uma abordagem processual poderia ser recomendada como psicanálise.

Psicossexual

A terapia psicossexual, como foco sensível ou treinamento de masturbação, é indicada quando a aceitação da soropositividade para o HIV é resolvida e as disfunções sexuais permanecem.

Psicoeducação

Como a maioria da população não recebeu educação sexual, a abordagem psicoeducativa é sempre útil envolvendo conceitos de anatomia, as diferenças entre a resposta sexual masculina e feminina, por exemplo.

Abordagem psicoeducativa sobre sexo seguro

A abordagem psicoeducativa sobre o sexo seguro é oferecida concomitantemente ao tratamento da disfunção sexual. Sempre a abordagem envolve o paciente e seu parceiro. O aconselhamento sexual seguro é fundamental para explicar o risco de contato com diferentes cepas do HIV e favorecer o desenvolvimento da resistência aos antirretrovirais.

Finalmente, a abordagem psicoeducacional deve estimular a modificação do estilo de vida, incluindo sexo seguro, exercícios, informações sobre drogas recreativas e modificações de fatores de risco cardiovascular[37].

A Tabela 4 resume o tratamento.

PROGNÓSTICO

A função sexual antes do diagnóstico de HIV, a saúde física e mental atual e o apoio psicossocial são fatores importantes para melhorar a resposta sexual. Uma equipe médica atualizada com conhecimentos sobre a sexualidade humana é essencial para o diagnóstico e tratamento das disfunções sexuais. Quando essas condições são preservadas, os resultados sobre terapêutica são bons[62,68,69].

O problema é que em muitas vezes as questões sexuais não são investigadas pelos profissionais de saúde, e apenas alguns dos pacientes falam sobre problemas sexuais espontaneamente. Como a disfunção sexual é tão prevalente na população em geral e em pessoas que vivem com HIV, muitas delas continuam sem se importar com as dificuldades sexuais. No vício, a disfunção sexual tem impacto na qualidade de vida, muitas vezes influenciando atitudes negativas do indivíduo, incluindo má adesão a regimes antirretrovirais e a estratégias de sexo seguro[70,71]. Além disso, as pessoas infectadas pelo HIV com disfunção sexual têm um risco aumentado de transmissão de cepas resistentes a medicamentos por causa do maior comportamento de risco sexual e do uso inadvertido de inibidores da fosfodiesterase-5 sem recomendações médicas com maior probabilidade de interação negativa com antirretrovirais[70,71].

Outro ponto importante é sobre a escassez de profissionais de saúde com *expertise* em sexualidade humana. Uma questão tão privada precisa de profissionais com capacidade de abordagem sobre essas questões íntimas dos pacientes. Caso contrário, os pacientes não abrem seus problemas sexuais para eles.

Quando o paciente recebe atenção em sua vida sexual, ele se sente valioso e estará mais aberto a se envolver de maneiras positivas, como na adesão a medicamentos e em estratégias de sexo seguro.

CONSIDERAÇÕES FINAIS

A sexualidade é um ponto muito importante para a qualidade de vida. Uma pessoa que se infecta pelo HIV, em particular por contato sexual, pode ficar extremamente confusa sobre continuar se envolvendo em relações sexuais. As consequências são principalmente atitudes negativas em relação à vida, danos à qualidade de vida, comportamentos sexuais de risco e má adesão a um retroviral. As pessoas que vivem com HIV/aids são de extrema importância para o

Tabela 4 Intervenções

Intervenção	Problema	Estratégia de gestão
1. Farmacoterapia	Antirretrovirais	Mudar de medicação
	Associação com inibidores da fosfodiesterase-5	Reduza a dosagem Não usa com *poppers*
	Hipogonadismo	Reposição de testosterona
	Estradiol aumentado (baixo desejo sexual)	Letrozol
2. Psicoterapia	Período precoce após o diagnóstico do HIV	Terapia de suporte
	Mulheres que sofreram violência sexual	Terapia de suporte
	Repressão sexual severa Abuso sexual na infância Família disfuncional	Psicanálise
	Má educação sexual Pouco conhecimento sobre a sexualidade humana	Terapia psicoeducativa
3. Psicoeducação sobre sexo seguro	Poucos conhecimentos sobre saúde sexual	Estratégias para sexo seguro para o paciente e para o parceiro

controle da epidemia. Cuidar de sua vida sexual pode melhorar seu autovalor e seus comportamentos de proteção.

A propósito, a abordagem da disfunção sexual em pessoas infectadas pelo HIV envolve múltiplas variáveis e inclui a avaliação da história clínica (condições mórbidas, medicamentos), história sexual (familiar e própria), função sexual (masculino e feminino) e estudos laboratoriais (hormonais, metabólicos). A gestão por profissionais de saúde com experiência em sexualidade humana envolve intervenções de farmacologia e psicoterapia. Sempre a abordagem psicoeducativa sobre sexo seguro será desenvolvida em paralelo com outras intervenções. A recuperação da função sexual, associada a uma boa adesão às práticas de sexo seguro, melhorará a qualidade de vida das pessoas vivendo com HIV/aids e ajudará no controle da epidemia.

REFERÊNCIAS

1. Schiltz MA, Sandfort TG. HIV-positive people, risk and sexual behaviour. Soc Sci Med. 2000;50:1571-88.
2. Rosser BRS, Gobby JM, Carr WP. The unsafe sexual behavior of persons living with HIV/AIDS: An empirical approach to developing new HIV prevention interventions targeting HIV-positive persons. J Sex Education Ther. 1999;24:18-28.
3. Newshan G, Taylor B, Gold R. Sexual functioning in ambulatory men with HIV/AIDS. Int J STD AIDS. 1998;9:672-6.
4. Stein M, Herman DS, Trisvan E, Pirraglia P, Engler P, Anderson BJ. Alcohol use and sexual risk behavior among human immunodeficiency virus-positive persons. Alcohol Clin Exp Res. 2005;29:837-43.
5. Hijazi L, Nandwani R, Kell P. Medical management of sexual difficulties in HIV-positive individuals. Int J STD AIDS. 2002;13:587-92.
6. Lewis RW, Fugl-Meyer KS, Bosch R, Fugl-Meyer AR, Laumann EO, Lizza E, et al. Epidemiology/risk factors of sexual dysfunction. J Sex Med. 2004;1:35-9.
7. Masters WH, Johnson VE. Human sexual response. Boston: Little, Brown and Company; 1966.
8. Kaplan HS. New sex therapy: Active treatment of sexual dysfunctions. New York: Routledge; 2013.
9. Basson R. Female sexual response: the role of drugs in the management of sexual dysfunction. Obstet Gynecol. 2001;98(2):350-3.
10. American Psychiatric Association et al. Manual diagnóstico e estatístico de transtornos mentais, 5.ed., texto revisado (DSM-5-TR). Porto Alegre: Artmed; 2023.
11. Moreira ED, Abdo CH, Torres EB, Lôbo CF, Fittipaldi JA. Prevalence and correlates of erectile dysfunction: results of the Brazilian study of sexual behavior. Urology. 2001;58:583-8.
12. Nicolosi A, Moreira ED, Shirai M, Tambi MIBM, Glasser DB. Epidemiology of erectile dysfunction in four countries: cross-national study of the prevalence and correlates of erectile dysfunction. Urology. 2003;61:201-6.
13. Danoff A. Endocrinologic complications of HIV infection. Med Clin North Am. 1996;80:1453-69.
14. Scanavino MT, Mori E, Nisida VV, Avelino-Silva VI, Amaral MLS, Messina B, et al. Sexual dysfunctions among people living with HIV with long-term treatment with antiretroviral therapy. Sex Med. 2022;10(5):100542.
15. Luzi K, Guaraldi G, Murri R, De Paola M, Orlando G, Squillace N, et al. Body image is a major determinant of sexual dysfunction in stable HIV-infected women. Antivir Ther. 2009;14:85-92.
16. Scanavino MT, Abdo CH. Sexual dysfunctions among people living with AIDS in Brazil. Clinics (Sao Paulo). 2010;65:511-9.
17. Lambert S, Keegan A, Petrak J. Sex and relationships for HIV positive women since HAART: a quantitative study. Sex Transm Infect. 2005;81:333-7.
18. Bouhnik AD, Préau M, Schiltz MA, Obadia Y, Spire B, VESPA study group. Sexual difficulties in people living with HIV in France – results from a large representative sample of outpatients attending French hospitals (ANRS-EN12-VESPA). AIDS Behav. 2008;12:670-6.
19. Sollima S, Osio M, Muscia F, Gambaro P, Alciati A, Zucconi M, et al. Protease inhibitors and erectile dysfunction. AIDS. 2001;15:2331-3.
20. Catalan J, Meadows J. Sexual dysfunction in gay and bisexual men with HIV infection: evaluation, treatment and implications. AIDS Care. 2000;12:279-86.
21. Ciesla JA, Roberts JE. Meta-analysis of the relationship between HIV infection and risk for depressive disorders. Am J Psychiatry. 2001;158:725-30.
22. Crum-Cianflone NF, Bavaro M, Hale B, Amling C, Truett A, Brandt C, et al. Erectile dysfunction and hypogonadism among men with HIV. AIDS Patient Care STDS. 2007;21:9-19.

23. Bell C, Richardson D, Wall M, Goldmeier D. HIV-associated female sexual dysfunction – clinical experience and literature review. Int J STD AIDS. 2006;17:706-9.
24. Goldmeier D, Scullard G, Kapembwa M, Lamba H, Frize G. Does increased aromatase activity in adipose fibroblasts cause low sexual desire in patients with HIV lipodystrophy? Sex Transm Infect. 2002;78:64-6.
25. Collazos J, Martinez E, Mayo J, Ibarra S. Sexual hormones in HIV-infected patients: the influence of antiretroviral therapy. AIDS. 2002;16:934-7.
26. Collazos J, Martínez E, Mayo J, Ibarra S. Sexual dysfunction in HIV-infected patients treated with highly active antiretroviral therapy. J Acquir Immune Defic Syndr. 2002;31:322-6.
27. Srilatha B, Adaikan PG. Estrogen and phytoestrogen predispose to erectile dysfunction: do ER-alpha and ER-beta in the cavernosum play a role? Urology. 2004;63:382-6.
28. Srilatha B, Adaikan PG, Chong YS. Relevance of oestradiol-testosterone balance in erectile dysfunction patients' prognosis. Singapore Med J. 2007;48:114-8.
29. Yang Y, Ikezoe T, Takeuchi T, Adachi Y, Ohtsuki Y, Takeuchi S, et al. HIV-1 protease inhibitor induces growth arrest and apoptosis of human prostate cancer LNCaP cells in vitro and in vivo in conjunction with blockade of androgen receptor STAT3 and AKT signaling. Cancer Sci. 2005;96:425-33.
30. Baker ME, Vaughn DA, Fanestil DD. Inhibition by protease inhibitors of binding of adrenal and sex steroid hormones. J Supramol Struct. 1978;9:421-6.
31. Rogstad KE, Shah R, Tesfaladet G, Abdullah M, Ahmed-Jushuf I. Cardiovascular autonomic neuropathy in HIV infected patients. Sex Transm Infect. 1999;75:264-7.
32. Daniell HW. Hypogonadism in men consuming sustained-action oral opioids. J Pain. 2002;3:377-84.
33. Asboe D, Catalan J, Mandalia S, Dedes N, Florence E, Schrooten W, et al. Sexual dysfunction in HIV-positive men is multi-factorial: a study of prevalence and associated factors. AIDS Care. 2007;19:955-65.
34. Lue TF. Erectile dysfunction. N Engl J Med. 2000;342:1802-13.
35. Bruckert E, Giral P, Heshmati HM, Turpin G. Men treated with hypolipidaemic drugs complain more frequently of erectile dysfunction. J Clin Pharm Ther. 1996;21:89-94.
36. Lawlor A, Braunack-Mayer A. Doctors' views about the importance of shared values in HIV positive patient care: a qualitative study. J Med Ethics. 2004;30:539-43.
37. Rosen RC, Catania JA, Ehrhardt AA, Burnett AL, Lue TF, McKenna K, et al. The Bolger conference on PDE-5 inhibition and HIV risk: implications for health policy and prevention. J Sex Med. 2006;3:960-75.
38. Crum NF, Furtek KJ, Olson PE, Amling CL, Wallace MR. A review of hypogonadism and erectile dysfunction among HIV-infected men during the pre- and post-HAART eras: diagnosis, pathogenesis, and management. AIDS Patient Care STDS. 2005;19:655-71.
39. Basson R. Women's sexual function and dysfunction: current uncertainties, future directions. Int J Impot Res. 2008;20:466-78.
40. Noll JG, Trickett PK, Putnam FW. A prospective investigation of the impact of childhood sexual abuse on the development of sexuality. J Consulting Clin Psychol. 2003;71(3):575-86.
41. Gwandure C. Sexual assault in childhood: risk HIV and AIDS behaviours in adulthood. AIDS Care. 2007;19:1313-5.
42. Greenberg JB. Childhood sexual abuse and sexually transmitted diseases in adults: a review of and implications for STD/HIV programmes. Int J STD AIDS. 2001;12:777-83.
43. Whetten K, Leserman J, Lowe K, Stangl D, Thielman N, Swartz M, et al. Prevalence of childhood sexual abuse and physical trauma in an HIV-positive sample from the deep south. Am J Public Health. 2006;96:1028-30.

44. Sikkema KJ, Wilson PA, Hansen NB, Kochman A, Neufeld S, Ghebremichael MS, et al. Effects of a coping intervention on transmission risk behavior among people living with HIV/AIDS and a history of childhood sexual abuse. J Acquir Immune Defic Syndr. 2008;47:506-13.
45. Bedimo AL, Kissinger P, Bessinger R. History of sexual abuse among HIV-infected women. Int J STD AIDS. 1997;8:332-5.
46. Kalichman SC, Sikkema KJ, DiFonzo K, Luke W, Austin J. Emotional adjustment in survivors of sexual assault living with HIV-AIDS. J Trauma Stress. 2002;15:289-96.
47. Liebschutz JM, Feinman G, Sullivan L, Stein M, Samet J. Physical and sexual abuse in women infected with the human immunodeficiency virus: increased illness and health care utilization. Arch Intern Med. 2000;160:1659-64.
48. Segurado AC, Batistella E, Nascimento V, Braga PE, Filipe E, Santos N, et al. Sexual abuse victimisation and perpetration in a cohort of men living with HIV/AIDS who have sex with women from São Paulo, Brazil. AIDS Care. 2008;20:15-20.
49. Coleman E, Rosser BR, Strapko N. Sexual and intimacy dysfunction among homosexual men and women. Psychiatr Med. 1992;10:257-71.
50. Cove J, Petrak J. Factors associated with sexual problems in HIV-positive gay men. Int J STD AIDS. 2004;15:732-6.
51. Cyranowski JM, Bromberger J, Youk A, Matthews K, Kravitz HM, Powell LH. Lifetime depression history and sexual function in women at midlife. Arch Sex Behav. 2004;33:539-48.
52. Clayton A, Kornstein S, Prakash A, Mallinckrodt C, Wohlreich M. Changes in sexual functioning associated with duloxetine, escitalopram, and placebo in the treatment of patients with major depressive disorder. J Sex Med. 2007;4:917-29.
53. Speckens AE, Hengeveld MW, Lycklama à Nijeholt GA, van Hemert AM, Hawton KE. Discrimination between psychogenic and organic erectile dysfunction. J Psychosom Res. 1993;37:135-45.
54. Hatch JP, de la Peña AM, Fisher JG. Psychometric differentiation of psychogenic and organic erectile disorders. J Urol. 1987;138:781-3.
55. Rosen R, Brown C, Heiman J, Leiblum S, Meston C, Shabsigh R et al. The Female Sexual Function Index (FSFI): a multidimensional self-report instrument for the assessment of female sexual function. J Sex Marital Ther. 2000;26:191-208.
56. Rosen RC, Riley A, Wagner G, Osterloh IH, Kirkpatrick J, Mishra A. The international index of erectile function (IIEF): a multidimensional scale for assessment of erectile dysfunction. Urology. 1997;49:822-30.
57. Hofbauer LC, Heufelder AE. Endocrine implications of human immunodeficiency virus infection. Medicine (Baltimore). 1996;75:262-78.
58. Collazos J, Asensi V, Cartón JA; Grupo Españole para el Estudio Multifactorial de la Adherencia (GEEMA). Sex differences in the clinical, immunological and virological parameters of HIV-infected patients treated with HAART. AIDS. 2007;21(7):835-43.
59. Collazos J, Mayo J, Martínez E, Ibarra S. Association between sexual disturbances and sexual hormones with specific antiretroviral drugs. AIDS. 2002;16:1294-5.
60. Bernal E, Masiá M, Padilla S, Gutiérrez F. Unexpected improvement of sexual dysfunction during atazanavir therapy. AIDS. 2005;19:1440-1.
61. Merry C, Barry MG, Ryan M, Tjia JF, Hennessy M, Eagling VA, et al. Interaction of sildenafil and indinavir when co-administered to HIV-positive patients. AIDS. 1999;13:F101-7.
62. Wasserman P, Segal-Maurer S, Rubin D. Low sex hormone-binding globulin and testosterone levels in association with erectile dysfunction among human immunodeficiency virus-infected men receiving testosterone and oxandrolone. J Sex Med. 2008;5:241-7.
63. Cofrancesco J, Whalen JJ, Dobs AS. Testosterone replacement treatment options for HIV-infected men. J Acquir Immune Defic Syndr Hum Retrovirol. 1997;16:254-65.

64. Rabkin JG, Rabkin R, Wagner GJ. Testosterone treatment of clinical hypogonadism in patients with HIV/AIDS. Int J STD AIDS. 1997;8:537-45.
65. Rabkin JG, Wagner GJ, Rabkin R. Testosterone therapy for human immunodeficiency virus-positive men with and without hypogonadism. J Clin Psychopharmacol. 1999;19:19-27.
66. Rabkin JG, Wagner GJ, Rabkin R. A double-blind, placebo-controlled trial of testosterone therapy for HIV-positive men with hypogonadal symptoms. Arch Gen Psychiatry. 2000;57:141-7.
67. Seftel AD, Mack RJ, Secrest AR, Smith TM. Restorative increases in serum testosterone levels are significantly correlated to improvements in sexual functioning. J Androl. 2004;25:963-72.
68. Schrader S, Mills A, Scheperle M, Block JE. Improvement in sexual functioning and satisfaction in nonresponders to testosterone gel: clinical effectiveness in hypogonadal, HIV-positive males. Clin Cornerstone. 2005;7(Suppl 4):S26-31.
69. Richardson D, Goldmeier D, Frize G, Lamba H, De Souza C, Kocsis A et al. Letrozole versus testosterone. a single-center pilot study of HIV-infected men who have sex with men on highly active anti-retroviral therapy (HAART) with hypoactive sexual desire disorder and raised estradiol levels. J Sex Med. 2007;4:502-8.
70. Trotta MP, Ammassari A, Murri R, Monforte A, Antinori A. Sexual dysfunction in HIV infection. Lancet. 2007;369:905-6.
71. Trotta MP, Ammassari A, Murri R, Marconi P, Zaccarelli M, Cozzi-Lepri A, et al.; AdlCoNA, AdeSpall Study Group. Self-reported sexual dysfunction is frequent among HIV-infected persons and is associated with suboptimal adherence to antiretrovirals. AIDS Patient Care STDS. 2008;22:291-9.

30
Chemsex

Lucas Naufal Macedo
Marco de Tubino Scanavino

INTRODUÇÃO

Chemsex é um fenômeno que se tornou mais conhecido nos últimos anos (primeiras menções aproximadamente em 2013[1]), que consiste no uso de substâncias psicoativas com propósito a práticas sexuais entre homens que fazem sexo com homens (HSH). A palavra vem da junção dos termos em inglês "*chemichal sex*" ou "sexo químico". Esse termo foi socialmente construído por meio do perfil dos praticantes e da escolha popular e disponibilidade de certas drogas, as quais variam de acordo com os países e as subculturas, além de sofrer modificações ao longo do tempo[2]. Os comportamentos relacionados ao chemsex são descritos como o uso de determinadas drogas antes ou durante o sexo programado para facilitar, iniciar, prolongar, sustentar e intensificar a atividade sexual[3]. Inicialmente teve sua prática instalada no cenário gay de Londres e se disseminou para grandes centros urbanos pelo mundo, principalmente em festas com temáticas sexuais e os chamados *darkrooms*[1]. Atualmente, além de saunas gay e clubes de sexo[3], os encontros em ambientes privados são os mais preferidos uma vez que a prática é um tanto estigmatizada e esses lugares são percebidos como seguros para a prática. Os usuários de chemsex em sua maioria se identificam como gays ou bissexuais e têm idade média entre 32 e 42 anos[2], em sua maioria com ensino superior completo[4], possuem altas taxas de emprego[5] e vivem em grandes centros urbanos[6].

O chemsex também se tornou importante no nível de saúde pública, uma vez que sua natureza relacionada ao comportamento de risco tanto voltado às drogas como ao comportamento sexual está associado com o aumento de infecções sexualmente transmissíveis (IST)[2]. Diversos estudos apontaram o aumento de risco para relações sexuais sem preservativos quando o uso de drogas é associado ao sexo[7-9]. Mais gravemente, a prática de chemsex tem sido associada a mortes, com estimativa de morte de aproximadamente um homem gay por mês em Londres[1].

SUBSTÂNCIAS COMUMENTE ENVOLVIDAS

As drogas tradicionalmente conhecidas na prática do chemsex[10] incluem o GHB (gama-hidroxibutirato), conhecido como "G" (pronuncia-se em inglês), uma substância anestésica com potente efeito desinibitório e de aumento de libido; o GBL (gamabutirolactona), um precursor do GHB; a metanfetamina, um psicoestimulante altamente aditivo que causa euforia, excitação, alucinações, mas também aumento da frequência cardíaca e da pressão arterial; e quetamina, uma substância anestésica e que pode proporcionar sintomas dissociativos e alucinatórios. Essas drogas não são por vezes de fácil acesso ou preparação, e outras substâncias acabaram entrando no leque de opções. Essas incluem drogas mais socializantes, como álcool, cocaína, *cannabis* e MDMA (ou *ecstasy*), além de nitritos inalados, conhecidos como *poppers*, que proporcionam o relaxamento muscular e facilitam a penetração, além de possuir efeito desinibitório e vasodilatador. O uso de medicamentos destinados à disfunção erétil (sildenafila, tadalafila) também é bastante frequente, que por sua vez potencializam o efeito sexual e minimizam a atenuação erétil que as drogas ou o álcool podem proporcionar, mas que também aumenta o risco para anginas ou infartos. Os usuários relatam que o uso dessas drogas melhora a qualidade do sexo, diminuindo a inibição, aumenta a excitação sexual e o prazer. Isso facilita a realização de sessões de sexo com duração prolongada, por vezes até dias, e com múltiplos parceiros, além de práticas sexuais mais desafiadores, como *fisting* e sexo com dupla penetração, o que aumenta significativamente o risco para traumas na região perianal e peniana[10].

Alguns homens relatam que o uso dessas drogas ajuda a lidar com sentimentos negativos como falta de confiança, baixa autoestima, homofobia internalizada e até mesmo com o estigma relacionado ao fato de ser pessoa que vive com HIV. A população HSH por si só já possui maior relação com uso de substâncias ilícitas e álcool; um estudo inglês mostrou dependência de álcool nessa população duas vezes maior que a população não HSH[11]. Também foi relatado que gays e bissexuais têm três vezes mais propensão a usar drogas ilícitas que os pares heterossexuais[12].

CHEMSEX E HIV

Com relação ao HIV, viu-se que o chemsex é mais praticado por pessoas que são cientes de serem soropositivas e que estão em terapia antirretroviral (TARV) que aquelas que não sabem seu *status* sorológico ou que são HIV negativas. Soropositividade para HIV e hepatite C também se mostrou maior nos participantes de drogas injetáveis, além da prevalência 4 vezes maior de HIV nessa população[13]. A prevalência de hepatite C relacionada ao comportamento do chemsex se mostrou de 6 a 30%, além de prevalência de coinfecção de HIV e hepatite C de 9 a 21%[14-16]. Estudo epidemiológico no Reino Unido com amostra de homens HIV positivo revelou que 50% dessa população relatou uso de drogas recreacionais e um quarto consumo simultâneo de pelo menos 3 tipos de drogas. Dos homens, 10% usavam metanfetamina, mefedrona ou GHB/GBL antes ou durante o sexo, reportando ter sido vítimas de sexo não consentido, muitas vezes relacionados aos "apagões" (dissociações, amnésias) e trazendo à luz a importante elevação no risco de violência sexual na prática do chemsex.

CULTURA

É importante frisar que o uso de álcool e de drogas no contexto do sexo é uma prática milenar, e seus usos durante a prática sexual por si só não caracterizam o chemsex, mas sim as peculiaridades do sexo e da cultura gay são, em conjunto, o que realmente define esse fenômeno. Para entender isso é importante discorrer sobre alguns aspectos culturais e sociais que influenciaram e ainda influenciam o sexo gay e seu desempenho.

Muito se discorre sobre as particularidades culturais sexuais do meio gay[1]. Durante muito tempo e em diversas culturas, a homossexualidade foi tratada de forma preconceituosa e repugnante. Apesar de grandes avanços sociais e de direitos permitirem nos dias atuais que as manifestações de afeto ou de atração homoafetiva sejam normalizadas, preconceitos estruturais ainda se fazem presentes independentemente da orientação sexual.

A sociedade como um todo evoluiu e, atualmente, a expressão sexual é diversa, presente e legitimada, porém ao longo da história diversas formas de opressão levaram a um isolamento e à reclusão da expressão sexual, que toma outras formas de desempenho, por vezes mais intensas, mais imediatistas, cujos autores carregam estresses minoritários e, de certa forma, na busca por mais prazer, também podem estar envolvidas formas de aliviar sintomas estressantes ou negativos.

Outro aspecto cultural relevante é que na própria comunidade gay há a objetificação do corpo, a formação de "tribos", nos quais o formato e a definição corporais e a expectativa quanto ao desempenho sexual fomentam a habilidade de se promover sexualmente para atingir certos padrões, levando a altos e diversos níveis de rejeições dentro da própria comunidade, o que fomenta o ciclo de busca por novas experiências, novas formas de prazer e de alívio de sensações negativas. Por essa perspectiva, o chemsex entra no mecanismo de intensificação da experiência sexual, que associado à desinibição e à facilitação do sexo, leva essa experiência à intensificação do prazer.

A revolução tecnológica nas últimas décadas, com o advento dos aplicativos de encontro, impactou diretamente nas experiências do sexo, do amor e das relações. Muitos dos praticantes de chemsex utilizam as plataformas de redes sociais de relacionamentos para viabilizar os encontros sexuais, sendo o uso da internet um facilitador para a prática sexual de risco[17]. Os aplicativos de encontros sexuais estão cada vez mais sendo portas para a propagação do uso de certas substâncias, como cocaína e *ecstasy*, além de estar moldando a forma de se relacionar sexualmente. O uso dos aplicativos tem proporcionado grande visibilidade para novas ideias, experiências e fetiches de forma rápida e acessível. O uso de siglas, *emoticons* e abreviações nos perfis dos aplicativos facilita passar a mensagem sobre desejos sexuais e necessidades dos usuários e disseminar esses desejos amplamente nas plataformas de forma direta e universal[1], facilitando encontros de pessoas com interesses em comuns e ajudando a criar tribos dentro da comunidade gay.

Na cultura do chemsex, quando o chemsex se torna um problema, o uso da droga por si só não é considerado o problema primário. A questão fundamental seria a utilização dessas drogas como ferramenta, por vezes perigosa, para ganhar a capacidade de se sentir livre e desinibido e de aumentar o prazer durante o sexo[1]. Vale ressaltar que a prática por si só do chemsex não é vista por muitos praticantes como lesiva ou que acarrete prejuízos em suas vidas. Alguns estudos mostram que a redução na inibição cognitiva que as drogas proporcionam permite que os homens adquiram confiança e aumentem suas habilidades em se engajar mais significativamente com seus parceiros sexuais[18,19], além de aumentar também a percepção e a intensidade dos sentimentos, permitindo maior conexão emocional com os parceiros[18,19]. A complexidade relacionada aos caminhos por onde a prática do chemsex percorre torna o assunto de extrema importância como questão de saúde pública e privada, com desdobramentos que podem levar a um prejuízo relevante para a vida do indivíduo.

COMORBIDADES

A prática do chemsex tem sido associada a riscos para a saúde mental e sexual[6,10]. Participantes do chemsex são mais sujeitos a adentrar em comportamentos sexuais de risco, que por sua vez leva a diversos desfechos negativos, como aumento de IST, como HIV, e vários desfechos na saúde mental, incluindo comportamento sexual compulsivo, adição e transtornos de humor. Os sintomas referentes à saúde mental estão relacionados a depressão, ansiedade e sintomas psicóticos e podem se originar por diversas razões, como pelo preconceito, pela discriminação e pelo estigma social, carregados sob estresse em longo prazo[20]. A depressão é a comorbidade psiquiátrica mais encontrada nos estudos relacionados ao chemsex[13]. Ansiedade, presença de sintomas psicóticos, dependência de substâncias e ideação suicida também foram associados positivamente com chemsex[13]. Estudo também identificou que HSH que participaram de chemsex são mais propensos a relatarem insatisfação com a vida comparado com aqueles que não participam[21]. Nessa linha, 25% dos HSH reportaram que o chemsex teve impacto negativo em suas vidas[9] e 15% relataram impacto negativo na saúde mental[22]. Os participantes de chemsex que se engajam no uso das drogas intravenosas apresentam mais taxas de depressão, ansiedade e sintomas de adição do que os que não fazem uso de drogas injetáveis[13].

PERSPECTIVA

Chemsex é uma prática que demanda novos estudos. Ainda faltam dados epidemiológicos sobre o assunto, o que é um dos principais problemas para estabelecer políticas de saúde intervencionistas. É preciso entender melhor os motivos conscientes ou não de esses homens se exporem em excesso a situações de risco e diversas barreiras sociais devem ser quebradas, como estigma e

TÓPICOS PARA NÃO ESQUECER

- Chemsex: uso de determinadas drogas antes ou durante o sexo programado para facilitar, iniciar, prolongar, sustentar e intensificar a atividade sexual. Prática instalada inicialmente no cenário gay.
- Tem sua importância na saúde pública, uma vez que engloba comportamentos de risco social e sexual.
- Drogas com efeito desinibitório e de aumento de libido são as mais utilizadas no chemsex.
- Tecnologia e redes sociais facilitam os encontros de chemsex.
- Prática associada a comorbidades psiquiátricas e maior risco de contração de infecção sexualmente transmissível (IST).
- Carência de estudos epidemiológicos para abordagens mais intervencionistas em saúde.

vergonha, para que os praticantes de chemsex cheguem aos serviços de saúde. A divulgação de informações sobre a prática e sobre a possibilidade do uso menos nocivo das drogas pode ser uma estratégia para redução de danos, além de estimular a prevenção combinada para IST. Isso tudo será possível à medida que se diminua o preconceito contra a população LGBTQI+, ampliando o acesso aos dispositivos de saúde fornecidos pelo Estado[10].

REFERÊNCIAS

1. Stuart D. Chemsex: origins of the word, a history of the phenomenon and a respect to the culture. Drugs Alcohol Today. 2019;19:3-10.
2. Maxwell S, Shahmanesh M, Gafos M. Chemsex behaviours among men who have sex with men: a systematic review of the literature. Int J Drug Policy. 2019;63:74-89.
3. Bourne A, Reid D, Hickson F, Torres-Rueda S, Weatherburn P. Illicit drug use in sexual settings ("chemsex") and HIV/STI transmission risk behaviour among gay men in South London: Findings from a qualitative study. Sex Transm Infect. 2015;91:564-8.
4. Blomquist PB, Mohammed H, Mikhail A, Weatherburn P, Reid D, Wayal S, et al. Characteristics and sexual health service use of MSM engaging in chemsex: results from a large online survey in England. Sex Transm Infect. 2020;96:590-5.
5. Sewell J, Miltz A, Lampe FC, Cambiano V, Speakman A, Phillips AN, et al. Poly drug use, chemsex drug use, and associations with sexual risk behaviour in HIV-negative men who have sex with men attending sexual health clinics. Int J Drug Policy. 2017;43:33-43.
6. Guerras JM, Millher JH, Augstí C, Chanos S, Pichon F, Kuske M, et al. Association of sexualized drug use patterns with HIV/STI transmission risk in an internet sample of men who have sex with men from seven European countries. Arch Sex Behav. 2021;50:461-77.
7. Benotsch EG, Lance SP, Nettles CD, Koester S. Attitudes toward methamphetamine use and HIV risk behavior in men who have sex with men. 2012;21:35-42.
8. James F, Flowers P, McDaid L, Bourne A. Low levels of chemsex among men who have sex with men, but high levels of risk among men who engage in chemsex: analysis of a cross-sectional online survey across four countries. 2018;15:144-50.
9. Glynn RW, Byrne N, O'Dea S, Shanley A, Codd M, Keenan E, et al. Chemsex, risk behaviours and sexually transmitted infections among men who have sex with men in Dublin, Ireland. Int J Drug Policy. 2018;52:9-15.
10. Giorgetti R, Tagliabracci A, Schifano F, Zaami S, Marinelli E, Busardo FP. When "chems" meet sex: a rising phenomenon called "ChemSex". Curr Neuropharmacol. 2017;15:762-70.
11. De Vries HJC, Baral S. Assessing the health and well-being of gay, bisexual and other men who have sex with men around the world. Sexually Transmitted Infections. 2017;93:303-4.
12. OfN, S. Findings from the 2013/14 crime survey for England and Wales. Home Office London; 2014.
13. Íncera-Fernández D, Gámez-Guadix M, Moreno-Guillén S. Mental health symptoms associated with sexualized drug use (Chemsex) among men who have sex with men: a systematic review. 2021;18:13299.
14. Hopwood M., Lea T, Aggleton P. Drug, sex and sociality: Factors associated with the recent sharing of injecting equipment among gay and bisexual men in Australia. Int J Drug Policy. 2015;26:210-3.
15. Deimel D, Stöver H, Hößelbarth S, Dichtl A, Graf N, Gebhardt V. Drug use and health behaviour among German men who have sex with men: Results of a qualitative, multi-centre study. Harm Reduct J. 2016;13:1-11.

16. Bui H, Zablotska-Manos I, Hammoud M, Jin F, Bourne A, Iversen J, et al. Prevalence and correlates of recent injecting drug use among gay and bisexual men in Australia: Results from the FLUX study. Int. J. Drug Policy. 2018;55:222-30.
17. Zhang H, Teng T, Lu H, Zhao Y, Liu H, Yin L, et al. Poppers use and risky sexual behaviors among men who have sex with men in Beijing, China. Drug Alcohol Depend. 2016;160:42-8.
18. Weatherburn P, Hickson F, Reid D, Torres-Rueda S, Bourne A. Motivations and values associated with combining sex and illicit drugs ('chemsex') among gay men in South London: findings from a qualitative study. Sex Transm Infect. 2017:93:203-6.
19. Jerome RC, Halkitis PN, Siconolfi DE. Club drug use, sexual behavior, and HIV seroconversion: a qualitative study of motivations. Subst Use Misuse. 2009;44:431-47.
20. Hylton E, Wirtz AL, Zelaya CE, Latkin C, Peryshkina A, Mogilnyi V, et al. Sexual identity, stigma, and depression: the role of the "anti-gay propaganda law" in mental health among men who have sex with men in Moscow, Russia. J Urban Heal. 2017;94:319-29.
21. Hibbert MP, Brett CE, Porcellato LA, Hope VD. Psychosocial and sexual characteristics associated with sexualised drug use and chemsex among men who have sex with men (MSM) in the UK. 2019:342-50.
22. Hegazi A, Lee MJ, Whittaker W, Green S, Simms R, Cutts R, et al. Chemsex and the city: sexualised substance use in gay bisexual and other men who have sex with men attending sexual health clinics. 2017;28:362-6.

31

Comportamento sexual de risco e covid-19

Rodrigo Ciaralo Marcelino de Souza Morais
Marco de Tubino Scanavino

INTRODUÇÃO

O final de 2019 e o começo do ano de 2020 foram marcados pela pandemia da covid-19. Medidas restritivas para reduzir a propagação da doença foram adotadas por vários países, incluindo o Brasil. Entretanto, essas medidas afetaram a função sexual de muitas pessoas. A diminuição do número médio de relações sexuais durante um período de estresse extremo depende de diversas variáveis.

As medidas visavam garantir o distanciamento social entre as pessoas para evitar aglomerações e, assim, barrar a infecção[1]. As prioridades das pessoas mudaram, e a excitação sexual e o *status* de relacionamento, como se sabe, são influenciados pelo ambiente ao redor. Inevitavelmente, muitas pessoas diminuíram a atividade sexual durante o *lockdown*. Em muitos casos, houve impacto significativo na vida conjugal, sobretudo no período de maior restrição[2].

Esse surto pandêmico e as medidas de contenção adotadas, por meio de estratégias de saúde pública, resultaram em uma pandemia paralela de sofrimento psicológico[3].

A depressão clínica está frequentemente associada a uma redução no interesse sexual e na resposta sexual, uma associação que pode ser mais acentuada nas mulheres do que nos homens[4]. O principal impacto psicológico em grande parte das pessoas se deu por altos índices de estresse e depressão, ansiedade e insatisfação[5].

A pandemia da covid-19 teve um efeito cascata em muitas áreas das vidas. Embora não se saiba como será o mundo pós-covid-19, a visão geral até aqui diz: o vírus não esgotou o potencial adaptativo da sociedade.

REFERENCIAL TEÓRICO

Em 9 de janeiro de 2020, a Organização Mundial da Saúde (OMS) confirmou a transmissão de um sétimo coronavírus, conhecido como SARS-CoV-2[6]. Isso se espalhou rapidamente por todos os continentes do mundo[7]. No entanto, a OMS esclareceu oficialmente a situação da pandemia em 11 de março de 2020[8].

De acordo com Lana et al.[6], o coronavírus é um vírus de RNA que causa infecções respiratórias encontradas em humanos e outras espécies animais. Em humanos, seis coronavírus foram detectados, quatro dos quais causam sintomas comuns, como influenza, e dois que causam síndrome respiratória aguda grave e, por fim, maior letalidade[9].

A doença causada pelo vírus, chamada covid-19, causa febre persistente e problemas respiratórios leves em casos mais leves 5 a 6 dias após a infecção[10]. Nos casos mais graves, os pacientes infectados desenvolvem síndrome respiratória aguda grave (SARS)[11].

O foco principal da atenção à saúde está na saúde física e na prevenção de doenças, ignorando outras necessidades de cuidado[12], como a saúde sexual. Turban et al.[13] apontam que a saúde sexual tem recebido pouca atenção no contexto da pandemia de covid-19, mesmo sendo considerada um dos aspectos centrais da saúde humana. A saúde sexual sofreu muito em razão das medidas de distanciamento social.

Notavelmente, alguns estudos[14-16] não detectaram SARS-CoV-2 no sêmen ou no fluido vaginal de pacientes com coronavírus[17]. No entanto, isso não exclui a transmissão do vírus pela atividade sexual; o vírus pode ser transmitido pelo sexo oral ou pelo uso de saliva como lubrificante. O vírus pode ser transmitido diretamente por tosse, espirro e inalação de gotículas; por contato, incluindo contato com as membranas das mucosas da boca, do nariz e dos olhos[17].

Portanto, comportamentos relacionados à intimidade física, como beijar, abraçar e acariciar, são as principais vias de transmissão; como sexo e reprodução são impulsos humanos primitivos, os médicos e profissionais da saúde podem encorajar as pessoas a adaptar as relações sexuais em termos de práticas com menor risco de transmissão do SARS-CoV-2[18].

Notadamente, em um momento em que as pessoas estão mais vulneráveis em termos de saúde mental, informações sobre perigos sexuais podem ter efeitos psicológicos potenciais[13]. Além disso, a saúde sexual requer atitude positiva em relação à sexualidade humana e compreensão dos fatores complexos que a influenciam[19].

Turban et al.[13] recomendam que os profissionais de saúde orientem seus pacientes sobre esse tema. Os autores fornecem um formulário para isso, projetado para ajudar os pacientes a permanecerem sexualmente saudáveis durante a pandemia. Os métodos sexuais discutidos incluem: abstinência sexual, masturbação, atividade sexual via plataformas digitais, "sexo apenas com aqueles que você está em quarentena" e "sexo com outras pessoas que não estão em quarentena". Por sua vez, o resumo apresentará os respectivos riscos de cada atividade sexual, bem como alguns possíveis métodos de prevenção. Além disso, há indicações para alguns *sites* para os pacientes poderem acessar mais informações sobre o assunto.

Segundo Morey et al.[20] e Pettigrew[21], os avanços tecnológicos proporcionaram novas formas de comunicação que ajudam a construir e manter relacionamentos próximos[22]. Por causa da pandemia, os ambientes virtuais tornaram-se uma forma ainda mais importante de estabelecer e/ou manter conexões.

Turban et al.[13] destacam a importância de recomendar o telesex durante uma pandemia, buscando atender às necessidades humanas de intimidade e proteger a saúde individual e coletiva. Assim, atos sexuais como *sexting* ganham espaço. Ringrose et al. (apud Kosenko et al.[23]) a definem como o uso de dispositivos digitais como computadores e telefones celulares para criar e trocar informações e imagens sexuais.

Cipolla[24] destaca que a sexualidade humana em ambientes virtuais pode ser caracterizada e qualificada por diferentes formas de pornografia, pois possui características como:

- Acessibilidade de dispositivos móveis.
- Gratuidade, quase todo o conteúdo on-line é gratuito.
- Um membro protético, porque pode ser usado em qualquer lugar.
- Não limitado pelo espaço e pelo tempo, porque o sexo é sempre sobre desejos e não é um constrangimento territorial ou de tempo.
- Acesso anônimo.
- Disponibilidade, a Internet eventualmente cobre todos os tipos de questões sexuais e todas as formas de perversão sexual que podem ser assumidas.
- Satisfação prazerosa e esforço físico.
- Sexo digital é mais seguro, especialmente durante a pandemia do coronavírus, e inclui complementos como vibradores.
- Prazer de forma individual.
- Masturbação.

Segundo Cipolla[24], a masturbação é um ato individual que pode levar ao orgasmo por meio da autoestimulação física, transcende diferenças de gênero e representações sociais compartilhadas, pode ser arbitrária em qualquer relacionamento e não pressupõe morbidade de longa duração. Vale ressaltar que, embora a masturbação seja parte integrante da sexualidade humana[25], ainda pode ser considerada um tabu, pois é moralmente condenada há séculos[24].

Zamboni e Crawford[25] mostraram que a frequência e o desejo de masturbação estavam significativamente associados ao estresse. Níveis mais altos de desejo e frequência de masturbação foram associados a níveis mais altos de tédio sexual durante a atividade sexual ao longo da vida. Por sua vez, Tafuri[26] demonstrou uma correlação entre masturbação e satisfação sexual[27]. Mess e Buss (apud Pechorro et al.[28]) destacaram o papel da vida sexual saudável na satisfação sexual; um direito humano e uma das principais razões pelas quais as pessoas fazem sexo. O funcionamento sexual saudável é fator importante para a saúde mental e o bem-estar. Fugl-Meyer et al. (1997 apud Nunnink et al.[29]) o identificaram como um preditor significativo de satisfação geral com a vida. Bernhard[30] enfatizou que o sexo é um processo que envolve fatores biológicos, psicológicos e interpessoais. Portanto, se algum desses fatores for afetado, a sexualidade e a qualidade de vida podem ser afetadas[31].

TÓPICOS PARA NÃO ESQUECER

O distanciamento social e as recomendações de distanciamento durante a pandemia (covid-19) levaram a algumas mudanças urgentes e repentinas no cotidiano das pessoas, inclusive na área sexual. Essas mudanças podem ter impacto positivo ou negativo nos hábitos de vida, principalmente no que se refere à sexualidade e, portanto, afetar a qualidade de vida do indivíduo. Além disso, dadas as enormes pressões da pandemia de covid-19 e suas consequências (como medidas de contenção), o escasso número de estudos relacionados ao comportamento sexual durante a quarentena é preocupante, pois a construção de possíveis caminhos ajudará a melhor adesão a instruções de segurança. Por fim, ressalta-se a necessidade de mais pesquisas sobre esse tema para melhor compreender os efeitos em curto e longo prazo dessas mudanças no comportamento sexual decorrentes desse período instável.

CONSIDERAÇÕES FINAIS

Entende-se que as regras de distanciamento e isolamento impostas pela quarentena afetam o comportamento sexual, o que, por sua vez, pode ter implicações para a saúde. Dada a natureza potencialmente estressante da pandemia de covid-19, dadas as medidas de prevenção e de controle da doença e suas implicações sociais, econômicas e políticas, a escassez de pesquisas sobre sexualidade e todos os tópicos é preocupante.

Por sua vez, alguns estudiosos trazem orientações adaptativas de modo a manter a atividade sexual, conciliando-a tanto quanto possível com medidas de proteção para a transmissão do vírus.

O ser humano evolui adaptando-se ao meio e não é diferente nesse momento específico. No tocante aos cuidados com a saúde sexual, falar sobre sexo na pandemia e sobre possibilidades de equilibrar a vida sexual nesse período é fundamental para apoiar essa importante área da vida humana, a qual implica diretamente a saúde mental e a qualidade de vida.

REFERÊNCIAS

1. Alves GF. O impacto da crise mundial do coronavírus na indústria farmacêutica brasileira e no processo de produção de sinergia comercial. 2021.
2. Mollaioli D, Ciocca G, Limoncin E, Di Sante S, Gravina GL, Carosa E, et al. Lifestyles and sexuality in men and women: the gender perspective in sexual medicine. Reprod Biol Endocrinol. 2020;18:10.
3. Ray MK, Chow KK, Theodoros T, Wyder M, Steginga A, Sorrensen R, et al. LOVE in the time of covid-19: a short health intervention to overcome loneliness. Australas Psychiatry. 2021;29(5):529-34.
4. Cocci A, Presicce F, Russo GI, Cacciamani G, Cimino S, Minervini A. How sexual medicine is facing the outbreak of covid-19: experience of Italian urological community and future perspectives. Int J Impot Res. 2020;32(5):480-2.
5. Wang C, Pan R, Wan X, Tan Y, Xu L, Ho CS. Immediate psychological responses and associated factors during the initial stage of the 2019 coronavirus disease (covid-19) epidemic among the general population in China. Int J Environ Res Public Health. 2020;17:1729.
6. Lana RM, Coelho FC, Gomes MFC, Cruz OG, Bastos LS, Villela DAM, et al. Emergência do novo coronavírus (SARS-CoV-2) e o papel de uma vigilância nacional em saúde oportuna e efetiva. Cad Saúde Pública. 2020;36(3).
7. Cascella M, Rajnik M, Cuomo A, Dulebohn SC, Di Napoli R. Features, evaluation and treatment coronavirus (COVID-19). Treasure Island: StatPearls Publishing; 2023.
8. Maragno MS, Nascimento MLFO. Coronavírus: da infecção à doença. In: Hordonho AAC, Napoleão AA, Lopes AC, Lopes CT, Kubiak CA, Martins JA, et al. (orgs.). Especial sobre covid-19: ciclo 1. Porto Alegre: Artmed Panamericana; 2020. p.9-26 (Sistema de Educação Continuada a Distância, v.5).
9. Belasco AGS, Fonseca CDD. Coronavírus 2020. Rev Bras Enferm. 2020;73(2).
10. Lima CMADO. Informações sobre o novo coronavírus (covid-19). Radiol Bras. 2020;53(2).
11. Ministério da Saúde. SRAG 2000: Banco de dados de síndrome respiratória aguda grave – incluindo dados da covid-19; 2020.
12. Fiocruz, Cepedes. Cartilha da saúde mental e atenção psicossocial na pandemia de covid-19: Diretrizes para trabalhadores e gestores do Sistema Único de Saúde da Assistência Social (SUAS) para ações de pandemia de covid-19. 2020.
13. Turban JL, Keuroghlian AS, Mayer KH. Sexual health in the SARS-CoV-2 era. Ann Int Med. 2020;173:387-9.
14. Pan Y, Li X, Yang G, Fan J, Tang Y, Zhao J, et al. Serological immunochromatographic approach in diagnosis with SARS-CoV-2 infected COVID-19 patients. J Infect. 2020;81:e28-32.
15. Cui S, Chen S, Li X, Liu S, Wang F. Prevalence of venous thromboembolism in patients with severe novel coronavirus pneumonia. J Thromb Haemost. 2020;18(6):1421-4.
16. Qiu Ye, Zhao YB, Wang Q, Li JY, Zhou ZH, Liao CH, et al. Predicting the angiotensin converting enzyme 2 (ACE2) utilizing capability as the receptor of SARS-CoV-2. Microbes and Infection. 2020;22(4-5):221-5.

17. Ciprian M, Giacalone A, Ruberti E. Sexual behaviors during covid-19: the potential risk of transmission. Arch Sex Behav. 2020;49:1431-2.
18. Yin Z. Covid-19: should sexual practices be discouraged during the pandemic? JAAD. 2020;83:149.
19. Organização Mundial da Saúde (OMS). Determinando a saúde sexual: relatório de uma consulta técnica sobre saúde sexual. Genebra: OMS; 2006.
20. Morey JN, Gentzler AL, Creasy B, Oberhauser AM, Westerman D. Young adults' use of communication technology within their romantic relationships and associations with attachment style. Computers in Human Behavior. 2013;29(4):1771-8.
21. Pettigrew TF. Secondary transfer effect of contact: do intergroup contact effects spread to noncontacted outgroups? Social Psychol. 2009;40(2):55-65.
22. Brodie ZP, Wilson C, Scott GG. Sexual intercourse: considering social-cognitive predictors and subsequent outcomes of sexting behavior in adulthood. Arch Sex Behav. 2019;48:2367-79.
23. Kosenko K, Luurs G, Binder AR. Sexting and sexual behavior, 2011-2015: a critical analysis and meta-analysis of the growing literature. J Computer-Mediated Communication. 2017;22(3):141-60.
24. Cipolla C. Sexuality at the time of coronavirus in Italy: a (technological) retreat in itself? Culture e Studi del Sociale. 2020;5(1):227-44.
25. Zamboni BD, Crawford I. Using masturbation in sex therapy. J Psychol Human Sex. 2003;14(2-3):123-41.
26. Tafuri B, Santos VR, Zago MC. Sexualidade e pandemia de covid-19: impasses e possibilidades. In: Saúde mental em pandemias individuais e coletivas no século XXI. 2021.
27. Sena T. Os relatórios Kinsey, Masters & Johnson, Hite: as sexualidades estatísticas em uma perspectiva das ciências humanas. Tese Doutorado Programa de Pós-graduação Interdisciplinar em Ciências Humanas. Centro de Filosofia de Ciências Humanas, Universidade Federal de Santa Catarina, Florianópolis, 2007.
28. Pechorro PS, et al. Validação portuguesa da nova escala de satisfação sexual. Rev Intern de Andrologia. 2015;13(2):47-53.
29. Nunnink SE, Fink DS, Baker DG. The impact of sexual functioning problems on mental well-being in U.S. veterans from the operation enduring freedom and operation iraqi freedom (OEF/OIF) Conflicts. Int J Sexual Health. 2012;24(1):14-25.
30. Bernhard LA. Sexuality and sexual health care for women. Clin Obstet Gynecol. 2002;45(4):1089-98.
31. Silva JSP, Fonseca AM, Bagnoli VR, Cavalcanti AL, Soares Jr JM, Baracat EC. Sexualidade em mulheres com síndrome dos ovários policísticos: um estudo piloto. Einstein (São Paulo). 2010;8(4):397-403.
32. Alves GF. O impacto da crise mundial do coronavírus na indústria farmacêutica brasileira e no processo de produção de sinergia comercial. 2021.
33. Bastos CL, Keller V. Aprendendo a aprender. Petrópolis: Vozes, 1995.
34. Breitbart W. Life and death in the age of covid-19. Palliat Support Care. 2020;18(3):252-3.
35. Deslauriers JP, Cristo M. O desenho da pesquisa qualitativa. Pesquisa qualitativa: abordagens epistemológicas e metodológicas. v.2. Petrópolis: Vozes; 2008. p.127-53.
36. Gil AC. Como elaborar projetos de pesquisa. 4.ed. São Paulo: Atlas; 2002.
37. Eplov L, Giraldi A, Davidsen M, Garde K, Kamper-Jorgensen F. Sexual desire in a nationally representative Danish population. J Sex Med. 2007;4:47-56.
38. Marconi MA, Lakatos EM. Fundamentos do método científico. 6.ed. São Paulo: Atlas; 2003.
39. Prodanov CC, De Freitas EC. Métodos de trabalho científico: métodos e métodos de investigação e trabalho acadêmico. 2.ed. Novo Hamburgo: Feevale; 2013.
40. Soriano JB. Epidemiologia humanística: amor durante a cólera, covid-19 e outros surtos. Eur J Epidemiol. 2020;35:321-4.

Parte IV

DESFECHOS NEGATIVOS EM INDIVÍDUOS COM TRANSTORNO MENTAL GRAVE E OUTROS TEMAS RELEVANTES DA SAÚDE SEXUAL

32

Desfechos negativos e transtorno mental grave

Natalie Torres de Matos
Marco de Tubino Scanavino

O transtorno mental grave (TMG) é um conceito geralmente utilizado para definir qualquer diagnóstico psiquiátrico de psicose não orgânica ou de personalidade, com pelo menos dois anos ou mais de duração, e somado de acordo com a escala de Avaliação Global Funcional (GAF)[1] com a presença de um grau de disfunção[2].

São exemplos de TMG as doenças psiquiátricas com evolução crônica e que acometem gravemente a funcionalidade de uma pessoa, como: depressão maior, esquizofrenia e transtorno bipolar.

Entende-se como disfunção ou incapacidade a limitação do sujeito em engajar-se ou manter-se em suas próprias atividades de vida diárias (autocuidado, higiene, vestimenta, administração da medicação, escola, trabalho, lazer, cuidados com a casa, gerenciamento financeiro, entre outras) e de conseguir se envolver social, afetiva e sexualmente com outras pessoas em diferentes ambientes[3,4].

DIFICULDADES NOS RELACIONAMENTOS

Por causa das limitações ocasionadas pelo próprio diagnóstico psiquiátrico e pelo longo período de curso da doença mental, as pessoas com TMG tendem a apresentar durante a vida alguns problemas negativos associados a seu comportamento e ao modo como interagem com as outras pessoas e com o ambiente[5].

São pessoas que tendem a apresentar dificuldades para estabelecer relacionamentos sociais, afetivos e sexuais estáveis e positivos, colocando-se, muitas vezes, em situações desagradáveis e perigosas. São evidenciadas como uma população de alta vulnerabilidade e com a presença de comportamentos de riscos associados aos sintomas tanto da própria doença mental como aos advindos das consequências de discriminações e exclusões sociais vividas que desencadeiam em atitudes autodestrutivas[3,6,7].

A definição do termo "estigma" deriva do grego *steizen*, que indica a marcação nos corpos de escravos ou de criminosos, feita pelo homem para distingui-los do restante da sociedade. Era, portanto, uma forma de identificar as pessoas com menor valia dentro da sociedade. No latim seu derivativo ficou "a marca da infâmia ou ignomínia"[8,9].

O estigma na pessoa com TMG não ocorre pela presença de um símbolo marcado permanentemente em seu corpo, mas se constitui em importante feito de sofrimento psíquico e emocional que gera várias e desastrosas repercussões à vida deles e de seus familiares[9].

Deve-se entender, portanto, o estigma como forma de preconceito ou um modo de discriminação contra aquele que é "diferente" e que causa severos impactos à vida da pessoa acometida e seus familiares, representando, assim, uma barreira para seu desenvolvimento pessoal[10-13].

Essa população sofre preconceitos e julgamentos tanto sobre sua condição de possuírem uma doença mental e de necessitarem de acompanhamento psiquiátrico e de medicação controlada como pela dificuldade de conseguirem exercer de forma plena, autônoma e independente seus papéis ocupacionais, sociais e civis.

É comum as pessoas com TMG serem rotuladas pela sociedade como agressivas, assexuadas, inférteis, improdutivas, loucas, perigosas, preguiçosas e incapazes de conseguirem se envolver afetiva e sexualmente com outra pessoa e de constituírem suas próprias famílias, sendo, portanto, discriminadas e excluídas socialmente[9,14-17].

São pessoas que tendem a ser mais reclusas socialmente pelo receio do que os outros vão pensar sobre elas ou fazerem contra elas (estigmas sociais e estruturais) ou, ainda, pela própria discriminação sobre si ao concordar e aplicar os estereótipos negativos sofridos e de não se sentirem valorizadas e pertencentes a essa sociedade (estigma internalizado)[5,10,18].

O estigma social é um dos mais comuns e construído pela sociedade ao longo do tempo e diante de uma cultura com seus saberes e suas crenças. É, portanto, a percepção comum de um grupo grande de pessoas ou da sociedade em relação a um indivíduo que apresenta algo de diferente e atribuído por eles como negativo[19].

O estigma estrutural consiste em políticas de instituições governamentais ou privadas que restringem oportunidades de acesso ou participação de pessoas com transtornos mentais, gerando exclusão e limitação dos espaços públicos e ocupacionais[14,20].

O estigma internalizado refere-se às questões interiores da pessoa, ou seja, a própria desaprovação de suas atitudes de acordo com a de uma sociedade. A pessoa chega a se sentir culpada pelo que é e pelo que faz, e em resposta a isso se afasta e se isola das demais[21]. A pessoa, portanto, tem a consciência do estigma que lhe é atribuído socialmente e concorda com isso, internalizando para si os pensamentos negativos de um grupo de pessoas sobre ela e reagindo de maneira negativa sobre a própria vida[10,18].

Essas três formas de estigma citadas causam graves problemas à vida dessas pessoas e de seus familiares. As incapacidades das pessoas com TMG tendem-se a agravar diante da desaprovação social e do sofrimento diante da exclusão, limitando cada vez mais o acesso delas a lugares públicos e na sociedade e inibindo seus desejos e seus planos de vida presente e futuro. Além de prejudicar seu tratamento médico e o uso da medicação e causar danos emocionais, funcionais e sociais irreversíveis, como o agravamento dos sintomas da doença[2,5,10,14,18-20,22].

É uma população em constante sofrimento diante da discriminação social vivida. São pessoas que por causa dos pré-julgamentos sofridos durante a vida adoecem emocionalmente (com piora dos sintomas psicóticos, da baixa autoestima, da autoeficácia, da ansiedade, dos transtornos de pânico e da depressão) e reagem negativamente a tudo isso, isolando-se e colocando-se em risco[10,23].

COMPORTAMENTOS SEXUAIS DE RISCO

É muito comum nessa população a presença de desfechos negativos associados aos estigmas, às dificuldades de relacionamentos sociais, afetivos e sexuais e às disfunções sexuais[12,24].

Os desfechos negativos devem ser compreendidos como tudo aquilo que possa vir a prejudicar a vida de uma pessoa, causando-lhe: desconfortos, insatisfações, doenças, incapacidades e até a morte.

Os estigmas associados aos transtornos mentais na sociedade brasileira e no mundo e seus efeitos negativos acendem um sinal de alerta de saúde pública quanto ao aumento de casos de violência emocional, física e sexual contra a pessoa com TMG e o número cada vez mais elevado de casos de infecções sexualmente transmissíveis (IST) e HIV/aids nessa população[23,25-27].

Em uma breve revisão da literatura é possível encontrar algumas pesquisas importantes com dados de violência contra a pessoa com transtorno mental.

Nos Estados Unidos, em meados de 2000, foi realizado um estudo com 936 pessoas adultas com TMG sobre a prevalência e a incidência de violência contra elas, comparada ao da população em geral. Evidenciou-se que mais de um quarto dessas pessoas foi vítima no último ano de algum crime violento, atingindo patamares 11 vezes maiores do que em comparação ao da população em geral[28].

Em uma pesquisa realizada em Londres, entre 2011 e 2012, com 361 pessoas com TMG e 3.138 controles, foi possível comparar o percentual e os tipos de crimes cometidos contra as pessoas com TMG *versus* ao da população em geral. Como resultado, evidenciou-se que as pessoas com TMG estão mais predispostas a sofrerem crimes do que a população em geral, com 40% dos entrevistados com TMG relataram já terem sido vítimas de crimes em relação a 14% da população em geral. Constatou-se também que as pessoas com TMG apresentavam risco aumentado de serem vítimas de crimes contra a pessoa, sendo 26% em comparação a 7% da população em geral; e de 23% de sofrer crimes a residência contra 9% da população em geral[29].

Ainda nesse mesmo estudo, outros achados relevantes merecem destaque, como em relação ao gênero: o número de violências sexuais relatados foi significativo apenas entre as mulheres com TMG e quase nulo entre os homens na mesma condição. Quanto ao impacto da violência na vida destas pessoas, um número significativo de entrevistados com TMG relatou sofrer de problemas emocionais e sociais após sofrerem violência (como depressão, ansiedade ou ataques de pânico, perda de confiança e isolamento social)[29].

Em uma pesquisa realizada no Brasil com 2.475 pessoas com transtorno mental, identificou-se que 18,6% dos entrevistados afirmavam já terem sido vítimas de violência sexual pelo menos uma vez na vida. E entre esses, 8,6% relataram ter sofrido abuso mais de uma vez na vida[30].

Neire, em seu estudo de comparação entre gêneros, identificou que as mulheres com quadros psicóticos apresentavam cinco vezes mais chance de sofrer abuso sexual do que uma mulher não psicótica; e quatro vezes mais chance de sofrê-lo do que um homem com o mesmo quadro psicótico.

Tantos homens como mulheres com TMG sofrem violência; e ambos em uma proporção maior do que o da população em geral[28,31]. As mulheres tendem a sofrer mais violência sexual doméstica sexual pelo próprio parceiro, e os homens, a sofrer mais fora do ambiente domiciliar[32-34].

Uma comparação de gênero em condição de rua identificou que as mulheres com transtorno mental também apresentam maior proporção de abuso sexual do que os homens também com transtorno mental[35].

Além dos achados na literatura sobre a alta vulnerabilidade dessa população e os crimes de violência contra elas, é possível também encontrar referências quanto aos comportamentos sexuais de riscos das pessoas com TMG e os consequentes desfechos negativos, como o alto nível de contaminação por IST e HIV/aids.

As pessoas com TMG tendem a ter mais atitudes negativas que a população em geral, colocando suas vidas em riscos, por exemplos: sob efeito de álcool e drogas; com parceiros com elevadas chances de serem transmissores de IST e

HIV/aids; relações sexuais desprotegidas – sem uso de preservativos; ou em troca de compensações (álcool, drogas, dinheiro etc.)[3,12,36,37-39].

Em um estudo de Guimarães et al.[24], com 2.238 pessoas com TMG, identificou-se que 61,6% dos participantes tiveram relação sexual nos últimos seis meses e 88,8% em algum momento da vida. A prevalência de uso de preservativo foi baixa tanto para o uso nos últimos seis meses (16%) como para a vida (8%).

Alguns estudos demonstraram que a sexualidade de pessoas com transtorno mental é vivida e não é diferente das demais, mas que essa população apresenta maiores risco de adoecimento pelas IST e pelo HIV do que as outras[27,36,40-42].

As pessoas com TMG tendem a apresentar comportamentos sexuais de riscos que geram maiores exposições às IST e ao HIV/aids do que a população em geral[24]. É uma população, portanto, que vive perigosamente as experiências sexuais, expondo-se, assim, muitas vezes a múltiplos companheiros, a maus-tratos e a abusos que podem comprometer sua saúde física e mental e a própria vida atrás de oportunidades sexuais e satisfação dos próprios desejos e libidos.

Em um estudo realizado no Brasil, estimou-se que a prevalência das IST é maior em pessoas com transtornos mentais em comparação com o da população geral, e a maioria dos fatores associados com essas doenças está os comportamentos potencialmente modificáveis. O uso do álcool e de outras drogas é um dos fatores mais importante para a disseminação das IST na população com TMG e na população em geral[43].

DISFUNÇÕES SEXUAIS

Outro item importante para os desfechos negativos em pessoas com TMG está associado à disfunção sexual. A disfunção sexual nessa população causa severas repercussões na vida amorosa e sexual e no tratamento médico.

A vida sexual é uma importante área da vida de qualquer pessoa e chega a ser *status* diante de uma sociedade. É, portanto, um indicador de qualidade de vida e um fator de estabelecimento e manutenção das relações interpessoais satisfatórias e prazerosas[44,45].

A função sexual é algo a ser considerado em qualquer tratamento médico e, em especial, nas pessoas com TMG, que tendem a ter prejuízos graves por causa da própria doença mental e do uso de algumas medicações para tratá-la, como de alguns antipsicóticos e antidepressivos[45,46].

Estima-se que até 80% das pessoas com transtornos mentais devam apresentar alguma disfunção sexual (diminuição do desejo sexual, dificuldades com relação à excitação, dificuldade em atingir o orgasmo para as mulheres e disfunção erétil e problemas com relação à ejaculação nos homens) ao longo da vida em consequência da própria doença ou do uso de medicação para seu tratamento, podendo, assim, gerar graves prejuízos em seus relacionamentos afetivos e sexuais e estimular o uso de medicações ou outras substâncias sem prescrição médica. São esses os comportamentos com desfechos negativos, que podem gerar riscos para a vida dessa pessoa, como abandono do tratamento psiquiátrico e piora do quadro de saúde mental[47].

Sabe-se que o funcionamento sexual implica uma combinação de fatores neurológicos, vasculares e hormonais, e ele é bastante influenciado pelos aspectos psicológicos, emocionais e sociais[44,48], afetando diretamente essa população.

A incidência de disfunção sexual é comum para todos: na população em geral, atingindo tanto as mulheres (40%) como os homens (30%)[44,48] e na população com transtorno mental a prevalência é ainda maior, principalmente quando medicações psicotrópicas são usadas.

Em relação ao tipo de transtorno mental, os dados indicam a disfunção sexual em pessoas com esquizofrenia entre 30 e 60% dos casos em uso de antipsicóticos; em pessoas com depressão medicadas com antidepressivos de até 70%; e em pessoas que sofrem de ansiedade próximo a 80%[7,49,50].

Discussão

Diante dos dados apresentados anteriormente sobre os desfechos negativos associados às dificuldades nos relacionamentos, aos comportamentos sexuais de riscos e às disfunções sexuais das pessoas com TMG, são importante a seguridade de políticas públicas de saúde mental e a criação de programas de intervenções com foco nas dificuldades afetivo-sexuais dessa população nos serviços de saúde mental.

A Organização Mundial da Saúde (OMS)[51] enfatizou recentemente a preocupação quanto ao estigma, à discriminação e às violações de direitos humanos contra as pessoas com transtornos mentais e suas consequências.

No *Relatório mundial de saúde mental: transformando a saúde mental para todos*, publicado em 2023 pela OMS, reafirmou-se o compromisso dos 194 Estados-membros com o "Plano de Ação Integral de Saúde Mental 2013-2030" de enfatizar as mudanças de comportamentos em relação à saúde mental e de priorizar ações de incluir essa população em todos os aspectos da sociedade e tomar decisões para superar o estigma e a discriminação, reduzir as disparidades e promover a justiça social.

De acordo com esse documento, foi enfatizada a necessidade de transformação das condutas em relação às pessoas com TMG, em conjunto com o combate contra o estigma da doença mental, a promoção de ações de inclusão social e a criação e a implementação de programas de educação para a vida afetivo-sexual dessa população.

Reconhecer essa população como parte ativa de uma sociedade, com iguais direitos, desejos e vontades, e capazes de viverem livremente sua vida ocupacional, social, afetiva e sexual, é um desafio mundial e um dever de todos os cidadãos, em especial dos profissionais de saúde mental, que devem contribuir com ações para essa transformação, auxiliando na promoção das mudanças de atitudes sociais e estimulando o protagonismo da pessoa com TMG.

Torná-los conscientes de sua participação social e cívica, de seus papéis ocupacionais e de sua autonomia sobre seu próprio corpo e de sua sexualidade vem sendo possível nas últimas décadas diante das novas visões de cuidados com a pessoa com TMG (Reforma Psiquiátrica Brasileira em 2001), que não mais devem ser centrados no hospital e, sim, na comunidade, de maneira mais integrada de saúde: moradia, rede social e trabalho (reabilitação psicossocial)[52-54].

Os cuidados com a pessoa com TMG vêm passando por mudanças e abrangendo todas as áreas da vida: a saúde mental e física; a funcionalidade; os relacionamentos sociais, afetivos e sexuais; o uso de medicação e outros. Além disso envolver todos –família, comunidade e rede de saúde mental (Centros de Atenção Psicossocial – CAPS), Serviços Residenciais Terapêuticos (SRT), Centros de Convivência e Cultura, Unidade de Acolhimento (UA) e leitos de atenção integral (em hospitais gerais nos CAPS III).

As práticas de cuidados integrais em saúde mental têm como propósito oferecer apoio social e uma rede de serviços integrados ao usuário, aliviando o sofrimento da pessoa e de seus grupos sociais, nas mais diferentes demandas de tratamento médico (uso da medicação, acompanhamento com equipe multidisciplinar e outros), e dos problemas pessoais da própria pessoa, como da sexualidade, muitas vezes negligenciada pelos profissionais de saúde mental e de motivo de vergonha pelo usuário.

Como já citado anteriormente, é uma população com alto nível de discriminação, vulnerabilidade, alta prevalência de violência física e sexual contra ambos os gêneros e graves comprometimentos relacionados aos comportamentos sexuais de riscos, por isso merecem atenção integral de saúde especializada.

Os cuidados com os comportamentos sexuais de riscos são emergentes em todo o mundo, em especial nas pessoas com TMG, pelo alto índice de IST e HIV/aids. E não é só em relação às IST, mas também a todo universo relacionado com a sexualidade, o uso de métodos contraceptivos, a gestação, o parto, o puerpério, o aborto, a promiscuidade e as várias formas de experiências sexuais e violência, além disso, o uso de medicação e estigmas[17].

Intervenções educativas com foco para o combate aos estigmas e o fortalecimento dos relacionamentos sociais, afetivos e sexuais das pessoas com TMG se fazem necessárias nos serviços de saúde mental, de maneira mais rotineira e empática, auxiliando na autoestima e na vida produtiva e social dessas pessoas, além de prevenir desfechos negativos quanto a possíveis comportamentos sexuais de riscos.

Na literatura importantes estudos descrevem modelos de intervenções com esses focos, variando quanto ao número de participantes e ao gênero, o tipo de abordagem e números de sessões ou tempo de intervenção, dando ênfase aos riscos de contaminação por IST e HIV/aids.

Alguns estudos variam quanto ao número de sessões entre 3[55] e 15 sessões[56]. As sessões podem ser separadas por gênero[57] ou desenvolvidas em grupos mistos, assim como abordadas de maneira individual em vez de grupal[58].

As principais temáticas envolvem: anatomia e desenvolvimento sexual[57], uso de estratégias adequadas de comportamento em encontros amorosos[57], estratégias de comportamentos para encontrar parceiros[57], papéis sociais de acordo com o gênero[57], infecções sexualmente transmissíveis (IST)[59,60], formas de transmissão do HIV[59], práticas de sexo seguro[55,61], acesso ao teste de HIV[59], negociação do uso do preservativo[56,60], práticas sexuais entre pessoas do mesmo sexo[56,60,62], ciclo de resposta sexual[60,62], amor e intimidade[62], foco sensitivo[62], permutar sexo por drogas ou dinheiro[56], contracepção[58], aceitar limites nos relacionamentos[58], mitos sexuais[63], assertividade para negociar o uso do preservativo[64,65,66] e redução de riscos[67].

Entre os métodos empregados nas sessões, destacam-se: aulas[68], testes[57], jogos[56], vídeos[56,57], discussão em grupo, treino de estratégias[64,66,67], treinos sociais[68], gravação de vídeos[55], ensino do uso de preservativo[55], *role play*[61] e oficinas[69].

CONSIDERAÇÕES FINAIS

Sabe-se que o estigma acarreta prejuízos graves à vida de qualquer pessoa, em especial às pessoas com transtornos mentais graves, que já apresentam problemas de saúde mental e incapacidades, apresentando piora dos sintomas em razão do preconceito e até do abandono do tratamento médico.

O isolamento social e a baixa autoestima ocasionados pela exclusão contribuem para a piora da doença mental e afastam essas pessoas cada vez mais de seus sonhos, de suas ocupações e das oportunidades por relacionamentos.

A desaprovação e o julgamento social reprimem suas vontades, e as pessoas com TMG experimentam poucas oportunidades de relacionamentos afetivos e sexuais que lhes são dados, sem nenhum critério e colocando-as em riscos, além de ocasionar desfechos negativos.

Os índices de agressões sofridas por essas populações e de contágio de IST e HIV/aids são altos, exigindo ações de saúde públicas rápidas e programas de educação para a vida sexual segura.

REFERÊNCIAS

1. American Psychiatric Association – APA. Diagnostic and Statistical Manual of Mental Disorders – 3.ed. – revised - DSM-III-R (3rd ed.). Washington: American Psychiatric Association; 1987.
2. Ruggeri M, Leese M, Thornicroft G, Bisoffi G, Tansella M. Definition and prevalence of severe and persistent mental illness. Br J Psychiatry. 2000;177:149-55.
3. Meade CS, Sikkema KJ. Psychiatric and psychosocial correlates of sexual risk behavior among adults with severe mental illness. Community Ment Health J. 2007;43(2):153-69.
4. Schinnar AP, Rothbard AB, Kanter R, Jung YS. An empirical literature review of definitions of severe and persistent mental illness. Am J Psychiatry. 1990;147(12):1602-8.
5. São João RMV. Estigma na doença mental: estudo observacional e piloto em Portugal. Mental illness stigma: an observational and pilot study in Portugal. Revista da UIIPS – Unidade de Investigação do Instituto Politécnico de Santarém. 2017;5(2):171-85.
6. Nunes M, et al. Relatório da pesquisa: articulando experiências, produzindo sujeitos e incluindo cidadãos: um estudo sobre as novas formas de cuidado em saúde mental na Bahia e Sergipe. Projeto de pesquisa do núcleo interdisciplinar de saúde mental. NISAN – ISC – UFBA; 2009.
7. Zemishlany Z, Weizman A. O impacto da doença mental na disfunção sexual. Balon R (ed.). Disfunção sexual. A conexão cérebro-corpo. Adv Psychosom Med. Basileia: Karger; 2008, v.29, p.89-106.
8. Arboleda-Flórez SH. From sin to science: fighting the stigmatization of mental illness. Can J Psychiatry. 2012;57(8):457-63.
9. Xavier S, Klut C, Neto A, Ponte G, Melo JC. O estigma da doença mental: que caminho percorremos? Mental health stigma: where do we stand? Revista do Serviço de Psiquiatria do Hospital Prof. Doutor Fernando Fonseca, EPE. 2013;11(2).
10. Nascimento LA, Leão A. Estigma social e estigma internalizado: a voz das pessoas com transtorno mental e os enfrentamentos necessários. História, Ciências, Saúde – Manguinhos, Rio de Janeiro. 2019;26(1):103-21.
11. Neeb K. Fundamentos de enfermagem de saúde mental. Loures: Lusociência; 2000.
12. Elkington KS, Mckinnon K, Mann CG, Collins PY, Leu CS, Wainberg ML. Perceived mental illness stigma and HIV risk behaviors among adult psychiatric outpatients in Rio de Janeiro, Brazil. Community Ment Health J. 2010;46(1):56-64.
13. Elkington KS, Hackler D, Mckinnon K, Borges C, Wright ER, Wainberg ML. Perceived mental illness stigma among youth in psychiatric outpatient treatment. J Adolesc Res. 2012;27(2):290-317.
14. Hayward P, Bright JA. Stigma and mental illness: a review and critique. J Ment Health. 1997;6:345-54.
15. Byrne P. Psychiatric stigma: past, passing and to come. J Royal Soc Med. 1997;90:618-21.
16. Arboleda-Flórez J. What causes stigma? World Psychiatry. 2002;1(1):25-6.
17. Barbosa AG, Souza MCMR, Freitas MIF. Violência sexual: narrativas de mulheres com transtornos mentais no Brasil. Rev Panam Salud Publica. 2015;37(4/5).
18. Soares RG, et al. A mensuração do estigma internalizado: revisão sistemática da literatura. Psicol Estud. 2011;16.
19. Ferreira MS, Carvalho MCA. Estigma associado ao transtorno mental: uma breve reflexão sobre suas consequências. Caçador. 2017;6(2):192-201.
20. Schmidt A. Material educativo sobre o estigma à saúde mental entre profissionais da saúde no atendimento a pacientes de difícil manejo de um hospital geral. Universidade Federal do Rio Grande do Sul (Dissertação de Mestrado), 2021.
21. Goffman E. Estigma: notas sobre a manipulação da identidade deteriorada. Rio de Janeiro: LTC; 1988.

22. Cassiano APC, Marcolan JF, Silva DA. Atenção primária à saúde: estigma a indivíduos mentais. Rev Enfermagem UFPE. 2019;13:1-6.
23. Ayres JRCM, Paiva V, França IJ, Gravato N, Lacerda R, Negra MD, et al. Vulnerability, human rights, and comprehensive health care needs of young people living with HIV/aids. Am J Public Health. 2006;96:1001-6.
24. Guimarães MDC, Campos LN, Melo APS, Carmo RA, Machado CJ, Acúrcio FA. Prevalence of HIV, syphilis, hepatitis B and C among adults with mental illness: a multicenter study in Brazil. Rev Bras Psiquiatr. 2009;31(1):43-7.
25. Oliveira HN. Violência contra indivíduos com transtorno mental: projeto pessoas. Universidade Federal de Minas Gerais (Tese de Doutorado), 2012.
26. World Health Organization – WHO. Mental health and development: targeting people with mental health conditions as a vulnerable group. Geneva: WHO; 2010.
27. Brasil. Ministério da Saúde. Secretaria de Vigilância em Saúde. Programa Nacional de DST e Aids. Prevenção e atenção às IST/Aids na saúde mental no Brasil: análises, desafios e perspectivas. Brasília, DF: Ministério da Saúde; 2008. 252p.
28. Teplin LA, McClelland GM, Abram KM, Weiner DA. Crime victimization in adults with severe mental illness: comparison with the national crime victimization survey. Arch Gen Psychiatry. 2005;62:911-21.
29. Khalifeh S, Johnson LM, Howard R, Borschmann D, Osborn K, Dean C, et al. Violent and non-violent crime against adults with severe mental illness. Br J Psychiatry. 2015;206:275-82.
30. Guimarães MDC, McKinnon K, Campos LN, Melo APS, Wainberg M. HIV risk behavior of psychiatric patients with mental illness: a sample of Brazilian patients. Rev Bras Psiquiatria. 2010;32(4):351-60.
31. Goodman LA, Salyers MP, Mueser KT, Rosenberg SD, Swartz N, Essock SM, et al. Recent victimization in women and men with severe mental illness: prevalence and correlates. J Trauma Stress. 2001; 14(4):615-32.
32. Meade CS, Sikkema KJ. HIV risk behavior among adults with severe mental illness: a systematic review. Clin Psychol Rev. 2005;25(2005):433-57.
33. Bengtsson-Tops A, Markström U, Lewin B. The prevalence of abuse in Swedish female psychiatric users, the perpetrators and places where abuse occurred. Nord J Psychiatry. 2005;59:504-10.
34. Hiday VA, Swartz MS, Swanson JW, Borum R, Wagner HR. Male-female differences in the setting and construction of violence among people with severe mental illness. Soc Psychiatry Psychiatr Epidemiol. 1998;33(Suppl 1):S68-74.
35. Lam JA, Rosenheck R. The effect of victimization on clinical outcomes of homeless persons with serious mental illness. Psychiatr Serv. 1998;49(5):678-83.
36. Cournos F, McKinnon K. HIV seroprevalence among people with severe mental illness in the United States: a critical review. Clin Psychol Rev. 1997;17(3):259-69.
37. McDermott BE, Sautter FJ, Winstead DK, Quirk T. Diagnosis, health beliefs, and risk of HIV infection in psychiatric patients. Hosp Community Psychiatry. 1994;45(6):580-5.
38. Susser EE, Valencia E, Conover S. Prevalence of HIV Infection among psychiatric patients in a New York City men's shelter. Am J Public Health. 1993;83(4).
39. Susser E, Valencia E, Miller M, Tsai W, Meyerbahlburg H, Nat R, et al. Sexual behavior of homeless mentally ill men at risk for HIV. Am J Psychiatry. 1995;152:583-7.
40. Cournos F. Sexual activity and risk of HIV infection among patients with schizophrenia. Am J Psychiatry. 1991;15:229-32.
41. Oliveira SB. Loucos por sexo: um estudo sobre as vulnerabilidades dos usuários dos serviços de saúde mental. Dissertação. Rio de Janeiro (RJ): Instituto de Psiquiatria da UFRJ; 1998.

42. Wilson HW, Donenberg G. Quality of parent communication about sex and its relationship to risky sexual behavior among youth in psychiatric care: a pilot study. J Child Psychol Psychiatry. 2004;45(2):387-95.
43. Dutra MRT. Prevalência e fatores associados com as doenças sexualmente transmissíveis entre pacientes psiquiátricos no Brasil. Universidade Federal de Minas Gerais (Tese de Mestrado), 2013.
44. Soldati L. Sexual dysfunction among patients with psychiatric disorders. Rev Med Suisse. 2016;12(510):544-7.
45. Marinho G, Almeida D. Disfunção sexual na prática psiquiátrica – uma revisão sexual dysfunction in psychiatric practice – a review. Revista do Serviço de Psiquiatria do Hospital Prof. Doutor Fernando Fonseca, EPE. 2018.
46. Meston CM, Gorzalka BB. Psychoactive drugs and human sexual behavior: the role of serotonergic activity. J Psychoactive Drugs. 1992;24(1):1-40.
47. Queiroz L. Transtornos mentais podem alterar comportamento sexual. Holiste Psiquiatria. Clínica de Psiquiatria e Saúde Mental. Disponível em: https://holiste.com.br/transtornos-mentais-comportamento-sexual/. Acesso em: 21 jul. 2023.
48. Clayton AH, Alkis AR, Parikh NB, Votta JG. Sexual dysfunction due to psychotropic medications. Psychiatr Clin North Am. 2016;39(3):427-63.
49. Laurent SM, Simons AD. Sexual dysfunction in depression and anxiety: conceptualizing sexual dysfunction as part of an internalizing dimension. Clin Psychol Rev. 2009;29(7):573-85.
50. Waldinger MD. Psychiatric disorders and sexual dysfunction. Handb Clin Neurol. 2015;30:469-89.
51. Organização Mundial de Saúde – OMS. World mental health report: transforming mental health for all. 2002. Disponível em: https://www.who.int/publications/i/item/9789240049338. Acessado em: 21 jul. 2023.
52. Amarente P. Manicômio e loucura no final do século e do milênio. In: Fernandes MIA, Scarcelli IR, Costa ES (orgs.). Fim de século: ainda manicômios? São Paulo: IPUSP; 1999.
53. Houaiss. Alienado. In: Dicionário Eletrônico Houais da Língua Portuguesa. (v.1.0). Rio de Janeiro: Objetiva, 2001.
54. Silva ADG. Sexualidade (des)institucionalizada? A sexualidade das moradoras e dos moradores dos serviços residenciais terapêuticos nos discursos das suas profissionais. Universidade Federal de Pernambuco (Tese de Mestrado), 2015.
55. Goisman RM, Kent AB, Montgomery EC, Cheevers MM, Goldfinger SM. AIDS education for patients with chronic mental illness. Community Ment Health J. 1991;27(3):189-97.
56. Susser E, Valencia E, Torres J. Sex, games, and videotapes: An HIV-prevention intervention for men who are homeless and mentally ill. Psychosocial Rehab J. 1994;17(4):31-40.
57. Sadow D, Corman A. Teaching a human sexuality course to psychiatric patients: the process, pitfalls, and rewards. Sex Disability. 1983;6:47-53.
58. McCandless F, Sladen C. Sexual health and women with bipolar disorder. Leading Global Nursing Res. 2003.
59. Davidhizar R, Boonstra C, Lutz K, Poston P. Teaching safer sex in a long-term psychiatric setting. Perspect Psychiatr Care. 1991;27(1):25-9.
60. Scanavino MT. Sexual dysfunctions. In: Dumais N (org.). HIV and AIDS: updates on biology, immunology, epidemiology and treatment strategies. Rijeka: INTECH; 2011. p.503-18.
61. Herman R, Kaplan M, Satriano J, Cournos F, McKinnon K. HIV prevention with people with serious mental illness: staff training and institutional attitudes. Psychosocial Rehabil J. 1994;17(4):97-103.
62. Assalian P, Tempier R. Sexuality and quality of life of patients with schizophrenia. Int J Psychiatry Clin Pract. 2000;4(1):29-33.
63. Steiner JL, Lussier RG, Maust GC, Dipalma LM, Allende MJ. Psychoeducation about sexual issues in an acute treatment setting. Hosp Community Psychiatry. 1994;45:380-1.

64. Kalichman SC, Rompa D. Sexual sensation seeking and sexual compulsivity scales: reliability, validity, and predicting HIV risk behavior. J Pers Assess. 1995; 65(3):586-601.
65. Kalichman SEC, Sikkema KJ, KELLY JA, Bulto M. Use of a brief behavioral skills intervention to prevent HIV infection among chronic mentally ill adults. Psychiatric Services. 1995;46:275-80.
66. Weinhardt LS, Carey MP, Carey KB, Verdecias RN. Increasing assertiveness skills to reduce HIV risk among women living with severe and persistent mental illness. J Consulting Clin Psychol. 1998;66:680-4.
67. Kelly JA, Murphy DA, Sikkema KJ, McAulife TL, Roffman RA, Solomon LJ, et al.; Community HIV Prevention Research Collaborative. Randomized controlled community-level HIV-prevention intervention for sexual risk behavior among homosexual men in US cities. Lancet. 1997;350:1500-5.
68. Assalian P, Tempier R. Sexuality and quality of life of patients with schizophrenia. Int J Psychiatry Clin Pract. 2000;4(1):29-33.
69. Mann CG. Oficina de saúde & sexualidade: um novo dispositivo de saúde mental em tempos de AIDS, 1993.
70. Corrigan P, Gelb B. Three programs that use mass approaches to challenge the stigma of mental illness. Psychiatric Services. 2006;57(3):393-8.
71. Byrne P. Stigma and mental illness and ways of diminishing it. Advances Psychiatr Treatment. 2000;6:65-72.
72. Corrigan PW. Research and the elimination of the stigma of mental illness. Br J Psychiatry. 2012;201(1):7-8.
73. Gomes AS. Representações de pessoas com transtorno mental sobre as infecções sexualmente transmissíveis e o HIV/AIDS. Escola de Enfermagem da UFMG (Tese de Mestrado). 2010.
74. Goodman LA, Dutton MA, Harris M. Episodically homeless women with serious mental illness: prevalence of physical and sexual assault. Am J Orthopsychiatry. 1995;65(4):468-78.
75. Goodman LA, Rosenberg SD, Mueser KT, Drake RE. Physical and sexual assault history in women with serious mental illness: prevalence, correlates, treatment, and future research directions. Schizophr Bull. 1997;23(4):685-96.
76. Jodelet D. Loucuras e representações sociais. Petrópolis: Vozes; 2005.
77. Meade CS, Kershaw TS, Hansen NB, Sikkema KJ. Longterm correlates of childhood abuse among adults with severe mental illness: adult victimization, substance abuse, and HIV sexual risk behavior. AIDS Behav. 2009;13(2):207-16.

33

Psicopatologia do transtorno mental grave e sintomas sexuais

Rafael da Silva Pereira Lima
Renato Del Sant

INTRODUÇÃO, DEFINIÇÕES E ASPECTOS EPIDEMIOLÓGICOS

NOTA CLÍNICA

A diferença do transtorno mental do transtorno somático é que, ao contrário deste último, no qual um sintoma compromete uma função (respiratória, digestiva, locomotora), no transtorno mental ocorre uma desrealização da apropriação da realidade existencial, comprometendo a vida social, estudantil, laboral, familiar, cultural, inclusive a sexual. O doente somático sofre de um sintoma, o doente mental sofre do sentido de um sintoma, que para o observador é "sem sentido". E para esclarecer esse sentido é fundamental a aplicação da ciência psicopatológica.

O transtorno mental grave (TMG) se refere a um diverso grupo de condições psiquiátricas, muitas delas marcadas pela presença da psicose e tradicionalmente inclui os diagnósticos de esquizofrenia, transtorno esquizoafetivo, transtorno bipolar e transtorno de depressão maior com características psicóticas[1]. Indivíduos com TMG geralmente apresentam sintomas agudos, persistentes e crônicos, com grande prejuízo no funcionamento em diversas esferas da vida, como o impacto no desempenho profissional, relações familiares e afetivas, entre outras. Além disso, apresentam uma história de hospitalização e/ou medicalização[2].

Karl Jaspers dedicou parte de seus estudos aos pacientes psiquiátricos e em sua emblemática obra *Psicopatologia geral*[3] debruçou-se sobre o tema para melhor compreender essa população e, assim, proporcionar um cuidado mais humano àqueles que, frequentemente, encontram-se marginalizados e em situações vulneráveis. Jaspers diz que, ao avaliar uma situação psíquica, é possível entender de que modo um evento psíquico se relaciona a outro, e assim chegar a uma explicação psicológica, que é quando se compreende um evento psíquico como resultante de um outro evento psíquico, em uma relação de causalidade. Essa é a missão da psicopatologia, buscar encontrar leis e equações causais para melhor compreender os eventos que investiga. Porém, diferente das ciências naturais, tratando-se dessa área do saber, não é possível, nem desejado, encontrar leis gerais de causalidade, bem como regras baseadas na frequência com que um evento se repete. É necessário investigar essas leis de forma individual, caso a caso, de acordo com os eventos psíquicos daquele indivíduo em questão.

> Quem é atacado zanga-se e pratica atos defensivos; quem é enganado torna-se desconfiado, e essa produção do evento psíquico por outro evento psíquico nós compreendemos geneticamente. Daí compreendemos as reações vivenciais, o desenvolvimento das paixões, a formação do erro; daí compreendemos o conteúdo do sonho e do delírio, dos efeitos da sugestão; daí compreendemos uma personalidade anormal em sua conexão essencial própria e compreendemos o curso vital de uma existência; mais ainda: a maneira por que o doente se compreende a si mesmo e por que a forma porque ele se compreende a si mesmo vem a tornar-se fator de desenvolvimento psíquico ulterior. [...] E cada limite da compreensão é novo estímulo à indagação causal. (p.363-6)

Neste capítulo será analisada a psicopatologia de pessoas com TMG, com ênfase nos sintomas sexuais observados e descritos em literatura. Infelizmente, é comum observar profissionais da área da saúde mental que não demonstram grande preocupação com o funcionamento sexual de seus pacientes. Não só existe uma crença – não fundamentada – entre esses profissionais de que discutir o funcionamento sexual com seus pacientes psicóticos pode provocar preocupações delirantes[4].

O que se sabe é que existe, sim, vida sexual entre os sujeitos com TMG, e é parte da responsabilidade dos profissionais da saúde estarem aptos a tratar desse assunto. A Pesquisa em Soroprevalência de Aids na Saúde Mental (PESSOAS)[5], que investigou uma amostra de 2.238 adultos com transtorno mental em 26 instituições brasileiras, constatou que, durante os seis meses anteriores à pesquisa, 61,4% eram sexualmente ativos, mas apenas 16% usaram preservativo, enquanto 90% dos brasileiros são sexualmente ativos e 59% usam preservativos regularmente. O *Interdisciplinary Project on Sexuality, Mental Health, and AIDS* (PRISSMA)[6] revelou que 42% praticaram sexo anal ou vaginal nos três meses anteriores ao levantamento, e apenas 22% dos sexualmente ativos usaram sempre preservativos.

Também foi observada alta prevalência de disfunções sexuais nessa população, afetando entre 30 e 80% das mulheres e 45 e 80% dos homens com esquizofrenia tratada ou não[7], enquanto na população geral essas disfunções acometem 48,1% das brasileiras e 50,9% dos brasileiros. Entretanto, de acordo com o estudo de Kaplan[8], mesmo com as altas taxas de disfunção sexual nessa população, muitos pacientes têm um bom funcionamento sexual.

Muitos estudos sobre o assunto reportam declínio no funcionamento sexual de pacientes psiquiátricos, porém Akhtar e Thomson[9] reportaram um período de hipersexualidade e promiscuidade no início da doença. Além disso, o alto índice de múltiplos parceiros, em conjunto com um baixo *status* socioeconômico, faz essa população entrar em contato com grupos de risco para HIV/aids[10]. As taxas de infecção por HIV (1,9-3,1%) no mundo entre pacientes com TMG são altas, comparadas com a população geral. No Brasil, o padrão se repete, com taxas de infecção entre 0,8-1,6%, enquanto a população geral apresenta taxa de 0,6%. Dos 42 a 63% dos pacientes com TMG que reportaram ter uma vida sexual ativa, 72 a 83% reportaram ter relações sexuais desprotegidas, e 27 a 31%, múltiplos parceiros[11].

FATORES DE RISCO E MECANISMOS FISIOPATOLÓGICOS OU PSICOSSOCIAIS

Indivíduos com TMG são frequentemente estigmatizados perante a sociedade e, consequentemente, também enfrentam o estigma internalizado. De acordo com o estudo de Wright et al.[12], essa desvalorização de si é capaz de aumentar a probabilidade dos adultos com TMG se envolverem em relações com inequidade de poder, diminuindo suas chances de conseguir negociar práticas de sexo seguras com seus parceiros. O estudo de Elkinton et al.[13], que investigou a percepção do estigma relacionada a ser um indivíduo com TMG e um maior engajamento em comportamento sexual de risco para HIV, demonstrou que aqueles com TMG experienciam estigma em diversos campos, sendo alguma dessas experiências associadas com maior probabilidade de engajar em relações sexuais de risco, colocando essa população em risco tanto para transmitir como para contrair HIV.

Link e Phelan[14] explicam o estigma como um processo que ocorre em dois níveis: o individual e o estrutural. Ambos estão relacionados com uma experiência de discriminação e rejeição sofrida justamente pela presença do transtorno mental. No nível individual, é quando a pessoa vive a rejeição por parte de outros, por exemplo, enquanto no nível estrutural, esses indivíduos experienciam um acesso diferenciado e precarizado a serviços, dificuldade ou impossibilidade de encontrar moradia, entre outros. Além disso, a experiência do indivíduo estigmatizado também contribui para a diminuição da autoestima, autovisão negativa e perda de controle. Consequentemente, essa experiência pode acarretar desafios para encontrar parceiros e manter relações de longo termo, contribuindo para o encontro de parceiros em situação de risco.

Fixado este rótulo de "doente mental", cada vez mais as pessoas com TMG internalizam essas atitudes negativas da sociedade e passam a se ver de modo inferiorizado. Em um estudo[15] em duas instituições psiquiátricas brasileiras, foi observado que essas pessoas não se viam no direito de escolher parceiro ou exigir práticas de sexo seguras, resultado do estigma internalizado sobre sua condição.

Tratando-se de pacientes com esquizofrenia, existem dois fatores que, combinados, contribuem para uma maior taxa de disfunções sexuais e dificuldade em estabelecer e sustentar relações interpessoais. O primeiro é a falta de habilidades psicossociais e psicossexuais geralmente observada em pacientes com transtorno mental para manter relações de intimidade. O segundo é o efeito colateral causado pelos medicamentos neurolépticos, que muitas vezes impactam de forma negativa no funcionamento sexual[16].

CONCEITOS FUNDAMENTAIS

Transtorno mental grave é uma definição que engloba diversos diagnósticos psiquiátricos, sendo eles os transtornos psicóticos, como a esquizofrenia, o transtorno esquizoafetivo, o transtorno bipolar e o transtorno de depressão maior. Esses diagnósticos compartilham as características de terem grande impacto na vida dos afetados, são persistentes, duradouros e geralmente acompanhados por períodos de hospitalização. Os conceitos que definem cada um desses transtornos serão explicitados a seguir, com base no *Manual Diagnóstico e Estatístico de Transtornos Mentais*[17].

O espectro da esquizofrenia e outros transtornos psicóticos são caracterizados por uma perda do contato com a realidade e apresentam anormalidades em um ou mais dos cinco domínios seguintes: delírios, alucinações, pensamento desorganizado, comportamento motor grosseiramente desorganizado ou anormal e sintomas negativos. Na esquizofrenia, é necessária a presença de dois ou mais destes domínios. As alucinações dizem respeito às experiências sensoriais percebidas de forma vívida e involuntária, sem que haja um estímulo externo. Os delírios são crenças fixas, de natureza variada (como delírio persecutório, de grandeza etc.), que não mudam ou cessam mesmo após evidências conflitantes serem explicitadas. A desorganização do discurso é marcada por uma mudança abrupta e desconexa dos tópicos da fala. O comportamento motor grosseiramente desorganizado ou anormal inclui atitudes comportamentais diversas, geralmente sem relação com o contexto em que estão inseridas, ou a catatonia (redução acentuada da reatividade). E os sintomas negativos dizem respeito a uma diminuição da expressão emocional, seja em expressões faciais, na entonação da fala, nos gestos, entre outros. Vale lembrar que, para caracterizar esquizofrenia, esses sintomas não são causados por um fator biológico, nem induzidos pelo uso de substâncias psicoativas.

O transtorno esquizoafetivo faz parte do espectro já mencionado, porém ele é caracterizado pela presença de episódios depressivos ou maníacos concomitantes com a esquizofrenia. No transtorno esquizoafetivo, as alucinações ou delírios mantêm-se mesmo sem a presença dos episódios de depressão ou mania.

No transtorno bipolar, aqueles afetados apresentam fases de depressão e de mania ao longo da vida. No episódio maníaco, a pessoa tem um período de humor alterado, seja expansivo seja irritável, bem como aumento de energia. Essa alteração de humor é tão significativa a ponto de trazer prejuízos à vida pessoal e profissional, além de possivelmente colocar em risco outras pessoas ou si próprio. Assim como na esquizofrenia, o episódio maníaco não pode ser resultado do uso de substâncias de abuso, nem atribuído a outra condição médica. O episódio hipomaníaco é composto dos mesmos tópicos do anterior, porém podem estar presentes por um tempo reduzido. Para ser diagnosticado com transtorno bipolar tipo I ou II, é necessário apresentar, no presente ou no passado, episódio de mania ou hipomania, respectivamente.

Os transtornos depressivos incluem uma vasta gama de transtornos, entre eles o transtorno depressivo maior, caracterizado pela presença de humor deprimido, vazio ou irritável, perda de motivação para engajar em atividades que antes despertavam interesse, alteração do sono, ganho ou perda de peso, além de funcionamento cognitivo e somático significativamente afetado. Em casos de depressão com características psicóticas, os sentimentos de culpa e de autodepreciação podem assumir caráter delirante, por exemplo, ao se sentir responsável pela pobreza no mundo.

PRINCIPAIS MANIFESTAÇÕES

No estudo de Wainberg et al.[6], foi observado que 43% dos pacientes ambulatoriais reportaram não utilizar preservativos nos últimos três meses, enquanto no estudo de Oliveira[18], 67% dos pacientes reportaram saber sobre a forma de transmissão e prevenção contra o HIV, porém dos que declararam ser sexualmente ativos no último ano, 72% não utilizavam preservativo com frequência.

No estudo de Guimarães et al.[19], que reporta dados sobre a história de comportamento de risco em pacientes psiquiátricos e a prevalência do comportamento sexual de risco, foi reportado que a taxa de história de sexo desprotegido nas mulheres dessa população foi quase o dobro do que na população masculina, tratando-se daquelas com mais de 39 anos, baixa renda e menor nível de escolaridade. Quando analisadas as chances de história de sexo desprotegido entre essa população, a taxa é quatro vezes maior para pacientes com ansiedade, mais de três vezes maior para pacientes com depressão e três vezes maior para aqueles com transtorno de uso de substâncias, em comparação com os indivíduos com diagnóstico de esquizofrenia ou de transtorno bipolar.

Algumas atitudes são fortemente associadas com a prática do sexo desprotegido, como manter relações sexuais sob influência de álcool e/ou de outras drogas, ou ter história de uso de drogas ilícitas e/ou injetáveis, bem como receber ou oferecer dinheiro por sexo. A prática de sexo desprotegido também está relacionada com história de tabagismo, história de encarceramento, múltiplos parceiros no passado, bem como violência física, verbal ou sexual[19].

Tratando-se de pacientes psicóticos do sexo masculino, Aizenberg et al.[20] encontraram que pacientes não tratados reportaram maior defasagem no desejo sexual, enquanto aqueles sob medicação neuroléptica demonstraram maior desejo, porém com capacidade erétil e de atingir a satisfação pelo orgasmo comprometidas. Ambos os grupos, apesar de enfrentarem disfunções sexuais, mantiveram-se ativos sexualmente. Tanto os pacientes em tratamento como os que não apresentaram maior taxa de ejaculação precoce e maior atividade masturbatória, em comparação com o grupo-controle.

AVALIAÇÕES E INTERVENÇÕES

A maioria dos tratamentos medicamentosos utilizados com pacientes psiquiátricos parece afetar o funcionamento sexual deles, sejam homens sejam mulheres. A disfunção sexual induzida por fármacos pode resultar de três mecanismos: o primeiro é a atuação dos neurolépticos como bloqueador de dopamina, que interfere na ereção e na resposta sexual; o segundo está relacionado ao efeito bloqueador de atividade alfa-adrenérgica dos antipsicóticos, que produz uma perturbação na ejaculação e na função erétil; por fim, muitos desses medicamentos impactam o funcionamento do hipotálamo, o que pode causar elevação no nível de prolactina, causando uma série de impactos no funcionamento sexual feminino, como irregularidade menstrual, queda da libido, impacto no orgasmo, além de galactorreia e disfunção erétil[21]. Por isso, é importante que os profissionais envolvidos no cuidado dessa população considerem os efeitos farmacológicos como uma das causas dos sintomas sexuais apresentados.

Os medicamentos, porém, não são os únicos responsáveis pelos sintomas sexuais apresentados por pacientes psiquiátricos, já que a sexualidade é parte de uma vasta maioria de indivíduos, com transtornos ou não. Tratando-se dessa população, entretanto, muitas vezes o aspecto sexual é deixado de lado, e muitas vezes nem é discutido, mesmo em um ambiente de cuidado proporcionado por profissionais da saúde[22]. Poucos programas enfocam na prevenção de comportamentos sexuais de risco e na abordagem de disfunções sexuais em pessoas com TMG, e mais escassos são os que utilizam avaliações pré e pós-intervenção[22].

Existem diversas razões para praticar a educação sexual com pacientes psiquiátricos, como descrito por Lukoff et al.[22], entre elas, o fato de os pacientes psiquiátricos serem seres sexuais, como muitos outros, e merecerem esse reconhecimento e essa atenção. Além disso, pacientes tratados com neurolépticos têm maior incidência de disfunções sexuais, o que é um grande fator de estresse e pode impactar em sua qualidade de vida e aderência ao tratamento. Quando dada a devida atenção, esses pacientes encontram ferramentas para diminuir seu isolamento social e sexual, que é conhecido como fator de relapso para pacientes esquizofrênicos. Esse tipo de intervenção também proporciona a educação em métodos contraceptivos a fim de evitar gravidez indesejada.

De acordo com Seeman et al.[23]: a educação sexual deve se esforçar para incluir tópicos como intimidade (amizade, amor, luxúria e abuso sexual), sexualidade (questões de desenvolvimento e gênero), preferências sexuais (incluindo autoerotismo), uso de substâncias (incluindo julgamento e controle) e como dizer "não", concepção e contracepção, infecções sexualmente transmissíveis, fatores de risco na infecção pelo HIV, como maximizar proteção, gravidez e doença mental (incluindo riscos fetais de álcool e drogas), trabalho e parto, amamentação, menopausa, disfunção sexual (incluindo efeitos da medicação no funcionamento sexual), como lidar e superar a disfunção sexual e materiais de leitura sugeridos.

CONSIDERAÇÕES FINAIS

A continuidade das pesquisas sobre saúde sexual na vida de indivíduos com TMG mostra-se essencial e de extrema importância, bem como a capacitação de profissionais da saúde para melhor lidar com esse tópico. Diversas evidências mostram que esse grupo muitas vezes encontra-se em situações de vulnerabilidade social, sexual e afetiva, aumentando as chances de engajarem em relações com disparidade de poder, comportamentos de risco e exposição a IST.

O estigma associado aos transtornos mentais, em conjunto com o estigma da sexualidade, também promove deslegitimação e abandono ao tratar da vida sexual das pessoas com TMG. Por meio das pesquisas acadêmicas, em conjunto com a observação clínica e a atuação prática, é possível mudar a realidade das pessoas com TMG que sofrem da sociedade estigmas e preconceitos, seja por seu diagnóstico, seja por expressarem uma vida sexual.

REFERÊNCIAS

1. Schimnar AP, Rothbard AB, Kanter R, Jung YS. An empirical literature review of definitions of severe and persistent mental illness. Am J Psychiatry. 1990;147(12):1602-8.
2. McKinnon K, Rosner J. Severe mental illness and HIV/aids. New Dir Ment Health Serv. 2000;87:69-76.
3. Jaspers K. Introdução. In: Psicopatologia geral. São Paulo: Atheneu; 2000. p.11-70.
4. Abernethy V, Grunebaum H, Clough L, Hunt B, Groover B. Family planning during psychiatric hospitalization. Am J Orthopsychiatry. 1974;46:154-62.
5. Guimarães MD, Campos LN, Melo AP, Carmo RA, Machado CJ, Acurcio FA; PESSOAS Project Network Group. Prevalence of HIV, syphilis, hepatitis B and C among adults with mental illness: a multicenter study in Brazil. Braz J Psychiatry. 2009;31(1):43-7.
6. Wainberg ML, McKinnon K, Elkington KS, Mattos PE, Gruber Mann C, De Souza Pinto D, et al.; Investigators of PRISSMA. HIV risk behaviors among outpatients with severe mental illness in Rio de Janeiro, Brazil. World Psychiatry. 2008;7(3):166-72.
7. Baggaley M. Sexual dysfunction in schizophrenia: focus on recent evidence. Hum Psychopharmacol. 2008;23(3):201-9.
8. Kaplan HS. The new sex therapy. New York: Random House; 1974.
9. Akhtar S, Thomson J. Schizophrenia and sexuality: a review and a report of twelve unusual cases – Part I. J Clin Psychiatry. 1980;41:134-42.
10. Seeman MV, Lang M, Rector N. (1990) Chronic schizophrenia: a risk factor for HIV. Canad J Psychiatry. 1990;35:765-8.
11. Guimarães MDC, Acurcio FA, Campos LN, Melo APS, Cherchiglia ML, Carmo RA. Prevenção e atenção às IST/AIDS na saúde mental no Brasil: Análises, desafios e perspectivas. Brasília: Ministério da Saúde, Secretaria de Vigilância em Saúde, Programa Nacional de DST e AIDS; 2008.
12. Wright ER, Gronfein WP, Owens TJ. Deinstitutionalization, social rejection, and the self-esteem of former mental patients. J Health Soc Behav. 2000;41:68-90.
13. Elkington KS, McKinnon K, Mann CG, Collins PY, Leu CS, Wainberg ML. Perceived mental illness stigma and HIV risk behaviors among adult psychiatric outpatients in Rio de Janeiro, Brazil. Community Ment Health J. 2010;46(1):56-64.
14. Link BG, Phelan JC. Conceptualizing stigma. Ann Rev Sociol. 2001;27:363-85.
15. Wainberg M, Gonzalez M, McKinnon K, Elkington K, Pinto D, Mann C, et al. Targeted ethnography as a critical step to inform cultural adaptations of HIV prevention interventions for adults with severe mental illness. Soc Sci Med. 2007;65:296-308.
16. Assalian Ronald Fraser Raymond Tempier Donna Cohen P. Sexuality and quality of life of patients with schizophrenia. Int J Psychiatry Clin Pract. 2000;4(1):29-33.
17. American Psychiatric Association (APA). Manual diagnóstico e estatístico de transtornos mentais, 5ª edição – Texto Revisado DSM-5-TR. Porto Alegre: Artmed; 2023.
18. Oliveira SB. Avaliação do comportamento sexual, conhecimentos e atitudes sobre AIDS: um estudo entre indivíduos internados com distúrbios mentais. In: Venâncio AT, Leal EM, Delgado PG (org.). O campo da atenção psicossocial. Rio de Janeiro: Te Corá; 1997. p.343-51.
19. Guimarães MDC, McKinnon K, Campos LN, Melo APS, Wainberg M. HIV risk behavior of psychiatric patients with mental illness: a sample of Brazilian patients. Braz J Psychiatry. 2010;32(4):351-60.

20. Aizenberg D, Zemishlany Z, Dorfman-Etrog P, Weizman A. Sexual dysfunction in male schizophrenic patients. J Clin Psychiatry. 1995;56:137-41.
21. Seagraves RT. Effects of psychotropic drugs on human erection and ejaculation. Arch Gen Psychiatry. 1989;46:275-84.
22. Lukoff D, Gioia-Hasick D, Sullivan G, Golden JS, Nuechterlein KH. Sex education and rehabilitation with schizophrenic male outpatients. Schizophrenia Bull. 1986;12:669-76.
23. Seeman MV, Lang M, Rector N. Chronic schizophrenia: a risk factor for HIV. Canad J Psychiatry. 1990;35:765.

34

Intervenções em comportamento sexual de risco em sujeitos com transtorno mental grave

Natalie Torres de Matos
Marco de Tubino Scanavino

Entendem-se como comportamentos sexuais de riscos as práticas sexuais perigosas com possíveis consequências negativas à vida, como: múltiplos parceiros sexuais, relações sexuais desprotegidas (sem uso de qualquer método de prevenção contra infecções sexualmente transmissíveis – IST), uso abusivo de álcool e/ou drogas, prática de atividades sexuais em troca de dinheiro e/ou de substâncias ilícitas, entre outras atitudes de cunho sexuais que aumentem as chances do sujeito de contrair qualquer tipo de IST e HIV/aids ou o coloque em risco de morte[1,2].

Os sujeitos com transtorno mental grave (TMG) são grandes vítimas dos comportamentos sexuais de riscos, diante dos estigmas e discriminações por eles sofridos ao longo da história, tanto em relação à sua condição de saúde mental quanto pela presença de incapacidades físicas, cognitivas e sociais.

É considerado TMG qualquer doença psiquiátrica que tenha sintomas de sofrimento mental persistente, por dois ou mais anos, e que causem algum grau de prejuízo funcional à vida (ou seja, que acarrete dificuldades e limitações ao sujeito para realizar de forma autônoma e independente suas atividades do dia a dia, como: autocuidado, higiene, vestimenta, alimentação, escola, trabalho, lazer, família, interações sociais, vida afetiva, entre outras)[3].

O estigma é uma marca ou um sinal devastador na vida de muitos sujeitos com TMG[4-11]. É, portanto, um problema grave de saúde pública que gera grandes barreiras para o desenvolvimento e o engajamento dessa população em ocupações e invalida e/ou restringe suas oportunidades de relacionamentos afetivos, sexuais e sociais.

É comum os sujeitos com TMG apresentarem em decorrência dessas vivências preconceituosas, comportamentos excludentes de abandono, desinteresse por atividades e tratamentos médico e multidisciplinares, isolamento social, atitudes autodestrutivas, comportamentos sexuais de riscos, baixa autoestima, ansiedade e depressão[11-18].

A população com TMG é rotulada socialmente como incapaz de gerir a própria vida, de não conseguir realizar suas ocupações e de não construir ou manter relacionamentos afetivos, sexuais e sociais duradouros. São vistos por muitos como perigosos e sem discernimento; com baixo interesse afetivo, sexual e social; desprovidos de qualquer desejo sexual e/ou libido; seres não reprodutivos – ou sem condição de gerar uma vida e constituir uma família; de incapazes de contraírem ou possuírem qualquer IST e HIV/aids – pelo fato de acreditarem que eles não tenham vivência sexual alguma ou, ainda, que sejam assexuados.

Essas crenças pejorativas sociais solidadas nos pressupostos do estigma estrutural, a qual anula e desqualifica a vida afetiva e sexual de qualquer sujeito com TMG, é o que faz aumentar as limitações desses sujeitos e os colocarem em condição de vulnerabilidade sexual com a falta de oportunidade sexual e do alto interesse de possíveis abusadores e/ou aproveitadores em razão da fragilidade[19,20].

Contrariando qualquer pressuposto popular sobre a ausência de vida sexual nessa população, há evidências na literatura acerca da presença da vida afetiva e sexual e do aumento da vulnerabilidade dos sujeitos com TMG às infecções de IST e HIV/aids[21-23].

São sujeitos, portanto, que possuem experiências sexuais e a vivem de forma intensa e não segura, por meio das oportunidades por sexo sem qualquer critério a fim de conseguir se envolver afetivamente – sexualmente com qualquer alguém e ter chances de satisfazer seus desejos sexuais.

INFECÇÕES SEXUALMENTE TRANSMISSÍVEIS E AIDS EM SUJEITOS COM TRANSTORNO MENTAL GRAVE

Estudos publicados no Brasil e no mundo confirmam as altas taxas da prevalência de IST e aids na população com TMG e evidenciam a urgência da criação e da implementação de programas de educação de saúde sexual nos princípios de prevenção e promoção de saúde. São evidenciadas a presença de experiências sexuais nessa população e a exposição danosa e irreversíveis de comportamentos sexuais de riscos.

Um estudo de Oliveira[24], em uma amostra com 109 sujeitos com transtorno mental internados em hospital psiquiátrico, 63% relataram ter sido sexualmente ativos no ano anterior; desses, 72% não usaram qualquer método preventivo regular, embora 67% de todos tivessem conhecimento sobre IST e a necessidade do uso de preservativos.

Em outro estudo, Mann e Oliveira[25] também identificaram que metade de uma amostra de 123 participantes, entre homens e mulheres, com doença mental foi sexualmente ativa no ano anterior e 28% apenas relataram ter usado preservativo, enquanto 60% negaram ter usado.

Almeida[26] em sua pesquisa sobre soroprevalência identificou a presença de infecções em 1,6% dos pacientes internados em um hospital psiquiátrico em Minas Gerais; e, ainda, uma incidência 3 vezes maior ao da população em geral.

Uma pesquisa multicêntrica (PESSOAS), realizada em várias regiões do Brasil em 2006, em 11 hospitais psiquiátricos e 15 centros de atenção psicossocial (CAPS), com 2.475 sujeitos adultos com transtorno mental, evidenciou que essa população tem vida sexual ativa, bem como comportamentos sexuais de riscos e altas taxas de IST, e as taxas pelo HIV superaram aos da população em geral[27,28].

Nogueira et al.[29] investigaram a associação entre transtornos mentais comuns (TMC) e carga viral de sujeitos vivendo com HIV. Participaram do estudo 307 sujeitos com adultos que estavam em terapia antirretroviral em um serviço de assistência especializada da cidade de Santos/SP, em 2016. Conclui-se que os TMC estão associados a uma maior carga viral entre os sujeitos vivendo com HIV em acompanhamento clínico.

No mundo, os achados também demonstram que a infecção pelo HIV e aids entre sujeitos com TMG é mais alta do que na população geral. Entre os sujeitos com TMG varia de 1,9 e 23,8%[30]. Estudos realizados nos cinco continentes estimaram que a prevalência do HIV entre pessoas vivendo com TMG pode variar entre 1,5% na Ásia e 19% na África[31].

Os sujeitos com TMG são, portanto, mais suscetíveis a contraírem IST e HIV/aids pela própria condição de vulnerabilidade da doença e a sofrerem maiores violência e abuso sexual do que a população em geral[24,32].

É uma população que tende a apresentar comportamentos sexuais de riscos associados às próprias incapacidades e/ou decorrentes dos estereótipos sofridos socialmente em decorrência da doença. São sujeitos que necessitam de cuidados especializados e que podem ter grandes benefícios quando aceitos e compreendidos enquanto seres passíveis de afetos e desejos e quando instruídos a melhores comportamentos.

INTERVENÇÕES PARA COMPORTAMENTO SEXUAL DE RISCO EM SUJEITOS COM TRANSTORNO MENTAL GRAVE

Poucos são os estudos que abordam intervenções em comportamento sexual de risco para sujeitos com TMG e esses quase todos dão ênfase a programas de educação de saúde para a vida sexual.

Encontram-se citadas as necessidades da implementação de programas para educação de saúde sexual para sujeitos com TMG nos serviços de saúde mental e especializados de IST e aids, a fim de evitar cada vez mais a propensão do HIV e da aids. A maioria faz referência às enfermidades infecciosas e quase nenhum faz referência à relação afetivo-sexual.

A abordagem da educação de saúde sexual nessa população é de extrema urgência de saúde pública no Brasil e no mundo por causa do aumento das taxas de HIV e aids nessa população. Na literatura, poucos são os achados com a combinação entre os termos TMG, educação e sexualidade, e nesses poucos, a sua maioria, descrevem programas completos de educação em saúde com temas variados de cuidados com o corpo e com a saúde mental e que citam também a sexualidade.

Os programas de educação em saúde sexual são identificados como fortes estratégias para abordar o tema da sexualidade entre sujeitos com TMG. Eles devem ter um caráter mais preventivo e de promoção de saúde e devem ser contemplados por uma equipe multiprofissional de saúde mental engajada na causa, desprovida de prejulgamentos, e que buscam a inserção da prática da "saúde sexual" na integralidade dos cuidados de saúde[33-36].

Apesar da escassez nos serviços de saúde mental de práticas voltadas ao tema da sexualidade, na literatura brasileira ainda é possível encontrar importantes sinais de preocupação dos pesquisadores da área, com publicações de guias sobre sexualidade e IST e HIV/aids voltados para profissionais de saúde[37-39] e informações sobre os riscos da vulnerabilidade dos sujeitos com TMG[38].

O guia para profissionais de saúde mental discute o subjetivo de forma objetiva sobre a sexualidade e IST/aids[37]. Propõe estimular a pensar em alternativas de intervenção com os usuários no que diz respeito à sexualidade, à prevenção e ao tratamento das IST/aids nos serviços de saúde mental.

O Projeto Interdisciplinar em Sexualidade, Saúde Mental e Aids (PRISSMA) é um estudo pioneiro no Brasil para prevenção de HIV, elaborado especialmente para sujeitos com TMG em serviços de saúde mental*. O PRISSMA foi feito em colaboração entre Brasil e Estados Unidos e financiado pelo National Institute

* O projeto PRISSMA (2007-2008), de intervenção conjunta internacional e eficaz para a prevenção do HIV em sujeitos com transtorno mental. O programa passou por um processo de adaptação para o Brasil, em dois hospitais psiquiátricos vizinhos na cidade do Rio de Janeiro/RJ. A 1ª fase (2007) envolveu 118 profissionais nos cuidados diretos com os pacientes para fornecer informações sobre a adaptação; e a 2ª fase (2008), com 98 sujeitos adultos com TMG atendidos no ambulatório de psiquiatria e no hospital-dia do Instituto de Psiquiatria da Universidade Federal do Rio de Janeiro através do relato de comportamentos relacionados ao HIV. O estudo já foi encerrado e no momento encontrasse em fase de publicação.

of Mental Health (NIMH). Participaram do estudo 20 profissionais da saúde mental e 98 usuários de serviços de saúde mental de dois hospitais psiquiátricos vizinhos da cidade do Rio de Janeiro entre 2002 e 2012 com o objetivo de avaliar a viabilidade de se criar e aplicar uma nova intervenção para prevenção da infecção pelo HIV em homens e mulheres usuários de saúde mental no Brasil[40]. Esse projeto envolveu a adaptação de seis intervenções eficazes usadas nos Estados Unidos em uma intervenção que foi culturalmente adaptada e testada no sistema público de saúde mental do Rio de Janeiro. Ele se mostrou eficiente às necessidades emergentes do país.

Este capítulo tem, portanto, como objetivo descrever os achados mais atuais na literatura sobre intervenções, conteúdos e resultados de intervenções em comportamentos sexuais de riscos e dos programas de educação em saúde sexual desenvolvidos e implementados especificamente para sujeitos jovens e adultos com TMG no Brasil e no mundo.

REVISÃO DA LITERATURA ACERCA DE INTERVENÇÕES EM COMPORTAMENTO SEXUAL DE RISCO PARA SUJEITOS COM TRANSTORNO MENTAL GRAVE

Foi realizada uma revisão da literatura entre o período de 2017 e 2022, utilizando as bases de dados eletrônicas: PubMed e Medline. As bibliotecas Cochrane e ScienceDirect também foram pesquisadas. As palavras-chave "*sexuality*", "*sexual health education*", "HIV", "*sexually transmitted disease*" foram combinadas com "*mental illness*", "*chronic mental illness*", "*severe mental illness*", "*persistent mental illness*", "*psychiatry*", "*mental disorder*" e "*education interventions*" e focou em artigos publicados em inglês.

Uma grande quantidade de artigos foi achada na combinação entre os termos da sexualidade e IST e HIV/aids em sujeitos com TMG. Os estudos que não se baseavam em intervenção e/ou educação em saúde sexual para sujeitos jovens e adultos com TMG foram excluídos, assim como os que exploravam a violência sexual ou uso de drogas ou de disfunção sexual. Foram incluídos apenas os que tinham acesso integral.

A literatura se mostrou escassa para modelos de intervenções em comportamento sexuais de risco para jovens e adultos com TMG e relativamente restrita a temas relacionados às IST e HIV/aids no sujeito com TMG.

Foi possível encontrar poucos estudos com descrições breves de algumas ações voltadas para essa população e com foco para a educação da saúde sexual. Foram localizados no total 5 artigos e todos descreviam programas de educação em saúde sexual para sujeitos com TMG (Tabela 1). As intervenções de modo geral são de promoção de saúde e de prevenção de infecções sexualmente contagiosas, conhecimentos de educação sexual, desenvolvimento de habilidades no uso do preservativo e IST e HIV/aids.

Tabela 1 Artigos

Número do artigo	Nome do artigo	Autores e ano de publicação
1	Feasibility and acceptability of technology-supported sexual health education among adolescents receiving inpatient psychiatric care	Olmsted AE et al. (2022) Houston, Texas, EUA[41]
2	Challenges and opportunities in the science of research to practice: lessons learned from a randomized controlled trial of a sexual risk-reduction intervention for psychiatric patients in a public mental health system	Wainberg ML et al. (2020) Brasil[42]
3	Sexual health promotion in people with severe mental illness: the RESPECT feasibility RCT	Hughes E et al. (2019) Southampton, UK[43]
4	Effectiveness of a sexual health care training to enhance psychiatric nurses' knowledge, attitude, and self-efficacy: a quasi-experimental study in Southern Taiwan	Mei-Jou L et al. (2021) Taiwan, China[44]
5	Increasing HIV testing in inpatient psychiatry	Shumway M et al. (2017) São Franscisco, California, EUA[45]

Os artigos encontrados fazem referência a programas desenvolvidos no Reino Unido (1), Estados Unidos (2), Brasil (1) e China (1). Esses artigos foram subdivididos em programas de educação sexual para pessoas com TMG[41-43]; e programa de educação de saúde sexual em sujeitos com TMG para profissionais de saúde mental[44,45].

Estudos de intervenções por programas de educação em saúde sexual para sujeitos com transtorno mental grave

Foram localizados três artigos que fornecem relatos anedóticos de intervenções por programas de educação sexual a sujeitos com TMG (Tabela 2). Uma das descrições foi realizada por Olmsted et al.[41] (artigo 1), os quais desenvolveram um programa, em grupo, sem definição de tempo clara, com 51 adolescentes em internação psiquiátrica. Esse programa abordou quatro tópicos: relacionamentos saudáveis; prevenção da gravidez; uso de preservativo; e redução de risco (prevenção de IST/ HIV). Os autores relatam que obtiveram apoio a viabilidade desse programa, sendo, portanto, bem-aceito pelos participantes e pela equipe interdisciplinar. Esse estudo também sugere que as unidades hospitalares de internação podem ser viáveis para a educação da prevenção em saúde sexual de adolescentes. A melhora em vários resultados psicossociais indicou que a educação em saúde sexual para jovens psiquiátricos internados pode reduzir o risco de resultados negativos.

Wainberg et al.[42] (artigo 2) descreveram um ensaio clínico randomizado com a participação de 464 adultos acompanhados em 8 equipamentos púbicos de saúde mental de um programa norte-americano eficaz de prevenção e tratamento do HIV. Esse programa foi realizado por meio de computador remoto, com duração de 8 sessões e mais de 3 de reforços, sobre os temas: condições médicas crônicas e de informações sobre HIV pelo uso do modelo Informação--Motivação-Competências Comportamentais (IMB). O grupo de intervenção com foco na prevenção ao HIV apresentou melhora significativa nos domínios Informação-Motivação-Competências Comportamentais. A incidência da prática de atividades sexuais desprotegidas foi semelhante em ambos os grupos.

Hughes et al.[43] (artigo 3) descreveram um ensaio clínico randomizado com 72 participantes adultos com doença mental grave recebendo cuidados de equipes comunitárias de saúde mental. Esse programa foi realizado por computador remoto, durante o prazo de 3 sessões, sobre os temas: conhecimento, motivação e intenções comportamentais. A intervenção consistiu em um pacote interativo manual de exercícios, questionários e tópicos de discussão para adotar comportamentos sexuais mais seguros com ou sem o uso da intervenção RESPECT (Avaliação Randomizada da Eficácia da Promoção da Saúde Sexual informando Cuidados e Tratamentos – braço de intervenção) e mais dos cuidados habituais. O *feedback* dos participantes confirmou que tanto o projeto quanto a intervenção eram aceitáveis e viáveis. Não foi feita uma análise quanto o resultando das mudanças de atitude após a intervenção.

Estudos de intervenções por programas de educação de saúde sexual em sujeito com transtorno mental grave para profissionais de saúde mental

Foram localizados dois artigos que fornecem modelos de intervenções por programas de educação sexual em sujeitos com TMG para profissionais de saúde mental (Tabela 3).

Tabela 2 Programa de educação em saúde sexual para sujeitos com transtorno mental grave (TMG)

Número do artigo	População-alvo	Duração da intervenção	Contexto	Metodologia	Principais descobertas
1	51 participantes adolescentes entre 13 e 17 anos, internados em um grande centro psiquiátrico urbano. Diagnóstico não cedido	Duração não informada	Relacionamentos saudáveis Prevenção da gravidez Uso de preservativo Redução de risco (prevenção de DST/ HIV)	Grupo único pré e pós-intervenção. Entrevista individual pré-intervenção realizada por enfermeiras. Intervenção em 4 módulos *on-line*. Cada módulo continha de 2 a 6 atividades relacionadas ao tópico e com tempo de duração médio entre 20 e 30 minutos. As atividades eram educacionais e baseadas em habilidades, proporcionando novos conhecimentos e práticas de comunicação por meio das dramatizações virtuais. Após cada um dos módulos era preenchida a pesquisa de *feedback* de usabilidade	Vários fatores apoiaram a viabilidade desse programa – bem-aceito pelos participantes e apoiados pela equipe interdisciplinar. Esse estudo sugere que as unidades hospitalares de internação podem ser viáveis para a educação da prevenção em saúde sexual de adolescentes. A melhora em vários resultados psicossociais indicou que a educação em saúde sexual para jovens psiquiátricos internados pode reduzir o risco de resultados negativos
2	464 participantes adultos atendidos em 4 clínicas e 4 ambulatórios comunitários de saúde mental – serviços públicos. Diagnóstico não cedido	8 sessões iniciais e 3 de reforço	Condições médicas crônicas Informações sobre HIV	Ensaio clínico randomizado: discussão de prevenção do HIV (condições médicas crônicas – braço de controle) e/ ou das condições de promoção da saúde (condições médicas crônicas e informações sobre HIV – braço de intervenção). Intervenção com foco na prevenção do HIV pelo uso do modelo Informação-Motivação-Competências Comportamentais (IMB). Dois profissionais de saúde mental treinados para cada grupo	Os participantes da Prevenção ao HIV apresentaram melhora significativa nos domínios Informação-Motivação-Comportamental; neste grupo, as intenções comportamentais foram associadas a um número significativamente menor de ocasiões de sexo desprotegido, mas a redução de ocasiões de sexo desprotegido foi semelhante em ambas as condições

(continua)

Tabela 2 Programa de educação em saúde sexual para sujeitos com transtorno mental grave (TMG) (*continuação*)

Número do artigo	População-alvo	Duração da intervenção	Contexto	Metodologia	Principais descobertas
3	72 participantes adultos com doença mental grave e recebendo cuidados de equipes comunitárias de saúde mental. Diagnóstico não cedido	3 sessões	Conhecimento Motivação Intenções comportamentais	Ensaio clínico randomizado por computador remoto, baseado na *web*: cuidados habituais mais a intervenção RESPECT (Avaliação Randomizada da Eficácia da Promoção da Saúde Sexual informando Cuidados e Tratamentos – braço de intervenção) ou apenas cuidados habituais (braço de controle). A intervenção consistiu em um pacote interativo manual de exercícios, questionários e tópicos de discussão para adotar comportamentos sexuais mais seguros	O *feedback* dos participantes confirmou que tanto o projeto quanto a intervenção eram aceitáveis e viáveis. Não foi feita uma análise quanto ao resultando das mudanças de atitude após a intervenção

Tabela 3 Programas de educação sexual em sujeito com transtorno mental grave (TMG) para profissionais de saúde mental

Número do artigo	População-alvo	Duração da intervenção	Contexto	Metodologia	Principais descobertas
4	75 profissionais da enfermagem especialistas em saúde mental de um hospital psiquiátrico	8 horas	Conhecimento Atitude Autoeficácia em saúde sexual	Ensaio clínico randomizado: programa de treinamento – conhecimentos e atitudes sobre saúde sexual, discussão de casos, dramatização e questões de identidade ou assédio sexual. Uso de pré e pós-teste	O programa de treinamento em saúde sexual aumentou a confiança dos profissionais e, em geral, melhorou seus conhecimentos e atitudes sexuais
5	6.175 participantes adultos internados em um serviço de psiquiatria de um hospital geral foram avaliados quanto à prática de cuidados recebidos por esses profissionais que passaram por treinamento. Não informado o número de profissionais treinados	Duração não informada	Importância da testagem do HIV Epidemiologia de infecção por HIV entre pessoas com TMG Fatores de risco gerais para adquirir HIV nessa população Bem de saúde pública da terapia antirretroviral (TARV) precoce para pessoas com HIV	Três intervenções sequenciais destinadas a aumentar o número de testagem de HIV em um serviço de internação aguda de psiquiatria: (1) advocacia por um defensor administrativo, (2) um conselheiro de HIV no local, e (3) um clínico defendendo o teste de HIV	Um aumento de 5 vezes na testagem para HIV em um serviço de internação de psiquiatria aguda

Um dos estudos foi realizado por Mei-Jou[44] (artigo 4), que desenvolveu um programa de treinamento para profissionais de enfermagem especialistas em saúde mental com conhecimentos e atitudes sobre saúde sexual, discussão de casos, dramatização e questões de identidade ou assédio sexual. Esse programa promoveu o aumentou da confiança dos profissionais e, em geral, melhorou seus conhecimentos e atitudes sexuais.

Shumway[45] (artigo 5) realizou uma intervenção com uma equipe de profissionais de saúde mental de uma unidade de internação de um serviço de psiquiatria num hospital geral na tentativa de aumentar o número de teste de HIV entre os pacientes. Como resultado teve o aumento cinco vezes maior de casos testados.

DISCUSSÃO

A ausência de ações de prevenção e promoção da vida sexual dos sujeitos com TMG contrasta com as elevadas taxas de infecção pelo HIV entre eles[22,32,46]. Ações de prevenção às DST e HIV/aids se tornam emergentes no Brasil e no mundo diante do aumento contínuo dos números de casos de sujeitos com TMG infectados e o impacto disso à economia e aos serviços de saúde e à vida como um todo[47-49].

As intervenções de educação em saúde sexual para sujeito com TMG devem ocorrer sempre por intermédio de profissionais de saúde mental capacitados e despidos de preconceitos em relação ao tema da sexualidade do sujeito com TMG e da ausência de negação da vida sexual deles. Esses profissionais devem considerar os aspectos subjetivos que envolvem os comportamentos sexuais de riscos e o contexto em que eles estão inseridos e a necessidade de se estimular o autocuidado, as interações sociais e a saúde sexual.

A criação de programas contínuos de capacitação em saúde sexual e prevenção de IST e HIV/aids para profissionais de serviços de saúde mental se torna uma opção viável e muito efetiva aos serviços de saúde[32]. Devem ter preferencialmente um caráter psicoeducativo e ser constituído por um espaço aberto de acolhimento, escuta e de supervisão para os casos que vem sendo acompanhado no dia a dia desses locais. Além, é claro, de contribuir com a quebra de tabus socioculturais dos profissionais e estimular a promoção de atividades nos serviços que abordem a sexualidade dos usuários.

Dois dos artigos (4 e 5) encontrados nessa revisão focaram suas ações na capacitação do profissional de saúde mental, tanto na abordagem de cuidados preventivos como para a necessidade testagem das IST e HIV/aids. Não foram encontrando artigos que falassem dos cuidados com o profissional de saúde mental que abordam a sexualidade do sujeito com TMG.

Mann et al.[37] elaboraram um guia prático para profissionais de saúde mental quanto ao manejo da sexualidade de sujeitos com TMG, abordando temas que envolvem a capacitação do profissional de saúde mental sobre as DST e HIV/aids, o conhecimento dos profissionais sobre a vulnerabilidade dos usuários de serviços de saúde mental, formas de abordagem terapêutica e a necessidade da testagem anti-HIV. Além de darem exemplos de diferentes estímulos de abordagem à prevenção de IST e HIV/aids.

Entre os tipos mais comuns de intervenções para o tema da sexualidade nos serviços de saúde mental estão os grupos terapêuticos e as oficinas[25,38]. Além, é claro da assistência individual que aborda a vida sexual em seu desabrochar e nos cuidados singulares de cada caso. Lembrando da importância do sigilo e da seguridade da informação das vivências de sexualidade dessa população que muitas vezes envolvem agressões físicas e abusos sexuais.

Nos artigos achados desta revisão (1, 2 e 3) há uma prevalência de intervenção com foco informativo e com objetivo de educá-los quanto a comportamento sexuais de riscos e prevenção de IST e HIV/aids. Dois artigos (1 e 3) fez uso do computador como recurso para os atendimentos. Nenhum dos artigos abordou de forma subjetiva e livre os participantes dos estudos. Nenhum citou as oficinas terapêuticas.

Independentemente do tipo de intervenção escolhida por cada profissional e/ou serviço de saúde, cabe ter em comum um espaço seguro e sigiloso, livre de julgamentos e aberto para a escuta.

É importante lembrar que falar sobre a sexualidade ainda não é fácil para a maioria dos sujeitos. É, portanto, um momento de muita fragilidade e exposição de sua intimidade. Fazem-se necessárias as trocas e a empatia entre os sujeitos (terapeuta- paciente). Mais do que informar é necessário entender o que paciente compreende e vivencia sobre afetividade e sexualidade para assim orientá-lo.

CONSIDERAÇÕES FINAIS

A fomentação sobre o tema da sexualidade deve ocorrer já durante a formação dos profissionais de saúde, tornando futuramente algo mais natural para sua atuação. A compressão da sexualidade enquanto uma das áreas da vida e a necessidade de evidenciá-la nos cuidados gerais de saúde enriquecem o olhar do profissional sobre o paciente e a torna uma ferramenta benéfica de intervenção à saúde e na qualidade de vida.

Aos equipamentos de saúde e da assistência social que atendem sujeito com TMG, cabem ações de autocuidado e valorização da saúde sexual, assim como de programas de prevenção aos desfechos negativos relacionados a comportamento sexuais de risco e de cuidados aos sujeitos já infectados com IST e HIV/aids, para maior abrangência dos cuidados integrais em saúde.

As ações devem ter como foco tanto os profissionais de saúde mental que atuam com sujeito com TMG quanto o próprio sujeito com TMG e seus familiares e não devem se limitar às IST e HIV/aids, como também ampliarem para a subjetividade do sujeito que a vivencia nas mais diferentes formas de manifestação. É necessário falar de sentimentos, desejos e medos sobre os relacionamentos afetivos e sexual.

Os grupos terapêuticos e oficinas mostram ser alternativas terapêuticas benéficas a sujeitos com TMG que tenham dificuldades de verbalizarem sobre sua sexualidade. Além, de serem espaços de promoção de cidadania e protagonismo de seus direitos de cidadão e livre gozo da vida sexual e produtiva.

Faz-se necessário novos estudos que considerem também a subjetividade do sujeito e utilize a informação para além da educação, como também para a compreensão de pensamentos e desejos afetivo-sexuais.

REFERÊNCIAS

1. Carey MP, Carey KB, Kalichman SC. Risk for human immunodeficiency virus (HIV) infection among persons with severe mental illness. Clin Psychol Rev. 1997;17(3):271-91.
2. Peixoto ERM. Comportamento sexual de risco para o HIV em pacientes com transtornos mentais: uma comparação de gênero. Universidade Federal de Minas Gerais [tese de especialização], 2012.
3. Ruggeri M, Morven L, Thornicroft G, Bisoffi G, Tansella M. Definition and prevalence of severe and persistent mental illness. Br J Psychiatry. 2000;177:149-55.
4. Angermeyer MC, Matschinger D. Distância social em relação aos doentes mentais: resultados de pesquisas representativas na República Federal da Alemanha. Medicina Psicológica. 1997;27:131-41.
5. Guimon J, Fischer W, Sartorius N (eds.). A imagem da loucura: o público diante da doença mental e do tratamento psiquiátrico. Basileia: Karger: 1999.
6. Link B, Struening E, Rahav M, Phelan J, Nuttbrock L. Sobre o estigma e suas consequências: evidências de um estudo longitudinal com diagnósticos duplos de doença mental e abuso de substâncias. J Saúde Comportamento Social. 1997;38:177-90.
7. Link B, Struening E, Neese-Todd S, Asmussen S, Phelan J. As consequências do estigma para a autoestima de pessoas com doenças mentais. Serviços Psiquiátricos. 2001;52:1621-6.
8. Ohaeri JU, Abdullahi A. The opinion of caregivers on aspects of schizophrenia and major affective disorders in a Nigerian setting. Social Psychiatric Epidemiology. 2001;36:403-9.
9. Thara R, Srinivasan TN. How stigmatising is schizophrenia in India? Int J Soc Psychiatry, 2000;46:135-41.
10. Villares CC, Sartorius N. Desafiando o estigma da esquizofrenia. Revista Brasileira de Psiquiatria. 2003;25:1-2.
11. Elkington KS, McKinnon K, Mann CG, Collins PY, Leu CS, Wainberg ML. Estigma de doença mental percebida e comportamentos de risco para HIV entre adultos psiquiátricos ambulatoriais no Rio de Janeiro, Brasil. Rev Saúde Mental Comunitária. 2010;46:56-64.
12. Link BG, Cullen FT, Wozniak JF, Wozniak JF. A rejeição social de ex-doentes mentais: entendendo por que os rótulos são importantes. Am J Sociol. 1987;91:1461-500.

13. Gordon CM, Carey MP, Carey KB, Maisto SA, Weinhardt LS. Compreendendo o risco relacionado ao HIV entre pessoas com doença mental grave e persistente: insights de investigação qualitativa. J Nervous Mental Dis. 1999;187:208-16.
14. Wright ER, Gronfein WP, Owens TJ. Deinstitutionalization, social rejection, and the self-esteem of former mental patients. J Health Soc Behav.2000;41:68-90.
15. Cournos F, McKinnon K, Rosner J. HIV entre indivíduos com doença mental grave. Anais Psiquiátricos. 2001;31:50-6.
16. Wainberg M, Gonzalez M, McKinnon K, Elkington K, Pinto D, Mann C, et al. Details for Manuscript Number SSM-D-06-00377R1 "Targeted Ethnography as a Critical Step to Inform Cultural Adaptations of HIV Prevention Interventions for Adults with Severe Mental Illness." Soc Sci Med. 2007;65:296-308.
17. Collins PY, Von Unger H, Armbrister A. Senhoras da igreja, boas meninas e locas: estigma e a interseção de etnia, gênero, doença mental e sexualidade. Ciências Sociais e Medicina. 2008;67:389-97.
18. Jorge MR. Concepções populares e estigma relacionados às doenças mentais. Nova Perspectiva Sistêmica. 2013;22(46):8-19.
19. Collins PY, Elkington KS, Unger H, Sweetland A, Wright ER, Zybert PA. Relationship of stigma to HIV risk among women with mental illness. Am J Orthopsychiatry. 2008;78(4):498-506.
20. Walkup J, Satriano J, Barry D, Sadler P, Cournos F. HIV testing policy and serious mental illness. Public Health Matters. 2002;92(12):1931-40.
21. Pinto DS, Mann CG, Wainberg M, Mattos P, Oliveira SB. Sexuality, vulnerability to HIV, and mental health: an ethnographic study of psychiatric institutions Cad Saúde Pública. 2007;23(9).
22. McKinnon K, Cournos F, Herman R, Le Melle S. HIV e pessoas com doença mental grave e persistente. In: Citron K, Brouillette MJ, Beckett A, editores. HIV e psiquiatria: um manual de treinamento e recursos. Cambridge: Cambridge University Press; 2005. p.138-52.
23. Rosenberg SD. Prevalence of HIV, hepatitis B, and hepatitis C in people with severe mental illness. Am J Public Health. 2001;91:31-7.
24. Oliveira SB. Avaliação do comportamento sexual, conhecimentos e atitudes sobre AIDS: um estudo interno com mecanismos mentais. In: Venâncio AT, Leal EM, Delgado PG (org.). O campo da atenção psicossocial. Rio de Janeiro: Te Corá; 1997. p.343-51.
25. Mann CG, Oliveira SB. Oficina de saúde & sexualidade: avaliando mudanças de comportamento sexual, conhecimentos e atitudes sobre AIDS dos USM. In: Anais do Fórum 2000: I Fórum e I Conferência de Cooperação Técnica Horizontal da América Latina e do Caribe em HIV/AIDS e DST. Rio de Janeiro: Coordenação Nacional de DST/AIDS; 2000. p.101.
26. Almeida RC. Comportamentos, situações de risco e exposição aos marcadores sorológicos dos vírus da imunodeficiência humana, hepatites B e C, vírus linfotrópico de células humanas, sífilis e outras doenças sexualmente transmissíveis em pacientes psiquiátricos internados em hospital público [Ph.D. Dissertation]. Belo Horizonte: Universidade Federal de Minas Gerais; 2002.
27. Guimarães MDC, Campos LN, Melo APS, Carmo RA, Machado CJ, Acurcio FA. Prevalence of HI, syphilis, hepatitis B and C among adults with mental illness: a multicenter study in Brazil. Rev Bras Psiquiatr. 2009;31(1):43-7.
28. Guimarães MDC, McKinnon K, Campos LN, Melo APS, Wainberg M. HIV risk behavior of psychiatric patients with mental illness: a sample of Brazilian patients. Rev Bras Psiquiatr. 2010;32(4):351-60.
29. Nogueira LFR, Pellegrino P, Silvia ASD, Inoue RV, Marqueze EC. Transtornos mentais comuns estão associados a maior carga viral em pessoas vivendo com HIV. Saúde Debate. 2019;43(121).
30. McKinnon K, Cournos F, Herman R, Le Melle S. HIV and people with serious and persistent mental illness. In: Citron K, editor. HIV & psychiatry: a training and resource manual. Cambridge: Cambridge University; 2005. p.138-52.

31. Unaids. Unaids pede por melhor integração entre serviços de saúde mental e HIV. Disponível: https://unaids.org.br/2018/10/unaids-pede-por-melhor-integracao-entre-servicos-de-saude-mental-e-de-hiv/. Acesso em: 20 jul. 2022.
32. Mann CG, Monteiro S. Sexualidade e prevenção das IST/aids no cuidado em saúde mental: o olhar e a prática de profissionais no Município do Rio de Janeiro, Brasil. Cad Saúde Pública. 2018;34(7).
33. Davidhizar R, Boonstra C, Lutz K, et al. Teaching safer sex in a long-term psychiatric setting. Perspect Psychiatr Care. 1991;27:25-9.
34. Woolf L, Jackson B. Coffee and condoms: the implementation of a sexual health programme in acute psychiatry in an inner city area. J Advanced Nurs. 1996;23:299-304.
35. Hajagos K, Geiser P, Parker B, Tesfa A. Safer-sex education for persons with mental illness. J Psychosoc Nurs Ment Health Serv. 1998;36:33-9.
36. Higgins A, Barker P, Begley CM. Sexual health education for people with mental health problems: what can we learn from the literature? J Psychiatric Mental Health Nurs. 2006;13:687-97.
37. Mann CG, Oliveira SB, Oliveira CSS. Guia para profissionais de saúde mental/sexualidade & DST/aids: discutindo o subjetivo de forma objetiva. Rio de Janeiro: Instituto Franco Basaglia/IFB; 2002.
38. Ministério da Saúde. Prevenção e atenção às IST/AIDS na saúde mental no Brasil: análises, desafios e perspectivas. Série B. Textos básicos de saúde série pesquisas, estudos e avaliação, n. 11. 2008.
39. Ministério da Saúde. Prevenção e atenção às IST/AIDS na saúde mental no Brasil: análises, desafios e perspectivas. 2012.
40. Pinto DS, Veloso Filho CLV, Wainberg ML, Mattos PEL, Meyer-Bahlburg HFL. Escala de avaliação de comportamento sexual de risco para adultos: tradução e adaptação transcultural para o português brasileiro. Rev Psiquiatr Rio Gd Sul. 2007;29(2).
41. Olmsted AE, Markham CM, Shegog R, Ugueto AM, Johnson EL, Peskin MF, et al. Viabilidade e aceitabilidade da educação em saúde sexual apoiada por tecnologia entre adolescentes que recebem cuidados psiquiátricos internados. J Child Fam Stud. 2022;31:2050-64.
42. Wainberg ML, Mann CG, Norcini-Pala A, McKinnon K, Pinto D, Pinho D, et al. Challenges and opportunities in the science of research to practice: lessons learned from a randomized controlled trial of a sexual risk-reduction intervention for psychiatric patients in a public mental health system. Braz J Psychiatry. 2020;42(4).
43. Hughes E, Mitchell N, Gascoyne S, Moe-Byrne T, Edmondson A, Coleman E, et al. Sexual health promotion in people with severe mental illness: the RESPECT feasibility RCT. Health Technol Assess. 2019;23:1-136.
44. Lu MJ, Li JB, Wu CY, Huong PTT, Hsu PC, Chang CR. Effectiveness of a Sexual Health Care Training to Enhance Psychiatric Nurses' Knowledge, Attitude, and Self-Efficacy: A Quasi-Experimental Study in Southern Taiwan. J A, Psychiatr Nurses Assoc. 2021; 10783903211045733.
45. Shumway M, Mangurian C, Carraher N, Momenzadeh A, Leary M, Lee E, et al. Increasing HIV testing in inpatient psychiatry. 2018;59:186-92.
46. Rosenberg SD, Goodman LA, Osher FC. Prevalence of HIV, hepatitis B, and hepatitis C in people with severe mental illness. Am J Public Health. 2001;91:31-7.
47. Funk Michelle, Drew N, Freeman M, Faydi E; World Health Organization. Mental health and development: targeting people with mental health conditions as a vulnerable group. Geneva: World Health Organization; 2010. Disponível em: https://www.who.int/publications/i/item/9789241563949. Acesso em: 9 nov. 2011.
48. Collins P, Holmand A, Freemane M, Patelf V. What is the relevance of mental health to HIV/AIDS care and treatment programs in developing countries? A systematic review. AIDS. 2006;20(12):1571-82.
49. Meade C, Sikkema K. HIV risk behavior among adults with severe mental illness: a systematic review. Clin Psychology Ver. 2005;25:433-57.

50. Carey MP, Carey KB, Maisto SA, Schroder KEE, Vanable PA, Gordon CM. HIV risk behavior among psychiatric outpatients: association with psychiatric disorder, substance use disorder, and gender. J Nerv Ment Dis. 2004;192(4):289-96.
51. Correa AMP, Carrillo RAA, Vega DCS, Cano SG, Arango LGA, Builes LFT, et al. Sexy and reproductive health in patients with schizophrenia and bipolar disorder. Rev Colomb Psiquiatr (Engl Ed). 2020;49(1):15-22.
52. Kalichman S, Malow R, Dévieux J, Stein JA, Piedman F. HIV risk reduction for substance using seriously mentally ill adults: test of the information-motivation-behavior skills (IBM) model. Community Ment Health J. 2005;41(3):277-90.
53. Meade CS, Sikkema KJ. Psychiatric and psychosocial correlates of sexual risk behavior among adults with severe mental illness. Community Ment Health J. 2007;43(2):153-69.
54. Otto-Salaj LL, Herckman TG, Stevenson LY, Kelly JA. Patterns, predictors and gender differences in HIV risk among severely mentally ill men and woman. Community Ment Health J. 1998;34(2):175-90.
55. Sikkema KJ, Watt MH, Meade CS, Randy KW, Kalichman SC, Skinner D, et al. Mental health and HIV sexual risk behavior among patrons of alcohol serving venues in Cape Town, South Africa. J Acquir Immune Defic Syndr. 2011;57(3):230-7.
56. Wainberg ML, McKinnon K, Mattos PE, Pinto D, Mann CG, De Oliveira CS, et al.; PRISSMA Project. A model for adapting evidence-based behavioral interventions to a new culture: HIV prevention for psychiatric patients in Rio de Janeiro, Brazil. AIDS Behav. 2007;11:872-83.
57. Wainberg ML, McKinnon K, Elkington KS, Mattos PE, Gruber Mann C, De Souza Pinto D, et al.; Investigators of PRISSMA. HIV risk behaviors among outpatients with severe mental illness in Rio de Janeiro, Brazil. World Psychiatry. 2008;7(3):166-72.
58. Wainberg ML, McKinnon K, Elkington KS, Gruber CM, Mattos P, Pinto D, et al. HIV risk and protective behaviors among outpatients with severe mental illness in Rio de Janeiro, Brazil. World Psychiatry. 2008;7:166-72.
59. Wainberg ML, McKinnon K, Norcini-Pala A, Hughes OK, Schrage E, Erby W, et al. Ending AIDS as a public health threat: treatment-as-usual risk reduction services for persons with mental illness in Brazil. Psychiatr Serv. 2018;69:4:483-6.

35
Disforia de gênero

Alexandre Saadeh
Daniel Augusto Mori Gagliotti

INTRODUÇÃO

Falar sobre identidade de gênero na atualidade ou abordar temas ligados à transgeneridade tornou-se algo complexo em nossa vivência social, causando defesas e ataques em vários patamares de nossa sociedade. Ataques e defesas políticas, científicas, familiares e pessoais ligados à moral individual.

Transgêneros sempre existiram na história da humanidade, inclusive há personagens que hoje reconhece-se como transgêneros na história do Brasil. Esse é um fenômeno comum em nossa espécie[1].

Um indivíduo afirmar-se cisgênero ou transgênero – entenda-se esta palavra como um termo "guarda-chuva", sob o qual as diversidades de gênero possam ser abarcadas – nas sociedades contemporâneas, deixou de ser uma aberração ou exceção para se tornar uma ocorrência comum e pertencente à nossa espécie. Uma das muitas possibilidades dentro da diversidade sexual humana.

Uma pessoa de um gênero diverso às normas cisgêneras vigentes não ser considerada tendo uma patologia ou uma doença é algo relevante e de importante necessidade de notoriedade no entendimento social. Chegar a essa afirmação atual ocorreu às custas de muito tempo e esforço da comunidade mundial de lésbicas, gays, bissexuais, transgêneros, travestis, transexuais, *queer*, intersexual, assexual e outros (LGBTQIA+).

No Brasil, onde a aceitação da transgeneridade ainda engatinha, sendo maior em São Paulo que no interior do país, o fato de alguém se afirmar transgênero ainda causa temor e angústia nas famílias, além de medo e receios nos indivíduos trans. Somam-se a isso o preconceito, o estigma, a violência e a dificuldade de aceitação e de respeito em muitas áreas da sociedade. Estudos e pesquisas em várias sociedades e países têm buscado entender por que é tão difícil essa aceitação e seus efeitos nos indivíduos trans e nos grupos de transgêneros.

O acesso ao cuidado em saúde, garantido pela Constituição desde 1988, ainda é reduzido ou mesmo precário, dentro do SUS, para a população transgênero[2]. O mesmo quadro é visto em outros países[3,4]. Esse debate leva à questão do quão pouco o assunto é conhecido e divulgado nas faculdades e durante a formação de profissionais de saúde.

A não aceitação social e familiar pode ter consequências na vida, na saúde mental e no desenvolvimento de doenças[2], gerando o que hoje foi caracterizado como estresse de minorias. Essa relação entre preconceito e saúde mental tem consequências sérias na maneira do indivíduo se perceber e se inserir socialmente, levando ao aumento da prevalência de transtornos mentais nessa população. Considerada população vulnerável em razão do estresse de minorias, a população tem prevalência de transtornos mentais em torno de 4 vezes superior quando comparados à população cisgênera[5].

No momento atual vivencia-se uma efervescente discussão sobre o tema, seja sobre crianças e adolescentes com diversidade de gênero e seus possíveis acompanhamentos, seja sobre seus direitos e força política e social como grupo minoritário na população em geral, bem como minoritário dentro do próprio grupo LGBTQIA+.

Conhecer as particularidades do termo transgênero, as linhas de cuidado específicas a essa população, as particularidades no que diz respeito à saúde mental e como estabelecer um cuidado integral ao indivíduo trans faz-se necessário a quem visa promover um cuidado à saúde inclusivo, prático e eficaz.

ASPECTOS EPIDEMIOLÓGICOS

A incidência da transexualidade tende a permanecer a mesma, enquanto a prevalência revela uma variação muito grande desde os primeiros trabalhos a esse respeito até os mais recentes, variando de acordo com o país estudado ou até mesmo variando de acordo com a época dentro de um mesmo país. Considera-se atualmente, sobretudo, que a razão entre mulheres transexuais e homens trans se mantém estável em 3:1 independentemente do país ou da época[6].

É preciso analisar criticamente estudos que avaliam prevalência de transexualidade, pois há estudos que levam em conta diferentes possibilidades de critérios diagnósticos como veremos a seguir neste capítulo. Há ainda indivíduos trans que podem solicitar cirurgias afirmativas de gênero, mas que não preenchem critérios diagnósticos relacionados à transexualidade, como a disforia de gênero.

A transexualidade é considerada em muitos estudos uma condição rara e há uma prevalência reportada com taxas que variam de 1:11.900 a 1:45.000 mulheres trans e 1:30.400 a 1:200.000 para homens trans[7-9].

Em um estudo de revisão, a prevalência de incongruência de gênero em adolescentes e jovens nos EUA com idades entre 12 e 29 anos foi de 0,17 a 1,3%. Outro estudo com pessoas que procuram acompanhamento em serviço de saúde encontrou uma prevalência de 6,8/100.000 para mulheres trans e 2,6/100.000 para homens trans em relação à população geral[10].

Não há números exatos de prevalência de pessoas trans na sociedade brasileira ou do número absoluto de pessoas trans no Brasil. Alguns números são indicativos e nos dão uma dimensão, ainda subestimada, do número de pessoas trans no país. Sabe-se que, de acordo com Tribunal Superior Eleitoral, 6.280 eleitores e eleitoras trans votaram em 2018 como nome social registrado no título de eleitor, e esse foi o primeiro ano com esse direito. Nesse mesmo ano, 288 pessoas trans esperavam por uma cirurgia de afirmação de gênero no SUS, e 253 estudantes solicitaram a utilização do nome social no Exame Nacional do Ensino Médio (Enem). Na Secretaria de Educação do Estado de São Paulo, 512 alunos e alunas solicitaram o respeito ao nome social no sistema de educação do estado, o maior do país.

ETIOPATOGENIA

Os últimos anos presenciaram uma intensa discussão a respeito das causas e dos fatores associados à identidade de gênero e à incongruência de gênero, com contribuições da psicologia, da medicina, da biologia, da antropologia, da filosofia e da sociologia. Ainda que a questão permaneça desconhecida em sua integralidade, existem fortes evidências apontando para uma origem multifatorial, com aspectos biológicos, socioambientais e psicológicos que se relacionam. Estudos relacionados à genética, à neuroimagem com estrutura cerebral e à interferência de hormônios intrauterinos no desenvolvimento cerebral do feto vêm fortalecendo a hipótese de uma matriz biológica no qual se desenvolve a identidade de gênero, posteriormente também associada a fatores psicológicos e ambientais.

Mais uma vez, uma leitura crítica faz-se necessária nesse campo da ciência para se evitar um estabelecimento causal ou patologização para uma diversidade que se considera típica em seres humanos.

CONCEITOS BÁSICOS LIGADOS À TRANSGENERIDADE

Robert Stoller, psicanalista importante no estudo da transexualidade, desde a década de 1960, separava sexo de gênero, atribuindo a sexo uma definição biológica e ao gênero uma definição sócio-psicológica[11].

A seguir algumas definições que facilitam a compreensão sobre o tema[12]:

- Sexo biológico: características anatômicas e fisiológicas (cromossomos, gônadas, genitália interna, genitália externa, hormônios e caracteres sexuais secundários). Identifica-se o sexo como sendo masculino (macho), feminino (fêmea) ou com desenvolvimento sexual diferente (intersexualidade).
- Identidade: pode ser entendida como o reconhecimento de um conjunto de características e traços particulares que caracterizam uma pessoa (nome, sexo, data de nascimento, reconhecimento social), assim como a consciência que uma pessoa tem dela própria, tornando-a única, porém com características comuns às de outras pessoas[13].
- Gênero: conceito sociocultural que estabelece comportamentos, adereços, acessórios e gostos para o indivíduo, sendo um espectro de possibilidade entre o masculino, passando pelo andrógino/ambíguo, até o feminino.
- Identidade de gênero: está vinculada com o entendimento de uma pessoa sobre o próprio sexo e gênero, ou seja, sua singularidade e sua especificidade associadas a aspectos culturais, biológicos, seus desejos, suas escolhas e seus afetos[14]. Passa por um espectro de possibilidades abarcando a noção de pertencimento ao gênero masculino, ao gênero feminino ou a outras possibilidades de gênero concordantes ou discordando com o binário masculino/feminino. Envolve uma interação complexa entre fatores biológicos, como hormonais, epigenéticos e de desenvolvimento cognitivo, fatores psicológicos, sociais, ambientais e culturais[15].
- Expressão de gênero: tudo o que uma pessoa diz e faz para indicar aos outros, ou a si mesma, sua masculinidade, sua feminilidade, ambos ou nenhum, ou seja, a expressão social de sua identidade de gênero. Isso inclui, mas não se restringe, ao desejo e à resposta sexual.
- Orientação afetivo-sexual: está relacionada ao desejo sexual e/ou afetivo por pessoas do mesmo gênero (homossexualidade), do gênero oposto (heterossexualidade), por ambos os gêneros (bissexualidade), por ambos os gêneros incluindo as possibilidades não binárias de gênero (panssexualidade) ou ausência de atração sexual e/ou afetiva (assexualidade).

Identidade de gênero, expressão de gênero e orientação sexual são termos e possibilidades de vivências independentes entre si, e a grande diversidade se dá justamente nas mais diversas possibilidades de trânsito ao longo do desenvolvimento de uma pessoa entre essas três grandes variáveis.

As definições de transgênero e cisgênero, bem como outras possibilidades de variações de gênero, no espectro da diversidade identitária e comportamental da sexualidade humana são encontradas na Tabela 1.

Tabela 1 Os diferentes termos e suas definições[12]

Termo	Definição
Cisgênero	Indivíduo cuja identidade de gênero está em consonância com o sexo reconhecido ao nascimento (ligado ao sexo anatômico, à genitália e às características físicas) e com seu comportamento e papel de gênero esperados
Transgênero	Engloba termos como transexual, travesti e pessoa trans. A identidade de gênero e/ou seu papel de gênero (o que uma pessoa diz ou faz publicamente para expressar sua identidade de gênero) é diferente do sexo reconhecido a seu nascimento. Pode ou não ter realizado hormonioterapia ou procedimentos cirúrgicos como a cirurgia de adequação genital
Travesti	Usado no Brasil para identificar uma pessoa que nasceu com características físicas do sexo masculino, mas se identifica com o gênero feminino. Vivenciam papéis de gênero femininos, mas não se reconhecem como homens ou como mulheres, mas como um gênero próprio travesti. Podem ou não recorrer a cirurgias plásticas ou hormonioterapia para adequarem seu corpo à sua identidade. É costumeiramente uma identidade de gênero feminina e deve ser referenciada sempre com pronomes femininos, a não ser que a pessoa opte pelo masculino
Intersexo	Ou desenvolvimento sexual diferente. Antes chamados hermafroditas ou pseudo-hermafroditas, são homens ou mulheres que nasceram com alguma anomalia ou má-formação na genitália masculina ou feminina e por vezes necessitam de hormonioterapia ou cirurgias durante seu desenvolvimento
Não binários/ *genderqueer*	Não se identificam com o gênero masculino ou com o feminino ou transitam entre os gêneros
Cross-dresser	É uma expressão de gênero. Gostam de usar roupas ou acessórios relativos ao gênero oposto ao de seu nascimento, na maioria das vezes não em tempo integral, e não há identificação pessoal com o gênero oposto. Pode estar associado ou não a situações de fetiche
Drag queen	Pessoa que se veste ou usa acessórios como uma mulher estereotipada ou exagerada para *shows* e *performances* artísticos
Drag king	Pessoa que se veste ou usa acessórios como um homem estereotipado ou exagerado para *shows* e *performances* artísticos

O termo "ideologia de gênero" não é científico ou técnico pertencente à área médica. Constitui-se após ser usado por teóricos sociais, religiosos e políticos em seus textos e declarações, principalmente na América Latina. Por isso, há dificuldade em se encontrar dados científicos que deem um embasamento técnico ao termo, ou mesmo o impacto social que essa expressão tem nas diferentes sociedades, sendo a maioria dos artigos encontrada nas áreas das humanidades. A chamada ideologia de gênero é descrita como forma de imposição de teorias ligadas à diferença entre gêneros, políticas LGBT ou assuntos ligados à diversidade sexual nos mais diversos âmbitos da sociedade. Entretanto, é possível compreender que as pessoas LGBT estão lutando por respeito aos direitos humanos básicos como as pessoas heterossexuais e cisgêneras já têm contemplados. Direitos básicos como o reconhecimento legal de seus laços familiares e proteção à integridade física e moral. É preciso compreender que todos podem crer no que acharem mais adequado à sua filosofia de vida, suas morais e seus costumes, e os direitos devem permitir essa diversidade. A linha que não se pode cruzar é aquela que separa as opiniões das discriminações[16].

CRITÉRIOS DIAGNÓSTICOS

Em junho de 2018 a Organização Mundial de Saúde (OMS) anunciou publicamente a retirada da transexualidade da lista de transtornos mentais, próximo ao lançamento da 11ª edição da Classificação Internacional de Doenças (CID-11)[17].

Um diagnóstico autoriza o profissional da saúde a realizar intervenções de cuidados em saúde, incluindo intervenções médicas como a assistência em saúde mental, terapia cruzada de hormônios sexuais e cirurgias, além de proporcionar uniformização da linguagem para uso internacional em levantamentos e pesquisas. Deve ser entendido, portanto, como uma qualificação e ferramenta médica diante do que está sendo observado no âmbito da saúde física, mental e ambiental com um olhar também para as vulnerabilidades do indivíduo no meio em que está inserido, permitindo ao profissional ter um olhar amplo de cuidado àquela pessoa que busca acolhimento e orientação[12].

Hoje, em termos de critérios diagnósticos, há diversas referências importantes, sendo as mais utilizadas em estudos clínicos atuais e na prática clínica descritas a seguir. No DSM-5-TR da American Psychiatric Association[18], a transgeneridade está considerada no diagnóstico disforia de gênero (Quadro 1). Na CID-11 da OMS, está descrita como incongruência de gênero. Os critérios diagnósticos da CID-10, apesar de ainda serem utilizados como sistema classificatório do Sistema Único de Saúde do Brasil, foram recentemente revisados para o lançamento da CID-11, sendo a maior novidade a denominação incongruência de gênero na vida adulta e na adolescência e incongruência de gênero na infância e a saída

Quadro 1 Critérios diagnósticos do DSM-5

Disforia de gênero em adolescentes e adultos (DG) 302.6 – DSM-5
A - Uma diferença definida entre gênero experimentado/expresso e o gênero atribuído no nascimento, com pelo menos 6 meses de duração, manifestado por no mínimo dois dos seguintes critérios: 1. Incongruência acentuada entre gênero experimentado/expresso e as características sexuais primárias e/ou secundárias ou em adolescentes com características secundárias previstas. 2. Forte desejo de livrar-se das características sexuais primárias e/ou secundárias em razão da diferença acentuada entre o gênero experimentado/expresso, em adolescentes jovens desejo de impedir o desenvolvimento das características sexuais secundárias previstas. 3. Forte desejo de possuir as características sexuais primárias e/ou secundárias do outro gênero. 4. Forte desejo de pertencer ao outro gênero ou algum gênero alternativo diferente do designado. 5. Forte desejo de ser tratado como do outro gênero ou algum gênero alternativo diferente do designado. 6. Forte convicção de ter sentimentos e reações típicos do outro gênero ou algum gênero alternativo diferente do designado.
B – A condição está associada ao sofrimento clinicamente significativo ou prejuízo no funcionamento social, profissional ou em outras áreas importantes da vida do indivíduo.
Especificar se Com um transtorno de desenvolvimento sexual
Especificar se Pós-transição

Fonte: American Psychiatric Association, 2013.

desses diagnósticos do capítulo de transtornos mentais, sendo alocados em um capítulo à parte relacionado à medicina sexual e de gênero[17]. Os critérios diagnósticos para incongruência de gênero de adolescentes e adultos são evidenciados na Tabela 2.

Disforia de gênero é um diagnóstico do DSM-5-TR (*Manual Diagnóstico e Estatístico de Transtornos Mentais* – 5ª edição, texto revisado) que se refere ao sofrimento que pode ocorrer em algumas pessoas, por causa da incongruência de gênero. Ou seja, uma pessoa transgênera pode apresentar ou não a disforia de gênero, a depender da ocorrência ou não de sofrimento, clinicamente significativo, e/ou prejuízo no funcionamento psicossocial. Disforia é uma palavra proveniente da palavra grega *dysphoros*, formada por dois radicais que juntos significam "dificuldade em suportar". Em um contexto psiquiátrico, ou mesmo em outras profissões ligadas à saúde mental, utiliza-se disforia para definir um estado de incômodo ou não satisfação em relação a algo e que causa profunda perturbação mental e/ou física, com afetos de tristeza, raiva, sofrimento, angústia, culpa e irritação. Portanto, é preciso ficar claro que disforia de gênero é um diagnóstico, mas o termo disforia sozinho é um sintoma psiquiátrico, que pode estar presente em pessoas cisgêneras ou transgêneras, ou em transtornos psiquiátricos diversos como a disforia pré-menstrual[19].

Tabela 2 Condições relacionadas à saúde sexual – incongruência de gênero pela CID-11

Diagnóstico	Descrição	Exclusões
Incongruência de gênero da adolescência ou da vida adulta (HA60)	A incongruência de gênero na adolescência e na idade adulta é caracterizada por uma incongruência acentuada e persistente entre o sexo expresso de um indivíduo e o sexo atribuído, conforme expresso por pelo menos dois dos seguintes critérios: 1. Forte desgosto ou desconforto com as características sexuais primárias ou secundárias (em adolescentes, características sexuais secundárias antecipadas) por causa de sua incongruência com o sexo expressado 2. Forte desejo de se livrar de algumas ou de todas as características sexuais primárias e/ou secundárias (em adolescentes, características sexuais secundárias antecipadas) por causa de sua incongruência com o sexo expressado 3. Forte desejo de ter as características sexuais primárias e/ou secundárias do gênero expressado O indivíduo experimenta forte desejo de ser tratado (para viver e ser aceito) como uma pessoa do gênero expressado. A incongruência de gênero vivenciada deve ter estado continuamente presente por pelo menos vários meses. O diagnóstico não pode ser atribuído antes do início da puberdade	Afecções parafílicas (6D30-6D3Z)

Fonte: World Health Organization, 2018 – traduzido pelos autores.

INTERVENÇÕES EM SAÚDE

O acompanhamento e a assistência de pessoas trans incluem avaliação de equipe multidisciplinar que pode ser composta de médicos de diferentes especialidades (psiquiatras, clínicos, médicos de família, endocrinologistas e cirurgiões), psicólogos, assistentes sociais, fonoaudiólogos e advogados. Esse tratamento baseia-se em um tripé que envolve: psicoterapia, tratamento hormonal e cirurgia de redesignação sexual, obedecendo às Portarias do Ministério da Saúde que instituem e regulamentam o processo transexualizador do SUS. A avaliação e os diagnósticos visam o cuidado, a atenção e a promoção de saúde aos pacientes.

Em janeiro de 2020, o Conselho Federal de Medicina (CFM) publicou a Resolução n. 2.265/2019 que revisou, ampliou e modificou as resoluções anteriores. A norma do CFM inclui pela primeira vez normativas para a transexualidade na infância e na adolescência, além da vida adulta. Esclarece que da equipe médica deverão fazer parte psiquiatra, endocrinologista, ginecologista, urologista e cirurgião plástico, sem prejuízo de outras especialidades médicas que atendam às necessidades de cada caso, além de outros profissionais de saúde necessários às demandas do indivíduo. Em situações em que o paciente tiver menos de 18 anos, será exigida a presença do pediatra na equipe, ampliando os cuidados a crianças e adolescentes transexuais e suas respectivas famílias. A Resolução estabelece a possibilidade de bloqueio puberal a crianças trans a depender do estágio puberal, início de hormonioterapia aos 16 anos e cirurgias de afirmação de gênero a partir dos 18 anos. O atendimento médico deve contar com anamnese, exame físico e psíquico completos, assim como com a identificação do paciente por seu nome social e de registro, incluindo sua identidade de gênero e seu sexo ao nascer. A depender da idade, as ações sugeridas deverão envolver pais ou responsáveis legais de crianças ou adolescentes. Para esse grupo, a assistência deve estar articulada com escolas, além de instituições de acolhimento[20].

A avaliação psiquiátrica deve ter como alvo bons resultados futuros, entre eles: abordagem e diminuição do sofrimento físico e psíquico; prevenção, diagnóstico e tratamento de possíveis coocorrências clínicas e psiquiátricas; diferenciação da transexualidade de outros transtornos psiquiátricos que podem ter manifestações de gênero que não fazem parte do epifenômeno psicopatológico da transexualidade; orientação ao paciente e seus familiares quanto a todos os riscos e benefícios dos procedimentos médicos desejados; identificação de complicadores ou fatores de risco sociais e acompanhamento durante todo o processo transexualizador quando for o caso[21].

A psicoterapia deve ser instituída como modalidade assistencial em saúde, fazendo parte dos acompanhamentos realizados pela equipe multidisciplinar e discutida em equipe após avaliações para ser integrada ao plano terapêutico individual da pessoa trans que procura um ambulatório especializado[21]. Também tem indicação e deve ocorrer no período pós-tratamento hormonal e pós-cirúrgico, em que novas questões, conflitos, dúvidas, fantasias, expectativas e frustrações podem aparecer. Sendo assim, tem sua importância não colocando o foco na alteração do desejo de mudança de sexo, mas sim no que diz respeito à construção de escolhas e respostas mais assertivas diante de intervenções sobre o corpo, a discriminação e as pressões familiares e sociais, diminuindo assim o sofrimento psíquico e acompanhando de perto as mais diversas vulnerabilidades a que a população trans está sujeita, prevenindo eventuais desfechos negativos em saúde mental.

O tempo de permanência do indivíduo em psicoterapia do início ao fim do acompanhamento multidisciplinar deve ser avaliado individualmente pela equipe.

A terapia cruzada de hormônios sexuais, comumente conhecida como hormonioterapia, possibilita os indivíduos a melhorarem sua qualidade de vida, diminuírem afetos negativos relacionados a seu desenvolvimento corporal biológico e sintomas disfóricos, pois passam a se sentir e a ter características físicas do gênero desejado ao qual se identificam. É necessário que para isso o indivíduo demonstre conhecimento sobre a hormonioterapia por meio de termo de consentimento para compreender limites, possibilidades, riscos e benefícios do tratamento.

Uma ou mais cirurgias podem ser requeridas por um paciente transexual que procura um serviço especializado. Procedimentos cirúrgicos visam adequar o corpo da pessoa à sua identidade de gênero, buscando acrescentar ou remover características marcantes de determinado gênero.

A demanda, a vontade, a busca ou a realização ou não de um procedimento cirúrgico não define a identidade de gênero de uma pessoa, como visto anteriormente. Por isso é preciso elencar durante a anamnese elaboração do plano terapêutico individual, se a pessoa busca ou não cirurgias. Com base nessa compreensão é possível o trabalho em equipe que possa garantir estabilidade na saúde física e psíquica, que permita a cirurgia com desfechos favoráveis. A idealização dos procedimentos estéticos, a compreensão dos riscos, irreversibilidades e cuidados pré e pós-operatórios também são temas importantes a serem abordados com o paciente durante o acompanhamento em equipe.

Procedimentos cirúrgicos são indicados fundamentalmente após o indivíduo ter vivenciado integralmente a experiência de viver no gênero desejado e após acompanhamento psicoterápico e tratamento hormonal. A seleção dos pacientes para a cirurgia de transgenitalização deverá obedecer à avaliação da equipe multidisciplinar e após dois anos de acompanhamento conjunto.

CONSIDERAÇÕES FINAIS

Identidade de gênero, expressão de gênero, a própria relação do indivíduo com sua identidade de gênero e os signos ligados a determinada cultura, religião e moral vigentes permeiam o funcionamento social de cada um. Falar sobre identidade de gênero e concepções individuais em relação às diferentes possibilidades desse espectro tão amplo é imprescindível para se conhecer o indivíduo em sua totalidade. Hoje, a transexualidade é vista como expressão da pluralidade de gênero humana.

O profissional de saúde, particularmente o de saúde mental, ao acompanhar uma pessoa transgênera, deve entender e considerar as vulnerabilidades sociais às quais essa população está exposta por meio de uma anamnese e de exame psíquico acolhedores e sem julgamentos. Em casos de pessoas trans com algum grau de disforia de gênero, a vulnerabilidade a transtornos mentais pode ser ainda maior. Na maioria das vezes isso se dá em razão do preconceito e de episódios de violência psicológica, física e moral a que estão submetidas as pessoas que em algum momento questionam sua identidade de gênero e sua expressão de gênero.

É importante que profissionais de saúde, inclusive os profissionais de saúde mental, investiguem esses marcadores de estigma e preconceito e o impacto na vida de cada um, entendendo e compreendendo as vulnerabilidades sociais expostas e visando a criação de estratégias de proteção e de fortalecimento individual, bem como maior inclusão social para um melhor funcionamento em todas as esferas da vida.

VINHETA CLÍNICA

JFV, 22 anos. Faz acompanhamento psicológico desde os 6 anos de idade. Demonstrava nessa idade predileção por comportamentos comumente associados ao gênero feminino. Gostava de bonecas e identificava-se mais com as mulheres. Nunca se considerou gay. Sentia-se muito mal, triste e decepcionado com seu corpo masculino. Na puberdade sofreu e apresentou intensa angústia ligada às modificações corporais secundárias ao desenvolvimento puberal do sexo masculino. Dizia ter fixação com cabelo feminino e fez depilação com cera. Não frequentou piscinas, pois se sentia incomodada e com vergonha de seu pênis. Masturba-se, mas sente-se mal; primeira vez aos 12 anos de idade. Nega ter tido interações ou relações sexuais. Sente desejo por homens, mas já beijou uma amiga. Nega problemas relacionados à saúde mental ou tratamentos psiquiátricos prévios.

Não se transveste por não achar seu corpo feminino. Não que ser andrógino e, sim, feminina. Nega uso de hormônios femininos. Está no primeiro ano de faculdade e conta que já foi discriminada nas atividades e sofreu *bullying* por ser muito afeminada e não querer participar de atividades com os meninos. Pais demoraram a aceitar sua situação; vêm para tentar entender e ajudá-la em seu desenvolvimento. Para o pai é mais difícil que para a mãe. A mãe diz que sempre soube. O pai a forçava a ser menino, chegando a bater nela. Hoje se arrepende do que fez, pois não sabia do que se tratava. Realizada hipótese diagnóstica: incongruência de gênero na adolescência.

Conduta: encaminhamento para avaliação multidisciplinar (psiquiátrica, psicológica e social) e exames laboratoriais.

Acompanhamento semanal psicoterápico por 3 anos. Durante esse acompanhamento iniciou processo de mudança de nome e sexo civil em seus documentos. Passou a realizar acompanhamento regular mensal com endocrinologista um ano depois para terapia cruzada de hormônios sexuais. Não realizou nenhum procedimento cirúrgico e foi encaminhada para acompanhamento mensal em grupo de adultos aos 23 anos, aguardando fila cirúrgica. Aguarda as cirurgias de afirmação de gênero com tranquilidade (implante de silicone, orquiectomia, plástica genital com construção de neovagina, feminilização facial, condroplastia tireóidea), referindo estar mais preocupada com seus estudos e seus relacionamentos. Revela ter expectativas realistas em relação à cirurgia e boa compreensão dos riscos. Durante todos os processos, os pais permaneceram em acompanhamento psicoterápico de grupo com familiares de outras pessoas transexuais. Atualmente, J. vive integralmente como mulher, faz faculdade de psicologia e pretende mudar de país assim que terminar seus estudos. Se diz livre internamente.

REFERÊNCIAS

1. Saadeh A. Transtorno de identidade sexual: um estudo psicopatológico de transexualismo masculino e feminino. 2004. Tese (Doutorado em Ciências). Departamento de Psiquiatria da Faculdade de Medicina da Universidade de São Paulo, 2004.
2. Saadeh A, Gagliotti DAM. Incongruência de gênero. In: Guimarães-Fernandes F, Humes EC, Cardoso F, Hortêncio LOS, Miguel EC. Clínica psiquiátrica – guia prático. Barueri: Manole; 2021.
3. Eyssel J, Koehler A, Dekker A, Sehner S, Nieder TO. Needs and concerns of transgender individuals regarding interdisciplinar transgender healthcare: a non-clinical online survey. Plos One. 2017.
4. Puckett JA, Cleary P, Rossman K, Newcomb ME, Mustanski B. Barriers to gender-affirming care for transgender and gender nonconforming individuals. Sex Res Social Policy. 2018;15(1):48-59.
5. Chinazzo IR, Lobato MIR, Nardi HC, Koller SH, Saadeh A, Costa AB. Impact of minority stress in depressive symptoms, suicide idea and try suicide in trans. Cien Saude Colet. 2020.
6. Bancroft J. Human sexuality and its problems. 3.ed. New York: Churchill Livingstone; 2009.
7. Coleman E, Bockting W, Botzer M, Cohen-Kettenis P, DeCuypere G, Feldman J, et al. Standards of care for the health of transsexual, transgender and gender-nonconforming people, version 7. Int J Transgenderism. 2012;13:165-232.
8. World Professional Association for Transgender Health (WPATH). Standards of care for gender identity disorders. 7th version. 2012.
9. Cohen-Kettenis PT, Pfäfflin F. The DSM diagnostic criteria for gender identity disorder in adolescents and adults. Arch Sex Behav. 2010;39(2):499-513.
10. Zucker KJ. Epidemiology of gender dysphoria and transgender identity. Sex Health. 2017;14(5):404-11.
11. Person ES. The sexual century. New York: Yale University Press; 1999.
12. Saadeh A, Gagliotti DAM, Ciasca SV. Identidade de Gênero, Variações de Gênero e Incongruência de Gênero no adulto. In: Miguel EC, Lafer B, Elkis H, Forlenza OV. Clínica Psiquiátrica. Barueri: Manole; 2021.

13. Hall S. A identidade cultural na pós-modernidade. Tradução Tomaz Tadeu da Silva e Guacira Lopes Louro. 12.ed. Rio de Janeiro: Lamparina; 2015.
14. Teixeira MC. Mudar de sexo: uma prerrogativa transexualista. Psicol em Rev. 2006;12:66-79.
15. Shumer DE, Nokoff NJ, Spack NP. Advances in the care of transgender children and adolescents. Adv Pediatr. 2016;63(1):79-102.
16. Gagliotti DAM. O que é ideologia de gênero? In: Saadeh A. Como lidar com a disforia de gênero (transexualidade). São Paulo: Hogrefe; 2019. p.36-7.
17. World Health Organization (WHO). Frequently asked questions on health and sexual diversity: an introduction to key concepts; 2016 Disponível em: https://www.who.int/publications/i/item/WHO-FWC-GER-16.2.
18. American Psychiatric Association. Diagnostic and statistical manual of mental disorders, 5th ed., text revision (DSM-5-TR). American Psychiatric Association; 2022.
19. Gagliotti DAM. O que é disforia de gênero? In: Saadeh A. Como lidar com a disforia de gênero (transexualidade). São Paulo: Hogrefe; 2019.
20. Conselho Federal de Medicina. Resolução CFM n. 2.265/2019. Dispõe sobre o cuidado específico à pessoa com incongruência de gênero ou transgênero e revoga a Resolução CFM n. 1.955/2010. Brasília: CFM; 2020. Disponível em: https://sistemas.cfm.org.br/normas/visualizar/resolucoes/BR/2019/2265. Acesso em: 7 set. 2023.
21. Byne W, Bradley SJ, Coleman E, Eyler AE, Green R, Menvielle EJ, et al. American Psychiatric Association Task Force on Treatment of Gender Identity Disorder. Arch Sex Behav. 2012;41(4):759-96.

36
Yoga e dificuldades sexuais

Edson Maciel Costa

INTRODUÇÃO

Originário da Índia, o yoga é ao mesmo tempo uma filosofia e uma prática, filosofia por estudar o significado do universo da vida humana[1] e prática por aplicar esse conhecimento à experiência real[2], essa sabedoria permaneceu restrita ao território asiático por aproximadamente 5 mil anos e, embora acredite-se que sua existência seja muito anterior a esse período, os primeiros achados arqueológicos datam de 3.000 anos a.C.

A tradição yogue não é uma unidade homogênea, trata-se de um fenômeno cultural multifacetado, dotado de multiplicidade de caminhos, tendências e escolas, desenvolvido e transmitido ao longo das eras, inicialmente de maneira oral de mestres para discípulos, e posteriormente registrado nos principais manuscritos ancestrais da cultura hindu, os Vedas, Upanishads e Puranas.

Em sua construção estrutural, a filosofia e a prática do yoga tiveram diversos fatores acrescentados, descartados ou modificados com o passar do tempo, mas apesar dos possíveis elementos divergentes ou contrastantes em estruturas teóricas e metas, jamais deixou de crescer, de mudar e de se adaptar às novas condições socioculturais, sempre convergindo como meio de desenvolvimento, evolução e transcendência da condição humana.

O yoga clássico, como é conhecido na atualidade, tem suas referências encontradas na época aproximada entre 200 a.C. e 600 d.C., foi compilado, codificado e sistematizado, por Patanjali, nos Yoga Sutras, o tratado fundamental para a compreensão dos aspectos filosóficos e práticos do yoga, como tecnologia holística de desenvolvimento da consciência física, mental e espiritual do ser humano, com seus ensinamentos divididos em quatro capítulos que versam sobre os pré-requisitos, os passos para a realização, os resultados e o alcance da prática[3].

De maneira concisa, o conteúdo dos Yoga Sutras de Patajali é fundamentado em 8 pilares básicos para o desenvolvimento e o progresso do praticante na disciplina de yoga, a disciplina moral, a disciplina do autocontrole, a disciplina da postura física, a disciplina da respiração, a disciplina dos sentidos, a disciplina da concentração, a disciplina da meditação e a expansão da consciência física, mental e espiritual[4].

A partir do final do século XIX, a filosofia e a prática do yoga passaram a atrair a atenção dos Estados Unidos e da Europa, e de lá o interesse se irradiou para mais países em outros continentes. No período entre os anos 1890 e 1980, o intercâmbio da cultura do yoga cresceu e se intensificou em todo o mundo, muitos estrangeiros foram à Índia aprender e estudar yoga com mestres como Krishnamacharya, Sivananda e Aurobindo, enquanto mestres como Vivekananda, Yogananda, Yogi Bhajan, B.K.S. Iyengar e Pattabi Jois foram para a América do Norte e países europeus e difundiram o yoga por todo o planeta, apenas para citar as experiências mais amplamente conhecidas.

TRATAMENTO COMPLEMENTAR E INTEGRATIVO DE DOENÇAS

O potencial do yoga para promover a saúde, prevenir e tratar doenças, reconhecido desde sua origem pelo *Ayurveda*, a milenar medicina tradicional indiana, desperta crescente interesse da medicina e ciência convencionais contemporâneas.

Os primeiros estudos científicos sobre yoga registrados no PubMed[5], da Biblioteca Nacional de Medicina do Estados Unidos, datam de 1948 e foram realizados na Alemanha, e, apesar das publicações e seus resumos não estarem disponíveis para consulta imediata, é possível inferir por seus títulos que os três primeiros estudos, "Kundalini yoga"[6], "The classic yoga"[7], "The begginings of yoga"[8], provavelmente trataram de apresentar e contextualizar o tema para a academia, enquanto o quarto estudo "About medical and psychological in yoga"[9], possivelmente se dedicou a investigar a medicina e a psicologia contidas na filosofia e prática do yoga.

Dos anos de 1950 a 1990, houve uma produção de estudos modesta, mas contínua e gradual, investigando a relação do yoga para tratamento de saúde, por exemplo: "O metabolismo, a respiração e a circulação durantes os exercícios de yoga"; "O autorrelaxamento psíquico do yoga"; "Yoga e fisioterapia"; "Revisão de yoga e psiquiatria"; "Yoga e higiene mental"; "Yoga e psicanálise"; "Yoga e artérias vertebrais"; "Yoga e hipertensão"; "Yoga como terapia na medicina psicossomática"; "Yoga e glaucoma"; "Yoga para asma"; "Psicossomática da dor nas costas e o yoga"; "Yoga para reabilitação"; "Yoga: intuição, medicina preventiva e tratamento"; "Aplicações clínicas do yoga"; "Manejo da dor e yoga"; e "Yoga e doença arterial coronariana"[5].

Nos anos 2000, houve ampliação e diversificação do espectro de investigação dos estudos experimentais controlados com yoga para tratamentos de saúde, associando respiração e meditação de yoga à longevidade, yoga ao tratamento de transtornos alimentares, yoga e epilepsia, yoga e hipertensão, yoga como abordagem terapêutica, yoga para sintomas de menopausa e yoga para pacientes e sobreviventes de câncer, entre outros[5].

De 2010 em diante, os estudos de yoga como tratamento complementar de saúde tiveram um crescimento exponencial e, desde então, uma profusão de pesquisas relacionam o yoga à promoção da saúde mente-corpo, tanto na prevenção como no tratamento de doenças, produzindo revisões sistemáticas e metanálises sobre Yoga para tratamento integrativo de depressão, de ansiedade, de esquizofrenia, de esclerose múltipla, de depressão pré-natal e de transtorno de uso de substâncias[5].

Desde 2012, a prática de yoga tornou-se a abordagem de saúde complementar mais utilizada nos Estados Unidos, de acordo com os dados da Pesquisa Nacional de Entrevistas de Saúde do Centro Nacional de Saúde Complementar e Integrativa[10].

Em 2014, a Organização das Nações Unidas (ONU) instituiu o dia 21 de junho como o Dia Internacional do Yoga. A resolução da ONU (69/131) que reconhece o apelo universal do yoga e visa aumentar a conscientização sobre os muitos benefícios de sua prática foi endossada por um número recorde de 175 estados-membros[11].

A Organização das Nações Unidas para Ciência, Arte e Cultura (Unesco), listou em 2016 o yoga como patrimônio cultural imaterial da humanidade, identificando sua influência na sociedade indiana da saúde à medicina e da educação às artes, relacionando a importância de sua filosofia e prática como patrimônio cultural extensivo a toda a humanidade[12].

Em 2017, no Brasil, o yoga passou a fazer parte da Política Nacional de Práticas Integrativas e Complementares (PNPIC) do Ministério da Saúde e a ser oferecido pelo Sistema Único de Saúde (SUS) à população em geral[13].

No ano de 2021 a Organização Mundial da Saúde (OMS) lançou um aplicativo disponível para *download* gratuito em todo o mundo para ensinar e democratizar a prática de yoga, como parte da estratégia Global de Medicina Tradicional (2014-2023) e do Plano de Ação Global para Atividade Física (2018-2030) para promoção da saúde[14].

PRÁTICAS MENTE-CORPO

Existem várias escolas e linhagens de yoga, que apesar de heterogêneas em sua forma, não são excludentes, são complementares, possuem a mesma base técnica e os mesmos objetivos, o que varia é a forma de utilizar e combinar essas técnicas.

Na aplicação prática de sua filosofia, o yoga visa construir e fortalecer aspectos éticos (Yamas) e de autocontrole (Nyamas), que considera fundamentais para a personalidade humana como a não violência, a verdade, o não roubar, a moderação, a não cobiça, o autoestudo, a autodisciplina, a autopurificação (física, mental e emocional), o autocontentamento e a devoção.

Os elementos práticos do yoga são práticas de posturas físicas (Asanas), práticas de controle da respiração (Pranayamas), práticas de estimulação sonoro-vibracional (Mantras), práticas de movimentos coordenados (Kriyas), práticas de relaxamento profundo (Nidra), práticas de meditação (Dhyana), práticas de posturas das mãos (Mudras), práticas de concentração em pontos focais (Drishtis) e práticas de contração muscular (Bhandas)[15].

As práticas de posturas físicas e as práticas de movimentos coordenados estimulam a reorganização física e mental por meio da comunicação mente-corpo, da coordenação motora, da tonificação muscular, do realinhamento ósseo, da flexibilização da coluna, do fortalecimento dos sistemas nervoso central e gravitacional e dos estímulos aos órgãos e aos sistemas de órgãos vitais.

As práticas de controle da respiração estimulam a regulação dos ritmos fisiológicos, bioquímicos, elétricos, psíquicos e emocionais, integrando essas unidades do sistema mente-corpo.

As práticas de estimulação sonoro-vibracional da repetição de sons reverberam e atuam na parte hídrica do corpo humano, repercutindo em seus padrões cíclicos e rítmicos.

As práticas de relaxamento profundo do organismo humano permitem a absorção e a integração eficiente das respostas orgânicas (hormonais/endócrinas) aos estímulos da prática.

As práticas de posturas de mãos e dedos estimulam eletricamente, por meio dos pontos reflexos, áreas do cérebro responsáveis pela cognição, pela memória e pelas emoções.

As práticas de concentração em pontos focais estimulam o fortalecimento da atenção e da concentração, por meio do direcionamento e da manutenção dos olhos em pontos focais específicos.

As práticas de contrações musculares estimulam a circulação ascendente e descendente do fluxo de energia vital ao longo da coluna vertebral e do cérebro.

As práticas de meditação estimulam a estabilização das ondas mentais que compõem a substância da mente e dos pensamentos.

A combinação integrada dos estímulos da prática de yoga estimula o bom funcionamento dos órgãos, sistemas de órgãos e da psique humana.

Em aulas práticas convencionais de yoga, esses elementos são combinados e praticados de acordo com o nível de graduação dos praticantes para revitalização e desenvolvimento do organismo integral humano. Nos hospitais e nos tratamentos complementares de saúde, os mesmos elementos são combinados de maneiras específicas, de acordo com os sintomas e condições do diagnóstico, para a restauração e o desenvolvimento de órgãos e sistemas específicos, além da engrenagem total humana.

ESTUDOS BASEADOS EM EVIDÊNCIA

Diversos estudos controlados descrevem os mais variados fenômenos fisiológicos e neurológicos de resposta aos estímulos da prática de yoga, que favorecem funções cognitivas, emocionais, comportamentais e até alterações neuroplásticas do cérebro, mas ainda não existe um entendimento amplamente aceito dos mecanismos neurofisiológicos envolvidos na prática de yoga, a heterogeneidade das escolas e das tradições de yoga e os padrões de relato insuficientes limitam a estruturação de hipóteses testáveis e de aplicações clínicas.

As atuais estruturas propostas de prática baseada em yoga, conforme a Figura 1, enfocam a integração de mecanismos neurofisiológicos de baixo para cima (ascendentes) e neurocognitivos de cima para baixo (descendentes), facilitando a comunicação bidirecional entre o cérebro e o corpo, a autorregulação e a resiliência.

Os processos descendentes como a regulação da atenção e o estabelecimento da intenção mostraram diminuir o estresse psicológico, as atividades do eixo hipotálamo-pituitária-adrenal (HPA) e do sistema nervoso simpático (SNS) e, por sua vez, modular a função imune e a inflamação.

Os processos ascendentes, promovidos por técnicas respiratórias e práticas de movimentos físicos, têm mostrado influência nas funções musculoesqueléticas, cardiovascular e do sistema nervoso e demonstrado também afetar o eixo HPA e SNS com alterações concomitantes na função imune e do bem-estar emocional[16].

YOGA E A SEXUALIDADE

Os estudos científicos sobre yoga e sexualidade revelam uma produção pequena sob esse binômio, uma revisão sobre yoga e funcionamento sexual de 2009[17] localizou uma rica literatura não empírica sobre os benefícios do yoga na sexualidade e apontou apenas um estudo controlado de yoga como tratamento

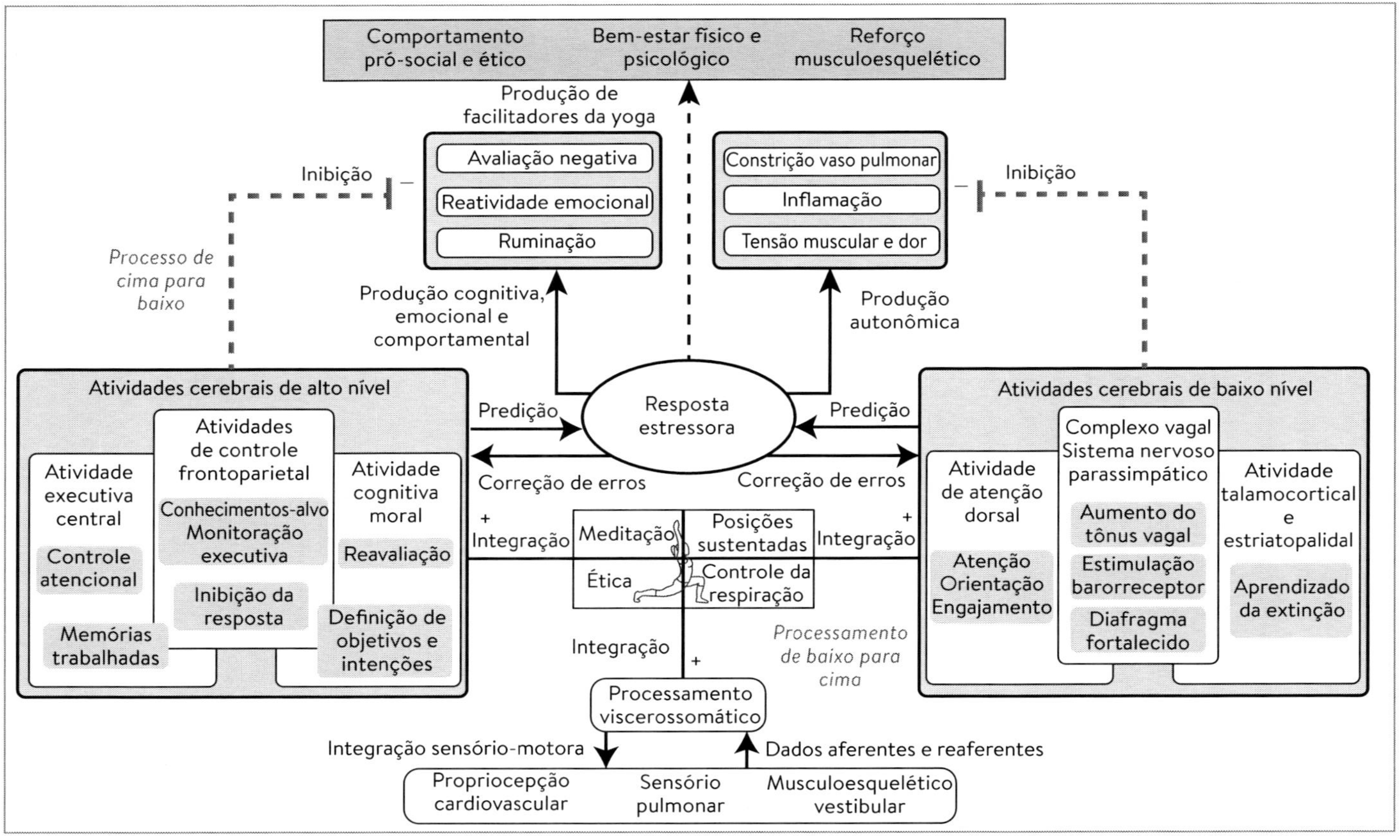

Figura 1 Modelo de rede de sistemas de yoga para otimizar a autorregulação.

Fonte: Gard et al., 2014[16].

para disfunção sexual de ejaculação precoce, demonstrando o yoga ser uma opção não farmacológica viável, segura, eficaz e aceitável.

Em um estudo de 2010, sobre o efeito do yoga no funcionamento sexual feminino[18], 40 mulheres na faixa etária entre 22 e 55 anos (idade média = 34) participaram de um programa de 12 semanas de aulas práticas de yoga, responderam ao questionário padronizado *Female Sexual Function Index* (FSFI), que permitiu constatar melhora significativa nos escores das funções sexuais ($P < 0{,}0001$) nos domínios de desejo, excitação, lubrificação, orgasmo, satisfação e dor.

Em outro estudo do mesmo autor, no mesmo ano, sobre o efeito do yoga no funcionamento sexual masculino[19], 65 homens na faixa etária entre 24 e 60 anos (idade média de 40 anos), participaram de um programa de 12 semanas de aulas práticas de yoga, responderam ao questionário padronizado *Male Sexual Quotient* (MSQ), que permitiu observar melhora significativa nos escores das funções sexuais ($P < 0{,}0001$) dos domínios de desejo, satisfação, desempenho, confiança, sincronização com a parceria, ereção, controle ejaculatório e orgasmo.

De 2013 até 2021, os estudo publicados investigaram: efeitos do yoga na função sexual em mulheres com síndrome metabólica; saúde reprodutiva masculina e yoga; efeito da terapia de yoga na qualidade de vida física e psicológica de mulheres na perimenopausa na Índia; Yoga nidra para mulheres com trauma sexual; os efeitos do yoga na atividade física e satisfação sexual entre as mulheres iranianas com esclerose múltiplas; intervenção de yoga para pacientes com câncer de próstata submetidos a radioterapia externa; viabilidade de um programa de yoga terapêutico em grupo de mulheres com dor pélvica crônica; yoga para tratar a incontinência urinária em mulheres; papel do yoga no tratamento de ejaculação precoce; a influência da intervenção do yoga informado sobre trauma (*Trauma-Informed Yoga* – TIY) na regulação das emoções e na consciência habilidosa em sobreviventes de agressão sexual; yoga informado sobre trauma para mulheres veteranas com história de trauma sexual militar[5].

O notável crescimento do yoga como importante recurso complementar e integrativo de saúde, sua abrangência, eficácia, baixo custo, resultados preliminares promissores no tratamento de outros transtornos mentais e inexistência de estudos relacionado ao yoga para tratar o transtorno do comportamento sexual compulsivo, estimularam o interesse da equipe de pesquisa do Ambulatório de Impulso Sexual Excessivo e Prevenção aos Desfechos Negativos Sexuais (AISEP) em desenvolver um ensaio controlado randomizado (ECR) para investigar o efeito terapêutico do yoga nessa condição em voluntários aleatorizados em grupo do protocolo de intervenção e grupo-controle.

Com o título provisório de "Yoga como tratamento complementar e integrativo para o transtorno do comportamento sexual compulsivo", aprovado pelo Comitê de Ética em Pesquisa da Faculdade de Medicina da Universidade de São

Paulo e registrado no ClinicalTrails.gov da Biblioteca Nacional de Medicina dos Estados Unidos, o estudo está em fase de execução no Instituto de Psiquiatria do Hospital das Clínicas, onde a aplicação da intervenção tem duração de 12 semanas, e os dados dos participantes serão submetidos à análise estatística de avaliação pré-teste e pós-teste, na linha de base e tempos 1, 2 e 3.

A hipótese principal do estudo é de que os participantes submetidos ao protocolo de yoga terão diminuída a sintomatologia de compulsão sexual do transtorno em questão. Outras hipóteses se referem à redução da hipersexualidade, da impulsividade, da ansiedade, da depressão, além da melhora na qualidade de vida, do aumento de adesão ao tratamento total, da regulação da excitação/inibição sexual e da diminuição da gravidade de disfunção sexual.

YOGA E OS TRANSTORNOS DE COMPULSÃO, IMPULSIVIDADE E VÍCIO

Uma revisão narrativa de 2018[20], sobre o papel do yoga no manejo de transtorno por uso de substâncias (TUS), encontrou na maioria dos trabalhos revistos a sugestão do papel do yoga na redução do uso de substâncias e na redução do desejo relacionado à substância, como indicativo de que o yoga como ferramenta eficaz e intervenção promissora.

O estudo ainda aponta o yoga na gestão da dependência de drogas como área intrigante de interesse na última década, pelo yoga ser considerado intervenção holística que induz à homeostase da dopamina e leva a benefícios em longo prazo no tratamento de comportamentos aditivos denominados "síndrome de deficiência de recompensa".

Na revisão sistemática sobre yoga para o uso de substâncias de 2021[21], dos oito estudos elegíveis para análise de qualidade, sete mostraram resultados significativos e melhores resultados primários, como ansiedade, dor ou uso de substâncias, e mostraram também resultados positivos significativos usando yoga em conjunto com outras modalidades de tratamento farmacológico, como terapia de substituição de opioides.

De acordo com a 5ª edição do *Manual de diagnóstico e estatístico de transtornos mentais* da Associação Americana de Psiquiatria (DSM-5-TR), todas as drogas consumidas em excesso no TUS têm em comum a ativação direta do sistema de recompensa do cérebro, o qual está envolvido no reforço de comportamentos e na produção de memórias[22].

Na adição de substâncias, a ativação do sistema de recompensa é intensa a ponto de fazer atividades comuns serem negligenciadas e, em vez de atingir a ativação do sistema de recompensa por meio de comportamentos adaptativos, o abuso de drogas ativa diretamente as vias de recompensa.

O comportamento de jogo problemático e o comportamento sexual compulsivo ativam sistemas de recompensa semelhantes aos ativados por abuso de drogas e produzem sintomas comportamentais que podem ser comparados aos produzidos pelos transtornos do uso de substâncias.

Embora as contribuições relativas de fatores compartilhados e distintos no desenvolvimento e na perpetuação desses transtornos relacionados permaneçam insuficientemente compreendidos, essa semelhança pode refletir o envolvimento dos mesmos sistemas neurais, incluindo os implicados no autocontrole regulatório e de recompensa.

O sistema de recompensa é um grupo de estruturas neurais responsáveis pela saliência de incentivo, aprendizado associativo e emoções com valor positivo, particularmente aquelas que envolvem o prazer como componente central.

O eixo hipotálamo-pituitária-adrenal (HPA) parece ter papel fundamental na etiologia dos TUS, mais especificamente o estresse, que tem efeito em vários aspectos do desenvolvimento do vício em substâncias, incluindo iniciação, manutenção e recaída[23].

O eixo HPA é um conjunto de interações responsivas que envolvem o hipotálamo, a glândula pituitária e a glândula adrenal, esses órgãos e suas respectivas interações formam o sistema neuroendócrino que controla as reações ao estresse e regula diferentes processos corporais, como digestão, respostas do sistema imune, humor, sexualidade e alocação e gasto de energia.

Resultados de um ensaio clínico controlado em homens com transtorno hipersexual[24] sugeriram a desregulação do eixo HPA na população com o transtorno em relação ao grupo-controle por meio da medição do nível de cortisol.

Um estudo sobre correlatos neurais da reatividade à sugestão sexual[25] buscou identificar e comparar os circuitos neurais comuns ou sobrepostos em portadores de comportamento sexual compulsivo, baseado em estudos dos circuitos neurais que governam o sistema de recompensa natural e medicamentosa em portadores de TUS, expostos à sugestão de substâncias de abuso.

Indivíduos compulsivos sexuais e indivíduos saudáveis foram expostos a vídeos sexualmente explícitos e vídeos não sexuais emocionantes e avaliados por ressonância magnética funcional, concentrada nas regiões neurais identificadas em estudos anteriores da reatividade em sugestão ao uso de drogas.

Em relação a voluntários saudáveis, os indivíduos compulsivos sexuais apresentaram maior desejo, mas pontuações semelhantes em resposta aos vídeos de sexo explícito.

A exposição a sinais sexualmente explícitos nos compulsivos sexuais em comparação com indivíduos não compulsivos foi associada à ativação do cingulado dorsal anterior, do estriado ventral e da amígdala.

A conectividade funcional da rede dorsal cíngulo-ventral-estriado-amígdala foi associada ao desejo sexual subjetivo em maior grau nos compulsivos sexuais em relação aos indivíduos não compulsivos.

A dissociação entre desejo ou querer e gostar é consistente com as teorias de motivação de incentivo subjacentes a comportamento sexual compulsivo, como nas toxicodependências.

Diferenças neurais no processamento de sinalização da reatividade sexual foram identificadas em indivíduos compulsivos sexuais em regiões previamente implicadas em estudos de sinalização de reatividade medicamentosa.

O maior envolvimento dos circuitos límbicos corticoestriatais no comportamento sexual compulsivo após a exposição a sinais sexuais sugere mecanismos neurais subjacentes ao CSC e possíveis alvos biológicos para intervenções.

Dados coletados de populações clínicas sugerem que o transtorno do comportamento sexual compulsivo (TCSC), com frequência, ocorre concomitantemente com outros transtornos psiquiátricos.

O estudo sobre comorbidade psiquiátrica no TCSC[26] que avaliou participantes para condições clínicas concomitantes dos eixos I e II, usando entrevistas clínicas estruturadas para DSM-IV (SCID-I e II), encontrou que 91,2% dos participantes com TCSC preencheram os critérios para pelo menos um transtorno do eixo I, em comparação com 66% dos participantes sem TCSC. Os indivíduos com TCSC eram mais propensos a relatar aumento da prevalência de dependência de abuso de álcool (44%), transtorno depressivo maior (39,7%), abuso ou dependência de outras substâncias – principalmente *cannabis* e cocaína – (22,1%) e transtorno de adaptação (20,6%). Em relação ao eixo II, a prevalência de personalidade limítrofe foi significativamente maior em indivíduos com TCSC.

Além do sistema de recompensa do cérebro (relacionado ao prazer) e do eixo HPA (relacionado ao estresse), existem outras manifestações sintomáticas que podem ser alvo do yoga na compulsão sexual, como ansiedade e depressão, em que evidências preliminares demonstram o impacto positivo do yoga nos mecanismos neurofisiológicos desses transtornos[27-30].

REFERÊNCIAS

1. Oxford Learner's Dictionaries. Philosophy. 2022. Disponível em: https://www.oxfordlearnersdictionaries.com/us/definition/english/philosophy?q=philosophy. Acesso em: 23 ago. 2023.
2. Cambridge Dictionary. Practical. Disponível em: https://dictionary.cambridge.org/pt/dicionario/ingles-portugues/practical. 23 ago. 2023.
3. Feuerstein G. A tradição do yoga. São Paulo: Pensamento; 2001. 576p.
4. Iyengar BKS. Luz sobre o yoga. São Paulo: Pensamento-Cultrix; 2016. 568p.
5. National Library of Medicine/National Center for Biotechnology Information. PubMed [Internet]. 2022. Disponível em: https://pubmed.ncbi.nlm.nih.gov/. Acesso em: 23 ago. 2023.
6. Jenny JJ. Kundalini yoga. Ciba Z (Basel). 1948;10(112):4139-46.

7. Abegg E. The classic yoga. Ciba Z (Basel). 1948;10(112):4129-38.
8. Abegg E. The beginnings of yoga. Ciba Z (Basel). 1948;10(112):4122-8.
9. Bing M, Jenny JJ. About medical and psychological in yoga. Ciba Z (Basel). 1948;10(112):4148-53.
10. Clarke TC, Barnes PM, Black LI, Stussman BJ, Nahin RL. Use of yoga, meditation, and chiropractors among U.S. adults aged 18 and over. NCHS Data Brief. 2018;(325):1-8.
11. United Nations. International Day of Yoga. 2014. Disponível em: https://www.un.org/en/observances/yoga-day. Acesso em: 23 ago. 2023.
12. Unesco. Yoga. 2016. Disponível em: https://ich.unesco.org/em/RL/yoga-01163. Acesso em 23 ago. 2023.
13. Brasil. Ministério da Saúde. Portaria n. 849, de 27 de março de 2017. Inclui a Arteterapia, Ayurveda, Biodança, Dança Circular, Meditação, Musicoterapia, Naturopatia, Osteopatia, Quiropraxia, Reflexoterapia, Reiki, Shantala, Terapia Comunitária Integrativa e Yoga à Política Nacional de Práticas Integrativas e Complementares. Brasília, DF: Ministério da Saúde; 2017. Disponível em: https://bvsms.saude.gov.br/bvs/saudelegis/gm/2017/prt0849_28_03_2017.html. Acesso em: 23 ago. 2023.
14. World Health Organization. WHO launches mobile application for Yoga. 2021. Disponível em: https://www.who.int/news/item/20-06-2021-who-launches-mobile-application-for-yoga. Acesso em: 23 ago. 2023.
15. Bhajan YPD. O professor aquariano: treinamento internacional KRI de professores de kundalini yoga nível 1 como ensinado por Yogi Bhajan. 5.ed. São Caetano do Sul: Santa Cruz; 2003. 332p.
16. Gard T, Noggle JJ, Park CL, Vago DR, Wilson A. Potential self-regulatory mechanisms of yoga for psychological health. Front Hum Neurosci. 2014;8(SEP):1-20.
17. Brotto LA, Mehak L, Kit C. Yoga and sexual functioning: a review. J Sex Marital Ther. 2009;35(5):378-90.
18. Dhikav V, Karmarkar G, Gupta R, Verma M, Gupta R, Gupta S, et al. Yoga in female sexual functions. J Sex Med. 2010;7(2 PART 2):964-70.
19. Dhikav V, Karmarkar G, Verma M, Gupta R, Gupta S, Mittal D, et al. Yoga in male sexual functioning: a noncompararive pilot study. J Sex Med. 2010;7(10):3460-6.
20. Kuppili PP, Parmar A, Gupta A, Balhara YPS. Role of yoga in management of substance-use disorders: a narrative review. J Neurosci Rural Pract. 2018;9(1):117-22.
21. Walia N, Matas J, Turner A, Gonzalez S, Zoorob R. Yoga for substance use: a systematic review. J Am Board Fam Med. 2021;34(5):964-73.
22. American Psychiatric Association (APA). Diagnostic and statistical manual of mental disorders, 5th ed., text revision (DSM-5-TR). Arlington: APA Publishing; 2022; p. 543.
23. Rovaris DL, Mota NR, de Azeredo LA, Cupertino RB, Bertuzzi GP, Polina ER, et al. MR and GR functional SNPs may modulate tobacco smoking susceptibility. J Neural Transm. 2013;120(10):1499-505.
24. Chatzittofis A, Arver S, Öberg K, Hallberg J, Nordström P, Jokinen J. HPA axis dysregulation in men with hypersexual disorder. Psychoneuroendocrinology. 2016;63:247-53.
25. Voon V, Mole TB, Banca P, Porter L, Morris L, Mitchell S, et al. Neural correlates of sexual cue reactivity in individuals with and without compulsive sexual behaviours. PLoS One. 2014;9(7):e102419.
26. Ballester-Arnal R, Castro-Calvo J, Giménez-García C, Gil-Juliá B, Gil-Llario MD. Psychiatric comorbidity in compulsive sexual behavior disorder (CSBD). Addict Behav. 2020;107:106384.
27. Uebelacker LA, Broughton MK. Yoga for depression and anxiety: a review of published research and implications for healthcare providers. Focus (Am Psychiatr Publ). 2018;16(1):95-7.
28. Gautam S, Tolahunase M, Kumar U, Dada R. Impact of yoga based mind-body intervention on systemic inflammatory markers and co-morbid depression in active Rheumatoid arthritis patients: a randomized controlled trial. Restor Neurol Neurosci. 2019;37(1):41-59.
29. Gothe NP, Keswani RK, McAuley E. Yoga practice improves executive function by attenuating stress levels. Biol Psychol. 2016;121:109-16.
30. Telles S, Sharma SK, Balkrishna A. Blood pressure and heart rate variability during yoga-based alternate nostril breathing practice and breath awareness. Med Sci Monit Basic Res. 2014;20:184-93.

37

Biomarcadores de hipersexualidade

Bianca de Oliveira Ferreira
Bruno de Jesus Teixeira
Leda Leme Talib
Marco de Tubino Scanavino

INTRODUÇÃO

O transtorno hipersexual ou transtorno do comportamento sexual compulsivo é definido por uma série de comportamentos e fantasias sexuais associada à compulsão, à obsessão e à impulsividade[1]. Em indivíduos com transtorno hipersexual, o desejo sexual é longo, exacerbado, urgente e repete-se com frequência, mesmo que não tenha havido nenhuma satisfação pessoal. O consumo de pornografia é recorrente, e a masturbação é excessiva. O relacionamento sexual envolve compulsivamente múltiplos parceiros, e a ausência de uso de preservativos é habitual, culminando em maior exposição às IST[2-4].

O transtorno hipersexual também é altamente comórbido (Tabela 1) com os transtornos de ansiedade e o transtorno de déficit de atenção e hiperatividade (TDAH)[5]. A comorbidade com os transtornos que estão relacionados com o descontrole de impulsos e transtornos do uso de substâncias também são muito importantes no contexto do comportamento sexual compulsivo, uma vez que boa parte desses indivíduos está mais propensos a relatar dependência de álcool, bulimia nervosa e abuso ou dependência de outras substâncias, especialmente *cannabis* e cocaína[6-9].

Embora a fisiopatologia do transtorno hipersexual ou transtorno do comportamento sexual compulsivo seja ainda pouco compreendida, evidências indiretas colaboram para a construção do entendimento acerca de mecanismos etiológicos. Por exemplo, transtornos neuropsiquiátricos que afetam o lobo temporal ou frontal, causados após lesão cerebral traumática, são acompanhados por manifestações do comportamento sexual compulsivo como um traço que pode ser crônico, como na síndrome de Kluver-Bucy[10], sugerindo que essas

Tabela 1 Comportamento sexual compulsivo em outras patologias[5-12]

Transtornos neuropsiquiátricos	Doença de Parkinson
	Lesões nos lobos frontal e/ou temporal
	Demência
Transtornos psiquiátricos	Transtorno bipolar (mania)
	Transtorno de personalidade *borderline*
	Depressão
	Transtornos relacionados ao uso de substância
	Transtornos parafílicos
	Transtorno do espectro autista
	Transtorno de déficit de atenção/hiperatividade

regiões cerebrais possam estar associadas com a hipersexualidade. Uma outra condição clínica associada ao comportamento sexual compulsivo é o uso de medicamentos como a L-dopa, que atua aumentando os níveis de dopamina disponíveis no cérebro e é geralmente usada no tratamento da doença de Parkinson e distonias. Além disso, os episódios maniformes causados pelo efeito de medicamentos agonistas de dopamina, drogas psicoestimulantes, como as metanfetaminas ou os episódios maníacos propriamente ditos, normalmente são acompanhados de comportamento sexual compulsivo via aumento de impulso e comportamentos desinibitórios[11-15].

Desse modo, a recente inclusão do transtorno do comportamento sexual compulsivo na 11ª versão da Classificação Internacional de Doenças (CID-11) em conjunto com as evidências indiretas que aqui foram apresentadas tem influenciado o interesse de pesquisadores a investigar a multifatoriedade do transtorno do comportamento sexual compulsivo em âmbito biológico. Portanto, por causa das manifestações clínicas do transtorno do comportamento sexual compulsivo envolverem achados relacionados à desregulação emocional, impulsividade e dependência comportamental, este capítulo abordará a temática de biomarcadores em hipersexualidade partindo de uma construção síncrona com os marcadores biológicos sanguíneos já associados aos transtornos do humor, transtornos do controle de impulsos e transtornos do campo das dependências.

BIOMARCADORES: CONCEITOS E DEFINIÇÕES

Ao longo da história, o conceito de biomarcadores foi sendo modificado de acordo com os avanços biotecnológicos e à medida que se notava certa limitação do conceito em uso em abordar toda a sua complexidade. Em 2016, a Food and Drug Administration (FDA), em colaboração com o NIH Joint Leadership

Council, definiu o conceito de biomarcadores como "uma característica definida que é mensurada como um indicador de processos biológicos normais, processos patogênicos ou uma resposta à uma exposição ou intervenção"[16]. Essa definição tem sido amplamente utilizada desde então.

São muitos os tipos de biomarcadores que, em geral, podem ser aplicados em uma grande variedade de cenários como diagnóstico, monitoramento, risco, segurança, preditivos, farmacodinâmicos, prognóstico e suscetibilidade. Eles podem ser obtidos do sangue, sendo comumente chamados biomarcadores periféricos e por meio das técnicas de neuroimagem, como as famosas tecnologias de ressonância magnética funcional, espectrografia funcional de infravermelho próximo e imagem de tensor de difusão.

Na neuropsiquiatria, os biomarcadores são usados para compreender a morfologia, o desenvolvimento e a fisiologia cerebral. Podem ser usados para entender os neuro-hormônios, os metabólitos neurais e outros diversos parâmetros que, em conjunto, contribuem para o desenvolvimento de fármacos, diagnóstico e tratamento dos transtornos.

MARCADORES DE NEUROIMAGEM

O comportamento sexual enquanto constituinte fisiológica possui uma complexa regulação por meio da atuação de diversos mecanismos biológicos no sistema nervoso central. A ligação entre libido e hipersexualidade é não só a interação de vários substratos neurais, mas também da ativação de cada substrato durante as fases do ciclo sexual. Com o advento das técnicas da ressonância magnética funcional, estudos têm investigado o padrão de atividade cerebral diante de diferentes estímulos sexuais, sobretudo em vias de recompensa.

Recompensas naturais, incluindo o sexo, parecem ativar a área pulvinar do tálamo – ligada a funções sensitivas. Substratos neurais como o córtex cingulado anterior, lobo insular, núcleo caudado, giro frontal médio, inferior e cerebelo são ativados por ambas as recompensas por drogas e atividade sexual[17].

Em indivíduos com comportamento sexual compulsivo foram encontradas ativação no córtex cingulado anterior, corpo estriado ventral e amígdala[18]. Essas áreas estavam significativamente relacionadas à vontade – como desejo – e menos à sensação de gostar, quando esses mesmos indivíduos responderam a perguntas como "O quanto esse vídeo aumentou seu desejo sexual?" e "O quanto você gostou desse vídeo?". Desse modo, tanto a dissociação entre desejo e apreciação, quanto os substratos ativados sugerem forte ligação com os transtornos relacionados às dependências. Duas evidências corroboram essa hipótese:

- Uma metanálise de 2011 mostrou que esses mesmos substratos neurais estão ativados no cenário do comportamento de procura à droga.
- Teoria da sensibilidade ao incentivo à dependência, proposto por Berridge e Terry Robinson, sugere que a alteridade, no indivíduo, entre os estados de "querer" e "gostar" só acontecem quando o comportamento se torna uma adição[19,20].

Banca e colaboradores investigaram a preferência por novidade sexual e estímulos condicionados a recompensa em indivíduos com comportamento sexual compulsivo[21]. De fato, ao serem expostos a imagens sexuais ou neutras, esses indivíduos mostraram maior preferência por novidade sexual, bem como por pistas condicionadas a recompensas sexuais quando comparados com indivíduos saudáveis. A preferência disfuncional pela novidade sexual se deve a uma maior tolerância do córtex cingulado anterior, assim como um condicionamento das vias de recompensa. Esse achado pode refletir a exposição repetida a estímulos explícitos *on-line*, semelhante à observação de diminuição da atividade putaminal ao uso excessivo de materiais explícitos *on-line* em voluntários saudáveis do sexo masculino.

MARCADORES NEUROENDÓCRINOS

Eixo hipotálamo-hipofisário-adrenal

O eixo hipotálamo-hipofisário-adrenal (HPA) é importante regulador da homeostase, do ciclo sono-vigília e do estresse. Ele tem sido estudado em diversos contextos neuropsiquiátricos, como na depressão, na suscetibilidade para o suicídio, na síndrome da fadiga crônica e nos transtornos ansiosos. O mecanismo de ação do eixo baseia-se primariamente por meio de *feedback* negativo, e seus principais atuantes são o hormônio liberador de corticotrofina (CRH), hormônio adrenocorticotrófico (ACTH) e o cortisol.

Em condições normais, na região hipotalâmica, o CRH estimula a produção do ACTH na hipófise anterior e este, por sua vez, estimula a produção de cortisol pelas glândulas adrenais. Os efeitos metabólicos do eixo ocorrem durante a liberação do cortisol que, por meio de um *feedback* negativo, inibe a estimulação contínua do CRH e do ACTH. Essa regulação ocorre para que não haja superprodução de cortisol que, em excesso, promove o desbalanço de diversas funções fisiológicas. A desregulação do eixo é geralmente investigada pelo teste de supressão da dexametasona.

A dexametasona é um corticoide sintético utilizado para avaliar a resposta metabólica do eixo diante de um corticosteroide exógeno. Nos transtornos associados ao uso de substâncias, o uso prolongado de drogas pode resultar em uma hiperativação do eixo HPA e, por isso, baseando-se na semelhança neuroendócrina entre o transtorno hipersexual com os transtornos associados ao uso de substâncias, um grupo de pesquisadores do Instituto Karolinska na Suécia investigou a relação entre o eixo HPA e a hipersexualidade. Em uma avaliação com 67 homens que preencheram critérios para o transtorno de hipersexualidade, foram identificados níveis significativamente maiores de ACTH em indivíduos com o transtorno, quando comparado com indivíduos sadios. Também houve significância entre a não supressão da dexametasona – isto é, o nível de cortisol mantém-se elevado mesmo após a utilização de corticosteroide sintético – e indivíduos com hipersexualidade[22].

Embora estados psicopatológicos como na depressão, no transtorno de estresse pós-traumático e na história de adversidades na infância sejam variáveis de confusão quando se investiga o eixo HPA, os achados mantiveram-se significativos mesmo quando ajustados para esses possíveis confundidores. Além disso, ao utilizar escalas de compulsão sexual e transtorno hipersexual, eles mostraram correlação negativa dessas métricas com os níveis de cortisol plasmático.

Eixo hipotalâmico-pituitário-gonadal

O eixo hipotalâmico-pituitário-gonadal (HPG) é crucial na regulação da função sexual. O hormônio liberador de gonadotrofina gerencia a liberação do hormônio luteinizante (LH) pela hipófise anterior, que atuará em diversas glândulas, mas particularmente nos testículos, atuando nas células de Leydig e favorecendo a secreção da testosterona. Parte da testosterona será convertida em estradiol. Outro hormônio estimulado pelo CRH é o hormônio folículo-estimulante (FSH), secretado pela hipófise anterior. Nos túbulos seminíferos, o FSH estimula as células de Sertoli que induziram a espermatogênese nos testículos[23].

A testosterona é um dos hormônios mais estudados no campo da sexualidade, e sua mensuração ocorre especialmente após estímulos sexuais. Ela parece estar associada com o aumento do engajamento sexual após longa exposição a pornografia, bem como no aumento do interesse sexual. Por outro lado, o hipogonadismo – condição em que o funcionamento das gônadas está prejudicado e, portanto, a produção de hormônios sexuais está inibida – está associado com a redução do comportamento sexual.

Em um estudo com indivíduos diagnosticados com transtorno de comportamento sexual compulsivo não foram encontradas alterações nos níveis plasmáticos de testosterona, embora os níveis mais altos do hormônio estivessem positivamente relacionados com maiores pontuações na escala HD:CAS – pensamentos sexuais intrusivos e comportamento sexual compulsivo. Por sua vez, o hormônio luteinizante, importante regulador dos hormônios gonadais, além de apresentar resultados inconclusivos na população com comportamento sexual compulsivo, expressa melhores resultados em estudos forenses. Contudo, nesse mesmo estudo, foram encontrados altos níveis de LH plasmático em homens com transtorno hipersexual, quando comparado com indivíduos saudáveis. Entretanto, é importante ressaltar que os níveis LH estavam dentro dos valores de referência[24].

OCITOCINAS

As ocitocinas são peptídeos de nove aminoácidos cuja síntese ocorre em neurônios dos núcleos supraópticos e paraventriculares que se projetam para o hipocampo, a amígdala, o núcleo *accumbens*, o hipotálamo e a hipófise posterior. Essas regiões são compostas de diversos receptores de ocitocinas e estas, quando no cérebro, atuam como um neurotransmissor. No entanto, da hipófise posterior as ocitocinas caem na corrente sanguínea e passam então a atuar como hormônio, influenciando diversas funções.

Entre as diversas funções que as ocitocinas desempenham, as mais conhecidas estão envolvidas com processos socioemocionais, como afiliação e vínculo. Elas também desempenham papéis na lactação, parto, ereção peniana, ejaculação, intensidade do orgasmo e saciedade sexual. Recentemente, muitos estudos têm investigado o papel das ocitocinas na regulação emocional como humor, estresse e ansiedade. Esses estudos sugerem papel regulador das emoções em ambos os aspectos positivos e negativos.

Um estudo longitudinal[25] mostrou que indivíduos com diagnóstico de comportamento sexual compulsivo tiveram maiores níveis plasmáticos de ocitocinas e que esses níveis se correlacionam positivamente com a severidade do sintoma. Além disso, após esses mesmos indivíduos serem submetidos a um programa de terapia cognitivo-comportamental, eles apresentaram redução significativa dos níveis de ocitocinas plasmáticas. Uma possível explicação para esses achados sugere que as ocitocinas possuem um papel inibitório no eixo HPA durante a exposição ao estresse, uma vez que a transcrição do gene do fator liberador de corticotrofina é regulada pela atividade do receptor de ocitocina.

Estudos em modelos animais e humanos sugerem forte associação entre níveis de ocitocinas, depressão e ansiedade. Não à toa, os *clinical trials* têm explorado o efeito farmacoterapêutico pela administração de ocitocinas.

MARCADORES MOLECULARES

As primeiras evidências genéticas relacionadas à hipersexualidade datam de 1996, quando Schneider propôs, pela primeira vez, que talvez ela pudesse ser determinada geneticamente. Segundo seus estudos, familiares de indivíduos com o transtorno hipersexual possuem 36% a mais de chance de compartilhar condição similar. Isso porque, a maioria dos hipersexuais (81%) informou ter pelo menos um membro da família com transtorno de adição[26].

O estudo de Miller, em 1999, mostrou as primeiras associações envolvendo polimorfismos e atividade sexual. Esse achado foi pautado no contexto dos genes dopaminérgicos e seu papel na regulação do comportamento sexual. Miller, então, avaliou a variância genética dos receptores dopaminérgicos DRD1, DRD2 e DRD4 e a idade do primeiro intercurso sexual. Embora tenha sido demonstrado uma associação significativa entre o alelo DRD2 e a idade do primeiro intercurso sexual, nenhum polimorfismo relacionado ao gene *DRD4* e essa variável foi encontrado[27]. Em contrapartida, Garcia e colaboradores mostraram que indivíduos com pelo menos um entre 7 alelos repetidos do gene *DRD4* tiveram maior taxa de comportamento promíscuo, assim como maior probabilidade de infidelidade sexual[28].

Para Comings, a seleção genética evolutiva é reproduzida com maior vantagem em indivíduos que possuem genótipo associado à adição. Em outros termos, se um indivíduo afetado com genes relacionados à adição tiver filhos cinco anos antes de algum outro indivíduo isento dessa variância genética, é provável que esses alelos se propaguem com maior velocidade. A resposta para isso baseia-se em um estudo que mostrou que sujeitos propensos à adição geralmente possuem filhos mais cedo do que a média – 30 anos. Outros dois estudos vão ao encontro da hipótese de Comings:

- Beaver et al. mostraram que o gene transportador da dopamina – *DAT1* – parece ser preditivo do número de parceiros sexuais e conduta criminal em homens[29].
- O estudo de Daw e Guo evidenciaram que os genótipos DRD2*A1/A2, DRD2*A2/A2, DAT1*9R/10R, e MAOA*2R/ no receptor DRD2 tiveram taxa maior de intercurso sexual sem o uso de contraceptivos em adolescentes de ambos os sexos[30].

As evidências genéticas mais recentes e representativas de hipersexuais de etiologia primária são de 2017. Neste ano, Jokinen e colaboradores demonstraram que alterações epigenéticas na região do gene do hormônio liberador de corticotrofina (CRH) estavam relacionadas ao comportamento hipersexual. Especificamente, a hipometilação próxima ao local de início da transcrição do CRH pode explicar as alterações do eixo HPA encontrada em indivíduos hipersexuais[31]. Adicionalmente, uma outra análise mostrou o envolvimento – em níveis epigenéticos e transcricionais – do microRNA-4456 no transtorno hipersexual.

As análises mostraram que o microRNA-4456 regula genes expressos no hipocampo e amígdalas que estão envolvidos com a via de sinalização de ocitocinas[32].

MARCADORES ASSOCIADOS A OUTROS TRANSTORNOS

Existem vários biomarcadores associados com os transtornos de humor, os transtornos ansiosos, os transtornos do controle de impulsos ou do campo das dependências. Em termos de significância, o panorama é diverso: alguns biomarcadores possuem evidências mais robustas, outros resultados controversos, uns começaram a ser investigados apenas recentemente e há ainda aqueles que estão apenas no radar. Na Tabela 2, são apresentados exemplos de outros biomarcadores, definições e suas principais associações com os transtornos já mencionados.

Tabela 2 Biomarcadores associados com outras doenças neuropsiquiátricas

Tipo	Definição	Exemplos de associação
Interleucinas (IL)	As interleucinas são citocinas que desempenham papéis fundamentais na resposta imune, com propriedades pró-inflamatórias e anti-inflamatórias. Elas são sintetizadas em resposta a patógenos ou antígenos para mediar uma resposta inflamatória ou regular a resposta imune[33]	Nas doenças psiquiátricas, as interleucinas IL-1-beta, IL-2, IL-6 e IL-10 estão associadas com transtornos ansiosos, esquizofrenia, transtornos de uso de substâncias e transtorno do estresse pós-traumático[34,35]
Quimiocinas	As quimiocinas são citocinas quimiotáticas que, em conjunto com seus receptores, são responsáveis pela migração e *homing* das células do sistema imune. Elas possuem funções pró-inflamatórios ou homeostáticas, contribuindo com a regulação da resposta imune[36]	Evidências sugerem a desregulação da expressão de quimiocinas e/ou seus receptores em indivíduos com transtornos do humor (altos níveis de CCL2, CCL3, CCL11, CXCL7 e CXCL8 e baixos níveis de CCL4 no sangue periférico), esquizofrenia (CXCL8/IL-8, CCL2/MCP-1, CCL4/MIP-1-beta, CCL11/eotaxin-1), transtornos de ansiedade (CXCL8/IL8, CCL2/MCP-1, CCL11/eotaxin-1, CCL24/eotaxin-2, CXCL10/IP-10) e do uso de substâncias (CXCL10, CX3CL1, CXCL2)[37-39]

(continua)

Tabela 2 Biomarcadores associados com outras doenças neuropsiquiátricas (*continuação*)

Tipo	Definição	Exemplos de associação
Proteína C-reativa (CRP)	É uma proteína de fase aguda que tem seus níveis elevados em resposta a processos inflamatórios. A CRP é sintetizada no fígado e é induzida por meio de uma cascata inflamatória, a notar, pela ação da IL-6 nos genes responsáveis pela transcrição da CRP[40]	Nas doenças psiquiátricas, está associada com os transtornos de humor, a esquizofrenia, os transtornos ansiosos e o transtorno do estresse pós-traumático e os transtornos de uso de substâncias[34,41]
Fator de necrose tumoral (TNF-alfa)	É uma citocina pró-inflamatória com ampla atuação na regulação das respostas imunes. Está envolvida com a patogênese de doenças autoimunes e inflamatórias	Nas doenças psiquiátricas, está associado com os transtornos de humor, esquizofrenia, transtornos ansiosos, transtorno do estresse pós-traumático e transtornos do uso de substâncias[42]
Estresse oxidativo	É um desequilíbrio promovido pelos altos níveis de espécies reativas de oxigênio (ROS). Essa condição causa danos celulares com consequente prejuízo tecidual[43]	Evidências sugerem que o estresse oxidativo contribui com a fisiopatologia do transtorno bipolar, da depressão, dos transtornos ansiosos e da esquizofrenia[44]
Fator neurotrófico derivado do cérebro (BDNF)	O BDNF é um fator neurotrófico responsável por regular processos envolvidos na homeostase e no desenvolvimento cerebral pela ligação com diversos receptores distribuídos no tecido cerebral[45]	A deficiência na sinalização do BDNF pode estar associada com a fisiopatologia de diversos transtornos neuropsiquiátricos, como doença de Huntington, Alzheimer, transtornos do humor, transtornos ansiosos e esquizofrenia[46,47]
CRHR1/CRHR2	Receptores 1 e 2, respectivamente, do CRH. São atores importantes no contexto da via de sinalização do eixo HPA em resposta ao estresse	A variação da expressão gênica e de polimorfismos em ambos os receptores parece estar associada com a modulação de comportamentos ansiosos, risco ao suicídio, transtornos de humor e grau de severidade do estresse pós-traumático[48]

(continua)

Tabela 2 Biomarcadores associados com outras doenças neuropsiquiátricas (*continuação*)

Tipo	Definição	Exemplos de associação
CRHBP	Proteína ligante do CRH. Atua na redução da síntese de ACTH pela inibição da produção do CRH. Influencia na biodisponibilidade do CRH pela interação com seus receptores	Existe especial interesse na utilização do CRHBP como alvo terapêutico para tratamento dos transtornos relacionados ao uso de substâncias, como álcool e drogas, por causa de sua atuação versátil, principalmente na área tegmentar ventral[49]
Gene *NR3C1*	Gene receptor de glicocorticoides. Participa da via de sinalização do eixo HPA em resposta ao estresse	Alterações epigenéticas – hipo/hipermetilação – do gene *NR3C1* parece ter efeito mediador no desenvolvimento de transtornos relacionados ao estresse e à depressão[50]
Gene *FKBP5*	Gene que atua na modulação da resposta do receptor de glicocorticoides, alterando sua sensibilidade	Polimorfismos do gene *FKBP5* estão associados com transtornos do humor, transtorno do estresse pós-traumático e risco ao suicídio[51,52]

CONSIDERAÇÕES FINAIS

Assim como as demais doenças neuropsiquiátricas, o transtorno hipersexual é um campo de vasto espaço para exploração. Os exemplos de biomarcadores associados a outros transtornos neuropsiquiátricos que aqui foram apresentados podem ser o alvo de futuras pesquisas que possam contribuir para a compreensão do transtorno hipersexual sob a ótica da pesquisa biomédica. Dessa forma, abre portas para novos modelos diagnósticos, preventivos e terapêuticos.

REFERÊNCIAS

1. World Health Organization (WHO). ICD-11 – Mortality and morbidity statistics; 2020.
2. Kafka, Martin P. Hypersexual disorder: a proposed diagnosis for DSM-V. Arch Sex Behav. 2010;39(2):377-400.
3. Wright PJ, McKinley CJ. Services and information for sexually compulsive students on college counseling center websites: results from a national sample. J Health Commun. 2010;15(6):665-78.
4. Scanavino MDT, Ventuneac A, Abdo CHN, Tavares H, Amaral MLS, Messina B, et al. Sexual compulsivity, anxiety, depression, and sexual risk behavior among treatment-seeking men in São Paulo, Brazil. Braz J Psychiatry. 2018;40:424-31.

5. Ballester-Arnal R, Castro-Calvo J, Gimenez-Garcia C, Gil-Julia B, Gil-Llario MD. Psychiatric comorbidity in compulsive sexual behavior disorder (CSBD). Addict Behav. 2020;107:106384.
6. Jardin C, Sharp C, Garey L, Vanwoerden S, Crist N, Elhai JD, et al. Compelled to risk: does sexual compulsivity explain the connection between borderline personality disorder features and number of sexual partners? J. Personal Disord. 2021;31:738-52.
7. Bancroft J, Janssen E, Strong D, Carnes L, Vukadinovic Z, Long JS. The relation between mood and sexuality in heterosexual men. Arch Sex Behav. 2003;32:217-30.
8. Elmquist J, Shorey RC, Anderson S, Stuart GL. Are borderline personality symptoms associated with compulsive sexual behaviors among women in treatment for substance use disorders? An exploratory study. J Clin Psychol. 2016;72:1077-87.
9. Schöttle D, Briken P, Tüscher O, Turner D. Sexuality in autism: hypersexual and paraphilic behavior in women and men with high-functioning autism spectrum disorder. Dialogues Clin Neurosci. 2017;19:381-93.
10. Kluver H, Bucy PC. Preliminary analysis of functions of the temporal lobes in monkeys. 1939. J Neuropsychiatry Clin Neurosci. 1997;9:606-20.
11. Moore TJ, Glenmullen J, Mattison DR. Reports of pathological gambling, hypersexuality, and compulsive shopping associated with dopamine receptor agonist drugs. JAMA Intern Med. 2014;174:1930-3.
12. Nakum S, Cavanna AE. The prevalence and clinical characteristics of hypersexuality in patients with Parkinson's disease following dopaminergic therapy: a systematic literature review. Parkinsonism Relat Disord. 2016;25:10-6.
13. Semple SJ, Zians J, Grant I, Patterson TL. Sexual compulsivity in a sample of HIV-positive methamphetamine-using gay and bisexual men. AIDS Behav. 2006;10:587-98.
14. Varo C, Murru A, Salagre E, Jiménez E, Solé B, Montejo L, et al. Behavioral addictions in bipolar disorders: a systematic review. Eur. Neuropsychopharmacol. 2019;29:76-97.
15. Carrico AW, Pollack LM, Stall RD, Shade SB, Neilands TB, Rice TM, et al. Psychological processes and stimulant use among men who have sex with men. Drug Alcohol Depend. 2012;123:79-83.
16. Biomarker Working Group F-N. Best (Biomarkers, Endpoinst, and other Tools) Resource. In: Spring S (ed.). BEST (Biomarkers, Endpoints, and other Tools) Resource. Silver Spring (MD): FDA-NIH; 2016.
17. Noori HR, Cosa Linan A, Spanagel R. Largely overlapping neuronal substrates of reactivity to drug, gambling, food and sexual cues: A comprehensive meta-analysis. Eur Neuropsychopharmacol. 2016;26(9):1419-30.
18. Voon V, Mole TB, Banca P, Porter L, Morris L, Mitchell S, et al. Neural correlates of sexual cue reactivity in individuals with and without compulsive sexual behaviours. PLoS One. 2014;9(7):e102419.
19. Kuhn S, Gallinat J. Common biology of craving across legal and illegal drugs – a quantitative meta-analysis of cue-reactivity brain response. Eur J Neurosci. 2011;33:1318-26.
20. Robinson TE, Berridge KC. The incentive sensitization theory of addiction: some current issues. Philos Trans R Soc Lond B Biol Sci. 2008;363(1507):3137-46.
21. Banca P, Morris LS, Mitchell S, Harrison NA, Potenza MN, Voon V. Novelty, conditioning and attentional bias to sexual rewards. J Psychiatr Res. 2016;72:91-101.
22. Chatzittofis A, Arver S, Öberg K, Hallberg J, Nordström P, Jokinen J. HPA axis dysregulation in men with hypersexual disorder. Psychoneuroendocrinology. 2016;63:247-53.
23. Vilar L, de Moura FF, Azevedo Jr LGG, Mota JI, Martins M. Hipogonadismo masculino – etiologia. In: Vilar L. Endocrinologia clínica. 7.ed. Rio de Janeiro: Guanabara Koogan; 2021. p.555-830.
24. Chatzittofis A, Boström AE, Öberg KG, Flanagan JN, Schiöth HB, Arver S, et al. Normal testosterone but higher luteinizing hormone plasma levels in men with hypersexual disorder. Sex Med. 2020;8(2):243-50.
25. Flanagan J, Chatzittofis A, Boström ADE, Hallberg J, Öberg KG, Arver S, et al. High plasma oxytocin levels in men with hypersexual disorder. J Clin Endocrinol Metab. 2022;107(5):e1816-22.

26. Schneider JP, Schneider BH. Couple recovery from sexual addiction/co addiction: results of a survey of 88 marriages. Sex Addict Compulsivity. 1996;3(2):111-26.
27. Miller WB, Pasta DJ, MacMurray J, Chiu C, Wu H, Comings DE. Dopamine receptor genes are associated with age at first sexual intercourse. J Biosoc Sci. 1999;31(1):43-54.
28. Garcia JR, MacKillop J, Aller EL, Merriwether AM, Wilson DS, Lum JK. Associations between dopamine D4 receptor gene variation with both infidelity and sexual promiscuity. PLoS One. 2010;5(11):e14162.
29. Comings DE. The gene bomb: Does higher education and advanced technology accelerate the selection of genes for learning disorders, ADHD, addictive, and disruptive behaviors? Duarte, CA: Hope Press; 1996. 304p.
30. Daw J, Guo G. The influence of three genes on whether adolescents use contraception, USA 1994-2002. Population Studies. 2011;65(3):253-71.
31. Jokinen J, Bostrom AE, Chatzittofis A, Ciuculete DM, Oberg KG, Flanagan JN, et al. Methylation of HPA axis related genes in men with hypersexual disorder. Psychoneuroendocrinology. 2017;80:67-73.
32. Boström AE, Chatzittofis A, Ciuculete DM, Flanagan JN, Krattinger R, Bandstein M, et al. Hypermethylation-associated downregulation of microRNA-4456 in hypersexual disorder with putative influence on oxytocin signalling: a DNA methylation analysis of miRNA genes. Epigenetics. 2020;15(1-2):145-60.
33. Briukhovetska D, Dörr J, Endres S, Libby P, Dinarello CA, Kobold S. Interleukins in cancer: from biology to therapy. Nat Rev Cancer. 2021;21:481-99.
34. Morcuende A, Navarrete F, Nieto E, Manzanares J, Femenía T. Inflammatory biomarkers in addictive disorders. Biomolecules. 2021;11(12):1824.
35. Colpo GD, Leboyer M, Dantzer R, Trivedi MH, Teixeira AL. Immune-based strategies for mood disorders: facts and challenges. Expert Rev Neurother. 2018;18(2):139-52.
36. Palomino DC, Marti LC. Chemokines and immunity. Einstein (São Paulo). 2015;13(3):469-73.
37. Leighton S, Nerurkar L, Krishnadas R, Johnman C, Graham GJ, Cavanagh J. Chemokines in depression in health and in inflammatory illness: a systematic review and meta-analysis. Mol Psychiatry. 2018;23:48-58.
38. Ermakov EA, Mednova IA, Boiko AS, Buneva VN, Ivanova SA. Chemokine dysregulation and neuroinflammation in schizophrenia: a systematic review. Int J Mol Sci. 2023;24(3):2215.
39. Misiak B, Bartoli F, Carrà G, Małecka M, Samochowiec J, Jarosz K, et al. Chemokine alterations in bipolar disorder: a systematic review and meta-analysis. Brain Behav Immun. 2020;88:870-7.
40. Nehring SM, Goyal A, Patel BC. C Reactive protein. 2022. In: StatPearls [Internet]. Treasure Island (FL): StatPearls Publishing; 2023.
41. Howren MB, Lamkin DM, Suls J. Associations of depression with C-reactive protein, IL-1, and IL-6: a meta-analysis. Psychosom Med. 2009;71(2):171-86.
42. Yuan N, Chen Y, Xia Y. et al. Inflammation-related biomarkers in major psychiatric disorders: a cross-disorder assessment of reproducibility and specificity in 43 meta-analyses. Transl Psychiatry. 2019;9:233.
43. Preiser JC. Oxidative stress. JPEN. 2012;36(2):147-54.
44. Brand SJ, Moller M, Harvey BH. A review of biomarkers in mood and psychotic disorders: a dissection of clinical vs. preclinical correlates. Curr Neuropharmacol. 2015;13(3):324-68.
45. Kowiański P, Lietzau G, Czuba E, Waśkow M, Steliga A, Moryś J. BDNF: a key factor with multipotent impact on brain signaling and synaptic plasticity. Cell Mol Neurobiol. 2018;38(3):579-93.
46. Nagahara A, Tuszynski M. Potential therapeutic uses of BDNF in neurological and psychiatric disorders. Nat Rev Drug Discov. 2011;10:209-19.
47. Martinowich K, Lu B. Interaction between BDNF and serotonin: role in mood disorders. Neuropsychopharmacol. 2008;33:73-83.

48. Luca VD, Tharmalingam S, Kennedy JL. Association study between the corticotropin-releasing hormone receptor 2 gene and suicidality in bipolar disorder. Eur Psychiatry. 2007;22(5):282-7.
49. Curley DE, Webb AE, Sheffler DJ, Haass-Koffler CL. Corticotropin releasing factor binding protein as a novel target to restore brain homeostasis: lessons learned from alcohol use disorder research. Front Behav Neurosci. 2021;15:786855.
50. Efstathopoulos P, Andersson F, Melas PA, Yang LL, Villaescusa JC, Ruegg J, et al. NR3C1 hypermethylation in depressed and bullied adolescents. Transl Psychiatry. 2018;8:121.
51. O'Leary JC, Zhang B, Koren J, Blair L, Dickey CA. The role of FKBP5 in mood disorders: action of FKBP5 on steroid hormone receptors leads to questions about its evolutionary importance. CNS Neurol Disord Drug Targets. 2013;12(8):1157-62.
52. Zannas A, Wiechmann T, Gassen N, Binder EB. Gene-stress-epigenetic regulation of FKBP5: clinical and translational implications. Neuropsychopharmacol. 2016;41:261-74.

Índice remissivo